瑞金名科

组编
上海交通大学医学院附属瑞金医院

上海科学技术出版社

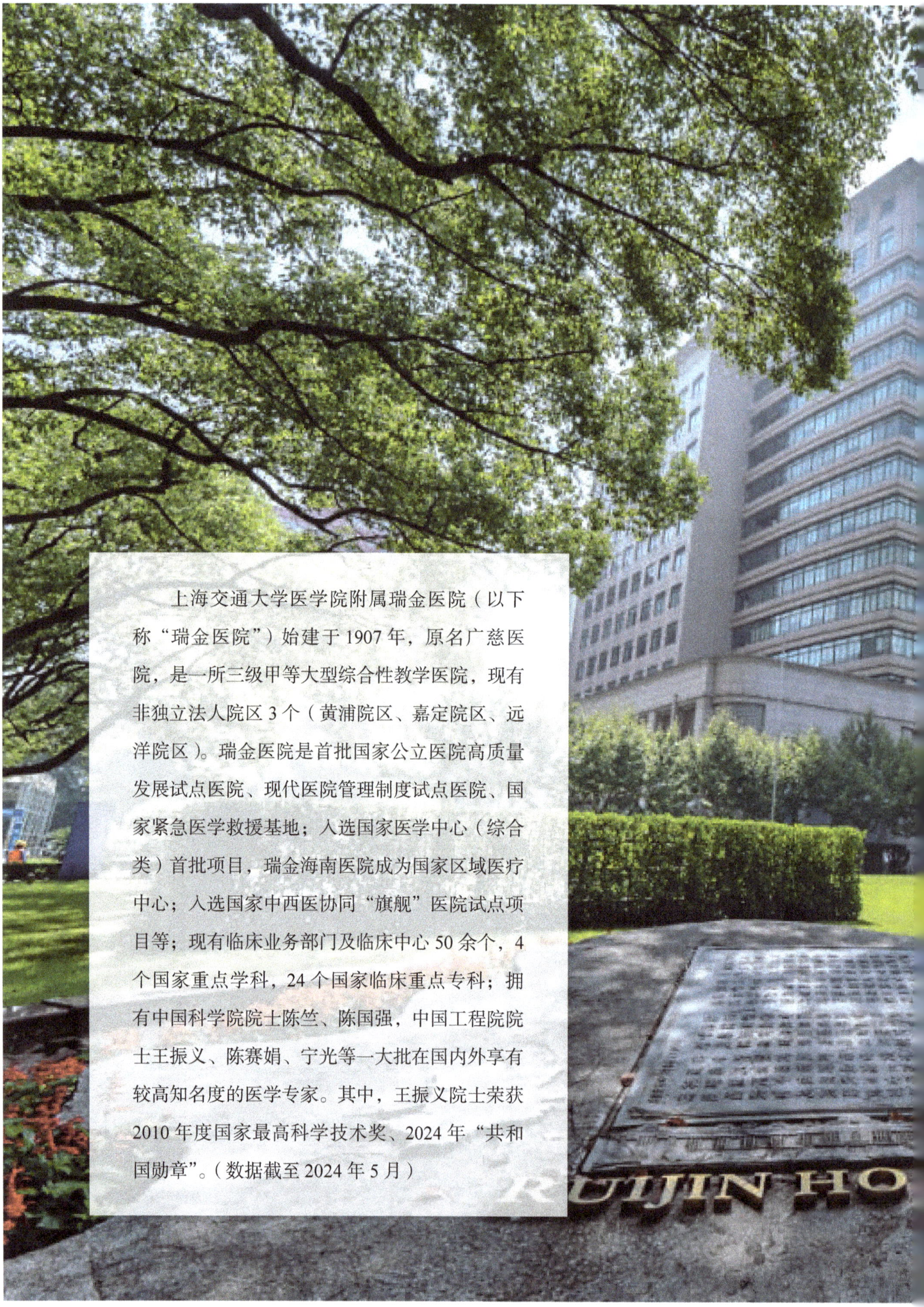

上海交通大学医学院附属瑞金医院（以下称“瑞金医院”）始建于1907年，原名广慈医院，是一所三级甲等大型综合性教学医院，现有非独立法人院区3个（黄浦院区、嘉定院区、远洋院区）。瑞金医院是首批国家公立医院高质量发展试点医院、现代医院管理制度试点医院、国家紧急医学救援基地；入选国家医学中心（综合类）首批项目，瑞金海南医院成为国家区域医疗中心；入选国家中西医协同“旗舰”医院试点项目等；现有临床业务部门及临床中心50余个，4个国家重点学科，24个国家临床重点专科；拥有中国科学院院士陈竺、陈国强，中国工程院院士王振义、陈赛娟、宁光等一大批在国内外享有较高知名度的医学专家。其中，王振义院士荣获2010年度国家最高科学技术奖、2024年“共和国勋章”。（数据截至2024年5月）

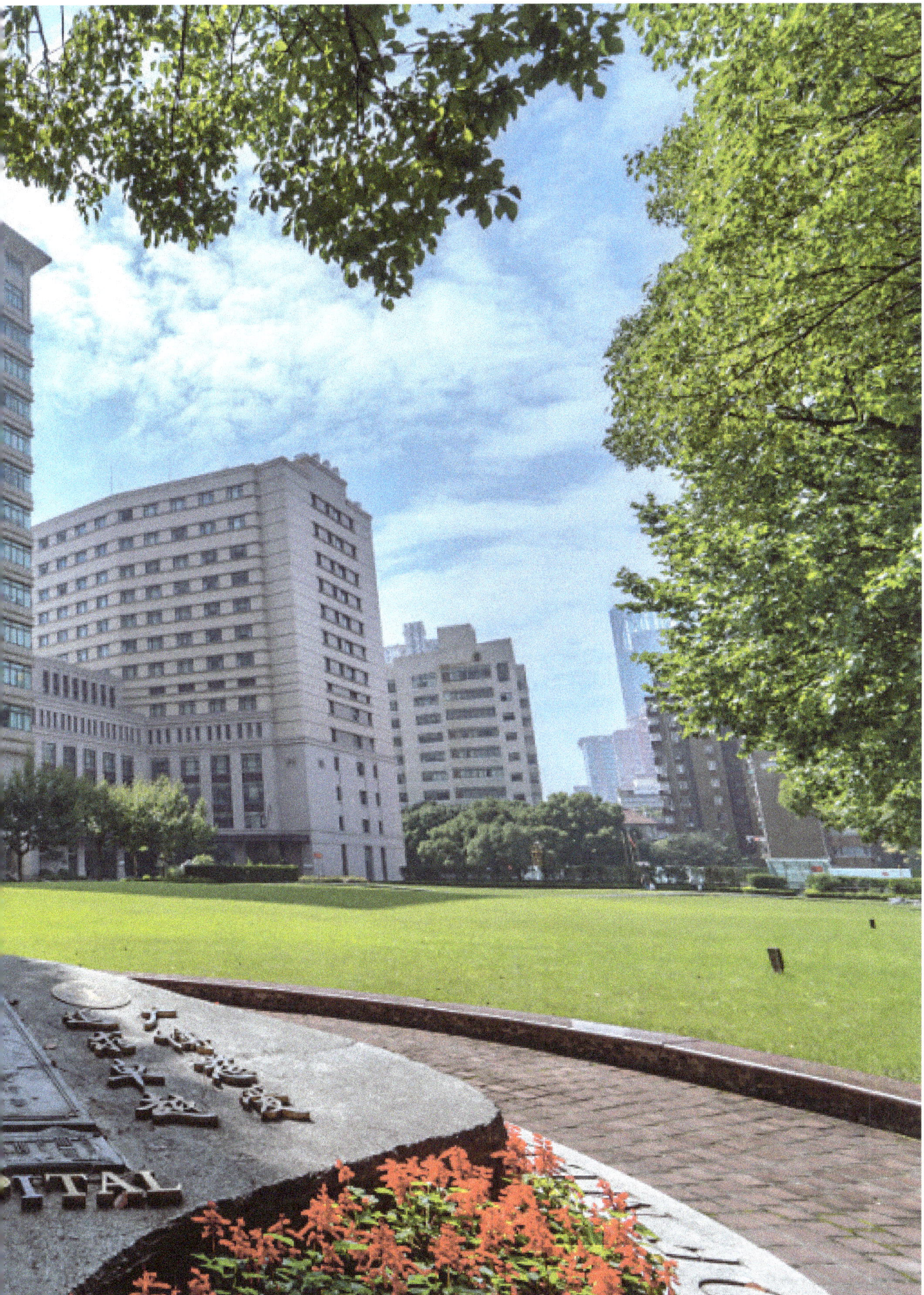

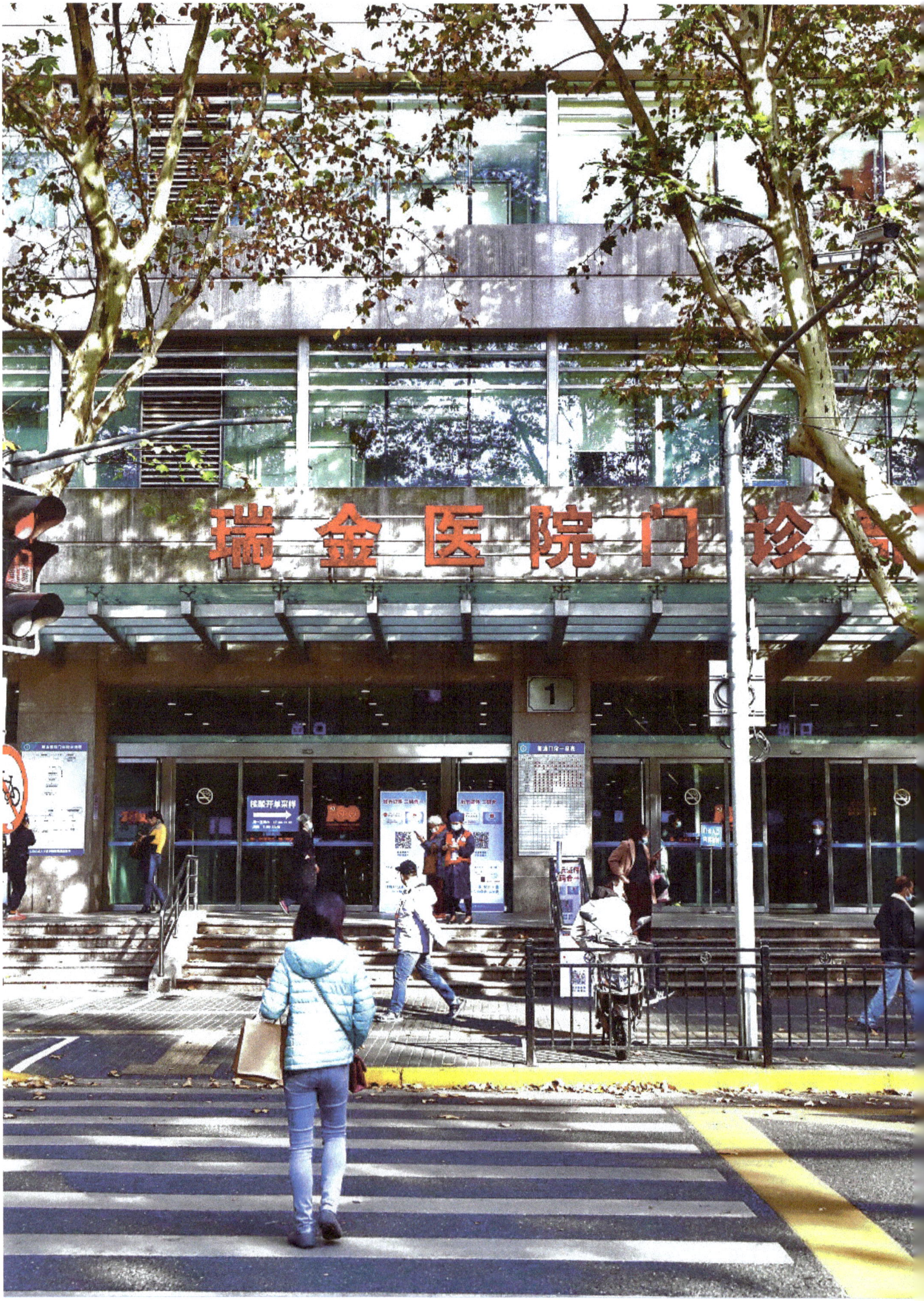
瑞金医院门诊

编委会名单

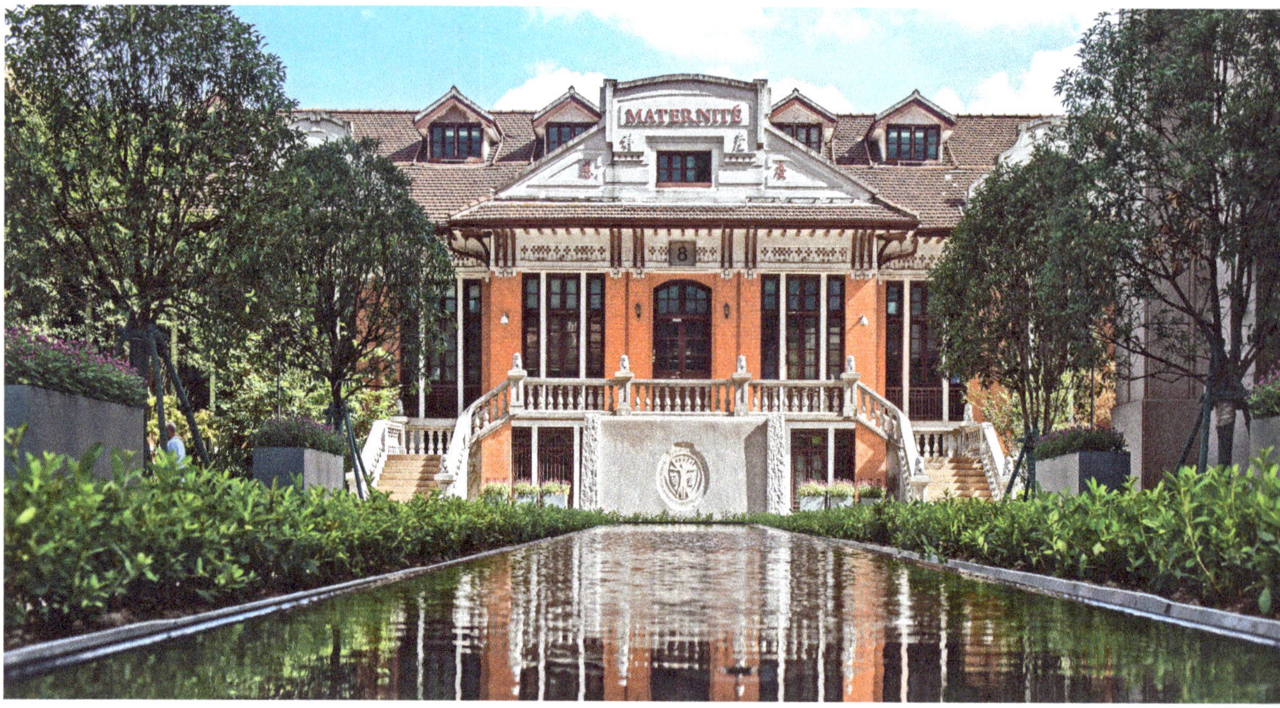

序

黄浦江潮涌百年，广慈声名传世纪。梧桐掩映的瑞金二路上，那些见证过十里洋场风云的红砖楼宇依然挺立。从1907年筑下“广慈”根基，到今日“瑞金”国家医学中心的巍然气象，这座镌刻着海派风骨与家国情怀的医学殿堂，始终以济世之志为笔，以创新之魂为墨，在华夏医学长卷上书写着荡气回肠的篇章。

百十八载春秋轮转，瑞金医院如同生命的齿轮，始终与民族命运紧密咬合。邝安堃妙手揭开内分泌奥秘，傅培彬刀锋重塑外科疆界，王振义以“诱导分化”破解一种白血病密码……这些闪耀在医学星空的名字，恰似浦江两岸的璀璨灯火，照亮了中国现代医学的来时路。从中国首例肝移植和亚洲首例心脏移植惊动神州，到烧伤救治的“瑞金公式”改写国际标准；从血液病诊疗的“上海方案”惠泽苍生，到内分泌领域开创的“中国学派”，瑞金人用一个个改写教科书的壮举，诠释着何谓“敢为天下先”的医者担当。

今日展卷，可见杏林葳蕤。二十四个傲立全国十强和提名的学科，既是瑞金百年学术积淀的结晶，更是创新基因裂变的见证。在代谢疾病王国里，我们看见国家标准化代谢性疾病管理中心的智慧光芒穿透疾病迷雾；在微创外科疆域中，腹腔镜和机器人手臂正演绎着毫米级的生命艺术；当人工智能遇见病理诊断，数字革命已在这里催生颠覆性突破……这些跳动着时代脉搏的学科群像，恰如交响乐团中各具

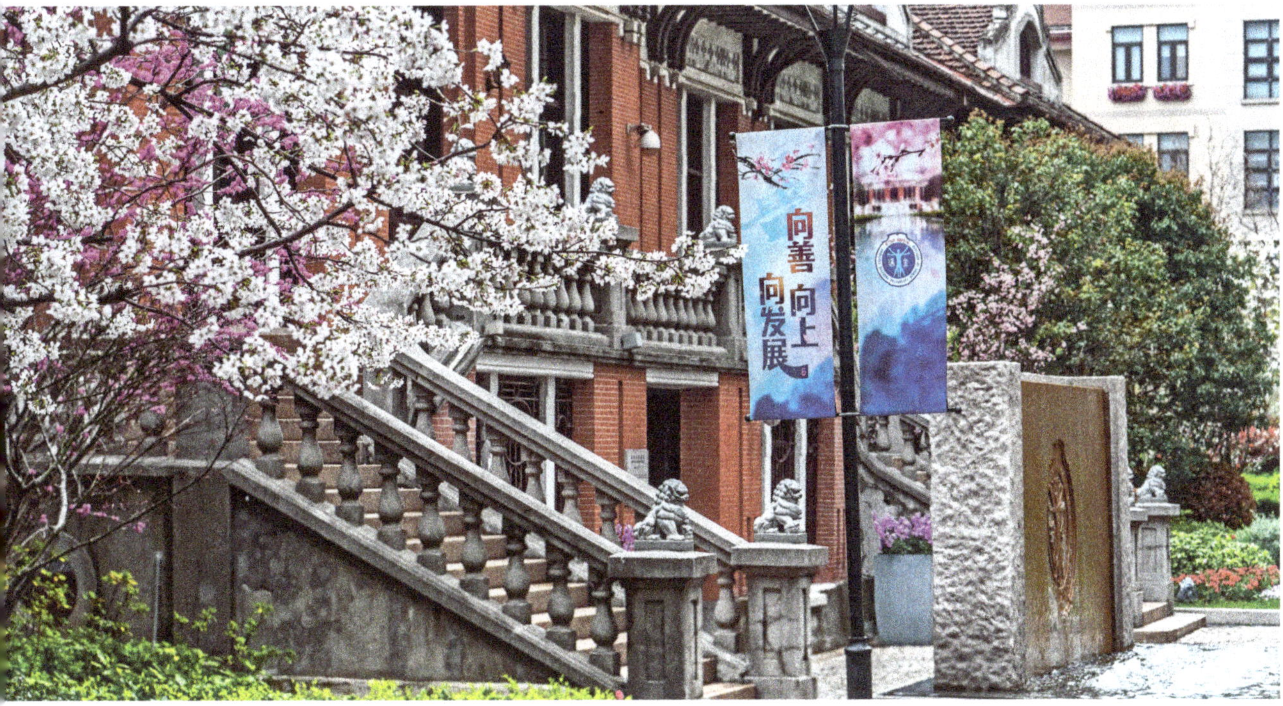

特色的声部，奏响守护全生命周期的健康乐章。

翻开这部《瑞金名科》，我们触摸到的不仅是中国医术演进的年轮，更有血脉相承的精神图谱。昔年邝安堃查房时的听诊器，如今化作后辈手中的智能诊断仪；当年傅培彬手术室里的无影灯，已迭代为4K荧光导航系统。变的是技术形态，不变的是那份“广博慈爱，追求卓越”的精神基因。这种基因，在抗击“非典”的隔离病房里淬炼，在汶川地震的救援帐篷中升华，更在各种危急灾害的大考中绽放——当瑞金人不断创造着生命奇迹时，我们看到的正是广慈血脉在新时代的澎湃。

站在“健康中国”的历史坐标系上，这部《瑞金名科》既是传承的丰碑，更是启航的号角。当质子刀精准剿灭肿瘤病灶，当肠道菌群移植重建生命微生态，当数字孪生技术在虚拟世界预演手术方案——瑞金人正以敢破敢立的勇气，重构未来医学的想象边界。这里不仅是疑难重症的终极战场，更是医学文明的创新之源：全球医疗新技术缔造者及策源地在此筑基，国家全生命周期健康服务示范地在此成形，上海公共卫生应急和灾害救援地在此锤炼，社会亟需的医药卫生健康从业者培训地在此燎原……

浦江潮涌处，风正一帆悬。这部沉甸甸的学科长卷，承载着三代瑞金人的光荣与梦想，更寄托着亿万民众的健康期盼。当我们凝视书中那些铭刻着时光印记的听诊器、手术刀、学术手稿时，听见的是历史与未来的对话，触摸到的是医学的温度与力量。且看新一代瑞金人，正以先辈风骨为帆，以科技创新为楫，在守护人类健康的壮阔航程中，续写属于这个伟大时代的“瑞金新传”。

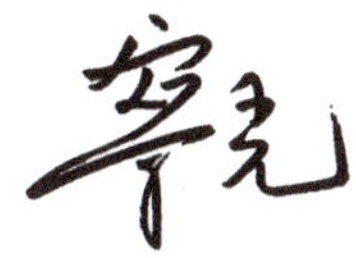

目录

内分泌代谢学科

解决临床重大科学问题，祛除患者疾苦，用心呵护健康

历经六十年、在五代学科带头人的带领下，瑞金医院内分泌代谢学科不懈奋斗、创新发展，从无到有、从有到优，书写了瑞金医院乃至中国内分泌代谢学科的许多个“第一”“首创”，在国际医学界享有良好声誉。

瑞金内分泌代谢学科由瑞金医院内分泌代谢科和上海市内分泌代谢病研究所组成，是国家代谢性疾病临床医学研究中心（评估优秀）、国家卫生健康委员会内分泌代谢病重点实验室（评估优秀）、上海市内分泌肿瘤重点实验

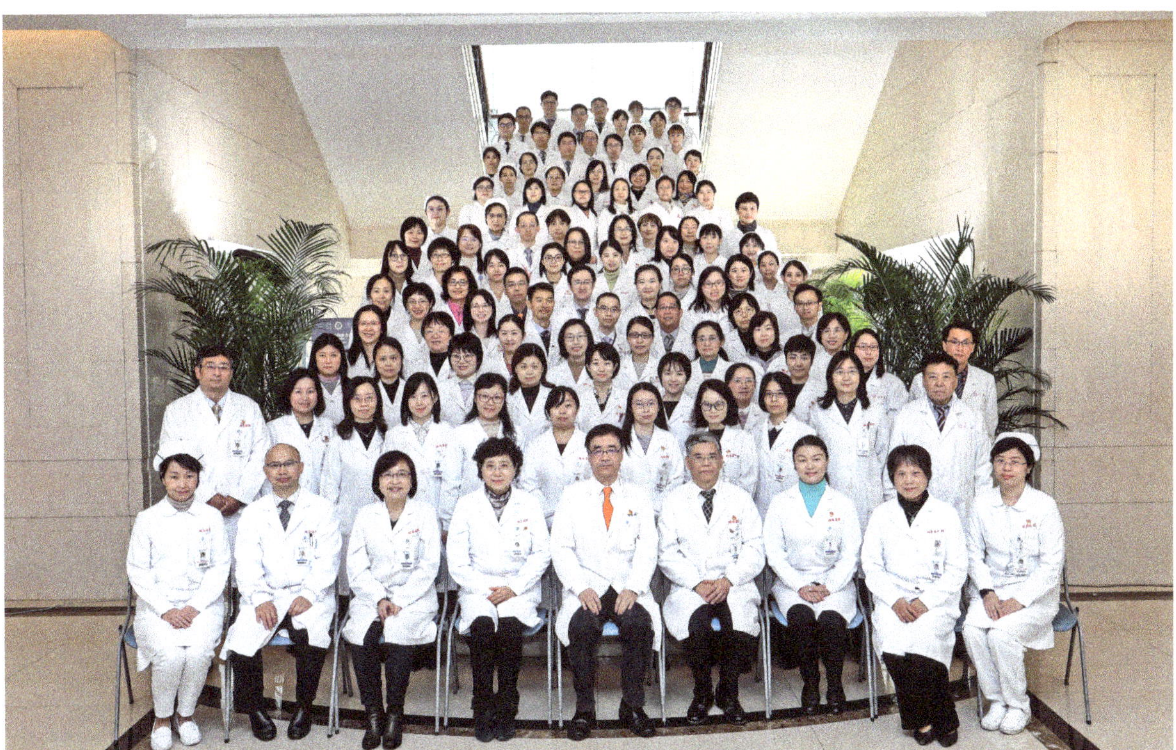

2020 年瑞金医院内分泌代谢学科集体照

室（评估优秀）和国家自然科学基金委员会基础科学中心。“瑞金内分泌”已成为品质的象征，荣获上海市质量奖金奖、中国质量奖提名奖，连续13年居复旦版“中国医院专科声誉排行榜（内分泌）”首位。因突出的学科表现，受国家市场监督管理总局邀请，瑞金内分泌代谢学科编写了医疗行业第一部质量管理著作。

瑞金内分泌代谢学科还创办了两本内分泌学科的重要期刊，分别为《中华内分泌代谢杂志》和 *Journal of Diabetes*。这两本期刊都是中华医学会内分泌学分会的官方期刊，反映国内内分泌代谢病的最新进展，架起中西方交流平台，成为全球内分泌代谢病新知的中文传播者，得到国内外内分泌学专家的认可。

医、教、研齐头并进，雄厚的学科实力令瑞金内分泌代谢学科持续在国内外医学界发出“中国声音”。至今，他们在 *Nature*、*Science*、*The Journal of the American Medical Association* (*JAMA*)、*Nature Medicine* 等国际顶尖学术期刊发表SCI论文700余篇，4次获得国家科学技术进步奖二等奖，5次获得上海市科技进步奖一等奖。

初创学科高地，中国内分泌学三大起源地之一

内分泌代谢病既有高发病率的常见病如糖尿病、甲状腺功能亢进症、肥胖症、痛风、原发性骨质疏松症，也有罕见的内分泌肿瘤等。瑞金内分泌代谢学科不仅致力于常见疾病的防治和规范化诊疗，在疑难危重罕见内分泌代谢病方面亦不断突破瓶颈，引领该领域的发展，成为国内重要的内分泌代谢病诊治中心，相关诊治达到国际先进水平，为患者提供优质的医疗诊治。

邝安堃，中国著名的医学家和医学教育家，是瑞金医院内科的奠基人。他1933年毕业于法国巴黎大学医学院，获得医学博士学位后回国从业，受聘于震旦大学医学院并任教，并在广慈医院（瑞金医院前身）担任内科、皮肤科和小儿科科主任。20世纪40年代末50年代初，邝安堃带领他的学生陈家伦、许曼音利用一台简单的直视显微镜，直接计数嗜酸细胞以评估糖皮质激素分泌情况，开始了肾上腺皮质功能的研究，同时对许多急性传染病（如伤寒）和外科患者的预后做出准确预测。这是文献可查的中国最早的肾上腺皮质功能研究，也成为瑞金内分泌的起源。

1955年，世界第一例原发性醛固酮增多症（常简称为“原醛症”）在美国发现。两年后，即1957年，邝安堃、陈家伦、许曼音等成功诊治了国内第一例原发性醛固酮增多症，这也标志着广慈医院（即今日的瑞金医院）内分泌代谢学科的诞生。邝安堃、陈家伦和许曼音也成为瑞金内分泌代谢学科的创建者。

彼时的广慈医院，内分泌实验室仅一名技

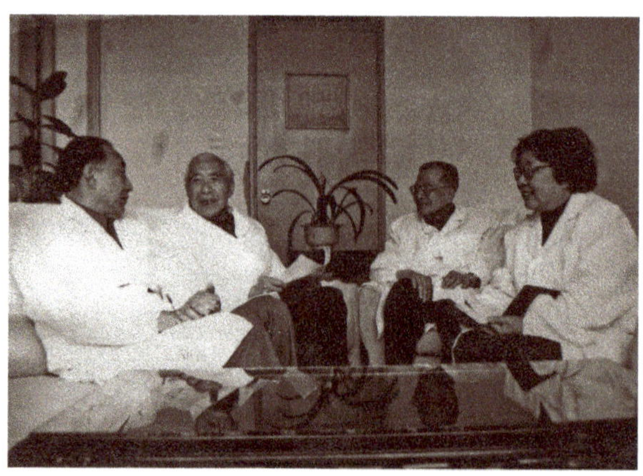

陈家伦、邝安堃、丁霆和许曼音讨论工作

术员和一间仅30平方米的房间，几台简陋的实验仪器中最珍贵的要数火焰分光光度计。陈家伦正是借助这台仪器来测定电解质，证实了原发性醛固酮增多症患者血钾降低和尿钾增多。为了能证实患者血液醛固酮激素增加，在当时还不能测定醛固酮的情况下，只能测患者尿液中的“潴钠活性”，即将患者的尿提取物注射到鼠体内，然后测定其尿钠和尿钾。陈家伦利用“土办法”上马，自制代谢笼，解决鼠尿液收集困难的问题，发现鼠的尿钠降低和尿钾升高，证实了患者尿中“潴钠活性”增强。此后，瑞金内分泌代谢学科的临床特色逐渐形成，即以原发性醛固酮增多症为代表的肾上腺疾病的诊治。

为适应学科发展需要，邝安堃于1956年成立广慈医院内科实验室，1959年，又邀请上海第二医学院生化教研室主任丁霆负责实验室工作，逐渐将重点放在激素测定上。该实验室于1964年获批为上海第二医学院内分泌研究室。可以说，广慈内分泌的蓬勃发展也极大地推动了中国临床内分泌学的兴起和形成，奠定了广慈内分泌成为中国内分泌学起源地之一的重要地位。

开拓进取，学科新特色服务一个个民生需求

奋斗的路上，没有捷径，唯有实干。60年的发展历程中，瑞金内分泌代谢学科持续奋斗，开拓出一个个新的学科特色以服务民生需求、服务人民与国家医药卫生事业的最迫切需求。

中西医结合

20世纪60年代，瑞金内分泌代谢学科的前辈们在邝安堃的领导下，开始用现代医学方法研究中医阴阳学说和虚证理论。他们创造性地建立可的松阳虚动物模型、阴虚和阳虚高血压动物模型，首次用现代医学的方法证实了中医的阴阳拮抗理论，并将其用于治疗甲状腺功能减退症和甲状腺功能亢进症，效果显著。

将内分泌学原理用于中西医结合的研究，如用激素间的对抗解释阴阳学说、激素反馈与五行学说类比，成为邝安堃的重要学术思想，也是中西医结合内分泌研究的经典理论，他也因此被尊为中西医结合研究的开创者之一。不仅如此，这份特殊的学科文化基因令瑞金内分泌代谢学科始终延续中西医结合特色，致力于传统中医药在代谢疾病中的治疗作用研究。

馒头餐

瑞金内分泌代谢学科另一颇具“中国特色”的创新是“馒头餐”试验。

20世纪80年代初，许曼音等为找到一种更让人接受的标准试餐法替代通用的口服糖耐量试验，经过反复比较，发现“二两馒头”可作为75克葡萄糖的代用品进行糖耐量试验，其结果可以用于诊断糖尿病和判定血糖控制疗

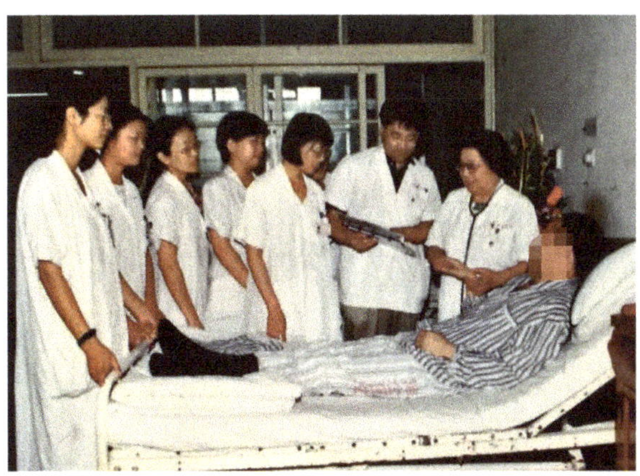

许曼音医生（后排右一）查房

效。“馒头餐”试验从此在全国推广，沿用至今并家喻户晓，形成中国特色。

益 生 菌

面对日益高发的肥胖症及其带来的健康危害，瑞金内分泌代谢学科在思考。

益生菌能减肥吗？瑞金内分泌代谢学科通过系列研究，首次系统描绘了中国肥胖人群的肠道菌群特征，完成三大菌群干预研究和临床随机对照研究，首次提出“肠道菌群生物学年龄”（以下简称“菌龄”）的新概念，揭示菌龄对心血管代谢的影响。

基于大型特色人群队列和能量代谢基础研究，瑞金内分泌代谢学科筛选出一系列与肥胖、代谢紊乱有关的肠道共生菌，包括有益菌（如阿克曼菌、多形拟杆菌）的降低，以及巨单胞菌等潜在致胖菌的升高。团队证明多形拟杆菌代谢谷氨酸盐、改善肥胖的机制，以及促进肠道杯状细胞分化、缓解肠道炎症作用；阐明阿克曼菌减重、提高胰岛素敏感性；另一方面，证明巨单胞菌降解肌醇、增加肠道油脂吸收而促进肥胖的机制，发现其是新的致胖菌，为肥胖、糖尿病治疗指明新方向，提供新靶标。同时，团队发现不同肠道菌群组的糖尿病患者接受降糖药治疗的效果并不完全相同，从而首次提出重塑肠道微生态的降糖新方案，将肠道菌群分型用于指导糖尿病的精准治疗。

瑞金内分泌代谢学科肥胖团队还开展益生菌减肥的临床研究。王卫庆教授团队首先建立体重指数大于 30 kg/m^2、年龄小于 30 岁的青少年肥胖和相应年龄性别正常体重人群队列，即“双 30 队列”，开展“中国青少年肥胖队列研究”（“GOCY”研究）。这一针对肠道菌群宏基因组学及代谢组学的研究，首次揭示中国青少年肥胖的肠道菌群特征，发现一系列显著异于正常人群的肠道共生菌。他们发现多形拟杆菌（以下简称“BT 菌”）能够降低脂肪含量，延缓体重增长速度。有趣的是，团队发现 BT 菌具有代谢谷氨酸盐的能力，而谷氨酸盐是味精的主要成分。也就是说，BT 菌通过将体内谷氨酸盐代谢掉，增加脂肪细胞的脂肪分解和脂肪酸氧化过程，从而降低脂肪堆积，达到减重效果。

此外，王卫庆教授团队利用大规模人群随访队列，揭示独立于代谢风险的年龄相关特征菌，并基于此首次提出“肠道菌群生物学年龄”，以表征肠道菌群健康衰老状态。同时，团队发现 60 岁以上老年人群中，即使代谢状况严重紊乱，若个体的肠道普氏菌丰度较低，其肠道菌龄更“年轻”，可大幅度降低心血管疾病风险。这表明肠道菌龄作为一种生物标志物，在预测与管理代谢紊乱老年人群的心血管疾病风险方面具有重要作用，为干预代谢、促进健康老龄提供新思路。

小 檗 碱

小檗碱是传统中药黄连的有效成分。在宁光院士领衔下，瑞金内分泌代谢学科对小檗碱进行了一系列的基础研究和临床研究。团队发现小檗碱不仅能促进能量消耗、增加棕色脂肪活性、促进白色脂肪棕色化，还能改善骨骼肌的脂质异位沉积，增强线粒体功能，并改善机体糖脂代谢及增强胰岛素敏感性。这些基础研究成果被国际学术界认为“是第一篇如此精确地将该化合物与体重控制联系起来的研究”，对在临床上更有效利用小檗碱或将其作为先导化合物进一步开发以治疗肥胖症提供了理论依据。

瑞金内分泌代谢学科还通过多种动物模型

和细胞模型，探讨了小檗碱预防肝脏脂肪沉积向脂肪性肝炎和纤维化发展的分子机制；发现小檗碱可通过抑制内质网应激，改善肝脏脂质沉积，以及进行性的病理表现如炎症、肝细胞凋亡及纤维化等症状。这对于在临床合理应用小檗碱治疗非酒精性脂肪性肝病，预防其向非酒精性脂肪性肝炎甚至肝硬化方向发展具有极其重要的临床意义，而且为将来开发以内质网为靶点的治疗非酒精性脂肪性肝病的中药先导化合物提供了有价值的参考，这也对深入理解非酒精性脂肪性肝病发病过程中内质网应激的重要作用具有重要的科学意义。

除基础研究外，瑞金内分泌代谢学科通过对前期研究筛选出的与降糖显著相关的 9 种益生菌菌种（制成 PROMETS 益生菌配方）开展全国多中心、随机双盲、安慰剂对照干预研究，证实小檗碱联合 PROMETS 益生菌配方这一靶向肠道微生态重塑的治疗方案，具有显著的改善糖脂代谢及减重的作用，并发现小檗碱显著降低肠道共生菌的物种丰度和多样性，进而影响胆汁酸代谢。由此，通过循证医学手段，瑞金内分泌代谢学科首次提出具有中国特色、与中医“清、调、补”理念契合的 2 型糖尿病治疗新方案，并基于上述临床评估体系和多组学技术，持续探索，建立以小檗碱为代表的天然药物肠道重建干预糖脂代谢异常治疗新模式。

传统江南饮食

江南饮食这一概念首次被 2021 年的《中国居民膳食指南》所收录，后者认为江南饮食是平衡膳食的地方饮食模式代表，并被国外学者评为全球四个抗炎型饮食代表之一，与地中海饮食、日本和食、北欧饮食并列，对冲西方炎性饮食的代谢危害。

人类的健康依赖于机体暴露的环境，但“蝴蝶效应”使环境变化的最终结果存在不确定性，导致人类对环境影响健康的机制知之甚少。瑞金内分泌代谢学科构建了环境暴露组拓扑网络，展示了一种独特、连续的机体与环境相互关系的模拟监测系统。在精准量化的模拟环境下，通过“色、声、香、味、触、法”多模态精准刺激机体的“眼、耳、鼻、舌、身、意”，由系统软件自动获取生理、心理、生化及能量代谢动态变化数据，实时计算分析，得到数据间的关联性。同时，瑞金内分泌代谢学科也已开展多项智慧代谢研究，包括中国人群代谢测量标准（version 1.0）；建立早期疾病预警模型，为探索疾病发病机制奠定基础；通过智慧代谢检测系统，为疾病的精准诊断和个体化治疗提供依据。

广育天下英才，成就中国内分泌代谢临床主力军

学科发展，人才为本。瑞金内分泌代谢学科先贤陈家伦教授不拘一格选拔人才，为学科的持续发展创造了和谐团结的环境和高效精简的组织架构。在他的感召下，罗敏、李果、陈名道等留学归国，同时他又将宁光、王卫庆、刘建民等有针对性地送到国外学习，为瑞金内分泌代谢学科积蓄持续发展的力量。正是在这种精心的设计下，如今的瑞金内分泌代谢团队保持持久而旺盛的活力，在每个年龄层次上形成一个人才群体。如今，很多留学回国的人员，已成为国内内分泌代谢病领域重要的领军人物，有担任中华医学会各

分会的主任委员、副主任委员或成为学部委员的，也有成为院士的。

邝安堃是第一个获得法国住院医师证书的中国人，有着极高的临床素养。他的学生陈家伦和许曼音得其真传并发扬光大，在继承的基础之上加以创新，从而形成中国临床内分泌的瑞金特色。

瑞金内分泌代谢学科坚持至今的严格查房制度，是这里注重临床教学的缩影之一。曾担任瑞金医院内分泌代谢科主任的罗邦尧这样回忆："在内分泌科，查房时拿着患者的病史'照本宣科'是绝对不允许的，除完整的病史汇报，还要有广泛的知识面，了解疾病最新进展。"罗邦尧说自己也是这么过来的，"从实习医生到主任医师，大家都尽可能地详细掌握病史、提前翻阅国内外文献，每一次查房都是一次疾病知识的'头脑风暴'。教学相长，学生进步，老师也大有裨益。"

瑞金内分泌代谢学科不止"独善其身"。

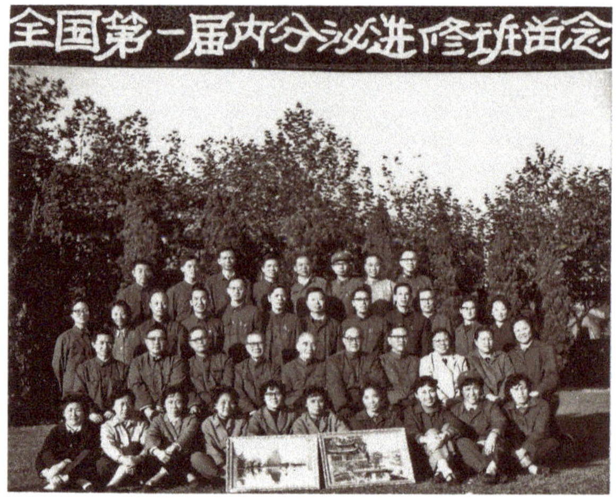

1978 年，第 1 届全国内分泌进修班合影

1978 年，受卫生部委托，瑞金内分泌代谢学科创办"国家内分泌进修班"，至今已连续举办 68 届，培养专科人才近 4 千人，他们已成为中国内分泌代谢临床的主力军。瑞金内分泌进修班的学员毕业后，迅速成为各地的学术领头人，其中不乏全国或各地内分泌学会主任委员、医院院长和科主任，有的还走上重要的领导岗位。也因此，这里被誉为中国内分泌代谢

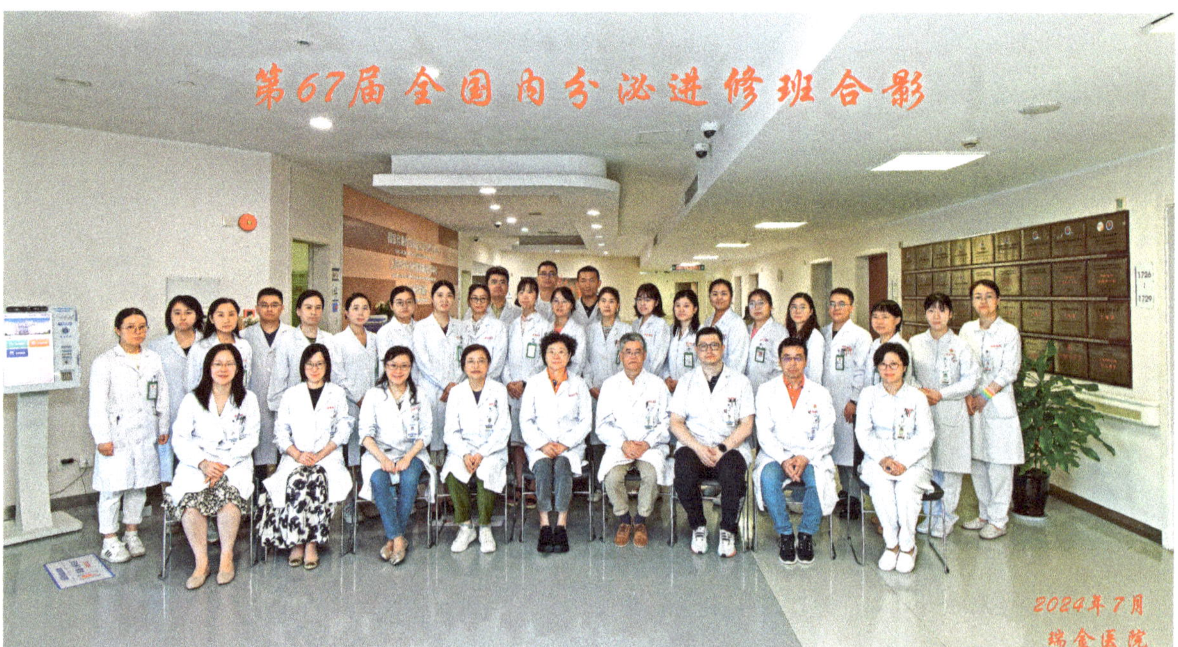

2024 年，第 67 届全国内分泌进修班合影

学界的“黄埔军校”。

这份教育工作不仅面向医者，也面向患者。20 世纪 90 年代，中国糖尿病发病明显增多，但患者对糖尿病的知识却非常匮乏。1994 年，陈家伦教授和许曼音教授在瑞金医院成立了“糖尿病宣教中心”，这是国内第一个以宣教为目的的糖尿病中心。

许曼音教授亲撰剧本，拍摄糖尿病宣教片，并在上海电视台播放。许曼音又通过举办专门的学习班，培养糖尿病教育的专门人才，取名为“糖尿病教员”。当时，包括上海市所有三级甲等医院在内的百余家医疗机构 400 多位医护人员先后在瑞金医院接受培训，在上海形成了一支糖尿病预防教育的生力军。

2006 年 8 月起，糖尿病中心建立了一套多层次、多步骤、多形式的糖尿病强化与个体治疗相结合的教育模式，在国内率先提出“糖尿病保健教员”概念，建立了糖尿病保健教员培训课程和项目。作为慢性病患者，糖尿病患者经常会问到在日常生活中要如何料理自己的饮食和起居等的问题，而日常门诊侧重于诊断和治疗，无法满足患者的所有需求。针对这一困局，瑞金内分泌代谢学科创新性地开设了糖尿病厨房门诊，并举办“让糖尿病患者享受健康美味”的烹饪大赛，受到患者广泛欢迎，引起社会媒体的浓厚兴趣。

如何让患者吃得营养、可口、健康，是“厨房门诊”的目标。“厨房门诊”由糖尿病专职护士、营养师根据每位患者的身高、体重、年龄进行配餐，制订个性化菜谱，接着由专业大厨现场演示烹饪技巧，让患者了解用油的技巧和烹饪时间长短对食物的影响。“厨房门诊”作为糖尿病行为干预的一种创新手段，加强了患者与医生的交流和互相的信任度，使得对患者日常行为的干预更有成效。这一举动也开创国内健康教育之先河。

基础研究紧贴临床需求，看别人看不了的病

如今，来自全国各地甚至海外的患者，会奔着“瑞金内分泌”的招牌而来，他们往往在各地已兜兜转转了几圈，没有解决问题。在半个多世纪的发展历程中，“看别人看不了的病”已刻入瑞金内分泌代谢学科的使命基因中。

内分泌代谢病研究所和激素测定平台

顺应社会与时代之变，陈家伦教授带领“瑞金内分泌”在强化经典内分泌的同时，及时将糖尿病等代谢病列为重点，建立一系列研究平台，对内分泌代谢病研究所的研究力量进行了调整。

首先，他将为临床服务的激素测定集中在临床内分泌实验室，实现了激素测定的规模化、专业化、标准化和规范化。这种调整为日后建立国内检测指标最全、样本量最大的临床内分泌实验室奠定了基础。其次，成立分子生物学实验室，并配备了当时堪称一流的仪器设备，此举使得学科的研究水平与国际同步发展，促进瑞金内分泌代谢学科在内分泌代谢病的分子机制、致病基因等方面的研究取得长足进展，成为国内最早应用分子生物学技术进行内分泌代谢病研究的单位之一。

任何先进的诊治方法皆依赖于扎实而深厚的临床基础。王卫庆主任深知其重要性。她带

领瑞金内分泌代谢学科对临床诊断技术筛选、优化，并建立新的技术，从而形成由23种临床技术、3种分段采血测定激素技术和近百种激素测定方法，组成完整的内分泌代谢病诊治体系。瑞金内分泌临床测试实验室于2011年整体通过美国病理家学会（CAP）的医学实验室认可并保持至今，这是国际最高水平的实验室认可，意味着瑞金内分泌激素测定结果获得国际互认，也是国际学界对瑞金内分泌临床测试实验室的认可。瑞金内分泌临床的进步不仅极大提高了瑞金医院内分泌代谢病诊治水平，也极大促进了中国内分泌代谢学科整体水平的发展，达到与国际先进水平同步发展。

基因检测平台

进入新世纪，新技术和方法层出不穷，疾病的诊治和预防更加精准，提升内分泌代谢病的诊治和预防水平成为瑞金内分泌代谢学科新的目标。

2000年，宁光院士与瑞金医院普外科燕敏主任医师一起诊治一位甲状腺肿大的12岁男性患者。在病理诊断甲状腺髓样癌基础上，他们又采用基因测序技术，发现此患者的*RET*原癌基因的918位点基因突变，这是国内第一个分子诊断的多发性内分泌腺瘤病2B型患者。

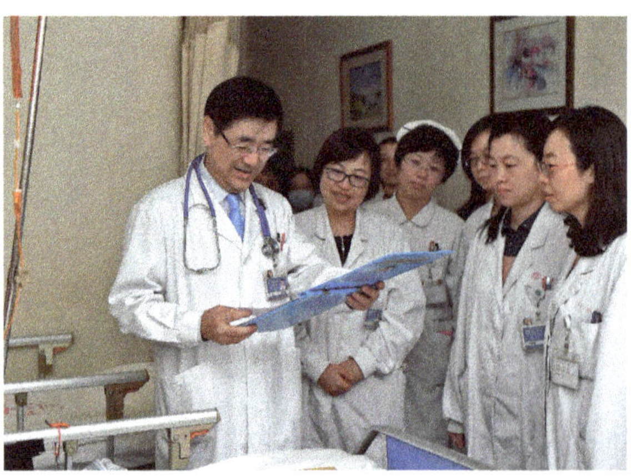

中国工程院院士宁光（左一）查房

瑞金内分泌代谢学科将基因诊断技术常规用于遗传性内分泌代谢病的诊断，不仅极大地提高基因诊断的水平，而且使治疗效果明显提升。通过整合与规范，形成程式化基因诊断流程，使该类疾病基因诊断的周期从30多天缩短为4～6天，确诊率由原来不足40%一举升高至90%以上。2008年，瑞金内分泌代谢学科已诊断出30种单基因遗传性内分泌疾病，发现66种基因突变类型，其中26种在世界上属首次报道。他们还在国际上首次构建病种丰富、管理规范的遗传家系库，对保护遗传资源、探讨疾病发生机制及高危人群预防都有极其重要的意义。

遗传性内分泌代谢病发病率低、缺乏系统性研究，易误诊、漏诊，确定规范的诊断和分类原则成为必需。经过7年潜心研究，在总结大样本临床病例的基础上，瑞金内分泌代谢学科构建并逐步完善3类10种分子分类体系，厘清并提出全新的诊断思路，极大提高了遗传性内分泌疾病的检出率。这项临床工作两次获得国家科学技术进步奖二等奖，团队被誉为“遗传内分泌疾病的家谱编写者”。

质 谱 平 台

2014年以来，瑞金内分泌代谢学科逐渐建立起先进的色谱、质谱研究平台，以推动个体化精准诊疗和内分泌代谢组学的基础研究。经过多年建设，瑞金内分泌代谢学科已建立高分辨率非靶向质谱系统、高灵敏度定量质谱系统、气相色谱系统、元素测定电感耦合质谱系统及高通量样本制备系统等多个平台，并以此形成自有知识产权的临床检测试剂盒、代谢组学/脂质组学及生物信息学研究方法包、营养学评价套餐等，极大拓展和丰富了内分泌代谢病诊断和研究的技术维度和生物信息库，可全面服务于新型生物标志物发现、亚健康评估、内分泌疾病诊断、疾病分子机制揭示等各类临床研究。

二代测序平台

随着越来越多的内分泌代谢病致病基因被发现，同一疾病或者表型存在多种致病基因的情况越来越常见。如何更加经济、有效地确定患者的致病基因，成为瑞金内分泌人要解决的问题。从2015年开始，瑞金内分泌代谢学科致力于开发靶向二代测序板，先后建立内分泌肿瘤、单基因糖尿病、先天性肾上腺皮质增生症、甲状腺结节等多个靶向二代测序板，进一步提升了遗传性内分泌疾病的检出率，并通过基因型指导临床治疗与预后管理，实现内分泌代谢病的精准诊治。2023年，4项基因检测项目获第一批国家药品监督管理局与国家卫生健康委员会自行研制体外诊断试剂备案。

将最先进的基因组和其他组学方法用于内分泌肿瘤的临床诊治，一直是瑞金内分泌代谢学科追求的目标；同时，瑞金内分泌代谢学科又将多组学与计算机深度学习相结合，诊治罕见内分泌疾病。先天性肾上腺皮质增生症是一组发病率在千分之一以下的罕见疾病，诊治费时、费力，非常困难。瑞金内分泌代谢学科将基因二代测序、代谢组学和深度学习相结合，使该病的诊断符合率提升到90%以上，远远超过人工诊断。

建成中国唯一通过CAP认证的临床内分泌实验室

瑞金内分泌代谢学科遵循国际先进的CAP医学实验室质量认可标准（LAP），借鉴ISO15189《医学实验室质量和能力的专用要求》的内容和形式，建立健全满足未来学科发展需要的实验室质量管理体系，包括组织结构、人员、设备、供应、信息、内部和外部评估、服务评价、环境和安全共11项关键的质量要素和106个标准操作规程（SOP），借助全面打造数字化、电子化和信息化，紧抓科学研究中的痛点与难点，围绕“流程化、深层化、制度化”管理模式，不断提升科研管理质量，建立了一系列实验室规范化管理的规章制度和技术平台。瑞金内分泌代谢学科临床内分泌实验室目前开

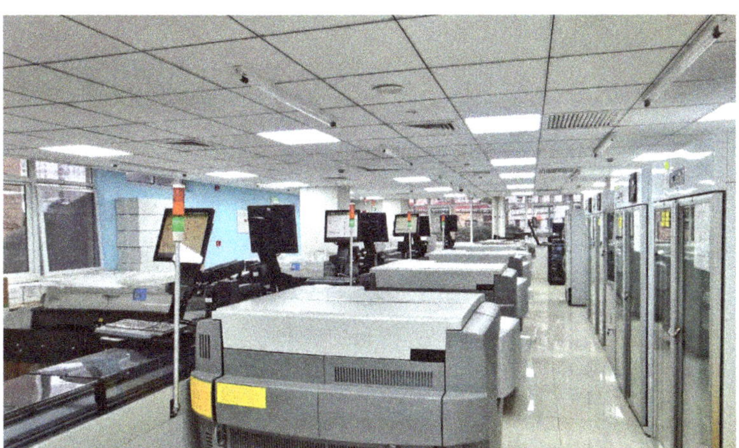

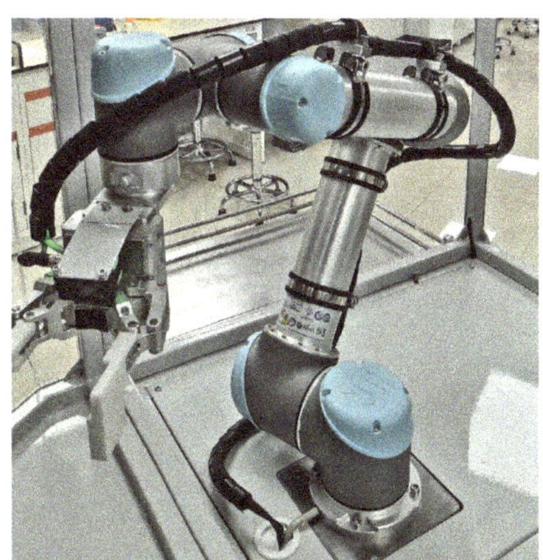

瑞金内分泌代谢学科临床内分泌实验室和实验室的机械臂

展 79 项内分泌激素和相关检测项目，样本来自全国近百家医疗机构，年临床样本检测量超过 300 万份。

随着各种技术平台的建立，瑞金内分泌代谢学科越来越将基础研究服务临床，临床提出科学问题、解决问题的“B to B”（即从实验室到床边）理念贯彻到对疾病的认识和诊治能力提升上，取得了一系列丰硕成果。例如，瑞金内分泌代谢学科将一种以低血糖为特征的内分泌肿瘤胰岛素瘤分为三种分子类型，将一种以糖皮质激素异常增加的肾上腺库欣综合征分为两种分子类型；发现甲状腺结节与甲状腺肿瘤间有明显的进化差别，证实甲状腺乳头状癌并非由结节进化而来。他们提出周激素疗法新方案，使甲状腺功能亢进突眼患者有了新希望；发明紫纹表新方法，开启临床表现数字化新时代；发明下丘脑激素脉冲泵，解内分泌不孕不育患者的难言之隐。通过基础和临床研究，他们在国际上首先提出可以用骨代谢指标预测、预防和治疗糖尿病的崭新观点，将糖尿病骨折风险管理、甲状旁腺癌和妊娠甲状旁腺功能亢进的诊治经验形成共识，向国际同行推广。

服务健康中国，全生命周期健康管理引领者

《“健康中国 2030”规划纲要》指出，随着工业化、城镇化、人口老龄化发展及生态环境、生活行为方式变化，慢性非传染性疾病（简称“慢性病”）已成为居民的主要死亡原因和疾病负担。心脑血管疾病、癌症、慢性呼吸系统疾病、糖尿病等慢性病导致的负担占总疾病负担的 70% 以上，成为制约健康预期寿命提高的重要因素。慢性病防治是医疗领域的重中之重，而内分泌学在慢性病防治中发挥着巨大的作用。瑞金内分泌代谢学科创新实践，成为全生命周期健康管理引领者。

能量代谢舱

能量代谢与健康息息相关，能量代谢失衡与糖尿病、肥胖、心血管疾病、癌症等一系列重大慢性病及老龄化密切相关，加强对机体能量代谢调控机制的基础研究，是应对和破解慢性病挑战的关键所在。瑞金内分泌代谢学科已建成全球首家智慧代谢监测平台，全球首家环境模拟能量代谢监测平台，全球单体规模最大、最具影响力的人体代谢精细测量代谢舱群。

2021 年 11 月 11 日，正值第 15 个“世界防治糖尿病日”来临之际，瑞金医院转化医学大科学设施宣布成立全球首家数字化能量代谢监测平台。该中心集成了 10 个不同功能的智慧代谢舱，目前已成为单体数量全球第一、规模最大、最具影响力的代谢研究平台。

人体代谢精细测量是理解人体与疾病关系的重要工具，代谢舱是能量代谢测量的“金标

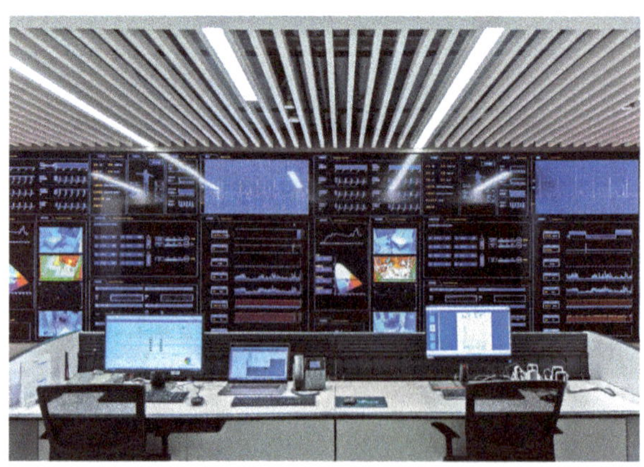

人体数字代谢舱

准”，因而也成为能量代谢研究最重要的技术。人体能量代谢舱是一个相对封闭的空间，被测者可以在相对舒适的舱内自由活动 24 小时至几天，根据不同外部干预刺激，引起人体呼出二氧化碳和吸入氧气含量的微弱变化，这种变化被精准地采集、分析，从而利用间接热量法测定人体动态代谢率。在此基础上，瑞金首次提出了人体数字代谢舱概念，通过构建代谢、生理、行为、环境监测的四大技术系统，精准量化 16 项人类生存代谢指标，重新定义经典内分泌激素对人体能量稳态的精密影响。

代谢性疾病早期防控研究

如何做到对糖尿病等代谢病防控的关口前移？瑞金内分泌代谢学科在宁光院士和王卫庆主任带领下，于 2000 年初开创代谢性疾病的人群队列研究，陆续创建并开展“城镇化进程与代谢性疾病风险研究”（2005 年至今）、“中国慢性病及其危险因素监测”（2010—2012 年）和“中国心血管代谢与恶性肿瘤队列（4C）研究”（2010 年至今）为代表的三项大型人群队列研究，以及全国多中心随机对照临床试验如“中国成人 2 型糖尿病降压治疗目标研究（BPROAD）”（2019 年至今）。目前，已建成涵盖 50 万人、500 万份包含血样、DNA、唾液、尿液等生物样本和临床资料的代谢病生物样本库，实现操作规范化、质控标准化、全程跟踪溯源的开放共享式智能生物样本库信息化管理系统。

瑞金内分泌代谢学科还联合全国 15 家临床研究中心，开展多中心前瞻性干预研究（SPREAD-DIMCAD 研究），通过中位数 5 年随访，首次证实常用降糖药物二甲双胍较格列吡嗪能显著降低 2 型糖尿病患者再发心血管事

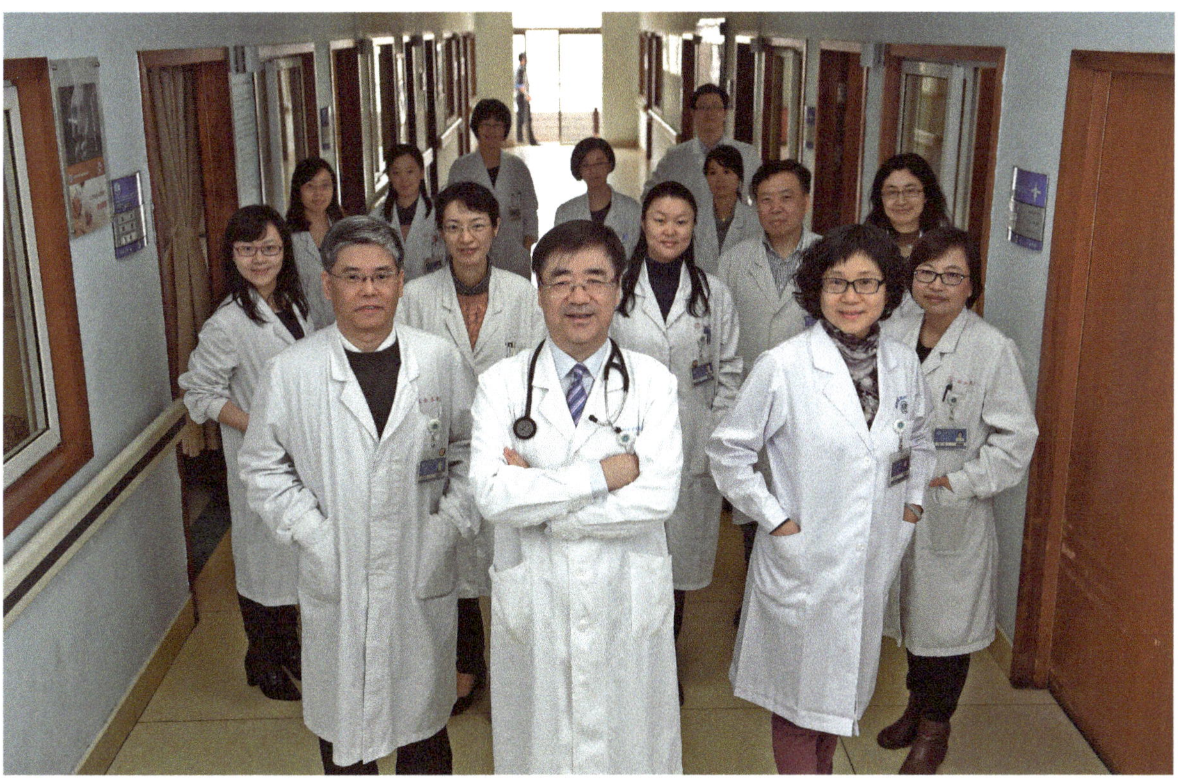

宁光院士与瑞金医院内分泌团队

件达 46%，并进一步通过代谢组学方法，证明其潜在机制。该系列研究被评选为 2013 年“全球 20 个最具价值的（指导全科医生的）临床研究之一”，同时也被美国 *Annals of Internal Medicine ACP Journal Club* 专栏、专版向全球临床医师重点推荐。

通过这些系列研究，瑞金内分泌代谢学科揭示糖尿病等代谢性疾病的新型危险因素，创建早期精准预警预测模型，动态掌握糖尿病流行现状、年发生率、变化趋势与危险因素；解析我国成人代谢性疾病的病因特征，更新国际上对糖尿病病因的固有认知，为疾病预防、诊治规范、指南和共识制定提供科学依据。在以上证据支撑下，瑞金内分泌代谢学科不断产生和验证新的治疗方案、技术方法，将成熟的策略、技术和方法加以规范并推广。

代谢管理中心

标准化代谢性疾病管理中心（MMC）项目以“一个中心，一站服务，一个标准”为理念，通过将先进的诊疗设备与物联网技术相结合，为糖尿病等代谢病患者打造线上线下和院内院外的数据互联、多重获益的代谢病全病程管理模式。MMC 项目已制定 492 项 SOP、6 部指南，取得 17 项专利和 51 项著作权，推出“代谢一体机”，发布瑞宁知糖、代谢指数、MMC 医家和 MMC 管家 APP、远程会诊系统、人工辅助决策系统等多种代谢病及并发症诊断和管理的创新产品，已覆盖包括西藏自治区、澳门特别行政区在内的全国 32 个省级行政区，管理超 200 万人。MMC 管理的患者空腹及餐后血糖、血脂、体重等代谢指标获得显著改善。通过 MMC 的创新性慢性病管理模式，经过近 8 年，将糖尿病患者的糖化达标率从基线的 22.7% 提升至 53.2%，代谢综合达标率从基线的 7.3% 提升至 19.8%，接近欧美发达国家的水平。这一举措的有益探索也为中国医院慢性病管理提供了新的思路。

完成基于中国人群多组学数据和表型的代谢解析研究

基于中国人群多组学数据和表型的代谢解析研究项目完成了对覆盖中国 27 个省份、8 个民族、超过 1 万人的高深度全基因组测序数据和表型的系统性分析；首次完成中国人群遗传变异数据构建、群体结构分析、基因组特征比较、人群高精度参考基因集构建及变异频谱和致病性变异解析。该研究基于大规模具有代表性和全面性的中国人群队列研究，形成独立自主和高质量的中国人群特异性数据和研究体系，成为我国精准医学发展的重要基础。通过高深度全基因组数据和精细表型分析，可为疾病机制研究、预防、遗传咨询和公共卫生管理提供依据，对汉族和少数民族群体的精确遗传结构分析也为中国人群的精准基因组学研究提供了参考数据。

如今的瑞金内分泌代谢学科已是根深叶茂，硕果累累。“做学术，不要只做人家做过的事情”，这不仅是邝安堃教导学生时常说的话，更是代代瑞金内分泌人的共同宣言。解决临床重大科学问题、祛除患者疾苦、用心呵护健康，是瑞金内分泌人的初心使命；卓越、坚韧、创新，博采众长，海纳百川，传承于瑞金内分泌，是瑞金内分泌永存的精神。

撰稿丨王卫庆　刘建民

血液学科

历久弥新，向世界一流的血液病诊疗中心的目标不断奋进

上海交通大学医学院附属瑞金医院血液学科肇建于1952年，七十余载悠悠时光，如同穿越历史长河的航程，见证了瑞金血液从起步到领先的非凡旅程。瑞金血液从出凝血疾病的诊疗起步，逐渐在急性早幼粒细胞白血病的治疗上声名远播。直至如今，通过国际领先的诊治技术，使白血病、淋巴瘤、多发性骨髓瘤等各种血液系统肿瘤患者重获新生。瑞金血液更是迎来了中国产学研合作的里程碑，跨入了由中国学者引领的学科新时代。

瑞金血液的卓越成就，是由几代血液病工作者不懈奋斗而得来的成果。20世纪50年代，王振义院士与我国著名的血液细胞学专家徐福燕教授携手主管广慈医院血液小组时，他们面临的第一个挑战就是处理一些无法通过普通方法止血的出血病患者。当时，他们在科研设备和实验试剂都匮乏的情况下，硬是探索出了以石蜡替代硅胶用于凝血因子Ⅷ的检测替代方案，并首次在国内成功建立了诊断轻型血友病的方法，实现了血友病的诊断与分型。

这不仅解决了当时医疗的国际难题，也标志着瑞金医院血液学科辉煌发展的开端。王振义作为首批中国工程院院士、2010年国家最高科学技术奖获得者、2024年“共和国勋章”获得者，在1987年创建了上海血液学研究所，培养了一代又一代德才兼备的医学栋梁。他们之中，有上海交通大学医学院附属瑞金医院终身教授四名，分别是中国科学院院士陈竺、中国工程院院士陈赛娟、国家科学技术进步奖获得者王鸿利教授和中华医学会血液学分会第八届主任委员沈志祥教授。在他们的不断努力下，瑞金血液逐步缩小了与西方发达国家之间的医疗技术水平差距，甚至在某些领域超过了国际同行。

两代学术与善爱并重的瑞金血液人，将谦逊谦让、大医精诚的品格一脉相承，造就了如今瑞金血液的根深叶茂、影响深远，并涌现出具有卓越才能的中青年专家。血液学科目前拥有主任医师兼博士生导师9名（分别是李军民、赵维莅、王学锋、糜坚青、王瑾、王黎、沈杨、胡晓霞、许彭鹏），主任医师12名，副主任医师19名。随着国家转化医学中心带来的雄厚基础研究力量和广泛的国际合作机会，当代瑞金血液人依托着坚实的平台，不断在血液病诊疗领域精勤不倦，书写着医学探索的新篇章。

挑战“不可能”：髓系肿瘤团队的驰而不息

从20世纪50年代末开始，广慈医院（瑞金医院前身）血液学科就树立了“攻克白血病”的雄心壮志。这个口号标志着数十年来血液学科不断面对挑战、不懈迎战、持续探索的历程。他们的历程，充满了坚持与创新。

急性早幼粒细胞白血病（APL）是一种特殊而致命的髓系白血病亚型，曾令无数患者陷入绝望。在20世纪80年代之前，此类患者的平均生存期不足半年。面对这个似乎不可战胜的敌人，瑞金血液人勇于直面挑战，致力找寻救治之道。

在王振义院士的领导下，团队不断地开展研究，力求找到一种有效的治疗方法。经过无数次的尝试、失败及再探索，团队终于发现全反式维甲酸能够诱导“早幼粒白血病细胞”分化成为成熟的中性粒细胞。1986年，一名5岁的危重APL患儿被收治入院，在常规治疗无效后，在绝望之际，家属同意尝试全反式维甲酸治疗。令人惊奇的是，患儿在一个月后获得了完全缓解。在首批24例接受此疗法的病例中，完全缓解率达到九成以上。1988年，这群上海医生献给世界肿瘤学界一份“礼物”：这个革命性的发现以论文形式发表在国际血液学研究权威刊物 *Blood* 杂志上，先后被 *Nature*、*Science*、*Cell* 和 *PNAS* 等顶尖学术期刊引证，获得了当年度最佳被引证论文奖，并在2000年被列入“20世纪最有影响力的血液学论文”。截至1992年，我国有544例APL患者采用了全反式维甲酸治疗，完全缓解率达到84%。为进一步提高疗效，自2000年之后，瑞金医院血液学科又将维甲酸、亚砷酸和化疗联合在一线治疗上使用，瑞金医院血液学科牵头的国家高技术研究发展计划（863计划）项目“全反式维甲酸+砷剂与联合化疗治疗初诊急性早幼粒细胞的随机、开放、多中心临床研究”将这种治疗模式推广到全国22个血液病中心，使患者5年生存率从20世纪70年代的10%～15%飙升至92%，完全缓解率达97%。APL这个曾经最凶险的白血病成为人类首个可被治愈的白血病，该成果被誉为“上海方案”，被国际血液同行指定为一线APL经典治疗方案，在全世界推广，拯救了无数生命，为世界肿瘤治疗做出重大贡献。

在陈竺、陈赛娟院士的带领下，经过数十年的奋斗，瑞金血液构建了一个世界级的髓系肿瘤诊治体系，为髓系肿瘤患者带来了更多希望。面对白血病发病机制的异质性，瑞金血液致力于探索个体化和精准的治疗模式。他们在国内率先建立了与国际标准齐平的白血病MICM［即细胞形态学（morphology）、免疫学（immunology）、细胞遗传学（cytogenetics）和分子生物学（molecular biology）分型］诊断体系，并在急性白血病的精准诊断方法上走在了前列，为白血病残留病灶的检测提供了更加有效的手段。

为了满足临床上对急性白血病和髓系肿瘤精准分子分型的需求，瑞金血液团队自主开发了涵盖100个常见急性白血病和髓系肿瘤基因突变的组合试剂盒及配套的生物信息自动化分析软件和血液病数据库，筛选出了众多潜在的高危患者和克隆演进患者，成为急性白血病和髓系肿瘤精准诊治不可或缺的检测手段。

面对老年急性白血病患者对化疗的耐受性差和具有并发症多的问题，李军民主任医师、沈杨主任医师领导的髓系肿瘤团队自主研发了针对老年患者的化疗耐受性预测系统，填补了国际上在这一领域的空白，并为医生提供了有效的临床应用工具。目前这一系统应用范围已扩大至全国 120 家血液病临床中心，已完成上千例患者的评估。

2015 年起，瑞金医院血液学科开展了基于外周血残留原始细胞监测的急性髓系白血病个体化诱导治疗研究及相应的精准调控策略。针对筛选出的治疗第五天疗效未达标的高危患者，追加高三尖杉碱作为早期干预。高三尖杉碱是从粗榧属植物中分离出的生物碱，是我国本土的抗肿瘤药物代表。瑞金血液学科创新的髓系肿瘤诱导方案成为瑞金医院在中西医结合治疗领域的又一次生动实践。

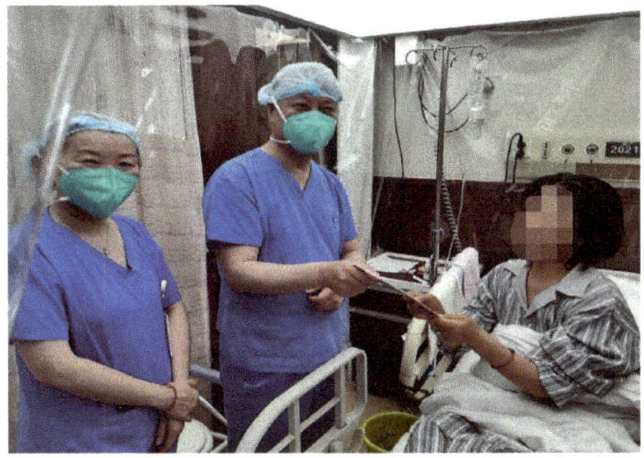

李军民主任医师（右二）查房

精确检测、精准诊疗、精密设施、精心护理和精细管理——瑞金医院血液学科提出的“五精”医疗服务管理模式，获得了第三届中国质量奖提名奖。

在瑞金医院血液学科的历程中，与髓系肿瘤的对抗既是一场挑战也是一次创新的征途。瑞金血液科所取得的成就，对髓系肿瘤的治疗起着巨大的推进作用，更能对患者生命质量的深切关怀，在中西医结合治疗领域的创新实践为全球医学界树立了新的标杆。

中国声音：“急淋”团队为患者带来生命之光

2021 年 7 月，19 岁大学生小骆不幸确诊为急性淋巴细胞白血病，有极高的白细胞计数（高达 309×10^9/L），随时面临血液淤滞导致的致死性并发症。雪上加霜的是，小骆的骨髓中还检出了 *BCR-ABL1* 融合基因及 *IKZF1* 等基因异常，属于高度危险病例。传统化疗对这类疾病的治疗有效率低且作用时间短，疾病极易复发而导致治疗失败。在陈赛娟院士的领导下，由糜坚青教授和王瑾主任医师带领的瑞金急性淋巴细胞白血病团队（简称“急淋团队”）不仅要处理小骆当前的危重病情，还要为其制定更有效的诊疗方案。

在对抗急性淋巴细胞白血病的战斗中，瑞金医院血液学科展现了非凡的专业精神和创新能力。确立了“化疗抢先、靶向跟进、移植巩固、长期维持”的治疗原则，巧妙地将传统化疗与靶向药物相结合，充分利用了化疗快速杀伤肿瘤细胞的优势和靶向药物精准阻断肿瘤生长路径的特点。在经过一个月的诱导化疗联合酪氨酸激酶抑制剂口服靶向治疗后，团队成功地将小骆的病情初步控制，使他度过了第一个难关。

对于此类高危的年轻患者，为了进一步巩固疗效，异基因造血干细胞移植势在必行。团队也早早就为他在中华骨髓库登记并找到了匹配的志愿供者。然而，他们很快发现，由于治疗前的肿瘤负荷过高，在小骆治疗后的骨髓中，尽管肉眼无法看见白血病细胞，但更灵敏的免疫流式及分子学检测仍然显示存在残留病灶，这意味着白血病随时有可能复发。果不其然，小骆在短暂的巩固治疗后，未来得及移植，就出现了复发。为了彻底清除白血病残留，提高移植疗效，团队为其使用了免疫靶向新药 CD3/CD19 双特异性抗体治疗。治疗后，小骆的白血病残留病灶成功转阴，团队又即刻为其无缝衔接了异基因造血干细胞移植。移植过程中，小骆未出现明显的感染及移植物抗宿主病等严重并发症，血象也恢复良好。在移植后的两个月，团队为他加用了能克服耐药基因突变的口服靶向药物，继续巩固移植疗效。后续的随访复查显示，小骆体内已检测不出白血病的残留，有望获得长期生存。

在瑞金急淋团队的精心诊治之下，年轻的小骆终于重获新生。这一例患者的经历，是瑞金急淋团队工作日常的缩影。这一切成就的背后，是瑞金急淋团队多年来不懈的努力，以及对每个患者量身定制的个体化精准管理。在陈

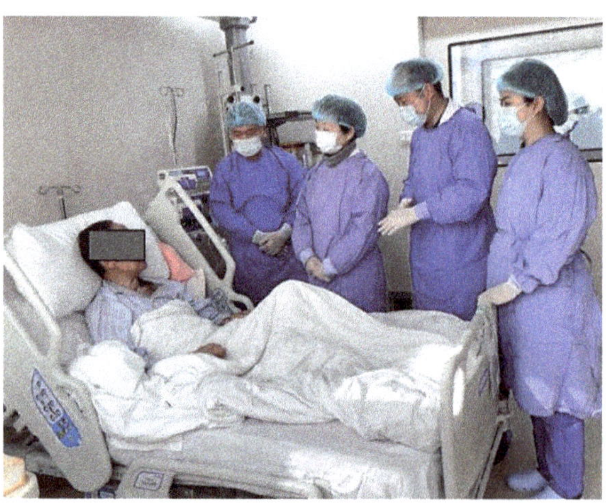

移植团队查房

赛娟院士的领导下，糜坚青、王瑾主任医师带领瑞金急淋团队持续耕耘 20 余年。团队基于我国 1 346 例新发急性淋巴细胞白血病队列，全面解析了我国患者的基因突变图谱，探讨了该图谱与西方国家报道的差异，揭示了其预后相关性。该成果发表在国际权威杂志 *Leukemia* 并被美国国立综合癌症网络（NCCN）引用。这是我国首次在国际知名杂志上发表的急性淋巴细胞白血病分子分型的大队列研究。

2015 年至今，急淋团队研究了 1 223 例国内外 B 细胞型急性淋巴细胞白血病患者（包括我国 200 位儿童和 200 位成人患者）的组学数据，系统阐述了急性淋巴细胞白血病分子分型的遗传学基础，解析了潜在新分子亚型及其核心特征，鉴定了 6 种新亚型。团队建立了 *NUTM1* 融合基因与 *HOXA* 基因家族失调之间的关联；在国际上首次报道重现性 *IKZF1*（p.N159Y）、*PAX5*（p.P80R）等基因热点突变可以作为独立的 B 细胞急性淋巴细胞白血病分子亚型；鉴定出一组生殖相关基因，证明其与患者预后具有高度相关性。

急淋团队的以上众多研究成果对疾病精准分型和临床分子诊断具有重要意义，发表在 *eBiomedicine*（2016）、*PNAS*（2018）、*Cell Reports*（2021）、*Immunobiology*（2022）和 *BMC Genomics*（2022），并已被国际权威指南《血液肿瘤国际共识分类》采纳。此外，团队利用 707 例 T 细胞急性淋巴细胞白血病（T-ALL）患者的组学队列，系统阐述了其突变图谱和预后的相关性，定义了 10 种分子亚型，首次鉴定了重现性 *ZBTB16*:: *ABL1* 融合基因以及 *GATA3*（p.R276Q）单点突变等新分子亚型。这为 T-ALL 的精准分层奠定了理论基础，研究成果发表在 *PNAS*（2018 和 2022）上。更令人

振奋的是，团队在国际舞台上为中国发声，首次在2022年美国血液学年会和2023年欧洲血液年会上，分别报道了中国自主研发的靶向药物在Ph+急性淋巴细胞白血病的临床治疗研究成果，得到了国际权威专家的高度认可。2024年团队关于ETV6:: ACSL6易位驱动的超级增强子激活导致急性淋巴细胞白血病的嗜酸性粒细胞增多及白介素3过表达的论著刊登于*Haematologica*。

从分子诊断到多参数预后分层，再到以基因检测和微小残留病变驱动的治疗策略，瑞金医院血液学科急淋团队在患者每一个治疗节点上都进行了精准监测和精细调控，为每位患者赢得了更好的疗效，提高了长期生存率，并改善了患者的生活质量。如今，瑞金医院血液学科的急性淋巴细胞白血病患者长期生存率已达到国际领先水平，成为全球医学界的光辉范例。

寻找中国之“靶”：淋巴瘤团队为治愈逆流而上

在攻克血液病的战役中，瑞金医院血液学科勇敢地对抗淋巴瘤这一发病率位于血液肿瘤之首的淋巴系肿瘤。淋巴瘤以其百变的病理类型和复杂的治疗反应，成为医学上的巨大挑战。据世界卫生组织分类，淋巴瘤拥有超过100种不同的类型，每种都有其独特的临床表现和治疗反应。即便在同一类型的淋巴瘤中，疾病的表现、发展进程、治疗反应及患者的预期生存情况也存在显著差异。在这种背景下，正确判断每位患者的肿瘤细胞来源和病理分型成为治疗的关键步骤。

然而，适应中国人群特征的淋巴瘤分子分型的模型长久以来一直未被探索。由于个体间的分子差异，无论是国外的治疗方案还是国内的通用方案，都难以满足每一位患者的个性化治疗需求。

在中国，B细胞淋巴瘤患者众多，其中弥漫性大B细胞淋巴瘤的恶性程度较高。使用国外的分子分型评估疗效时，临床结果常与预期不符。“中国医生只能靠自己，用中国患者的数据服务于患者。”赵维莅教授领衔的瑞金血液淋巴瘤团队经过近十年的不懈努力，成功开发了一套精准的淋巴瘤分子诊断新技术，专注于中国高发的侵袭性淋巴瘤，建立了适用于中国患者的分子分型体系。这一成就意味着更多的淋巴瘤患者能获得明确的诊断和个性化的治疗。该体系的成功应用，使医生能够准确识别与患者预后紧密相关的突变基因组，并结合传统的临床指标，科学地“掐算”不同患者的情况，为弥漫性大B细胞淋巴瘤患者提供基于分子分型的靶向药物和化疗的综合治疗方案。这种方法如同精准的狙击，直击病灶，极大提升了患者的完全缓解率和无进展生存率，将瑞金血液学科的治疗成果推向了国际领先水平。

随着科学技术的日益进步，淋巴瘤的治疗领域经历了巨大的变革。嵌合抗原受体T细胞（CAR-T细胞）治疗的出现宛若一道曙光，照亮了淋巴瘤治疗前进之路。瑞金血液团队开展的CAR-T细胞治疗，给复发难治淋巴瘤患者带来了希望，我国商业化CAR-T首例注册临床研究入组患者秦阿姨的故事，见证了这场变革。2017年，她被诊断为晚期弥漫性大B细胞淋巴瘤，经历反复化疗后复发及进展，她面临的是无药可用的绝境。但在2018年，她勇敢地成为瑞金血液团队主导的CAR-T临床试验的一员，至今已经达到了长达四年的病情缓解。

在瑞金医院血液学科的卓越成就中，除了医学技术的突破，更有其对患者全方位关怀的实践。瑞金医院淋巴瘤患者俱乐部成为患者与医生沟通的桥梁，是温暖的社群。淋巴瘤的战斗远远超出药物和手术室的界限，同样触及患者的心灵深处，“先进的药物不足以取代情感交流，我们需要与患者并肩共渡难关。”

如今，瑞金医院血液学科正站在中国淋巴瘤精准靶向和细胞免疫治疗的前沿，在这里，每一个患者的故事都是一段传奇，每一次治疗都是对生命的深切致敬。“淋巴瘤是血液系统肿瘤，它会像小船一样，随着血液向全身播散。所以许多患者确诊时分期就比较晚。我们要做的是‘逆流而上’，想尽办法给患者最大限度的治疗。哪怕只有1%的希望，我们会尽100%的努力。”瑞金血液正在创造一个又一个奇迹，为患者带来治愈的希望。

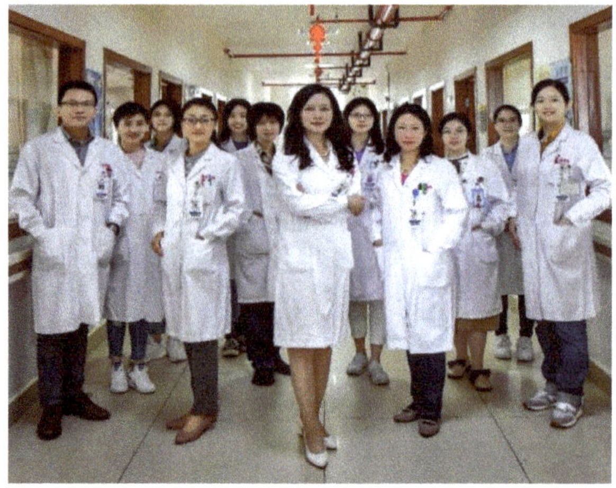

瑞金医院血液学科淋巴瘤团队合影

大胆创新：骨髓瘤团队托举患者的“绝处逢生”

对于许多普通人来说，白血病、淋巴瘤、骨髓瘤等词汇代表着恐惧与绝望。然而，在疾病的黑暗中，瑞金医院血液学科就是代表病人心中希望的灯塔。每天，无数急需救治的患者从全国各地慕名前来，希望得到这里最专业、最前沿的治疗，在绝境中寻找生命的曙光。

多发性骨髓瘤是起源于骨髓中浆细胞的一种恶性肿瘤。2011年，马女士因骨痛、发热、乏力等症状被诊断为多发性骨髓瘤。在接下来的7年里，她坚持与病魔斗争，经历了靶向治疗、自体移植和无数次的化疗。尽管如此，病情仍旧反复进展和复发。到了2017年4月，她的病情已发展到无法控制的地步，肿瘤细胞肆虐她的骨髓，全身骨痛和严重贫血消磨着她的生命和意志力，她几乎想要放弃治疗。此时，陈赛娟院士和糜坚青教授领导的瑞金医院多发性骨髓瘤团队正在进行多发性骨髓瘤CAR-T细胞治疗的临床试验。这种目前国际上最为先进的细胞免疫治疗方法是通过采集患者的淋巴细胞后，对T淋巴细胞进行改造，增强其特异性杀伤肿瘤细胞的能力，再重新输回患者体内，在精准“制导”之下起到精准杀伤肿瘤细胞的作用。在关键时刻，在瑞金血液团队的鼓励下，马女士决定参加CAR-T细胞治疗的临床试验，进行最后的抗争。在这段艰难旅程中，她特意写下了一幅字，既是对自己的鼓励，也表达对瑞金血液团队的感激之情。

2017年5月3日，对马女士来说，这不仅是她进行CAR-T细胞回输的日子，更是人生的转折点，一个让她从绝望中重获新生的纪念日。在细胞回输后，尽管马女士遭遇了细胞

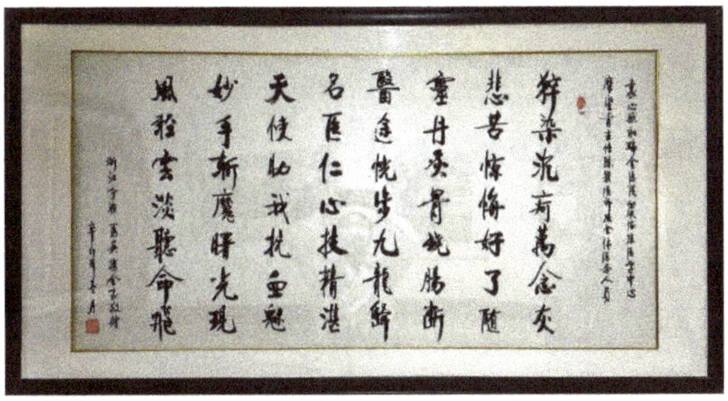

患者写给瑞金医院血液学科的“感谢信”

因子释放综合征的挑战，但在团队专业和精心的治疗下，她顺利渡过了这一难关。她的治疗效果显著，病情达到了完全缓解，血象也逐渐恢复。如今，将近 7 年过去，马女士已不再需要接受任何骨髓瘤治疗，体内也不再检测出肿瘤细胞和肿瘤蛋白，实现了多发性骨髓瘤这一绝症的临床治愈。

这一成就，不仅是马女士个人的奇迹，更是中国原创 CAR–T 细胞治疗在多发性骨髓瘤领域的一个重要里程碑。从 2017 年起，瑞金医院就联合了国内多家血液中心，开展靶向 B 细胞成熟抗原（BCMA）的 CAR–T 细胞在复发 / 难治性多发性骨髓瘤患者中的临床研究。目前，瑞金医院已成为国内骨髓瘤 CAR–T 细胞治疗领域的领先梯队。借助在 CAR–T 细胞治疗领域的深厚积累和技术优势，瑞金医院已经成功组建 CAR–T 细胞研发团队，积极探究多发性骨髓瘤的其他治疗靶点，专注开发新型结构优化的 CAR–T 细胞，以期进一步提高治疗效果，减少不良反应，为多发性骨髓瘤患者带来了更好的生存获益。相关研究结果先后在 *PNAS*、*Nature Communications*、*Journal of Clinical Oncology*、*Signal Transduction and Targeted Therapy* 等多个国际顶级学术期刊上发表，站在了世界最前沿。瑞金医院在多发性骨髓瘤 CAR–T 治疗领域不仅与国际同步，更是站在了世界最前沿，为多发性骨髓瘤患者带来了新的治疗希望和更好的生存获益。

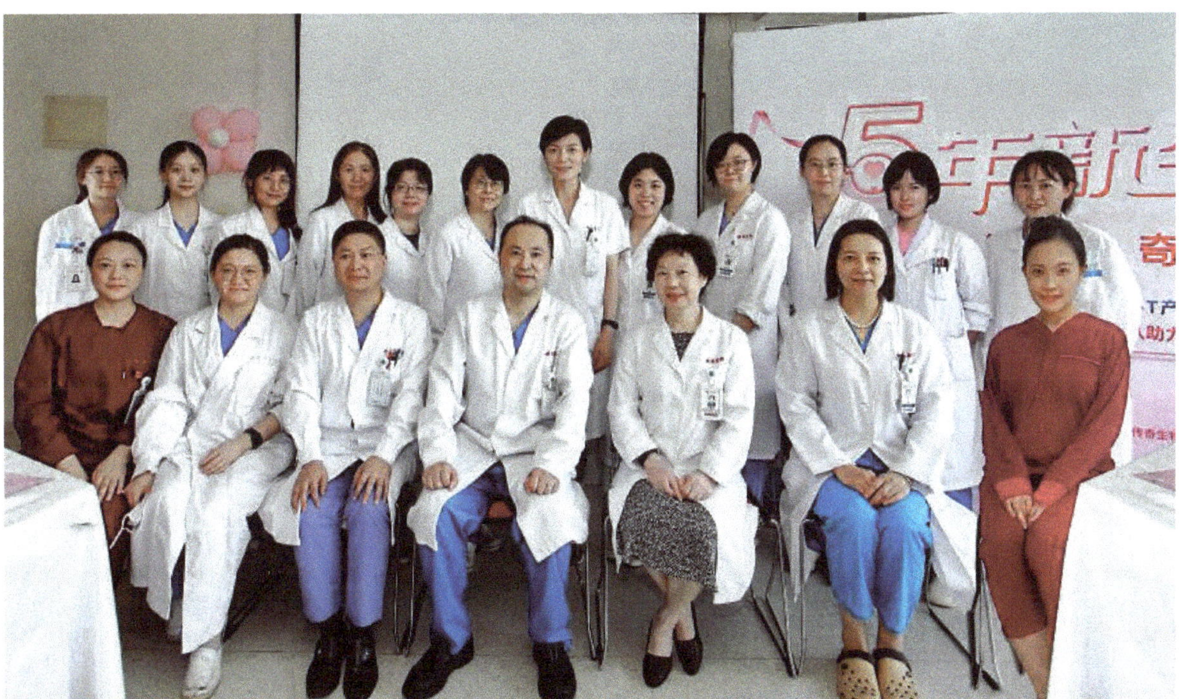

瑞金医院骨髓瘤团队合影，前排右三为陈赛娟院士

“髓”遇而安：骨髓移植人的“百折不回”

造血干细胞移植，作为治愈多种血液病的关键手段之一，尽管已有超过半个世纪的应用历史，但依然是一项充满挑战的高难度临床技术，从供者选择、移植前预处理、个体化移植方案制定，到后续复杂的并发症管理，每一步都犹如走钢丝般充满挑战。瑞金医院骨髓移植团队在胡炯主任医师、胡晓霞主任医师的领导下，秉承“勇于挑战、敢于苦战、善于硬战”的精神，形成了一支多学科协作的精英团队。团队不仅聚焦移植技术的难点，更创新性地提出了新的治疗模式，不断在实践中进行改良和优化，有效提升了造血干细胞移植的成功率，为患者带来了新的治愈希望。

2019 年，响应中央关于精准扶贫、健康扶贫的指示，中国红十字基金会在陈竺会长的倡导下，设立了“地中海贫血儿童救助项目”。瑞金医院作为该项目的接收医院之一，对重症地中海贫血儿童进行了造血干细胞移植术。地中海贫血作为一种遗传性血液病，严重危害健康，在广西等高发区，高昂的治疗费用更让许多贫困家庭雪上加霜。瑞金医院血液科骨髓移植团队迅速响应、协调资源，为患儿开设绿色通道，3 年内顺利完成 20 例患儿的救治工作。

在整个治疗过程中，时任全国人大常委会副委员长的中国科学院院士陈竺亲临医院看望患儿，强调瑞金血液人要担起责任、做好表率，全力做好这项精准扶贫的救治工作。尽管地中海贫血患儿的造血干细胞移植整体流程颇为复杂，移植难度高，但团队医护人员精勤不倦，成功使所有 20 名患儿 100% 获得治疗成功。这 20 张“毕业证”的背后是瑞金医院血液学科骨髓移植团队的至善至爱。这一成就不仅是医学技术的胜利，更体现了瑞金医院血液学科在服务社会、关爱生命方面的社会责任感和使命感。瑞金血液的每一次成功，都不仅仅是医学的胜利，更是对人类生命价值的尊重和肯定。

造血干细胞移植一直被视为治愈白血病的关键环节，尤其在预处理阶段。这一阶段旨在清除病变的造血系统，促进干细胞植入，同时降低白血病复发的风险。然而，预处理也是产生组织损伤和移植毒性反应的关键时刻。瑞金医院骨髓移植团队对此给予了高度关注，尤其是双烷化剂预处理在白血病治疗中的应用。

双烷化剂预处理可显著降低复发率，但毒性反应较强。面对该挑战，瑞金医院血液学科采纳了“早杀肿瘤、中防排异、晚减复发”的新理念，重新设计了预处理方案。在保留药物抗白血病作用的同时，结合了瑞金特色的后免疫抑制治疗，以预防移植物抗宿主反应的发生，并获得了令人满意的近期临床疗效。移植

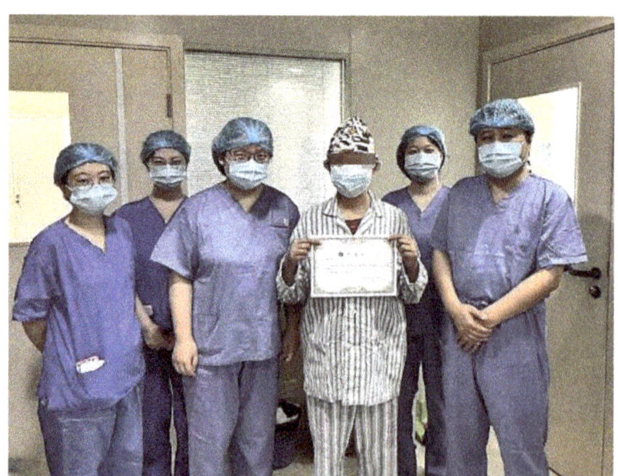

患者出舱时与医务人员合影

后一年内的累积复发率低于 5%，一年总生存率和无病生存率达到 85%，一年内非复发死亡率维持在极低水平。

针对难治急性髓细胞白血病这一血液病的重大治疗难点，团队进行了长期且深入的探索，坚持在“强化疗序贯造血干细胞移植策略”的核心基础上不断寻求突破，通过多中心研究进一步证实了“直接强化疗降低肿瘤负荷序贯挽救性移植”策略的有效性。这一策略已将难治急性髓细胞白血病患者的长期生存率从不足 20% 提升至超过 50%。目前，这一方案已成为国际上越来越多移植中心采用的常规治疗方案，也被纳入中国造血干细胞移植治疗难治性急性髓细胞白血病的共识推荐。

探索“出凝血之路”：道阻且长，行者将至

徐福燕教授与王振义院士于 20 世纪 50 年代创立了出凝血专业。徐福燕教授将白陶土活化的部分凝血活酶时间引入国内，对凝血活酶生成试验进行改良，首创了简易凝血活酶生成试验。王振义院士在此基础上诊断了国内第一例血友病 A。王鸿利教授以此为基础，继续完善血栓与止血的表型诊断体系的建设，瑞金医院血液学科首创了 40 余种血栓与止血检测新技术，系统用于出血 / 血栓病的诊断、鉴别诊断及疗效与预后判断。

王振义院士、王鸿利教授打破血友病患者的手术禁忌，于 20 世纪 70 年代，在相当困难的情况下，于国内首先开展血友病患者并发症的手术治疗，拯救了众多患者的生命。王鸿利教授系统总结出血友病患者凝血因子制剂的补充方案，用国际推荐剂量的一半就可以顺利完成手术。该方案被纳入国内第一个血友病的治疗指南，并沿用至今。针对术前凝血评估手段的缺失或不规范，王鸿利教授提出术前 PLT、APTT 和 PT 联合检测以避免术前止血缺陷导致手术因意外而出血的建议，被国家采纳并以卫生部文件（卫医发〔2000〕412 号）形式下发全国执行，取得极好的社会效益。

王鸿利教授率先提出血栓前状态的筛查指标，动（静）脉血栓形成的实验诊断指标及抗凝和溶栓治疗的实验监测指标；建立了遗传性出血 / 血栓病的临床诊断、家系调查、表型检测、基因诊断和功能研究的完整诊断体系，极大推动我国出血病和血栓病诊治水平，使瑞金医院成为国内外公认的出血病和血栓病临床诊治中心和学术高地。王学锋教授在王振义、王鸿利教授的指导下，将基因诊断技术系统用于出血 / 血栓病的诊断，其中血友病的基因诊断创造了国际上单中心例数最多的纪录，为优生优育和提高国民健康素质做出积极贡献。王学锋教授遴选出 35 种血栓相关基因，组成易栓症基因检测试剂盒，采用 FastTarget 富集二代测序和 CNVplex 高通量拷贝数检测，将重点放在人类基因组中与易栓症密切相关的区域，特异性捕获和扩增易感基因组区域并进行序列分析，针对性强、检测效率高。

近年来，血栓与止血团队积极探索腺相关病毒载体（AAV）介导的治疗血友病 B 及慢性病毒介导的靶向血小板异位表达凝血因子Ⅷ基因治疗血友病 A 的策略，其生物疗效及安全性已在实验动物研究中得到验证，相关成果发表于 *Clinical and Translation Medicine*（2021）、

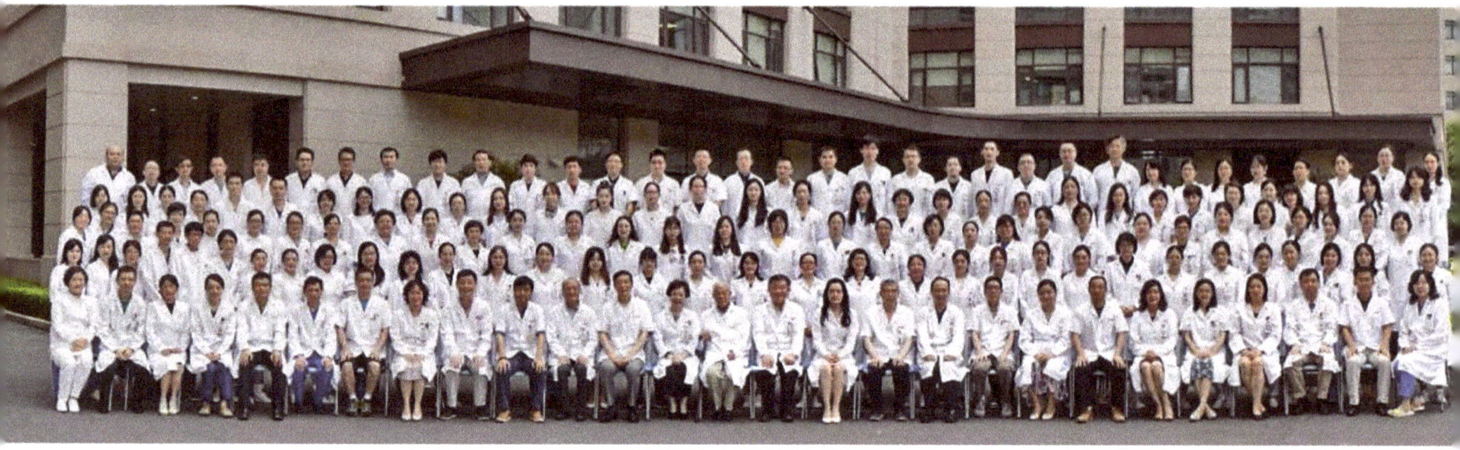

瑞金医院血液学科集体照

Haematologica（2020）、*PNAS*（2021）。团队正在与上药集团合作制备以进行成果转化，下一步拟积极申请开展临床试验。

团队对血小板活化及其在血栓形成中作用的分子机制研究也取得了重要进展。团队应用蛋白质晶体结构学研究，获得了与整合素 β3/c-Src 相互作用的特异靶向小分子化合物，取得了抑制血栓形成的效应；建立了一种全新的、不影响正常止血功能的抗血栓新策略，在申请专利的基础上实现下一步的转化，并最终走向药物研发。相关研究成果发表于 *Blood*（2008、2013）、*PNAS*（2010）、*Journal of Thrombosis and Haemostasis*（2013）、*Thrombosis and Haemostasis*（2014）等刊物。

七十多年来，一代又一代瑞金血液人呕心沥血，为生命求索不息，不断为血液病患者拓宽治疗之路，使原本崎岖的“独木桥”变得越来越宽广和安全。他们的努力不仅是医学上的成就，更是对生命的深切尊重和关爱。瑞金医院血液学科以其卓越的医疗技术和人文关怀，为无数血液病患者带来了新生的希望，让瑞金方案走向世界，造福全人类。

撰稿丨李啸扬

灼伤整形科

奇迹后诞生的科室，唯发展方能对得起“传奇”

“在见惯了各种无常和苦痛后，他们没有职业带来的麻木和不耐烦，依旧对不幸、意外及家属的焦灼报以强烈的同理心。这点最让我感动。这背后是极高的职业操守，令人感佩的医德风貌。”一名患者家属在社交平台敲下这行字，所记的对象正是上海交通大学医学院附属瑞金医院灼伤整形科。

说起“瑞金烧伤”，远近闻名，学科实力始终稳居复旦版“中国医院专科声誉排行榜（烧伤科）”和中国医学科学院发布的中国医院科技量值（STEM）专科排名（烧伤外科学）第一方阵。这里创造了世界医学奇迹——成功

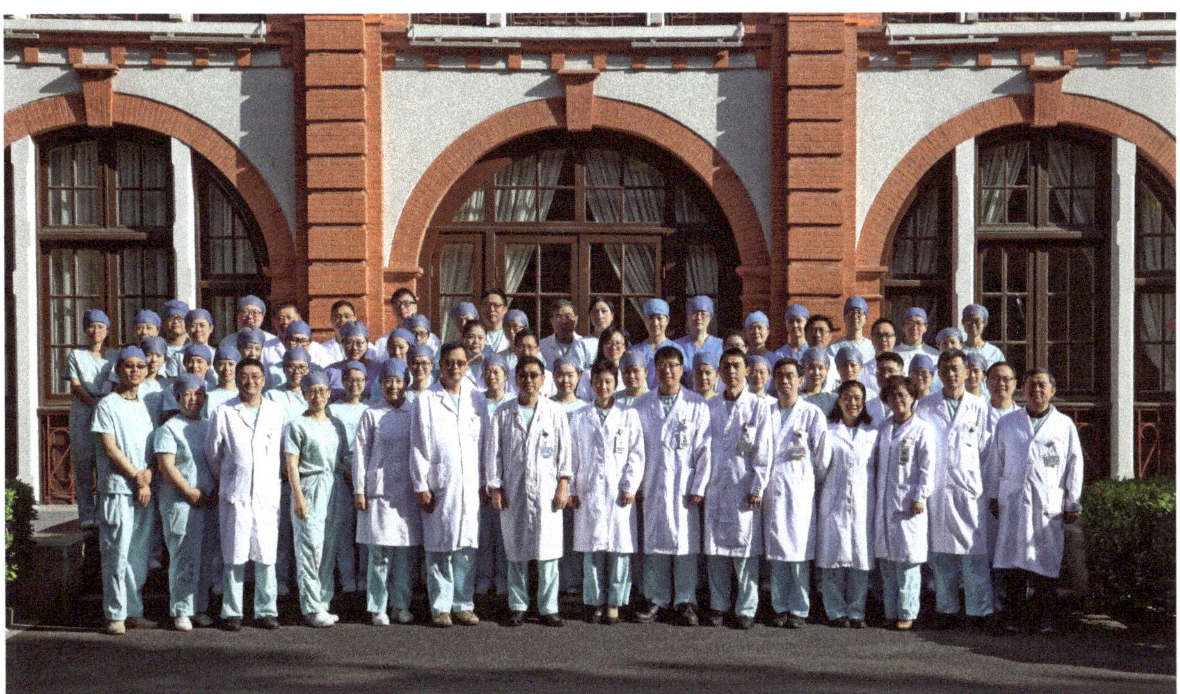

2018 年瑞金医院灼伤整形科集体照

抢救烧伤面积89.3%的钢铁工人邱财康，并由此诞生了中国第一个专门收治烧伤患者的专业学科，引领了中国烧伤医学的大发展。

有意思的是，“瑞金烧伤”的大名是“上海交通大学医学院附属瑞金医院灼伤整形科”。为什么是灼伤，而非烧伤？“灼”见于先秦时期《诗经·周南·桃夭》，在楚国简帛中也有记载，本义是烧、灸，引申为烧伤、烫伤、照亮等义。“前辈们个个都是大师，他们为这个学科起名字，就像给自己的孩子取名字一样，倾注了心血。一方面，灼的内涵更丰富，另一方面可能也隐喻了瑞金医院烧伤学科在中国烧伤医学发展历史上指路明灯般的作用。”科主任刘琰感慨地说。

为救人，让不可能变为可能的学科应运而生

“瑞金烧伤”太有名了，“烧伤了，去瑞金看”几可谓家喻户晓。而灼伤整形科诞生的起点，则是一次“不可能完成的抢救”。

患者名叫邱财康，是上海第三钢铁厂一名优秀的青年炉长。1958年5月26日深夜11点，行车吊运时，主扣松了，10.5吨1 300℃的铁水掉下来……瞬间，邱财康全身89.3%面积的皮肤被灼伤，三度灼伤面积达23%体表总面积（TBSA）。

邱财康的皮肤好像焦炭，头肿得像一个气球，生命危在旦夕。这么大面积的严重烧伤，已超过当时业界公认的能救治的烧伤的极限。

上海第二医学院和广慈医院（瑞金医院前身）迅速组成抢救小组，小组汇聚了当时瑞金医院乃至整个上海的医学精英。董方中、傅培彬、邝安堃、史济湘、杨之骏、戴自英、张涤生……后来在中国医学史上响当当的大师，都聚在一起，投入救治邱财康的工作中。他们想方设法、日夜坚守，帮助邱财康连续闯过休克关、感染关和植皮关这三个生死关。

1958年11月21日，邱财康康复出院，在国内外医学界引起轰动——医学的极限被突破了。这次成功的抢救成为中外医学史上的一个奇迹，并让世界医学界记住了烧伤医学的“瑞金方案”（又称“中国方案”）。

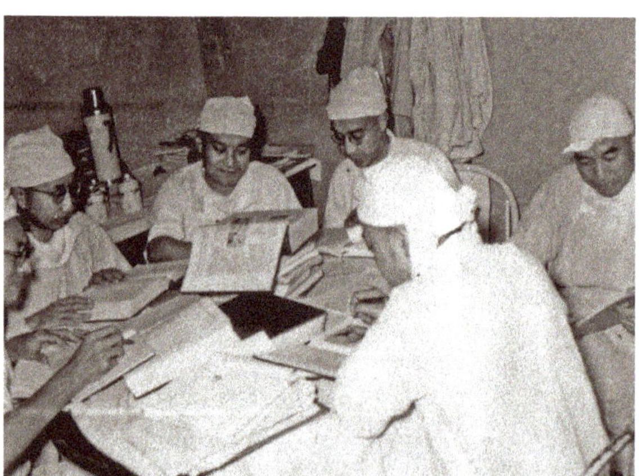

史济湘、戴自英、董方中、张涤生、邝安堃、张世泽在认真查阅资料

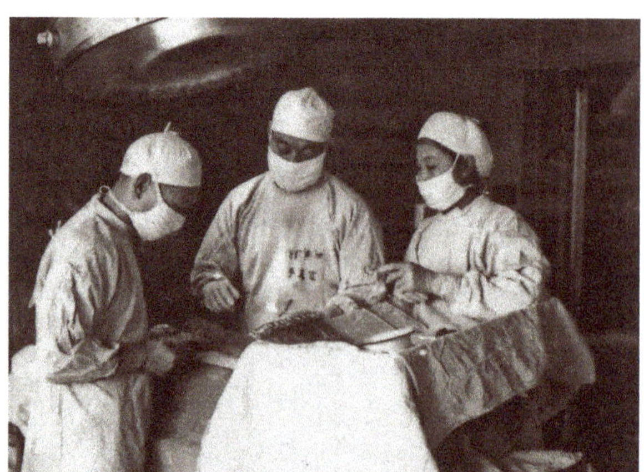

董方中为邱财康的手术在做术前准备

在邱财康之后，瑞金医院开创了烧伤护理专业。1962 年，烧伤学科第一任护士长、我国烧伤护理学奠基人陶祥龄护士长参加了中华护士学会第一次全国学术交流会，介绍了严重烧伤的“广慈护理模式”，并在全国推广使用该模式。在这次大会期间，周恩来总理接见陶祥龄，并当面勉励她：“只有不懈怠，才能不落后。”

为了救人，一个让不可能变为可能的学科由此诞生。1958 年，中国第一个专门收治烧伤患者的专业学科在瑞金医院应运而生；这以后，全国各地的医院也开始兴办烧伤学科。在瑞金医院，烧伤学科历经董方中（兼）、史济湘、杨之骏、徐惠贞的带领；1997 年，随着整形科施浩然主任的卸任，“烧伤”与“整形”两科合并成为灼伤整形科，廖镇江、郇京宁先后担任合并后的科主任；2018 年，刘琰医生成为灼伤整形科第 8 位科主任。摆在她面前的紧迫而现实的任务是：新形势下如何发展学科，如何续写传奇。

烧伤应急救治“国家队”，维护公共安全的“特殊战队”

“学科要发展，首先要认清学科现在的优势是什么、短板是什么、未来的潜力在哪里。瑞金烧伤科最大的特色是危重烧伤的救治，这是我们的‘立家’根本。”刘琰主任说。随着我国经济腾飞，人民生活水平提高，大面积烧伤的发生率在下降，很多基层医院的烧伤科面临学科转型的现状。这与发达国家烧伤学科的发展历程相似。烧伤学科也将经历区域化、中心化发展趋势。与此同时，发生群体性爆炸事故和局部战争的危险始终存在，烧伤学科的学科特色决定了它在维护现代城市公共安全方面所发挥的特殊作用。如何保障群体灾害事件中的患者能得到及时的救治，如何保证医院能接得下、救得活、治得好这些危重患者，这些都是需要解决的问题。

2019 年 6 月 20 日，外省两名严重烧伤患者搭直升机转运至瑞金医院。这是医院停机坪的灯光系统第一次为航空医疗救援夜航而打开，也是国内航空医疗救援首次在雨中两度起飞、一次连续救援两名危重患者接受跨省转运急救。借助瑞金医院航空急救平台，烧伤救治“空中—地面—海上”立体救援网络得以建立。

至 2023 年底，瑞金医院灼伤整形科已通过航空转运接诊危重烧伤患者 9 名，经地面转运的大面积烧伤患者更是不可胜数。由瑞金医院灼伤整形科牵头推出的《烧伤航空医疗转运全国专家共识（2022 版）》，探索了我国烧伤患者航空救援规范运行的道路。

聚焦成批突发烧伤救治与管理建设，瑞金烧伤团队纳入了瑞金烧伤、重症、急救、麻醉等专业力量，建设危重烧创伤救治学科群，共同建立成批突发烧创伤急救的瑞金流程和管理方法。灼伤整形科还与骨科合作，组建针对车祸、高能量复合伤救治的修复学科群。2018 年，瑞金烧伤团队在国际烧伤大会中介绍了中国成批（> 3 人）烧伤救治的经验，使方案成果惠及国内外的烧伤患者。

作为国家烧伤应急救治专家团队最主要的力量之一，近年来，瑞金烧伤的专家们在天津港、昆山、响水、温岭等地的重大突发成批烧伤事件抢救工作中发挥了重要作用，形成了

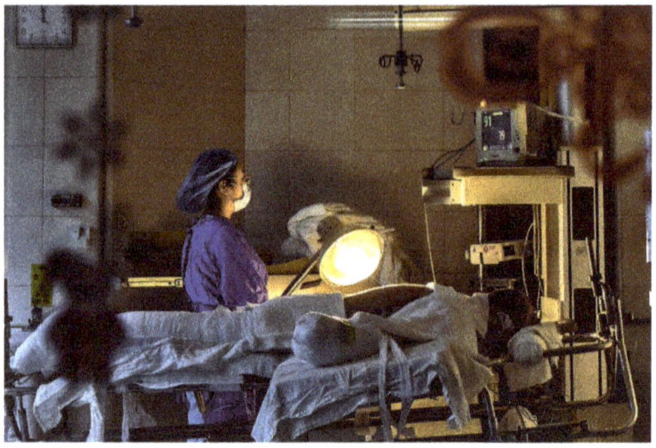

灼伤整形科医务人员守护危重患者

"瑞金成批烧伤救治管理模式"。

瑞金烧伤经验的影响力还在持续放大。2019 年，由瑞金医院灼伤整形科牵头的瑞金烧伤专科医联体成立，目前已有上海、安徽、浙江、江苏、云南、贵州等 12 个省和直辖市共计 34 家医院的烧伤科加盟。预计到 2024 年年底，瑞金烧伤专科医联体成员单位将达到 42 家，遍布全国，共筑守卫危重烧伤患者的救治网。

从"瑞金公式"到"瑞金方案"，学科走向纵深

闻名中外的烧伤"瑞金公式"其实是补液公式的一种，是在国内烧伤人群中总结出的抗休克补液公式。但烧伤治疗并不局限于补液。比如，瑞金医院灼伤整形科在烧伤患者中应用冬眠合剂，该类药物抑制了严重烧伤后的过度应激、下调炎症反应，进而对重要脏器起到了保护作用。学科发展至今，关于烧伤患者的脏器保护、重症救治，依旧有大量问题待解决、待优化。以此为牵引，瑞金灼伤整形科的学科发展走向纵深。

刘琰主任和章雄主任医师团队在冬眠合剂临床有效性基础上开展深入的基础研究，揭示了严重烧伤过度应激反应参与烧伤后微血管通透性的持续增加及组织细胞损伤，而人工冬眠和镇静药物的使用可降低应激激素水平，调控炎症和免疫格局，保护人体的免疫潜能，减轻严重烧伤诱导的患者心脏、肾脏、肝脏等重要脏器的损害程度。他们的最新研究显示，抗组胺治疗在冬眠合剂的脏器功能保护中发挥重要作用，为安全性更高的"改良冬眠合剂"的产生提供了理论依据。

由张勤主任医师团队和瑞金医院终身教授汤耀卿打造的瑞金烧伤重症医学团队，致力于采用脉搏指示连续心输出量（PICCO）、超声心输出量监测（USCOM）、重症超声等有创及无创技术，对烧伤休克期及脓毒症患者的液体复苏进行量化评估，使以瑞金公式为代表的烧伤液体复苏向多参数、多维度的危重烧伤救治的瑞金模式发展。随着重症超声技术更广泛应用于临床救治，如何将 PICCO、USCOM 与超声等先进技术与在临床实践中普遍应用的传统指标有机结合，从而升级目前的监测与临床治疗决策体系，这一问题摆在面前。年轻的瑞金人从普及化临床应用着手，建立了危重、疑难患者的病情及脏器功能实时与动态评估体系。当危重、疑难患者进入病房，就进入了这一评估体系，从而实现了对患者病情及潜在病情变化风险的"可视化"掌握与判断。这不但保障了患者的安全，也为未来治疗策略的更新打下基础。瑞金团队利用这种模式成功参与了乌鲁木齐、杭州、湖南等地严重成批突发爆炸事件的救治工作。

在和平年代，严重烧伤患者或许少了，但因糖尿病、肿瘤放疗并发症等因素导致的

复杂创面患者却增加了。上述技术也为伴有严重基础疾病的疑难、复杂创面患者的成功救治提供了坚实的技术保障。坏疽性脓皮病、进展至脓毒症的坏死性筋膜炎、中毒性表皮坏死松解症、糖尿病足溃疡并发糖尿病酮症酸中毒、合并多脏器功能障碍的复杂创面患者……一例例在死亡线上徘徊的患者在这里得到救治。

2020 年，67 岁的刘阿姨因糖尿病合并颈背部巨大脓肿（最大横径 162.6 mm× 前后径 133.5 mm）并发脓毒症休克，被送至瑞金医院急诊。瑞金多学科团队完成初步急救后，将患者转至灼伤整形科治疗。面对患者的严重病情，张勤主任医师团队将重症评估、救治与伤口治疗结合，将患者从感染性休克、中度昏迷、呼吸衰竭、电解质紊乱（高钠血症）的危重病情中挽救回来。在入灼伤整形科 3 周后，患者成功撤离呼吸机，之后神志明显转清。由该例患者救治过程整理的病例报告获 2020 年中华医学会烧伤病例大赛全国二等奖。

创面脓毒症是烧伤科患者死亡的“头号元凶”，烧伤后继发严重脓毒症与脓毒性休克时，患者死亡率超过 60%。烧伤创面脓毒症的本质是创面感染诱导机体对感染的反应失调而导致的危及生命的器官功能障碍，烧伤脓毒症与严重皮肤及软组织感染在疾病的发病机制上契合，而烧伤科在危重患者的生命支持方面具有长期的经验积累，“用烧伤创面脓毒症救治理论与方法去救更多的患者”，这就是瑞金烧伤在做的事，也彰显了“内外兼修”的烧伤学科内涵在当下各类急、慢性创面患者救治中的意义。

近年，瑞金医院灼伤整形科走出单纯“烧伤”的范畴，成功救治了大量富尼埃坏疽和其他坏死性筋膜炎的病例。54 岁的杨先生在当地医院进行了一次腹腔镜肠道肿瘤切除手术，术后次日他开始发热，腹壁红肿、流脓，虽经切开、引流，病情却没有好转，并且逐渐出现呼吸困难、血压下降。情急之下，当地医院的医生向瑞金医院灼伤整形科求助。呼吸机、血管活性药保护下的患者，被紧急转运到瑞金医院灼伤整形科，液体复苏、呼吸循环支持、抗感染治疗、紧急扩创手术，刘琰、杨惠忠团队的一套“组合拳”下来，患者病情迅速稳定。经 5 周、3 次手术，患者因坏死性筋膜炎而出现的约 20%TBSA 的创面全部覆盖，顺利出院。

25 岁的小静（化名）自小患有皮肤型红斑狼疮，曾长期服用激素。2020 年 5 月，她出现高热、全身皮疹，由瑞金医院皮肤科专家会诊后收入皮肤科。经过一系列检查，她被确诊为中毒性表皮坏死松解症。该病可理解为 T 细胞介导的“免疫烧伤”，发病率为 0.4 ～ 1.9/100 万，十分罕见，但其死亡率高达 25% ～ 80%，最常见的死因就是脓毒症。该病例在之后的治疗中出现了血源性感染，在呼吸科 ICU 内控制感染后，转入灼伤整形科处理全身经久不愈的创面。刘琰主任团队分析病例情况后发现该患者反复经历创面好转、感染控制、激素减量、新发皮疹或皮疹加重、创面愈合困难的“死循环”。通过有效控制全身和创面感染，运用托珠单抗等生物制剂抑制机体炎症风暴、减轻对表皮基底膜的攻击，以及创面换药、Recell+ 网状植皮 + 富血小板血浆等多种手段的综合处理，患者终于迎来创面痊愈的出院日。该病例的治疗方案获 2022 年广慈临床技术创新奖一等奖。

“从临床问题出发，进行系统的基础研究”

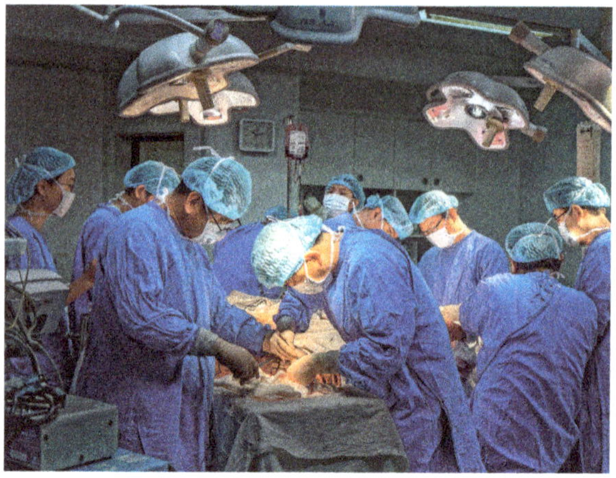

灼伤整形科医务人员在手术中

一直是瑞金医院灼伤整形科的研究方向。由刘琰主任领衔的“胰岛素‘非代谢调控作用’改善创面愈合的机制及应用研究”获得2020年度上海医学科技奖一等奖、2021年中华医学科技奖医学科学技术奖二等奖。该项目较全面、系统地揭示了外用胰岛素加速急、慢性创面愈合的作用及机制；发现局部应用胰岛素可通过调控愈合过程的多个环节及多种细胞功能，促进创面愈合速度、改善愈合质量，具有广阔的临床转化前景。

共识指引治疗规范，爱心奉献烧伤患儿

随着社会的发展，烧伤发生率逐渐下降，但儿童烧伤发生率仍居高不下。儿童烧烫伤在烧伤科收治的病例中几乎要占到三分之一，而且患儿往往是深Ⅱ度烧伤，愈合后常有增生性瘢痕形成，影响功能和外观。儿童烧伤不仅给孩子带来痛苦，也给家庭带来巨大的创伤。很多家长因此终日悔恨、恐慌、焦虑。

儿童烧伤的救治和各类创面处理一直是瑞金医院灼伤整形科的临床特色之一，也是科室亚专科的发展方向之一。儿童烧伤创面多为深

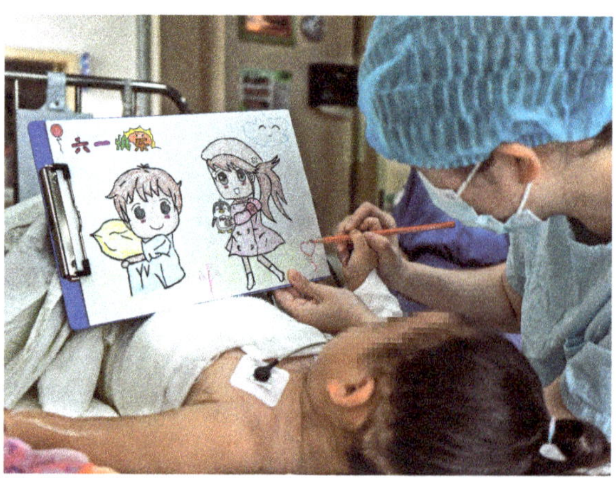

烧伤患儿在灼伤整形科医务人员的陪伴下，在病房中度过儿童节

度创面，其中深Ⅱ度创面最为常见。与Ⅲ度烧伤创面不同，深Ⅱ度烧伤创面存在自愈可能、创面处理方式多样。而儿童独特的生理特点也使得儿童深Ⅱ度创面的手术选择成为困扰医患双方的问题。为了规范儿童深Ⅱ度烧伤创面的治疗，刘琰主任组织写作团队，建立由烧伤外科学、儿科学、麻醉学和循证医学等方面的国内外专家组成的共识制订工作组，广泛收集文献资料，并经全国烧伤外科专家反复讨论，历时三年、十余版修改，完成了《儿童深Ⅱ度烧伤创面处理专家共识》。该共识的英文版也在当前具有烧伤专业SCI期刊最高影响因子的 *Burns & Trauma* 上同期发表。这是全球范围内针对儿童深Ⅱ度烧伤创面的第一个专家共识，围绕儿童深Ⅱ度烧伤创面处理的六个关键方向，总结提出了18条推荐意见；提出儿童深Ⅱ度烧伤创面“趋于积极的早期清创和良好的创面覆盖、趋于保守的植皮手术选择”这一受到广泛文献和国内外专家经验支持的处理原则；以科学、严谨的论证方式总结出了针对儿童深Ⅱ度烧伤创面的相对统一、规范的处理方

法。2024 年 1 月底，几乎覆盖全国的《儿童深Ⅱ度烧伤创面处理专家共识》全国巡讲正式启动，结合共识解读、各地烧伤案例分享和专家点评的专题报告将共识中的治疗方法向全国推广，为我国儿童深Ⅱ度烧伤创面的规范化、同质化治疗贡献力量。

预防永远是疾病治疗的最好方法。为了减少儿童烧烫伤事件的发生，瑞金医院灼伤整形科年轻的医护人员在儿童烧伤预防和急救的科普宣教上可谓煞费苦心。科室党员、团员进入街道、学校，宣传烧伤防治知识；医护人员利用广播、报纸、微信公众号、抖音等渠道进行科普宣传。瑞金医院灼伤整形的微信公众号，让科室每一位医护人员都成为烧伤预防和急救科普知识的宣传员。自 2017 年起，瑞金医院灼伤整形科联合医院社工部，以及心理治疗师、志愿者和社会各界爱心人士，连续举办烧伤儿童夏令营，为患儿家庭提供瘢痕修复科普讲座及现场义诊咨询服务。延续数年的“爱陪”公益讲座，则为烧伤患者及家庭科普烧伤患者的营养、护理、康复等相关知识，为患者及家庭提供心理和社会支持。

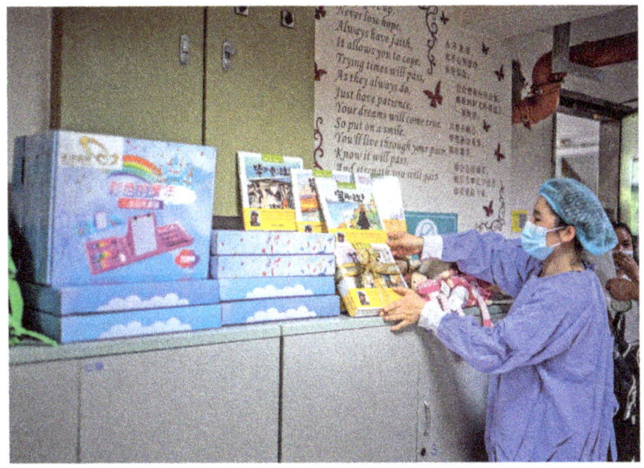

灼伤整形科医务人员将爱心奉献给烧伤患儿

“引进来，走出去”，提高复杂整形、复杂创面的处理能力

瑞金医院灼伤整形科于 1997 年由灼伤科和整形科合并而来。在刚合并的那段时间里，整形科人员有所流失。针对这一问题，刘琰医生想到了“引进来，走出去”的策略。窦懿、易磊、李学川、周增丁、原博……科室的年轻医生纷纷“走出去”，到上海市第九人民医院、中国医学科学院整形外科医院的相关科室学习，掌握最新的整形和穿支皮瓣、游离皮瓣等各类皮瓣技术；科室开设美容缝合急诊，用“章式缝合”技术让外伤求美者免于“破相”的痛苦。逐渐补上科室创面修复技术的短板。

灼伤整形科在“引进来”方面也收获颇丰：章一新医生带领的显微外科团队具有世界一流的技术水平；李文君医生凭借着娴熟的超显微技术获“上海医务工匠”称号；穆雄铮医生现任国际颅面外科学会主席，在全球颅颌面外科领域具有很高声誉；曾任南京市鼓楼医院整形烧伤科主任医师的周宏初，在面部激光和美容整形方面具有丰富的经验。众多整形和显微外科领域著名专家的加盟，让瑞金医院灼伤整形科的美容整形和创面修复能力有了质的提升。通过淋巴水肿专病门诊，综合利用康复治疗和显微外科技术，为肿瘤术后患者解决了严重困扰其生活的淋巴水肿问题。对于因幼时烫伤而头发稀疏、面容全毁的青年，冯少清、李学川利用预构皮瓣和显微外科技术，为他实施“换脸”，旧貌变新颜。顽皮的少年在做实验时因自制的炸药爆炸，炸飞了拇指、环指、小指，手掌血肉模糊，面临截肢的命运。急诊一期数小时彻底清创、尽量修复为数不多的血管神经，二期转位第五掌骨重建、第一掌骨联合游离股前外皮瓣再造桡侧 1/3 手掌对指对掌位，为三期拇指全型再造打好了基础，李文君带领团队一起保住了孩子手的外观和功能。一名在学龄期就被诊断为骨纤维增生异常症、头面部严重不对称隆起、双眼突出的小男孩慕名来瑞金医院求治，穆雄铮医生及团队与眼科、耳鼻喉科、神经外科进行术前多学科会诊，全面评估病情、制订手术方案；通过截骨、肿瘤切除、眼眶重建、颅骨重建等手术，有效改善了孩子的视力、外观和功能。伴有鼻裂、鼻梁宽阔平坦、鼻中隔肥厚的面中裂小男孩，因儿时手术失败，给孩子和家人都带来巨大的心理阴影，穆雄铮带领余天漪等医生，经详细的术前检查，历经 7 小时，完成了肋骨鼻再造 + 额眶修复 + 眶距增宽症整复术，取得满意的效果。这些专家的加盟，推动了科室亚专业的完善和发展，使科室整形修复能力再上台阶。

不论时代如何变迁，守在患者床头是不变的传统

目前，瑞金医院灼伤整形科人才梯队齐整，年轻的研究生在胰岛素改善创面愈合、糖尿病创面难愈机制和严重烧伤患者的脏器功能维护方面开展深入研究。对学术的开放与包容，吸引了优秀人才集聚，而人才的汇聚则带来了学科发展的勃勃生机。

非常时期，瑞金医院灼伤整形科也没有缺席。2020 年，科室先后派出 10 余位医护驰援武汉及援助上海市公共卫生中心。张剑副主任医师获得“上海市医师协会烧伤外科分会抗疫先锋奖”，徐勤祺获得“2020 年上海市抗击新型冠状病毒肺炎疫情先进个人奖”。2022 年，张寅护士长和沈晓娴分别带领瑞金护理团队参加海南和上海的新型冠状病毒感染救治工作。

烧伤病情特殊，对患者来说，需要治疗的不仅是生理，还包括心理。这些年，瑞金医院灼伤整形科注重发挥公益属性、服务社会，利用多媒体方式宣传烧伤预防和急救方法，长期坚持科普下基层活动，并联合慈善基金会为贫困烧伤儿童提供帮助，每年举行主题式烧伤儿童夏令营，持续、稳步推进科室功能由“救灾响应型”向“防灾准备型”转变。瑞金医院灼伤整形科以团结进取的精神风貌，获 2022 年全国工人先锋号、2021 年度上海交通大学校长奖集体奖，瑞金医院灼伤党支部多次荣获医院先进基层党组织荣誉。

“当然，这也是一份颇为辛苦的工作。危重烧伤、成批烧伤患者随时可能出现。对瑞金医院灼伤整形团队而言，有一个传统至今不变，那就是不论主任还是年轻医生，都会自己给患者换药。因为，换药就是发现创面和病情变化蛛丝马迹的最好时机；不看创面、不了解

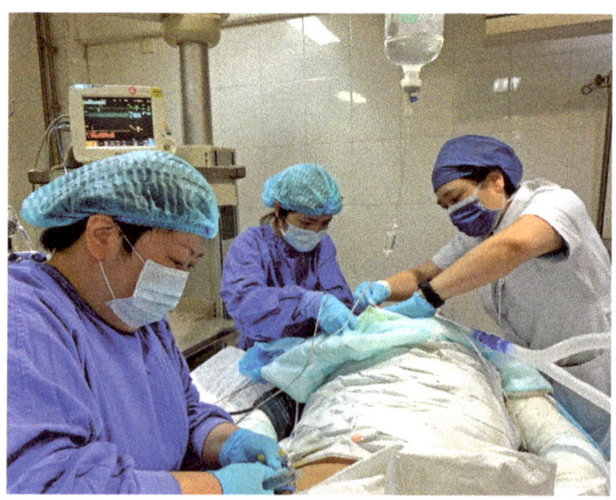

灼伤整形科医务人员正在对重危患者进行护理

病情进展，只看化验结果而不看人，治疗终会失之毫厘差之千里。”刘琰主任说。瑞金灼伤整形科的传统就是“始终在第一线”，早期识别病情变化的蛛丝马迹。

刘琰说她始终很认同一句话：“没有突然的病情变化，只有突然被发现的病情变化。”这句警示也是瑞金医院灼伤整形科医务人员始终“守在患者床头”的意义。无论时代如何变迁，对患者的关爱、为了患者而在医学道路上的求索与创造，这些东西不会变。

撰稿丨原博　张勤　王志勇

普外科

努力且优雅，生生不息的韧劲就是一种力量

瑞金医院，以优雅海派的姿态伫立了117年，各大学科在此百花齐放。诞生于此的瑞金医院外科尤具特色，不仅名医大家云集，盛况非凡，更因“法比派”“英美派”的交融共事，流传出一系列让后世引为美谈的传奇故事。

诞生于1907年的瑞金医院，见证了外科学在新中国的萌芽之初、发展之势。1953年，瑞金医院外科结合中华医学会对外科学发展的倡议，对外科总论及外科各论的发展确定明确的方向，外科专业化发展初露端倪。据此，原来的大外科开始酝酿分科，即分为普外科、骨科、脑外科、心胸科、血管科、妇科、儿外

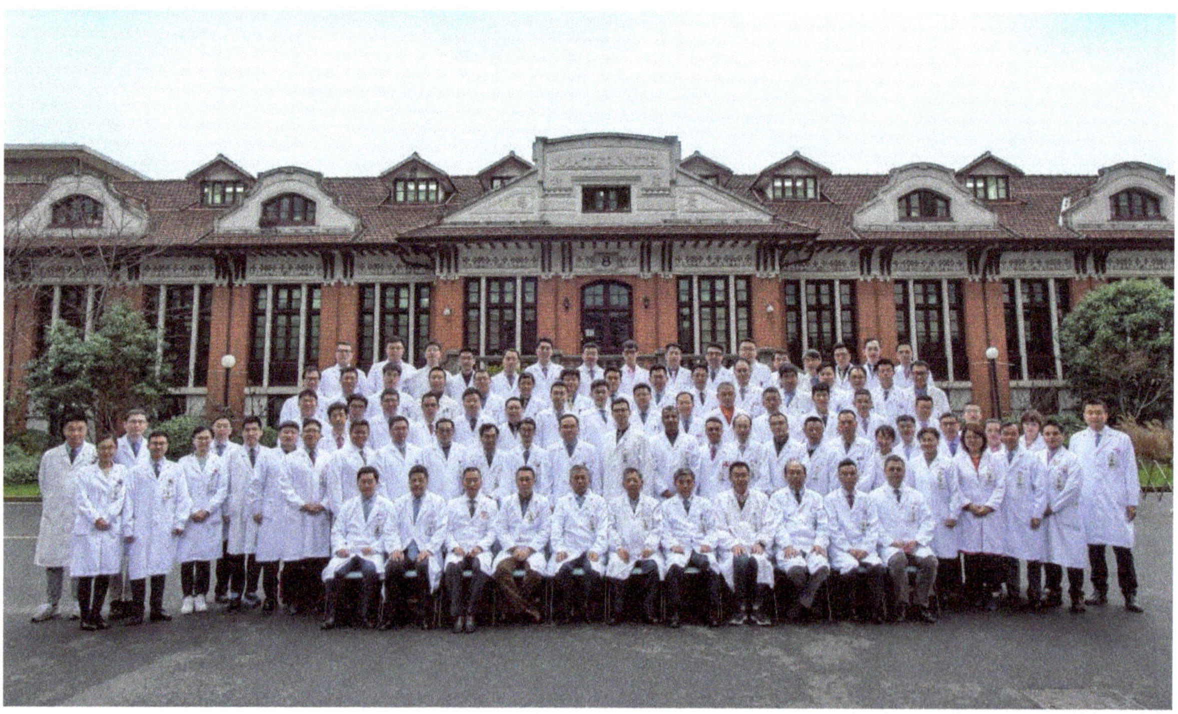

2019年瑞金医院普外科集体照

科、麻醉科等专业。

走过半个多世纪，“勇于创新、敢于挑战、愿为人先、快人一步”是瑞金医院普外科最突出的性格，“优雅”则是瑞金医院普外科的另一面。多面普外科在时代的发展浪潮中，以生生不息的韧劲引领并接续瑞金精神。

传承广博：海纳百川包容大气，才是最有“腔调”的事

海派文化，像水一样兼容并蓄。没有海派文化，上海这座城市就失去了独有的魅力。“海纳百川，追求卓越，开明睿智，大气谦和”——2007 年，习近平总书记在上海工作期间，用这十六个字来概括上海的城市精神。而提起瑞金医院的外科医生，同行通常也会自行“脑补”这样的形象——风度翩翩、温文尔雅、自信满满，总之特别的“有腔调”。在人才济济的瑞金医院，大家互相欣赏和支持，用实力和创新来赢得尊重，“一山容几虎”的学科比比皆是。这一盛况，与上海海纳百川、追求卓越、开明睿智、大气谦和的城市精神，以及海派文化不无关联。也难怪有人说，瑞金医院普外科是“海派”上海的生动缩影。

追溯历史，瑞金医院外科人才辈出、成果不断，这得益于外科前辈留下的学术风气。1956 年底，上海第二医学院进行专业设置调整，在广慈医院（瑞金医院前身）外科（法比系）的基础上，陆续调入仁济医院外科（英美系）的部分骨干。一时间，大师云集、强强组合，“法比派”和“英美派”在这里乐享共事，使外科迅速发展壮大。

所谓“法比派”，以震旦大学医学院毕业生和一批留学法国、比利时归国的外科医生为代表，他们严谨认真、注重规范，强调基本功培养。法国里昂大学医学院毕业的徐宝彝回国后，开创了中国人担任广慈医院外科主任的先河。留学比利时归国的傅培彬、程一雄、佘亚雄和毕业于震旦大学医学院的沈永康、史济湘、林言箴等，承担了外科的主要医疗工作。

而“英美派”，指的是从被誉为“东方哈佛”的圣约翰大学医学院毕业的医生，以及留学英美归国的外科医生。他们思维活跃、推崇创新，善于打破传统、另辟蹊径。他们中的杰出代表有留学美国的董方中、李杏芳，留学英国的周锡庚，毕业于圣约翰大学医学院的周光裕、柴本甫、汪道新等。

两个学术流派看起来截然不同，放在一起会不会发生冲突？不同学校的毕业生会不会相互倾轧？这样的担心很快就被证明是多余的。

“法比派”代表人物傅培彬，在大动脉瘤切除、血管移植、胆石分类、胰腺炎治疗、胃癌术式方面一直走在全国前列，佘亚雄、宋祥明、史济湘、林言箴、张天锡等后来的外科各领域学术权威，都是傅培彬的学生。“英美派”

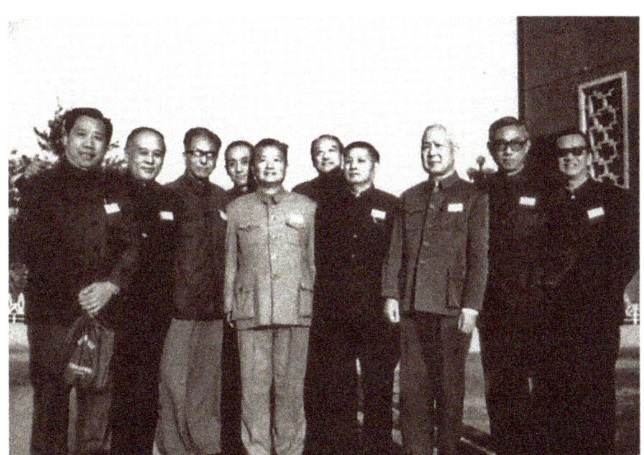

傅培彬和他的学生们（左一起为张圣道、申耀京、史济湘，右一起为张阳德、林言箴、傅培彬、佘亚雄、徐莱楠）

代表人物董方中，曾是美国教学医院外科的第一位中国籍住院总医师，他开创的心脏直视手术、门静脉高压分流术，以及在血吸虫防治和大面积烧伤治疗方面的领先成就，都在全国享有崇高声誉。

傅培彬、董方中两位大师，医术精湛、人格高尚，截然不同的个性和手术风格，不仅没有影响科室发展，还相得益彰。在两位大师引领下，普外科前辈们共同开创了瑞金医院外科发展的新纪元。1956年，傅培彬等在国内首创施行大动脉瘤切除术。1957年11月，周锡庚为一例直肠腺癌患者施行保留肛门的直肠癌切除术。1960年，傅培彬、沈永康在国内率先提出急诊手术胆道减压的治疗方案，成功救治大量危重病例。1963年，郁宝铭探索结直肠癌的综合诊疗和中西医联合诊疗模式。1981年傅培彬、周锡庚等对右半结肠癌根治术的手术操作进行改进，提出直视下清扫血管根部淋巴，使根治手术更彻底。1982年周锡庚、郁宝铭等对提高大肠癌疗效开展全面总结。同年，董方中在国内率先使用国产硬化剂，经内窥镜注射治疗食管静脉曲张出血而获得成功。1984年蒋吕品用自制不锈钢丝螺圈进行经皮经肝穿刺食管静脉曲张栓塞术取得成功。1988年，郁宝铭通过检测大肠癌相关抗原，对大肠癌手术患者进行预后评估，引导全国大肠癌预后评估和随访工作。1988年，张圣道等提出“个体化治疗方案”，先后领导全国胰腺学组执笔起草4个指导性文件，对中国急性胰腺炎的治疗发展起了重要作用。

肇始于此，瑞金医院普外科包容大气的学术氛围，如沃土一般，培育着新的技术、新的观念，一项又一项开创性的探索得以在瑞金医院萌芽、成长，成为参天大树。

传递慈爱：博爱仁厚言传身教，让手术刀始终散发温暖

医术是仁术，手握柳叶刀的外科医生开的是病，看的是人。从建院开始，广慈医院外科查房就必须先查普通病房，然后再查高等病房。当时，普通病房里都是一些生活困难的中国患者，外科不收或减半收取医药费，但医疗水平毫不下降，傅培彬、沈永康、沈锡元等医生尽心尽力为他们治病。

不因高低贵贱把患者分级，对患者一视同

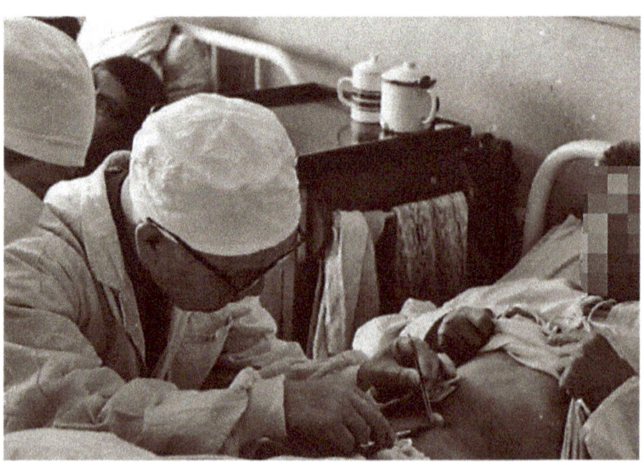

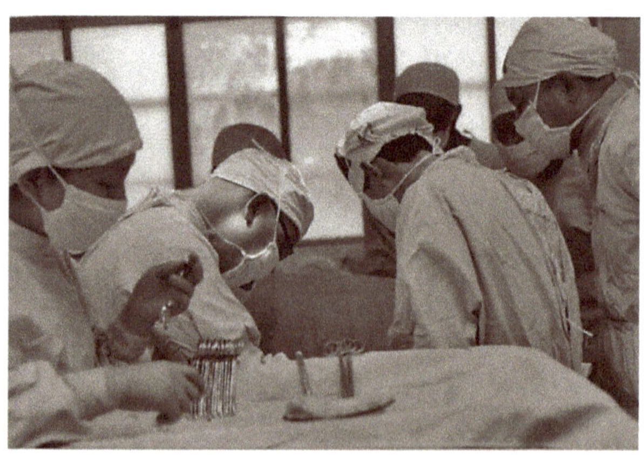

左图为傅培彬在为患者换药，右图为手术中的傅培彬（左二）

仁。关爱患者也是老一辈延续下来的传统，绝不允许在冬天用冰冷的手和听诊器检查患者，必须先捂热。傅培彬要求实习医生：“问病史时，最好搬个凳子坐在患者旁边问，这样患者很定心，觉得你有时间听他讲，他会多讲些和疾病有关的信息给你听。否则你一直站着问，患者会觉得你过会儿可能有其他事，或者会觉得你很累，就不愿意多讲病史了。”

“爱组织、爱器械、爱患者”，这“三爱”是傅氏外科技术的核心，也是瑞金医院普外科始终遵循的原则。手术时为了夹住出血点，有的医生习惯把血管钳夹到最紧，傅培彬就会提点他们：夹得太死对人体组织的损伤太大，应该正好夹到血止住；处理肠道时要用没有齿的镊子，尽量不要用血管钳上齿，以尽可能保留健康组织。

“手术切口柔软、无硬结，缝线整齐，这是外科医生的签名！”这些训导，今天依然能不时听到。李宏为感慨，跟着傅培彬老师，首先学到的就是医德。医生究竟把自己摆在什么位置？是否高高在上？无论什么样的患者，在傅培彬这里，都会得到他全身心的关心。

普外科历来重视住院医生培养。傅培彬在每位“新人”入科时都要亲自和他谈话，了解他的性格、习惯，并要求：第一，发下来的工资要吃掉，把工资花在饮食上，保证营养才能有健康的身体；第二，别人晚上睡 8 小时，外科住院医生只许睡 6 小时，节约出来的 2 小时用来看书；第三，住院医生期间不准结婚。这些看似严苛的要求是为了确保住院医生把所有的时间都用在学习上。白天查房、手术、写病历，晚上在病房或图书馆看书。值班医生则要兼管病房和急诊。李宏为回忆，他做住院医生的时候，每星期只休息半天，其他时间都在医院里。不值班的医生晚上在宿舍里看书，一听到“21 号分机”响起，就知道来急诊了，大家立刻跑到手术室去，看主任做急诊手术，主任做主刀，值班医生做助手，其他人就围着手术台学习。主任一边手术一边讲解，所有住院医生都有收获。

普外科规定了每一年住院医生要读完的书和完成的手术，要求彻底掌握解剖、病理生理、病理、手术学等知识。每三个月有一次考核，考察对“四小疾病”（即阑尾炎、腹股沟疝、大隐静脉曲张和肛门疾病）的掌握情况；傅培彬、董方中、周锡庚、沈永康四位主任和教学干事周光裕亲自主持，要求非常高，不断提问临床上会碰到的各种情况的处理，一种疾病要问一个多小时，如果考核不过关就可能被分流出瑞金医院。

通过精挑细选留在瑞金医院普外科的医生都饱含慈爱之心，平等慈爱的传统已经渗透瑞金医院普外科人的血液中。1951 年，外科组织多人分批赴朝，参加抗美援朝志愿医疗手术队。1966 年，医疗队赴皖南山区的上海后方瑞金医院开展巡回医疗，傅培彬亲自担任队长。1998 年 10 月，长江流域发生特大洪水，以朱正纲为队长的瑞金医院医疗队赴湖南澧县完成为期 20 天的救灾防病任务，并被授予“救灾防病先进集体”荣誉称号，记集体三等功一次。援摩医疗队、汶川大地震医疗救灾、我国第三次北极科考、团市委上海青年志愿者助力乡村振兴赴滇服务接力队、新型冠状病毒疫情防控医疗队等，都有瑞金普外科人身先士卒的身影。

创新追求：开明睿智创新为魂，勇踏前人未至之境

伴随着对“广博”的传承，是瑞金医院普外科对创新和引领的执着追求，让瑞金医院创造了中国医学史上的众多“第一次”。

新中国成立后，西方对我国封锁了大器官移植技术，国内没人会做这类手术。1977年10月，林言箴等完成国内首例人同种异体原位肝移植手术，由此开创了国内器官移植的先河。1978年，张世泽等人完成我国首例心脏移植。瑞金医院再引风气之先，1981年开展同种异体原位胰腺移植。在李宏为教授的带领下，2001年11月，瑞金医院普外科恢复了中断24年的肝脏移植术；2002年，再次实现突破，李宏为、彭承宏等完成国内首例劈离式肝移植；2004年末，亚洲首例“腹腔七器官联合移植”入选当年中国医药科技十大新闻；2005年5月，与新华医院小儿外科合作，完成2例儿童亲体活体肝移植；2006年7月，完成成人间亲体活体肝移植；同年12月，完成上海首例含肝中静脉切除活体肝移植，切肝比例接近医学极限；2007年12月，实施上海首例“两供一受”活体肝移植。

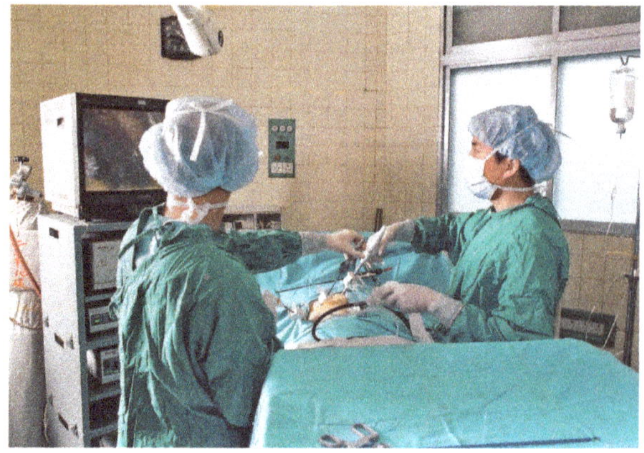

20世纪90年代，郑民华正在进行腹腔镜手术

1991年，时任瑞金医院院长的李宏为，从法国召回上海第二医科大学1986届法文班毕业生郑民华。这个意气风发的年轻人带回了一项外科新技术——如今已在中国普及的微创外科。时光倒退到30多年前，当郑民华将微创手术技术从法国带回瑞金医院时，国内很多外科医生对这种新技术并没有太大的兴趣。尽管有人难以理解，尽管面临资金困难的局面，瑞金医院还是鼓励这支中国最早的微创外科“宣

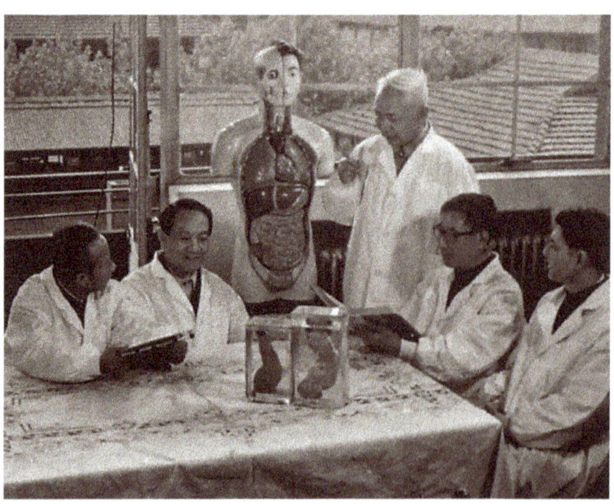

1977年，全国首例同种原位肝移植术前讨论会

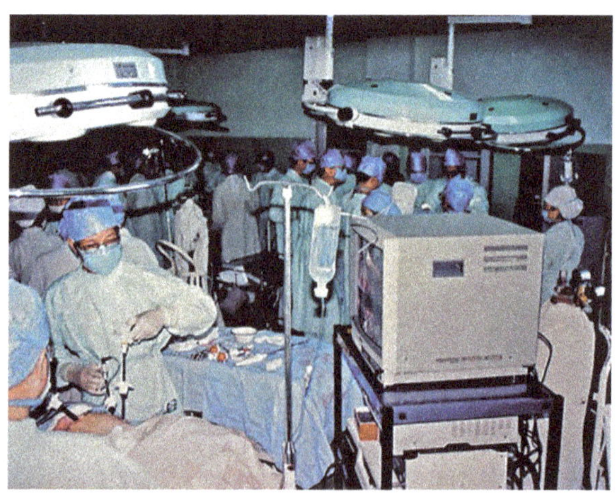

早期的腹腔镜培训

传队”，到全国各地推广微创理念，让这种新技术迅速普及到瑞金医院各科室及全国各地的医院。1992 年，郑民华牵头成立腹腔镜研究小组，举办国内首个腹腔镜技术学习班，在全国大力普及微创理念及技术。

1993 年，郑民华完成了国内首例腹腔镜直肠癌手术，该患者术后存活至今。瑞金医院用鲜活的案例打消了当时社会上对微创技术治疗恶性肿瘤不彻底、易复发的疑虑。1998 年，随着瑞金医院微创外科技术在国内的影响力逐渐增大，国内第一家“微创外科临床及科研培训中心”成立，并成为亚洲腹腔镜与内镜外科医师协会（ELSA）指定认可的亚太地区微创外科培训中心之一。2001 年 10 月，上海市微创外科临床医学中心（以下简称“中心”）在瑞金医院成立，中心负责制定的《结肠直肠癌诊断治疗标准》腹腔镜部分，以及《普外科腹腔镜手术操作规范与指南》《腹腔镜结肠直肠癌根治手术操作指南》《腹腔镜胃癌根治手术操作指南》，作为腹腔镜结直肠恶性肿瘤手术的临床指导性指南，在全国推广应用。

2004 年，国内首例全腹腔镜下胰十二指肠切除术成功实施，该手术一直被视为普外科领域最高难度的手术之一。2007 年 7 月，郑民华、陆爱国等为一名 55 岁的患者进行了腹腔镜下同时切除直肠癌和胃癌两处原发性恶性肿瘤的手术。通过微创手术同时切除两处消化道原发性肿瘤，为世界首例。

如今，中国的微创技术已经达到国际领先水平，在胃癌、肠癌和胰腺疾病微创手术治疗等方面甚至超过欧美国家水平。2016 年 11 月 9 日，第十五届世界内镜外科大会（WCES 2016）暨 2016 年亚洲腹腔镜与内镜外科医师会议（ELSA 2016）在中国举办，这是世界内镜外科大会 28 年来首次在中国举办。亚洲微创界的领军人物、瑞金医院郑民华教授担任大会主席。

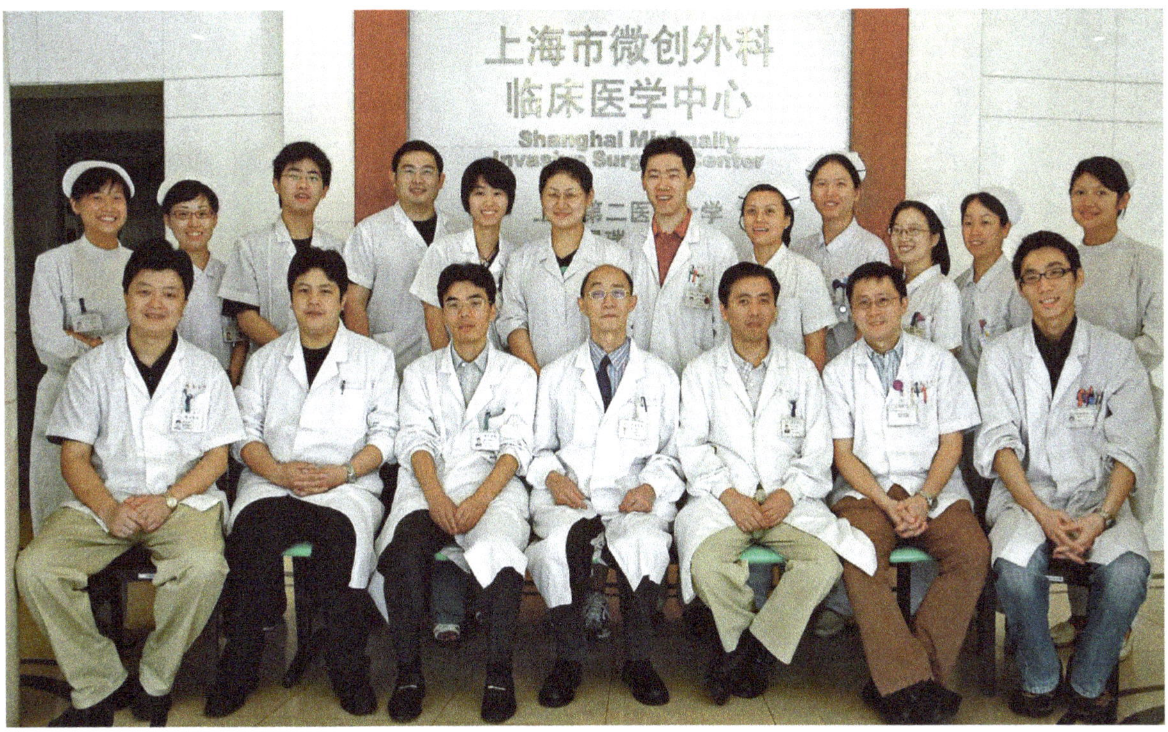

上海市微创外科临床医学中心成立初期合影

永葆卓越：占领高峰居安思危，“终点站”式学科这样炼成

善爱之心，落于每日的行动之中。“我不做，谁去做”，在瑞金医院，常能听到这样的话。医务人员骨子里都有一种时不我待的使命感，纵然硕果累累，依旧居安思危。“看别人看不好的病”并不是豪言壮语，而是对人民群众无限的深情。对瑞金医院普外科的医生而言，工作中需要身兼数职，既要是优秀的临床医生，也要是医学科研的专家，更要是传道授业解惑的教师。瑞金普外人在前行中无惧困难，敢为人先。

微创技术之后，机器人手术是目前世界外科领域最新的技术进步，瑞金医院则是中国最早开展机器人手术的医院。2010 年，彭承宏完成达芬奇机器人保留脾脏的胰体尾切除术，拉开了瑞金医院开展达芬奇机器人手术的序幕。彭承宏主编的《机器人胰腺外科手术学》是国内第一部机器人胰腺外科专著，被列为“十二五”国家重点图书出版规划项目。彭承宏、沈柏用领衔开展机器人手术，并开创性地实施了众多世界首例的机器人术式。目前，瑞金医院机器人胰腺手术量已超过 1 000 例，居世界第二。

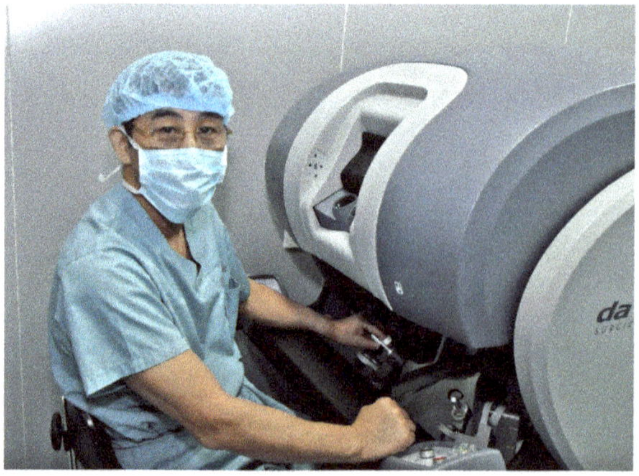

2010 年 3 月，彭承宏教授完成达芬奇机器人保留脾脏的胰体尾切除术

在沈柏用教授的带领下，瑞金医院胰腺中心首次在国际上论证机器人胰腺恶性肿瘤手术的可行性、安全性和有效性，首次实施并完成国内外至今最大样本量的“机器人辅助保留十二指肠胰头切除术”。该团队进行的各类术式的各项指标，包括手术时间、失血量、并发症率、胰瘘率，术后住院天数、远期疗效等，均达到国际领先水平。沈柏用领衔的“一种胰管支架”“一种十字形冲洗引流管”“一种新型引流冲洗管”的专利技术实现了科技成果转化在临床的应用。

消化道肿瘤学科群，包含胰腺疾病、胃肠道疾病等亚学科，也是瑞金医院传统的优势学科。朱正纲教授团队逐渐形成了以患者为中心、以分期为导向、以预后为根本的胃癌外科综合治疗体系。团队以“不放弃每一个胃癌患者”为宗旨，诊疗体系中的多个环节设有临床试验，以“龙”（DRAGON）系列命名，涵盖多项胃癌综合治疗最先进的关键技术。目前开展的临床试验包括：胃癌腹膜转移新辅助腹腔内与全身联合化疗（NIPS）的多中心随机对照研究（DRAGON-1），新辅助化疗（NAC）与经腔镜腹腔内温热化疗（L-HIPEC）联合 R_0 胃癌根治术治疗浆膜浸润局部进展期胃癌（cT4-LAGC）的多中心随机对照研究（DRAGON-2），胃癌新辅助化疗 FLOT 方案对比 SOX 方案（DRAGON-3），SOX 联合甲磺酸阿帕替尼和卡瑞利珠单抗用于可切除局部进展期胃、胃食管结合部腺癌围术期治疗

的多中心、随机、开放、平行对照临床研究（Dragon 4）。

郑民华教授团队将微创外科由精准化向功能化发展，即从对技术的精准追求逐渐转向对人的整体关注；探索建立多学科整合“模板病房”，即以患者为中心，整合院内的医疗资源，让患者在术前、术中、术后都能得到连贯和优质的服务。

瑞金医院普外科在20世纪70年代末至80年代初，逐渐形成胃肠、胆胰、肝脏、器官移植、门静脉、乳腺、内分泌外科、高压氧等专业特色；20世纪90年代，大力开展胃肠肿瘤、微创外科技术和器官移植。普外科在消化外科的临床和基础研究上处于上海和全国同类院校的领先地位，胃肠肿瘤、胰腺肿瘤和微创外科处于国内领先水平，复杂器官移植处于国内先进水平。面向医院高质量发展与“十四五”建设，瑞金医院消化道肿瘤治疗中心即将建成启用，将实现全面的多学科整合诊疗模式。患者只要走进这个中心，多学科专家组成的MDT团队就会根据患者的病情，制订完善的检查、治疗计划，患者在中心内可以完成所有的检查、治疗、康复、随访。2009年，瑞金医院乳腺疾病诊治中心成立，中心联合放射科、超声医学科、放疗科、肿瘤内科、病理科、检验科的力量，开展并推广多学科联合门诊，为术后患者制订综合治疗方案，为疑难患者提供更好的一站式服务诊治平台。这种诊疗模式，将大大提高诊疗质量和患者的就医体验，真正将“看病”变成“看人”。

如今，瑞金医院普外科拥有世界先进的达芬奇机器人辅助腹腔镜等仪器设备，亚学科齐全，包括胃肠外科、胰腺外科、乳腺外科、肝胆外科、甲状腺外科等。

胃肠外科亚专业

上海交通大学医学院附属瑞金医院胃肠外科（上海市微创外科临床医学中心），是上海市成立的、首批建设的亚洲一流临床医学中心之一。学科带头人郑民华教授，现任中华医学会外科学分会常务委员、中华医学会外科学分会腹腔镜与内镜外科学组组长等职务。中心现有医生30余名，高级职称占47%，多人在中华医学会、中国医师协会、中国抗癌协会等的分会或学组中任主任委员等职。

中心在国内率先将微创技术从良性疾病推进到恶性肿瘤领域，特别是在胃肠外科领域，最早在国内将腹腔镜技术应用于胃肠道肿瘤的根治性手术，推动了腹腔镜胃肠肿瘤手术成为目前国内开展最为广泛的成熟且接受程度最高的手术术式。中心推进技术革新，近年来在国内率先实施3D腹腔镜直肠癌根治术，裸眼3D腹腔镜手术，4K超高清腹腔镜胃肠手术。30余年来，中心为全国各省市培养了专业技术过硬的微创外科医生千余名，曾经的青年医生现已成为各大医院普外科的中坚力量，引领了我国微创外科手术的发展。

中心制定各类指南与专家共识共16项，包括国际共识1项。主持国家重点研发计划子课题、国家自然科学基金等国家级课题14项，获科研经费超过2 000万元。在*The Lancet Oncology*、*Annals of Surgery*、*Molecular Cancer*、*Oncogene*、*Cancer Letters*等国际主流杂志发表社论、论著300余篇，主编和参编专著20余部，获得国家专利20余项。荣获教育部科技进步奖推广类一等奖、上海市科技进步奖一等奖、中华医学科技奖二等奖等各级各类科技奖项11项。

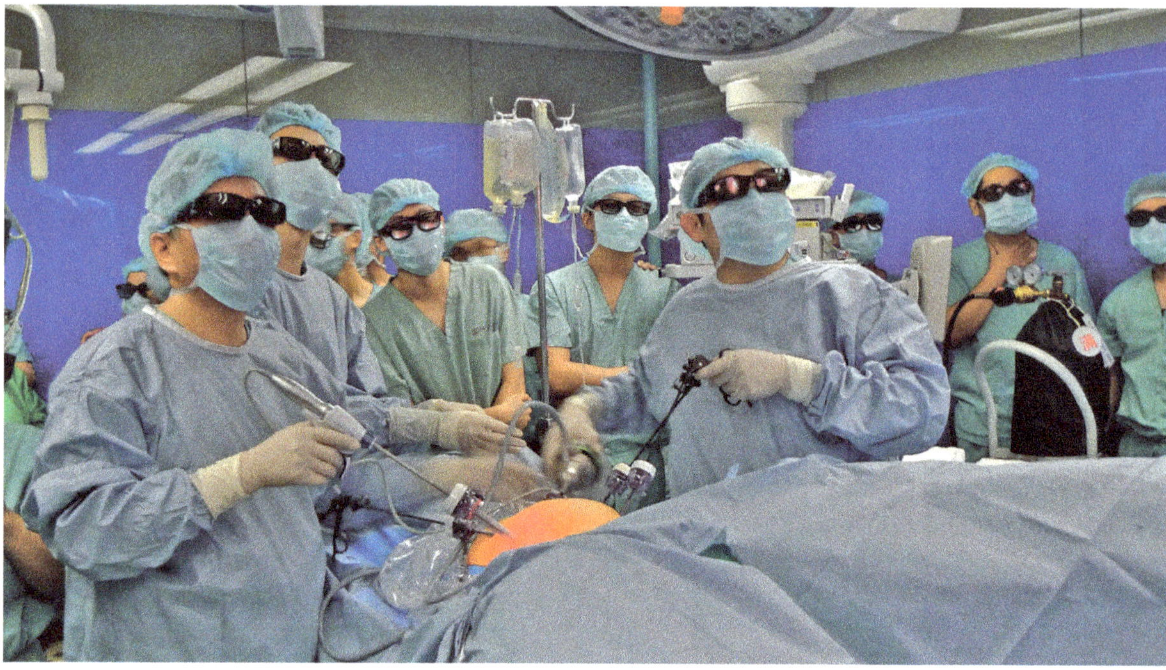

2012 年 10 月，普外科郑民华等开展国内首例 3D 全高清腹腔镜直肠癌根治术

学科带头人郑民华教授现任上海交通大学医学院附属瑞金医院普外科主任，兼任上海交通大学医学院外科教研室主任、中华医学会外科学分会常务委员、中华医学会外科学分会腹腔镜与内镜外科学组组长、中国抗癌协会腔镜与机器人外科专业委员会副主任委员、中国医师协会外科医师分会微创外科医师委员会副主任委员、中国医学装备协会腔镜与微创技术分会会长。近五年来，主持国家重点研发计划子课题、国家自然科学基金项目、上海申康医院发展中心临床项目、上海市科学技术委员会项目等省部级以上课题共 10 余项。以第一或通讯作者在 *The Lancet Oncology*、*Molecular Cancer*、*Developmental Cell*、*Oncogene* 等国际权威杂志发表论著百余篇。先后荣获教育部科学技术进步奖一等奖、上海市科技进步奖一等奖等奖项，其中“2021 年结直肠癌微创外科关键技术创新与推广应用”以第一负责人获中华医学会科技进步奖二等奖。获全国先进工作者、全国五一劳动奖章、国家卫生健康委员会有突出贡献中青年专家、上海市十佳医生等荣誉，享受国务院政府特殊津贴。

瑞金医院胃癌学组有专业胃肿瘤诊治临床外科医师近 20 人，涵盖各级职称，具有在研硕士、博士研究生十余名。近三年来，胃癌学组每年胃肿瘤的外科诊治病例数为 500 ～ 600 例，且以每年 15% 的速度递增，占全院胃肿瘤外科诊治的 40% ～ 50%。同时，胃癌学组在胃癌的早期诊断、综合治疗、规范化治疗和姑息性温热化疗等方面取得了一定的成绩。近年来，主持或参与多中心临床研究，包括胃癌腹膜转移新辅助腹腔内与全身联合化疗（NIPS）的多中心随机对照研究（DRAGON-1），新辅助化疗（NAC）与经腔镜腹腔内温热化疗（L-HIPEC）联合 R_0 胃癌根治术治疗浆膜浸润局部进展期胃癌（cT4-LAGC）的多中心随机对照研究（DRAGON-2），SOX 联合甲磺酸阿帕替尼和卡瑞利珠单抗用于可切除局部进展期胃、胃食管结合部腺癌围手术期治疗的多中心、随机、开放、平行对照临床研究（Dragon 4），胃癌高发现场的建立及适合中国农村地区胃癌筛查适宜技术开发，甲磺酸阿帕替尼片联合伊立替康二线治疗晚期胃癌细胞因子诱导的杀伤细胞（CIK）调节免疫、抑制肿瘤的临床研究，一项评价沃利替尼联合多西他赛治疗晚期胃癌患者的安全性和药代动力学的ⅠB 期、开放临床研究，苹果酸法米替尼治疗晚期结直肠癌随机双盲安慰剂平行对照多中心Ⅲ期临床研究方案；一项在不同 HER2 状态的中国胃癌患者中进行的非干预性登记研究（EVIDENGE）等。

学科带头人朱正纲教授是国务院政府特殊津贴获得者，全国优秀科技工作者、卫生部有突出贡献中青年专家，卫生部抗洪抢险、救灾防病先进个人，上海领军人才，上海市卫生系统先进工作者等。先后荣获国家科学技术进步奖二等奖 1 项（第一获奖人）、国家科学技术进步奖三等奖 1 项（第三获奖人）、上海市科技进步奖一等奖 2 项（第一获奖人），以及卫生部、教育部与上海市科技进步奖二等奖 4 项（第一获奖人），主持国家重点基础研究发展计划（973 计划）、国家高技术研究发展计划（863 计划）等重点科研攻关课题、国家自然科学基金课题、上海市科学技术委员会和上海市教育委员会重点科研项目 20 余项；发表胃肠肿瘤基础与临床相关科学论文 650 余篇，其中 SCI 收录论文 180 余篇。医疗工作方面，朱正纲教授带领瑞金医院普外科胃癌学组形成以患者为中心、以分期为导向、以预后为根本的规范化胃癌综合治疗体系。对于初诊胃癌患者，结合实验室及影像学资料进行精准术前分期，并根据术前分期采取对应治疗。早期（Ⅰ/Ⅱ期）患者可采取腹腔镜或机器人手术，联合舒适康复技术，在确保根治的同时提高生活质量；进展期（Ⅲ期）患者进一步行腹腔镜探查排除腹膜转移后，行新辅助化疗，联合腹腔温热灌注化疗（HIPEC）、分子靶向治疗及免疫治疗等技术，进一步提高疗效；单纯腹膜转移患者采取全身化疗联合腹腔内灌注化疗（NIPS），部分患者可以转化手术，显著延长生存期；晚期患者（Ⅳ期）则经多学科讨论后给予姑息性治疗。朱正纲教授在开展规范化胃癌根治手术（D2 根治术）的同时，不断改良及创新手术技术，在国内较早开展腹腔镜辅助（部分吻合在体外完成）、全腹腔镜（所有吻合均在体内完成，切口更小）及机器人胃癌根治术。早期的近端胃癌，胃肠外科团队采用空肠间置双通道法吻合及浆肌层双肌瓣法吻合，有效减少患者术后反流情况。早期的胃中部肿瘤，团队开展腹腔镜及机器人下保留幽门的胃切除术（PPG 手术），以尽可能保留残胃功能。对于贲门部的肿瘤，如果浸润食管下端，团队经腹食管裂孔（TH）径路手术，可以避免部分患者行胸腹联合切口，从而减少手术创伤。如果肿瘤较晚期，局部侵犯周围脏器，经术前治疗后，可行扩大胃癌根治术，联合切除周围脏器，提高根治效果。

胰腺外科亚专业

瑞金医院胰腺疾病诊疗中心成立于 2010 年，是专攻胰腺疾病诊疗，医疗、科研、教学、科普“四位一体”的大型综合临床医疗科研中心。以胰腺疾病诊疗中心为主，消化内科、放射科等核心学科为辅，开展多学科全程协作，建设胰腺癌多模态早期筛查和早期诊断、精准化与规范化治疗及标准化与智能化院后康复体系，实现涵盖“防、筛、诊、治、康、访”的胰腺癌全生命周期管理。

瑞金医院胰腺疾病诊疗中心涵盖八大专业技术平台，包括微创手术平台、综合诊疗平台、精准治疗平台等。近5年，中心每年收治胰腺疾病患者3 000余例，年完成各类复杂胰腺手术近2 000例，其中胰腺恶性肿瘤占80%。中心联合国内多家胰腺疾病医疗机构，构建了多中心共享胰腺癌专病队列数据库与全生命周期生物样本库。中心的胰腺癌临床治疗水平居国际先进水平，全期（Ⅰ～Ⅳ期）5年存活率达21%，其中Ⅰ期患者5年存活率达54.6%。

上海交通大学医学院胰腺疾病研究所作为瑞金医院胰腺疾病诊疗中心的基础和临床研究基地，于2012年成立，并在2022年成为上海市胰腺肿瘤转化研究重点实验室。研究所面积达1 000平方米，拥有细胞分子生物学、病理诊断、蛋白质生化分析平台的相关设备和技术。研究所通过对肿瘤发生与发展驱动基因、细胞代谢重编程、多组学联合分析、单细胞免疫微环境等方面的研究，揭示胰腺肿瘤的发生与发展机制，预测胰腺肿瘤的进展和治疗效果，建立胰腺肿瘤治疗新方案，实现精准治疗，改善患者预后。

瑞金医院胰腺疾病诊疗中心是国内规模最大的胰腺疾病诊疗中心，每月实施手术高达217例，涵盖133组疾病诊断相关组的患者群体，病例组合指数高达2.93。低风险组患者无死亡病例，非计划性重返手术室比例低于0.5%，手术并发症发生率不足0.5%，体现了严谨的医疗管理和卓越的手术技术。

瑞金医院胰腺疾病诊疗中心是上海市临床重点专科、上海市教育委员会重点学科、上海市医学领先专业重点学科及上海市重点实验室。近5年在国际权威杂志上发表SCI收录论文200余篇，获得多项科技奖项，目前在研各类科研项目20余项，其中国家级项目7项，累计获得研究经费超3 000万元，累计专利转化超1.5亿元。牵头多中心临床研究3项，并参编多部外科专著。

瑞金医院胰腺疾病诊疗中心拥有多名杰出人才，包括法国医学科学院外籍院士1人、欧洲科学院院士1人、美国外科学院院士3人等。目前拥有博士研究生导师3人、硕士研究生导师4人，累计培养博士、硕士研究生各100余人，其中上海市优秀毕业生6人。胰腺疾病诊疗中心专家担任全国各类胰腺外科学会/协会的正、副主任委员或委员等职务。

近5年，瑞金医院胰腺疾病诊疗中心在*Nature Medicine*、*Gut*、*JAMA Surgery*等国际权威杂志发表SCI论文200余篇，获得包括国家科学技术进步奖二等奖在内的多项科技奖项，牵头多中心临床研究，参编多部外科专著，研究成果广泛应用于全国多家医疗机构。

学科带头人沈柏用教授，现任上海交通大学医学院附属瑞金医院副院长、上海交通大学医学院中法医学部主任等职，拥有30余年胰腺癌临床诊疗与基础研究经验，组建了国内规模最大的胰腺肿瘤诊疗中心，治疗胰腺癌患者超2万例，胰腺癌治疗水平达到国际领先。沈柏用教授荣获多项荣誉，包括“2014年上海市优秀学术带头人”“2016年上海科技精英”等，2023年当选法国国家医学科学院外籍通讯院士。

瑞金医院胰腺疾病诊疗中心致力于推动胰腺疾病的防治和研究，依托强大的多学科团队、先进的科研平台和丰富的临床资源，为胰腺疾病患者提供世界一流的医疗服务。

乳腺外科亚专业

瑞金医院乳腺疾病诊治中心（以下简称“瑞金医院乳腺中心”）成立于2009年，在国内首创多学科“一站式”综合治疗模式，建立了国内最早以患者为中心的乳腺疾病专科团队。

在医疗服务方面，瑞金医院乳腺中心破除学科壁垒，为患者提供个性化MDT诊疗服务，并在国内率先提出乳腺癌患者全程管理的理念，践行“3210智慧管家”模式（3210，即“365天、24小时、1部手机、与患者之间0距离”之意），开发了“智能化乳腺癌患者全程管理系统”，为患者提供远程咨询、康复指导等服务，通过“互联网+”技术打破时空限制，做到“离院不离人，居家有人管”的全方位服务。这种跨学科的深度融合，以及“以患者为中心”理念的深度执行，大幅缩短了乳腺疾病的诊断与治疗周期，提升了治疗的精准度、效率及依从性。

为了进一步优化诊疗模式，瑞金医院乳腺中心将创新技术融入日常诊疗，以在线网络数据库云平台为纽带，推动乳腺癌规范化综合治疗和个体化治疗理念的传播。瑞金医院乳腺中心牵头创建的“上海交大乳腺癌数据库”是目前国内最为规范的乳腺癌专病数据库，已入库9万余例患者，覆盖全国42家医院；搭建基于大数据平台的乳腺癌人工智能辅助治疗智能决策系统（MDT4BC），为1.7万余名患者提供在线多学科治疗智能决策服务，并通过机器学习的方式，模拟和总结“瑞金方案”，为其他地区的乳腺癌患者提供等同于瑞金医院的治疗方案。

瑞金医院乳腺中心的多学科诊治理念还加强了各学科间的知识共享和技术交流，促进各专科单病种诊治能力的提升，推动乳腺疾病治疗理论与技术的快速发展。近5年，各相关学科共获乳腺疾病相关市级以上课题15项，开展新技术14项，其中瑞金医院放疗科在国内率先实现保乳术后全乳放疗患者中短疗程大分割新方案全覆盖，检验科在国内最早开展乳腺癌21基因复发风险检测，超声医学科在国内最先应用乳腺超声造影与剪切波弹性融合成像技术……各专科技术水平的提升吸引了更多复杂病例参与多学科讨论，提升团队对疑难病例的诊疗能力，形成良性循环。

经过10余年的探索和创新，瑞金医院乳腺中心已经形成了“一站式精细化服务、多学科个体化诊疗、全程式智慧型管理、全方位人性化关怀”的专科特色，门诊量和乳腺癌患者诊疗人数居沪上综合性医院首位，近10年来累计服务女性同胞已逾百万人次，治愈乳腺癌患者近2万名。经中心治疗的乳腺癌患者5年总生存率达96.7%，10年总生存率达93.3%，达到世界一流临床疗效。以患者为中心、一站式多学科诊治乳腺疾病的瑞金模式现已成为上海市医疗服务品牌，是国家卫生健康委员会临床专科高质量建设的模板，树立了行业的新标杆。瑞金医院乳腺中心团队也获评全国用户满意服务明星班组、全国三八红旗集体、上海市五一巾帼奖、上海市青年文明号示范集体、上海市卫生计生工作先进集体等荣誉。

肝胆外科亚专业

瑞金医院肝胆外科由中国当代外科学的奠基人之一傅培彬教授，中国第一例肝移植完成者林言箴教授，前中华医学会外科学分会门脉高压组副组长、中国医师协会外科医师分会副会长李宏为教授，以及我国著名胆道外科专家

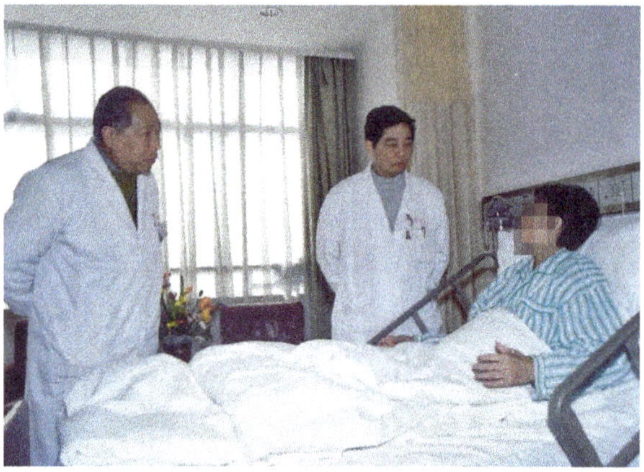

张圣道（左）、李宏为（中）为术后患者查房

张圣道教授等创立，现任亚专业负责人为陈拥军主任。团队医师均拥有研究生学位和国外留学、工作经历，拥有丰富的临床诊治经验及严谨的医疗作风，旨在为每一位患者提供最一流的医疗服务。

肝胆外科常规开展各类肝胆和门静脉高压、脾手术，包括复杂肝癌的精准切除及肝肿瘤的综合治疗、胆道肿瘤的综合治疗和胆结石的微创治疗，并提出了肝移植时代的门静脉高压综合治疗策略。肝胆外科早在1977年就完成了国内首例肝移植，目前还开展亲体肝移植、“两供一受”活体肝移植、原位辅助肝移植等。肝胆外科2009年获上海市科技进步奖一等奖，2010年获国家科学技术进步奖二等奖。瑞金医院作为国内最早开展微创外科手术的单位，已开展的微创外科手术涉及普外科领域的众多方面，在肝胆微创手术和内窥镜治疗方面有着丰富的经验，联合胃肠外科同期微创治疗消化道肿瘤肝转移是肝胆外科的一大特色，围术期各类并发症发生率低，各项技术居国内领先和国际前沿地位。

依托雄厚的技术基础，自2006年起，肝胆外科在国内率先开展腹腔镜肝良恶性肿瘤切除，手术创伤小、术后恢复快、住院时间短等优点日益显现。2010年，全国首批引进达芬奇机器人辅助手术系统，相继开展了机器人辅助下规则肝切除和胆管癌、胆囊癌根治术，进一步拓展了微创技术在肝胆外科领域的应用范围，使得肝胆外科手术技术步入新纪元。

依托长期的历史积淀及技术探索，自20世纪90年代，肝胆外科在国内率先开展内镜下胆道疾病的诊疗工作。作为国内最早开展内镜胆道技术的肝胆外科之一，胆道镜、内镜逆行胰胆管造影（ERCP）、腹腔镜、经皮肝穿刺胆道引流（PTCD）已经在本中心常规开展。中心雄厚的微创技术实力，结合多技术能力一体化运营，使得双镜联合、三镜联合、内镜介入联合等复杂胆道杂交技术得以全面开展，应用于胆道良恶性疾病的治疗，具有手术创伤小、术后恢复快、住院时间短等优点，融合技术则进一步拓展了微创技术在胆道外科领域的应用范围，使得中心成为国内领先的胆道微创中心。

肝胆外科利用肝脏重建影像解读分析系统的辅助，结合肝功能分级和靛氰绿（ICG）排泄试验，对伴有慢性肝病患者的安全肝切除做出预测，同时术中超声系统（包括腔镜超声）准确定位引导，从而利用高效能外科手术器械实现高精度和高效度的精工肝脏手术作业；彻底清除目标病灶的同时，确保剩余肝脏解剖结构完整和功能性肝脏体积最大化，并最大限度控制出血、减少肝脏组织损伤和全身性创伤侵袭，最终使患者获得快速康复，减轻患者经济负担。

随着现代外科技术的进步和治疗理念的更新，肿瘤肝转移已不再是外科手术治疗的禁区。研究证明，合理的外科手术治疗可以使大部分肝脏转移性肿瘤患者获益。肝胆外科与胃肠外科、放射科、超声医学科、肿瘤科等相关兄弟科室开展紧密合作，建立了专业化的转移性肝癌综合治疗及多学科会诊团队，对每一位患者进行综合评估，量身定制个体化治疗方案，结合精准肝切除技术，融入微创治疗理念，如同期的肝肿瘤切除联合腹腔镜结直肠癌切除或二期的肝切除联合肝多病灶术中射频消融等，以最小的创伤为患者解除病痛；同时，在术后制定序贯治疗，由专人负责跟踪随访，依托团队的专业治疗和护理，使患者得到快速康复。

由于肝硬化门静脉高压及肝肿瘤患者多数合并肝功能不良、腹腔积液等情况，患者常奔波于多个科室。为改变这一局面，肝胆外科联合感染科、超声医学科、放射科等多学科专家开设的肝肿瘤肝硬化多学科联合门诊应运而生，成为上海最早成立的肝肿瘤多学科团队。团队从超声放射影像诊断、术前术后肝功能的精确评判、肝脏手术可行性的评估、术后随访治疗等多方面对个体进行综合评估，选择最佳治疗方式，使患者在一次就诊时间内同时获得多位专家的会诊意见并尽快取得最大疗效。

肝脏外科团队医师具有良好的人文素质及卓越的服务意识，构建了完备的病例资料登记制度和随访体系。除专家门诊以外，肝胆外科另配备了肝胆内镜介入治疗、胆道肿瘤、肝脏肿瘤等专病门诊，为复杂胆道疾病、肝硬化、肝肿瘤、肝移植及胆道术后患者提供长期、系统和全面的细致随访、健康指导、康复干预、心理治疗和危机干预等服务，人性化、规范化患者管理。

甲状腺外科亚专业

瑞金医院甲状腺专科团队依托强大的外科底蕴及人才建设梯队，于 2016 年建立专科病房。自建科伊始，便专注于甲状腺、甲状旁腺等颈部良恶性疾病的规范化、全流程管理，从而为患者提供精准个体化治疗。团队将长期治愈作为目标，努力为上海乃至全国人民提供更优质的医疗服务；以“手术突破、精准医疗、多科联合、全程管理”为手段，为不同疾病分期、不同年龄层、不同需求的患者制定最佳的治疗方案。通过短短八年的努力，专科建设已然结出硕果：所开创的甲状腺恶性肿瘤微创外科多模式精准诊疗体系获得 2023 年度上海市医学科技奖二等奖；甲状腺恶性肿瘤微创外科技术创新和应用获得 2020 广慈临床技术创新奖三等奖。同时，专科团队发表了 SCI 论文 42 篇，总影响因子 313.541 分，申请专利 6 项，获得国家自然科学基金 4 项，1 项科研转化成果经费达 100 万元，新技术取得了上海 6 家三甲医院的应用证明，有 2 项注册临床研究项目正在稳步推进。

瑞金医院甲状腺外科有专业临床外科医师共 13 人，其中高级职称 7 人，中级职称 6 人，在读硕士、博士研究生共 4 人。近年来，甲状腺手术量逐年上升，2023 年全年甲状腺手术突破 7 400 例，并且仍在快速增长，连续多年在上海市综合性三甲医院中位居第一。

除常规传统甲状腺手术外，甲状腺外科在全国范围内领先开展腔镜、机器人等多技术平台、多入路甲状腺及甲状旁腺美容手术。甲状腺外科在多个手术技术上推陈出新，例如甲状腺外科于 2015 年 5 月开展首例机器人甲状腺手术，至 2022 年 8 月该手术已突破 1 000 例。甲状腺外科在机器人甲状腺手术单一手术量上，稳居全国第三；而同期全国范围内，能常规开展这一术式的医院不足 10 家，手术量超过 400 例的为数甚少。经过多年的实践，机器人甲状腺手术已成为科室常规手术，并以每年约 200 余例的速度递增。

甲状腺外科于 2016 年开展首例单孔腔镜甲状腺手术，至今已完成单孔腔镜甲状腺手术 1 000 余例，手术例数稳居全国第一；同期全国范围内，能常规开展这一术式的医院不足 3 家，手术量均为 100 例。针对单孔腔镜甲状腺手术，甲状腺外科研发了单孔腔镜手术器械套件，并获得 3 项专利。除了常规的甲状腺腺叶切除手术外，同时还开展了单孔腔镜甲状旁腺手术、单孔腔镜甲状腺癌扩大根治（侧颈区淋巴结清扫）手术、甲状腺功能亢进手术等。其中，团队在国内首创了单孔腔镜侧颈区清扫手术，创造了国内晚期甲状腺癌根治术体表创伤的最小纪录。

瑞金医院普外科甲状腺外科在创新性技术体系建立及关键技术应用下，对微创甲状腺颈侧区淋巴结领域的可行性和安全性进行了大量的临床研究，在规范性颈侧区淋巴结清扫的前提下，可选择多种手术入路，以求获得最佳的美容效果，最大限度地减少手术创伤。甲状腺外科已经成功开展了机器人（双侧腋下双侧乳晕入路）颈侧区清扫术和腔镜（单孔、经乳晕、经胸经口联合入路）颈侧区淋巴结清扫术，创造了国内甲状腺癌扩大根治术体表创伤的最小记录。而且，围绕这一术式，甲状腺外科内部已经形成了术前评估、术中风险控制、术后患者管理等一整套围术期诊疗常规。这一完整的技术体系，已在瑞金总院及多个分中心推广，使多地患者受益。

除了对于早期患者进行手术治疗，近年来，甲状腺外科团队愈加重视晚期甲状腺癌的综合治疗，精准化、个体化施治。在全国范围内，团队率先开展了两项注册临床研究，分别是“法米替尼联合阿德贝利单抗用于治疗晚期甲状腺癌有效性及安全性的多队列Ⅱ期临床研究”“阿帕替尼治疗晚期甲状腺癌患者安全性和有效性的临床研究”。甲状腺外科团队为初始无法手术根治的患者提供了新的治疗方案，获得了显著的疗效。随着治疗经验的积累，团队逐渐摸索出一套综合治疗模式，对于晚期肿瘤病例同样能实现全周期管理，一举成为国内乃至国际领先的晚期甲状腺癌治疗团队。

多学科联合诊治是目前最受推崇的治疗模式。依托瑞金医院内分泌科、超声医学科、病理科等优势科室的鼎力支持，专科团队践行“内外联合”施治，成立了甲状腺疾病多学科诊疗中心，打通前端环节，联合多个后台科室，使得自患者看病之初，团队就能提供最权威、便捷、完善的优质医疗服务，省却了患者看病检查、预约专家的来回奔波，真正为患者提供便利。

瑞金医院大花园里，香樟依旧郁郁葱葱，这里是瑞金人和瑞金医院的患者最喜欢的驻足、休憩之所。因为深深扎根泥土，香樟树才有挺拔的身姿；因为心胸开阔，香樟树才能泽被大众；因为昂首向上，香樟树才能看得更远。

百多年历史的瑞金医院普外科，也如香樟树般生机勃勃、枝繁叶茂。新世纪，瑞金医院普外科依旧保持旺盛的创新能力。经过几代普外科人的艰苦奋斗和持续努力，瑞金医院普外科已形成外科特有的历史文化和精神内涵：崇尚“既严谨又不断创新”的学术传统，秉承“教学优先、严格教学”的教学传统，注重“基于临床问题的科学研究”的科研传统，坚持“关爱患者”的医疗服务传统；开创“宽基础、有侧重”的学科发展思路，突出“重教学、强临床”的学科发展理念，发扬“敬事业、爱患者”的工作作风，形成“讲团结、促和谐”的工作氛围。

努力着、奋斗着且优雅着，瑞金医院普外科以实践普济众生：生生不息的韧劲，就是一种力量。

撰稿丨郑民华　潘睿俊　普外科各亚专业通讯员

重症医学科

竭力护航每一个“生命胜利时刻”

作家余华的父亲曾在瑞金医院重症医学科进行治疗，经过三个多月的救治，老先生最终成功脱机、拔管、出院。后来余华在海上重症论坛上受邀演讲，他说：“重症医师如同救生员，在死亡威胁下救出生命。”更令他感怀的是，在瑞金医院重症医学科主任瞿洪平及其团队身上，直击了“在一堆消极的因素里发现了积极信号”，并通过精准的治疗和护理，“让这个微弱的积极信号打败了那一堆嚣张的消极因素”。余华说：“敏锐是医术，积极是医德，也是人生态度。”

因为这段特别的人生经历，余华开始思考文学与医学的关系。他说，两者有一个共同点，都是有关疾病与健康、生与死。文学作品

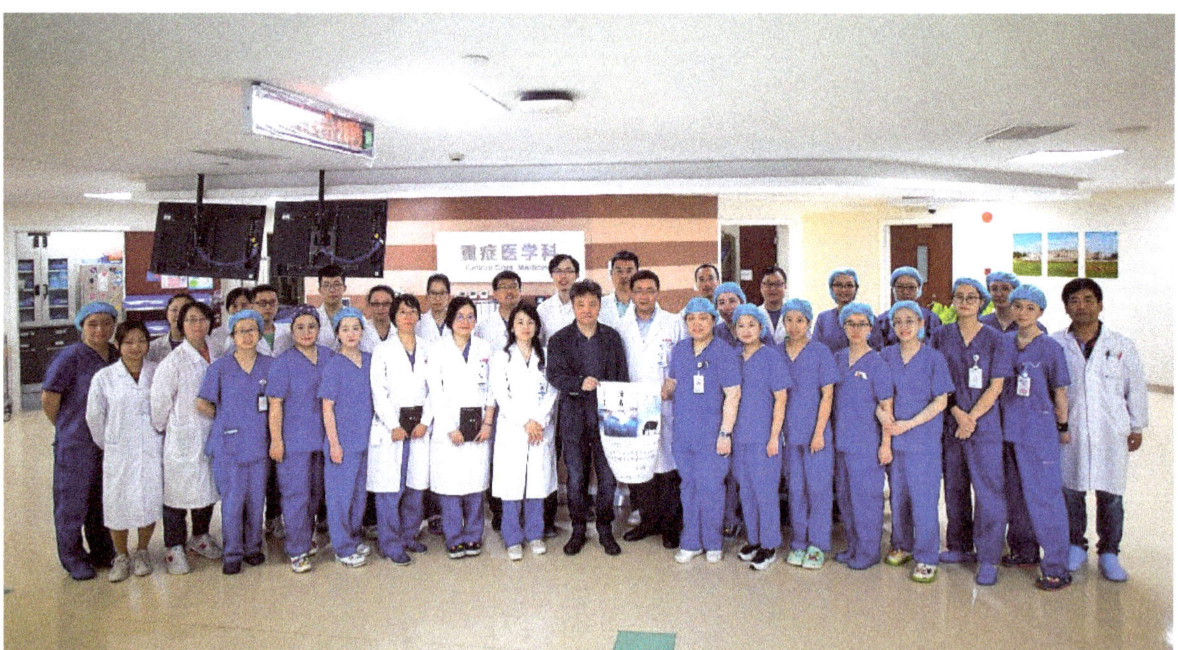

作家余华与重症二病区医护人员合影

描写了无数的疾病与健康，无数的生与死，医学面对的也是这些。所不同的是，文学是虚构的，医学面对的则是一个个活生生的人。不错，瑞金医院重症医学科就是这样一个每天直面生与死的学科。这是一个年轻的学科，在现代医学学科已相当成熟、完善的当下，重症医学科能“打”出一片新天地，更彰显其对挽救生命的重要性与不可或缺性。瑞金医院重症医学科就是这样一处特别的所在。

目前，瑞金医院重症医学科拥有床位 50 张，医师 36 人，护士 124 人，并有呼吸治疗师 2 人、科研专员 1 人。其中，正高级职称人员 5 人、副高级职称人员 11 人，博士生导师 3 人，平均年龄 32.8 岁。近 3 年，这里平均每年收治患者约 1 200 人，床位使用率常年在 95% 以上，患者病情危重度逐渐上升，抢救成功率在 91% ～ 94%。科室积极参与上海市公共卫生三年行动计划建设。在最新复旦版“中国医院专科声誉排行榜（重症医学）”上，瑞金医院重症医学科排名全国第五、上海市第一。

发端：上海三甲医院中第一个重症医学科应运而生

2008 年 7 月，国家标准化管理委员会批准重症医学建立学科代码；2009 年 2 月，卫生部批准在《医疗机构诊疗科目名录》中增加“重症医学科”诊疗科目并组织制定了《重症医学科建设与管理指南（试行）》。由此，重症医学在我国成为独立于传统专科之外的新兴专业学科。

为顺应现代医学和医院实际发展的需要，2010 年，瑞金医院决定设置重症医学科。这是上海三甲医院中的第一个重症医学科。重症医学科的建立对提高医院重症患者救治水平和治疗成功率、有效应对突发群体伤病事件，以及进一步优化医疗资源的合理应用产生积极而深远的影响。重症医学科科主任汤耀卿教授提出，该学科旨在打造一支具有专业水准的重症医疗团队，研究延续性生命支持的技术与理念，以及防治多脏器功能障碍综合征。

能第一时间顺应国家学科设置新需求组建起新学科，源于瑞金医院早前的布局与积累。时光回到 20 世纪 90 年代初，汤耀卿教授被引进筹建重症医学科的前身——瑞金医院外科重症监护病房（SICU）。重症监护病房是集中救治危重患者的场所，进入这里的每一位患者都是九死一生，而重症医学本身在国内还处于起步阶段，在国外也属于新学科。一切都要从零开始。没有太多前人的经验可供借鉴，甚至也没有太多的资源可供利用。尽管有院领导的支持和理解，但多数事情还得靠自己边干边摸索，边干边争取。

重症监护室不是生命监护仪的堆砌，也不是呼吸机等脏器支持设备的堆砌，它是更需要延续生命的全新医学技术和理念的地方。在学科细分程度越来越高、医生看病越来越专的背景下，重症监护医学的发展对危重患者格外重要。因为当生命受到严重威胁时，常常同时伴发多个脏器的衰竭。此时，患者就需要有医生对他进行综合判断和评估，系统地规划抢救步骤。例如，对脑水肿的患者该不该用可能造成肾脏伤害的药物？呼吸衰竭、肾脏衰竭同时出现的时候，该先处置哪一个问题？以往，遇到这样棘手的问题，会发生两种现实可能：一是没有专科愿意收治这样的多脏器衰竭患者；二是各专科医生同时会诊，却很可能“各说各的”，让最终的治疗方案处于两难甚至多难的尴尬境地。而重症医学科的医生就是在这个时候替患者权衡利弊、做出取舍的关键角色。

从事重症医学临床工作30余年，汤耀卿教授在严重创伤、重症急性胰腺炎、严重感染、多脏器功能障碍综合征等危重症的救治和器官功能监测与支持治疗方面有着很深的造诣。此外，作为中华医学会重症医学分会创始人之一，汤耀卿教授成功组织并开展了首次全国重症监护病房（ICU）建设普查，为推动专业学科发展做出重要贡献。

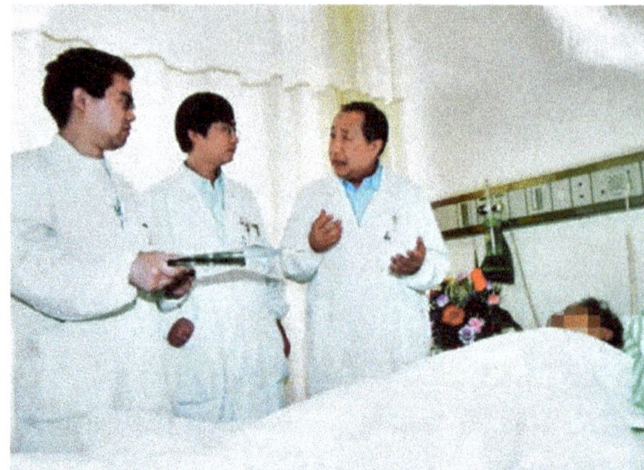

张圣道教授（右二）查房，毛恩强（左二）、刘伟（左一）认真听讲

在外科张圣道教授和ICU汤耀卿教授的指引下，瑞金医院SICU开创了我国ICU为主体的多学科治疗模式（MDT）用于治疗重症急性胰腺炎（SAP），原先很可能死于多脏器衰竭的患者获得了重生的机会。他们还在国内率先将血液净化技术运用于重症胰腺炎的治疗，在国际上第一次提出和创立的短时血液滤过（ISVVH）仍在发挥着重要作用。在“个体化治疗方案”的基础上，瑞金医院此后再次提出了SAP的“综合治疗方案”，将我国的SAP治愈率提升至83.6%。

急危重症专家陈尔真就曾在SICU实习，和时任外科主任的张圣道教授有很多交集。当时，SICU里至少有一半患者都是重症胰腺炎或胰腺癌患者。张圣道教授手术完成后会来病房查看患者、换药，告诉大家引流管该怎么摆、伤口怎么冲洗……经他手“逃过鬼门关”的患者不计其数。这段经历对从医启蒙阶段的陈尔真起到了关键作用，至今，他仍时刻提醒自己，做医生一定要对患者抱有极强的责任感。2023年，时任瑞金医院副院长的陈尔真教授带领团队成员完成的“重症急性胰腺炎个体化强化诊疗策略的建立与临床应用研究”项目荣获中华医学科技奖医学科学技术奖三等奖。

如今的瑞金急诊科主任毛恩强教授在2011年前一直在SICU致力于SAP的血液滤过和液体复苏治疗。他的博士研究生论文《短时血液滤过治疗重症胰腺炎的临床研究》，是该领域第一篇随机对照试验研究，相关方法在国内迅速推广，获得显著疗效，而两年后国内外才有类似报道。时至今日，这一治疗方法仍在发挥重要作用。此后，毛恩强专门从事胰腺病诊疗十余年，他提出和建立了“重症急性胰腺炎强化治疗方案”，获得国内同行高度好评。

发展：拼尽全力，找到让生命“反败为胜”的机会

瑞金医院重症医学科病房的抢救成功率连年维持在92%左右，常人无法想象这样年复一年、日复一日，没日没夜地与死神赛跑、与病魔苦缠所必须承受的那份责任与压力。只有在重症医学科待过的医护人员，方能体会那种“转圆石于千仞之山上”的感觉。

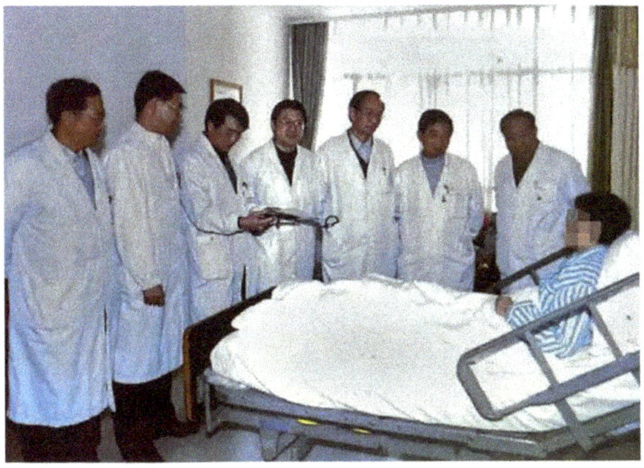

瑞金医院重症胰腺炎团队看望特重型急性胰腺炎患者

由于重危患者常因多脏器功能障碍而危及生命，所以在实践中，治病救人需要从业者拥有超人的忍耐力和判断力，有时还得“无所不用其极”，“聪明手段”与“笨功夫”一样都不能少。瑞金医院老一辈重症先驱一再突破禁区，在国内率先将血液滤过应用在重症医学领域。早在 1999 年，汤耀卿教授带领科室的医务人员用这套脏器功能支持和短时血滤技术，经过 146 个日日夜夜，成功救治了一位特重型急性胰腺炎患者，创造了生命奇迹。如今，通过临床研究和相关机制研究，短时血滤在重症急性胰腺炎治疗中的应用已在全国推广，大量患者从中受益。

对于病情不稳定的重病患，有时只能采用“笨功夫”——不放过病情变化的蛛丝马迹。医护人员在患者床前一坐就是 2 小时、3 小时甚至 4 小时，枯燥乏味，却要坚持不懈，因为有时候这就是最直接、扎实、有效的方法。为了重症患者，汤耀卿教授曾连续 19 天吃住睡在病房中，寸步不离。他说，人的生命只有一次，每个人都应热爱生命、敬畏生命，所以，对那些属于患者的转瞬即逝的唯一机会，一定不要让它从眼皮子底下溜走。

2014 年起，瞿洪平主任在学科带头人汤耀卿教授的带领下，利用瑞金多学科协作的优势，逐渐将科室发展成为全院救治危重患者的公共平台学科。科室率先将重症超声技术应用于临床，结合脉搏指示连续心输出量监测（PiCCO）等多模式循环监测，为不同类型休克患者明确治疗方向；2014 年，开展体外膜肺氧合（ECMO）技术，进一步提升呼吸循环支持能力，提高危重症患者的生存率，此举受到医院其他科室关注。

2015 年，重症医学科刘嘉琳教授担任重症二病区主任，在呼吸重症和感染科研方面予以突破，并招聘呼吸治疗师，一起开展电阻抗断层扫描（EIT）、俯卧位通气、成比例通气（PAV+）模式等新型呼吸支持治疗。2016 年，中华医学会重症医学分会候任主任委员陈德昌教授加盟瑞金医院重症医学科，主持瑞金总院和嘉定院区的科室发展工作，为瑞金医院重症医学科在全国学科地位的提升起到重要助推作用。

2018 年，科室响应国家政策，率先成立国家级专科医师培训基地；2021 年，成立上海市住院医师规范化培训重症医学基地。这意味着重症医学教学培养体系的进一步完善。2020 年，瑞金医院重症医学科获得上海交通大学第四届“教书育人奖”集体（学院改革类）一等奖；2023 年，刘嘉琳教授担任老年科主任，负责老年 ICU 建设，进一步扩大重症医学科在整个医院的规模和影响力。

当前，重症医学科具备先进的生命支持仪器 / 设备，同时搭建了各亚专业组的人员梯队。重症医学科研究领域包括重症患者耐药菌感染的早期预警及防治、重症患者肠道功能及肠内营养的规范实施、重症呼吸衰竭患者的脏器功能综合管理等。团队获国家自然科学基金、科学技术部课题、上海市科学技术委员会和上海市卫生健康委员会课题数十项。近5年发表SCI论文百余篇。

如今，瑞金医院重症医学科已成为瑞金医院里的一个重要平台学科，几乎与所有学科都有关联。

孕产妇死亡率是世界公认的衡量国民健康水平与社会进步的三大综合指标之一。根据国家卫生健康委员会发布的《中国妇幼健康事业发展报告》：2019年，全国孕产妇死亡率下降至17.8/10万，而上海地区孕产妇死亡率为1.15/10万，远低于全国。这份成绩的背后，瑞金医院重症医学科也有一功。瑞金医院在2015—2017年，依托上海市加强公共卫生体系建设三年行动计划（2015年—2017年）“多学科危重孕产妇综合救治规范化建设项目”，成立“多学科预防”和“多学科抢救”两大协作组，从门诊联合干预到病房协作抢救，形成了完整的危重孕产妇立体救治体系。2015年至今，科室救治危重孕产妇近200例，包括妊娠期急性脂肪肝、凶险性前置胎盘、重度子痫前期并发急性左心衰竭、妊娠合并急性白血病、妊娠合并凝血功能障碍、妊娠合并亚急性感染性心内膜炎并发脑梗死、妊娠合并重症肺炎并发呼吸窘迫综合征、妊娠合并急性脑出血、妊娠合并进展性系统性红斑狼疮等，积累了丰富的救治经验。

在瑞金医院ICU，最不缺传奇病例。作为生命的最后一道防线，重症医学科全体医护人员拼尽全力与疾病斗争，在波谷到波峰的间隙找到让生命“反败为胜”的机会。正是这样夜以继日的坚守和细致观察，使他们丰富了急危重症患者的抢救经验，更好地帮助更多的患者重回家庭和社会。

爱美的王女士到一家医疗美容医院做“面部筋膜悬吊术”（俗称“拉皮”），本想让自己的面部更紧致一点，谁知非但没能如愿，术后第二天，她的颈部和面部全都肿了起来。“当时我有种透不过气来的感觉。”王女士回忆。美容医院对王女士又进行了皮下引流手术，可是她依然没有好转。眼看情况危急，家属带她前往附近医院诊治，经检查发现，她的血小板正在迅速下降。经输注血小板等对症治疗后，血小板水平并未得到明显改善。她还出现了气道压迫等症状，经鼻插管及呼吸机辅助通气后仍未好转。此时，王女士的耳朵、眼睛、口腔内及切口缝合处都出现持续渗血，尿液也变成红色。王女士经多家医院转诊，被送来瑞金医院寻求一线生机。此时，她的血小板已跌至1×10^9/L，情况非常危急。

“随便一个地方出血就能杀死她。”瑞金医院重症医学科吴静医生回忆。王女士被迅速收入重症ICU，在重症医学科瞿洪平主任的带领下，医疗团队组织多学科会诊，经风湿免疫科、肾脏内科、灼伤整形科、输血科和血液科等科室专家的讨论，考虑是特发性血小板减少性紫癜，立即予以对症治疗。面对“七窍流血”的王女士，护理工作更是需要绝对的细心。“我们很难看到她的眼球位置，再加上她口腔内持续渗血，鼻腔内鼻插管的固定相对困难，需密切观察鼻插管，以防滑脱；同时，颈部皮肤不断有血水渗出，需时时擦拭，以减少感染风险。”重症医学科王枫护士长说。

第二天骨髓穿刺报告出来了，综合分析后，诊断是伊文思（Evans）综合征，目前的治疗有效。王女士的血小板在一点点恢复，水肿也逐渐消退。“自身免疫性溶血性贫血伴血小板减少综合征，又称为伊文思综合征，是一

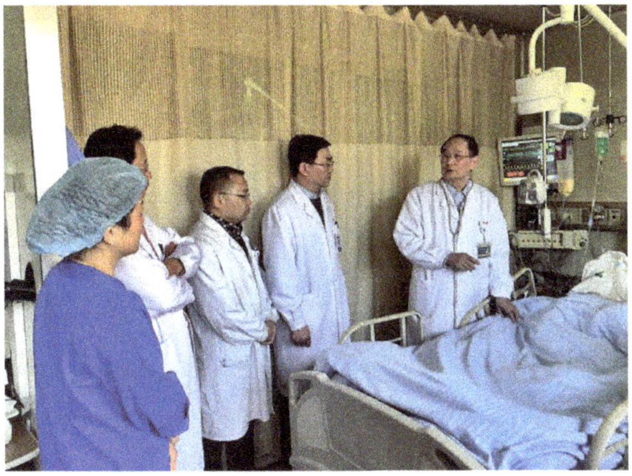

瞿洪平主任（右二），武钧主任医师（左二）陪同汤耀卿教授（右一）查房

种罕见且严重的自身免疫性疾病。”瞿洪平说，由于血小板降低，这种患者特别容易引起手术出血，引发危险。在瑞金医院重症医学科抢救20多天后，王女士终于康复出院了。

年轻的小昊则是在瑞金医院嘉定院区重症医学科跑赢了死神。小昊因“头痛、发热”到瑞金医院嘉定院区就诊，当时头颅CT未见明显异常，随后在门急诊接受抗感染等治疗。然而，初诊一周后，他的病情迅速进展，出现记忆力和定向力障碍、四肢抽搐、昏迷不醒、脑电图异常，被收入重症医学科。进入ICU时的小昊处于深昏迷，格拉斯哥评分3分，呼吸缓慢，血气分析提示有严重的Ⅱ型呼吸衰竭。为保证患者生命体征稳定，接诊医生温珍亮、黄焰霞当即为他气管插管接呼吸机辅助呼吸。重症医学科刘娇主任医师在仔细了解了小昊的发病过程并查看了相关化验及影像学检查后，认为重症脑炎诊断成立，但病因不明。汪涛医生第一时间给小昊做腰椎穿刺检查，送检了脑脊液常规、生化、培养、病原学二代测序（NGS）及自身免疫性脑炎相关的抗体检测，并行甘露醇等脱水、甲泼尼龙及免疫球蛋白免疫调节，同时给予积极抗感染、抗癫痫、抗凝等治疗。脑脊液结果回报仅有蛋白质轻度升高，有核细胞数非常少，病原学NGS及自身免疫性脑炎相关抗体检测结果均为阴性。现有检查结果既不支持病毒性脑炎，也不支持自身免疫性脑炎。于是，医生立即联系了神经内科免疫疑难专业组负责人陈晟主任医师会诊。

陈晟认为需要考虑抗体阴性自身免疫性脑炎可能，治疗上建议在排除禁忌后及时采用综合免疫调节治疗。然而，重症自身免疫性脑炎的治疗时间长、花费大，大剂量激素冲击也可能会带来严重感染、消化道大出血等并发症。因此，医生与家属进行了充分的病情沟通及风险告知，给予家属坚持治疗的信心。“我们相信你们瑞金医院，一定坚持给小昊治疗！”小昊爱人和妈妈给出了坚定的回复。综合免疫调节治疗开始，预防感染及消化道大出血等并发症的相关措施同步跟上。治疗过程虽然出现过发热、“惊跳”现象，但守得云开见月明，小昊终于在进入ICU的11天后开始意识转清，“惊跳”现象逐步消失，能遵医嘱做出动作。床位医师温珍亮及时将小昊的病情改善情况用手机视频记录下来，让在ICU门外焦急等候的家属吃下“定心丸”。进入ICU的13天，小昊成功脱机，此后拔除气切套管，恢复自主进食，逐渐开始恢复，可以下床活动。

陈晟主任医师说，尽管神经抗体阳性是诊断自身免疫性脑炎的“金标准”，但部分患者可能是抗体阴性的，且脑脊液和传统的结构影像学也可以正常，给诊断带来很大难度，及时进行免疫调节治疗是决定预后的关键。小昊的快速康复，离不开重症医学科的强大重症诊疗技术及护理支持，也得益于神经内科准确的判断和果断的处理。兄弟科室间充分的信任、医患间充分信任，是小吴浴火重生的力量源泉。

一次成功的救治背后是一个团队或多学科团队共同努力的成果，瑞金人攻坚克难、一切为了患者的信念从不改变，对医学高峰的追求也永不止步。

出发：一次次奔赴，重大救治现场从不缺席的身影

自重症医学科成立以来，每当遇到重大公共卫生事件时，重症团队人员总能挺身而出，到国家最需要的地方去，把瑞金重症的整体观和注重细节的理念带到当地，真正做到了“来之即战，战之能胜”。

2017 年 6 月 15 日，江苏徐州丰县发生爆炸。当晚 11 点左右，瑞金医院接国家卫生和计划生育委员会通知，立即派遣重症医学科黄洁副主任医师作为医疗队员赶赴丰县。他乘坐 120 救护车连夜赶路，驱车 8 小时后于次日早上 7 点左右抵达丰县人民医院并立即展开救治工作。

2021 年 6 月 13 日上午，湖北十堰发生燃气爆炸事故。瑞金医院于当晚接到国家卫生健康委员会紧急指令后，第一时间派出重症医学专家、副院长陈尔真，重症医学科钟鸣副主任医师及其他灼伤整形科、呼吸科专家，作为第二批国家级医疗专家组成员，赶赴当地救治伤员。当时收到指令后，瑞金医院专家于半小时内便集结完毕，钟鸣医生更是值班后立刻出发。

2022 年 10 月 21 日，永州山火烧伤患者救治工作启动，国家卫生健康委员会紧急调度瑞金医院灼伤整形科张剑副主任医师、重症医学科吴璟奕副主任医师和呼吸与危重症医学科倪磊副主任医师三人，组成国家级专家督查小组，火速前往长沙开展救治指导工作。

新型冠状病毒感染（COVID-19）疫情是所有重症医学人的难忘记忆。2020 年 COVID-19 在全球暴发，瑞金医院重症医学科陈德昌教授是第一批去武汉前线“冲锋陷阵”的“逆行者”之一。当时，他第一时间报名，他说严重急性呼吸综合征（SARS）时期自己没机会去小汤山，非常遗憾，所以这次非常想去“参

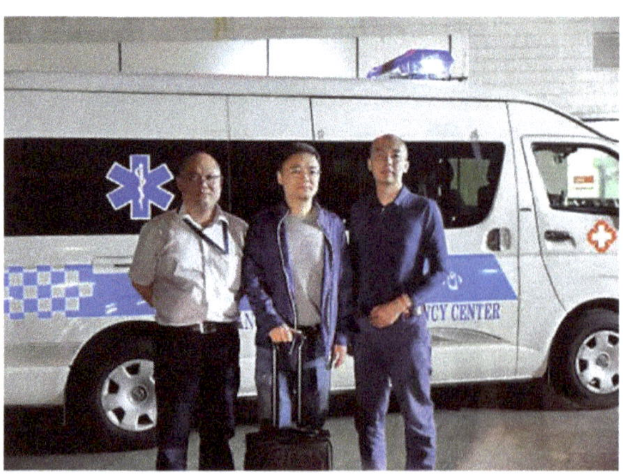

2017 年黄洁副主任医师（左二）赴徐州丰县救治爆炸伤员

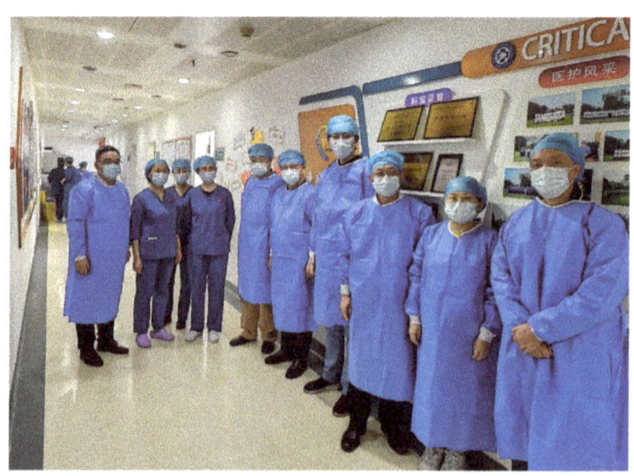

2022 年吴璟奕副主任医师（右四）作为国家应急医疗队专家参与永州火灾伤员救治

战"。临近除夕，当接到命令后，陈德昌当即拿出了家中最大的行李箱，他想这一去可能要好几个月。

当时，作为中华医学会重症医学分会候任主任委员，陈德昌在武汉市金银潭医院临床一线边实践，边积累经验和教训，也对 COVID-19 这一全新的疾病有了更深的认识，总结积累了大量临床诊疗相关的宝贵经验。陈德昌带领团队在新建的 ICU 开展重症评估和治疗技术，包括床旁超声、纤维支气管镜、连续性肾脏替代治疗、体外膜肺氧合等，以保证重症患者得到系统、完善的救治，并在短期内培养了一支"能打敢拼"、战斗力强的重症医学专业救治团队。他所带领的医疗团队收治 COVID-19 患者 170 例，其中重症、危重症 123 例，治愈出院 136 例，治愈率达 80%。

同时，他积极动员家属捐献患者遗体进行尸体解剖。经不懈努力，陈德昌负责的病区有了世界首例用于解剖的 COVID-19 患者遗体。针对 COVID-19 患者的治疗缺乏系统、规范的临床路径这一关键问题，他还主动联合多中心进行临床科研攻关，研发创建 COVID-19 智能

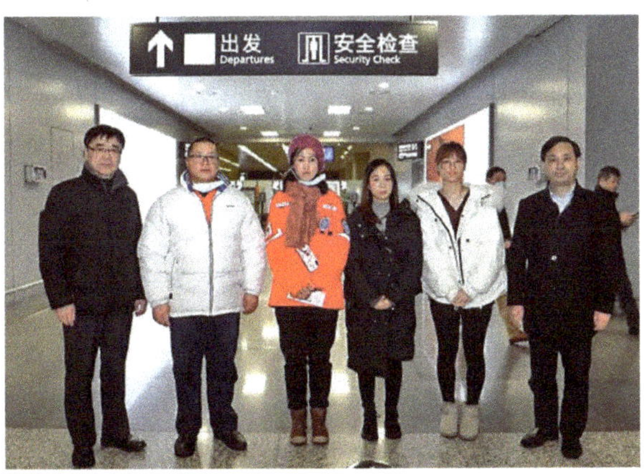

2020 年除夕，陈德昌教授（左二）与护士沈虹、叶夏莉、叶倩茹作为瑞金医院第一批援鄂医疗队成员奔赴武汉，瑞金医院党委书记瞿介明（右一）、院长宁光（左一）为他们送行

数据库和临床预警系统，收集 3 000 余例患者的临床资料，通过智能数据库结合人工智能算法库，对 COVID-19 的治疗方法进行系统评估。

那段时间，陈德昌意识到支援团队需要重症医疗资源。2 月 14 日，他在《中华重症医学电子杂志》发表署名文章《重症医学尽锐出战，把病死率降下来！》，号召全国重症医学医护人员加入战斗中。据统计，支援武汉的重症医学医护人员达 1.9 万人，占全国重症医学医护人员的 12%，在集中优质医疗资源的情况下，促进了武汉重症患者的临床救治工作。

2020 年 3 月 18 日，上海市公共卫生临床中心举行了一场特殊的入党宣誓仪式：36 名白衣战士坚守在不同病区，通过手机、电脑进行连线，站在党旗前高举右拳，郑重地宣誓志愿加入中国共产党。对此，瞿洪平是这样说的："我是一名重症医学的'老兵'。在救治新型冠状病毒感染患者的前线庄严宣誓加入党组织，成为全国 9 000 万共产党员中的一名'新兵'，令我终生难忘。火线入党无比光荣，可以说是一名'老医生'获得了新生命。"为什么在这个特殊时刻向党组织靠拢？瞿洪平忆起在上海市公共卫生临床中心的 67 个日日夜夜。"一名党员就是一面旗帜，在公卫中心，医护中的党员一次次主动请战，深深感染了我。"他说很多兄弟医院也是党支部书记带队，大批党员和入党积极分子奋战在最前沿，他们临危不惧，困难面前豁得出、关键时刻冲得上。正是这些党员的先锋模范效应进一步增强了他和周围其他非党员向党组织靠拢的决心，并在火线郑重地递交了入党申请书。

在上海市公共卫生临床中心重症隔离病房，瞿洪平主任团队奋战在抢救最危重新型冠状病毒感染患者的第一线，直面病毒的挑战，

克服身体的极限，托举起危在旦夕的生命。其中，团队使用体外膜肺氧合（ECMO）技术成功救治一名62岁的危重症新型冠状病毒肺炎患者，患者顺利康复出院，其长达47天的ECMO支持时间一度打破上海的医疗纪录。“危重患者救治需要挑战现有医疗的极限。”有着重症医学10年从业经验的徐文副主任医师回忆整个抗疫经历，表示对她来说，这是职业生涯中从未有过的体验。“刚开始到这里时，患者数量多，其中还有不少是重症和危重症患者，对我们来说是一个很大的挑战。那时的我们，对于新型冠状病毒还没有很深的了解，更不知道新型冠状病毒肺炎患者的病程改变、病情变化会如何，也没有接受过那么多复杂而严格的防控要求。而这里的工作和我们平时的工作有很大的不同，护理人员也来自各家医院，起初大家都需要一段时间的磨合与适应。”徐文回忆。一方面医护人员需要沟通合作，另一方面大家也经历着身体和心理的双重压力。谭若铭副主任医师于2020年3月1日进入上海市公共卫生临床中心。她记得，当时团队负责的危重症患者中，有2人还未脱离ECMO支持，病情并不稳定。“那时，我每天要进3～4次隔离病房，每次至少2小时，最长的时候要达到4～6小时。”在团队的不懈努力下，最终换来2名ECMO支持患者的成功撤机。

在瑞金“天团”中，负责护理统筹工作的杜颖总共坚持奋战了50多天。像杜颖一样的人还有很多，瑞金“天团”陆续有30名护士、10名医生和2名呼吸治疗师参与了危重患者的救治。团队成员定期轮换或调配，从而保障救治的整体力量和效率。瞿洪平主任表示，这次的一线救治经历也带给他很多对医疗理念和技术的新思考，“危重症新型冠状病毒肺炎患者的治疗，对整个医疗界都是极限挑战，我们遇到了许多前所未有的情况，也采取了一些前所未有的手段。结果让我们看到了原来看不到的结局，更提示我们在危重患者救治中要坚持两点：一是勇于挑战未知，拨开迷雾找到出路，二是永不放弃。”

李磊主任医师是重症医学科第一个去上海市公共卫生临床中心支援的医生，在那里负责医生的指挥工作。他是在腊月二十八接到支援请求的，在接完电话不到20分钟，他便整装待发，到达上海市公共卫生临床中心后没有时间准备就立即投入了工作。李磊主任医师面对公共卫生事件非常有经验。他说：“一名医生唯一能做的就是挺身而出，准备好充足的知识和经验。”

2020年2月9日，吴璟奕副主任医师随瑞金医院第四批援鄂医疗队出征，他所在的医疗队整建制接管了华中科技大学同济医学院附属同济医院光谷院区重症病房。在抵达武汉不到24小时，医疗队就接收了28位重症与危重症新型冠状病毒感染患者，之后数天又成批收治多名急诊患者。在岗前院感防控培训中，吴璟奕由于身形瘦高，穿脱防护服不甚方便，遇到了许多困难。院感办公室的老师提醒他：“你比其他队员更容易受到污染。”有人劝他别去污染区了，可吴璟奕没有向困难低头。他特地拿了一套用过的防护服，晚上在寝室里加练、强化，避免流程中每个可能受到污染的动作。第二天，拿到合身防护服的他成功进入舱内，顺利完成医疗任务。

瑞金医院重症医学科全体人员在抗击新型冠状病毒疫情的战斗中贡献重要的力量，前后共有17名医护人员奔赴抗疫一线。正如时任瑞金医院副院长陈尔真在临时党支部的动员

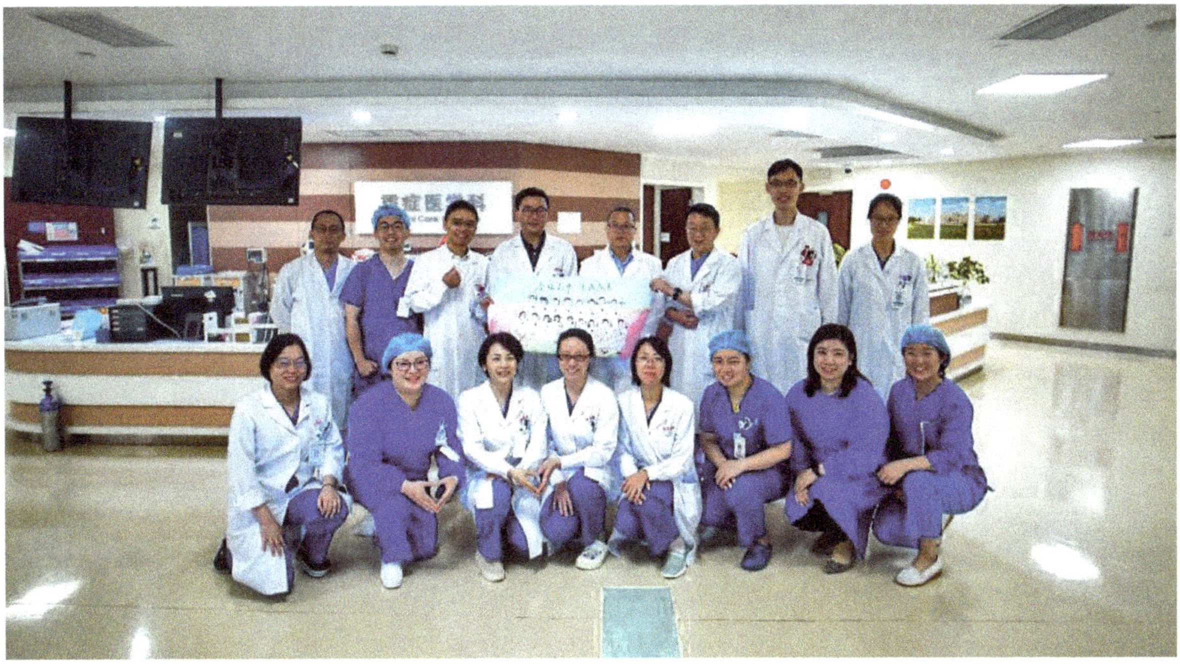

2020 年瑞金医院重症医学科抗疫人员集体照

大会所说："瑞金人要有担当，我们要做最坏的打算，尽最大的努力，出最好的结果。天使百战穿白衣，不破楼兰终不还，待到春暖花开时，三军过后尽开颜。"

不仅如此，重症团队积极参与包括上海世博会、上海国际马拉松赛和世界一级方程式锦标赛中国大奖赛（F1 中国站）等在内的各级各类赛事医疗保障工作，多次派出医护人员参加援滇医疗队，到云南剑川帮助当地医院建立重症医学科；多次深入社区，为百姓送上医学科普和健康咨询活动。2021 年，瑞金医院重症医学科荣获"上海市工人先锋号"。

关怀：哪怕他闭着眼不言不语，也能感知到温暖

由于重症医学专业的新兴性，很多重症医学从业者都没法讲清重症医学和 ICU 学科的发展和临床定位，不同专业出身的医生对 ICU 的理解有差异。目前，ICU 既有综合的（如重症医学科），也有各种专科的（如外科 ICU），对重症患者救治的流程不尽相同。随着医学的不断发展，特别是在老龄化愈发明显的今天，很难从单一器官病变来判断患者病情，这是医学发展所面临的突出问题。所以，重症医学既有细分的专科 ICU 存在的必要性，又要有综合的"全科 ICU"存在的必要性。

瑞金医院重症医学科是专门收治全院所有危重患者、关注各个脏器整体诊治的科室，具备关注患者整体的视角。也因此，在瑞金医院 ICU，可以更明显地感受到社会各阶层人群真实的生活状态，了解到各类人群对医疗资源的认知情况。在这样一个直面生死的科室工作，无论是医生、护士还是护工，每个人都会有异于常人的经历，有更多对生命的深刻理解。在 ICU，能看到人性最真实的一面，这是这个专

业独有的。

重症医学科以现代医学生命支持技术和理念，维护危重患者生命体征，通过多学科协作探寻深层次病因，实施完整有效的治疗方案，最终挽救患者生命，最大限度维持生活质量，使患者重归家庭和社会。在延长生命、保证生活的质量的同时，减少社会资源消耗，这才是良性的循环。重症医学依靠的是“持久性”，重症医生的职责就是帮助患者一起跑好这场生命的“马拉松”。

多年来，瑞金医院重症团队不仅挽救生命，更关注患者的生活质量和生活尊严。有调查显示，ICU 患者的心理障碍发生率为 14% ～ 72%，可表现为焦虑不安、烦躁、恐惧、抑郁甚至不配合，影响疾病的治疗和预后。因此，治疗过程中，重症团队同时注重对患者开展细致的心理关怀，经常主动询问患者的感受，用亲切委婉的语气与患者交谈，对不能进行语言表达的清醒患者则尝试进行非语言性交流或使用肢体语言交流，尽可能地鼓励和安慰患者，从而消除患者的不良心理和情绪，更好地促进身心康复。科室更将心理关怀理念融入 ICU 病房的各种细节设置上，连灯光明暗度都不放过，通过光线调节来改善重症监护室的环境。未来，借助 5G、3D、VR、AI 技术，科室希望实现 ICU 患者和家属的实时亲情交流，以安抚双方紧张、焦虑心理。“ICU 不再是冰冷的，不仅有武装到牙齿的现代化装备，更有人情和温暖。”瞿洪平主任说。

当然，无论医学如何发展，都有无可避免的局限与遗憾。“我刚入 ICU 上班的时候，有个 40 多岁的女患者，是重症肺炎，我们竭尽全力也没有救回她的生命。当她刚上初中的女儿跪下来哭喊‘请你们再救救我妈妈’的时候，我差一点就流泪了。”刘嘉琳深吸了一口气，“但是医生不能哭。我就暗暗告诉自己，以后要变得更强大。人心都是肉长的，无论是患者、家属还是医护人员，大家其实都在 ICU 体会着同样的喜与悲。”在 ICU 交班，从来都不是简单的“你来我往”。“为了保证危重患者、新入 ICU 患者治疗的连贯性，很多时候（我们）都是没办法正常下班的。作为主管医生，必须确保手上患者的安全。”刘嘉琳说。

ICU 走廊尽头的墙上，挂着一年内患者和家属送来的感谢信。密密麻麻的字里透露出病家的理解与感激。患者徐先生的妻子写道：“平时不怎么生病的老公突然高烧，始终查不出病灶，越来越虚弱并伴有休克前期迹象，一夜抢救后转入瑞金 ICU。当晚，我的情绪彻底失控了……接下来 20 多天，医生们除了尽心医治我的丈夫，还要宽慰我这个麻烦的孕妇。他们救治的不仅是患者一人，还有我和我腹中的宝宝。都说现在人情冷漠，医患关系紧张，但这里却让我时时刻刻感受到温暖。”徐先生的主治医生黄洁说，做一名 ICU 医生，感动的时刻总是多过矛盾与纠结：“没有人能时时刻刻监督你，这是一桩良心活。”他坦言，这里的患者大多无法言语，除了“医人”，还要“读心”。

“疾病本身是一件冰冷的事，但能把患者当作自己的亲朋好友来照顾守候，哪怕他闭着眼睛，不言不语，也能感知到温暖。”正如陈尔真副院长所说，ICU 除了担负全医院最危重患者的救治工作，更为重要的是诠释了医务人员对患者生命的关爱与敬畏：“他们的默默付出，不仅是为了救治一个个危重患者的生命，更是为了一个个家庭的美满幸福，以及社会的和谐。”

余华说在父亲“奄奄一息”、全家已在为

老人准备后事的情况下，他的父亲经瑞金医院ICU3个月的治疗并出院后，在88岁的年纪，心肺功能奇迹般地康复了，他可以用助步器走路，之后还开始尝试拄着拐杖走路。也因为这段经历，老人家还有了新追求，要为了看清电视节目去做白内障手术。“要让老人活得有质量”，余华记住了瞿洪平主任电话里的这句话。

“医学也是人学，而且是活生生的人学。瞿教授告诉我，在瑞金医院重症医学科，最年长的病愈出院者有103岁。当我重新想起奥斯特洛夫斯基写下的‘青春胜利了’这句话时，‘生命胜利了’这几个字突然跳了出来。是你们，重症医师们，还有在重症病房里吃苦耐劳、兢兢业业的护士们，让一个又一个的生命，让过去、现在、将来的生命，胜利了！”余华在海上重症论坛的演讲上这样说道。是的，瑞金重症医学，从过去、现在到将来，竭力护航每一个“生命胜利时刻”。

撰稿丨吴璟奕

放射科

不断修炼“火眼金睛”，创新引领医学未来

百年沧桑，岁月如歌，自 1921 年法国教会医生、放射学专家 Richer A. 主持科室工作以来，瑞金医院光荣地成为中国最早拥有放射科的医院之一，尽管初期仅有 4 名工作人员，却点燃了医学影像的星星之火。

在历史的长河里，以朱大成教授为首的历代瑞金放射人薪火相传、勇于创新，不断修炼着“火眼金睛”，见证了从 X 线到计算机体层扫描（CT）、磁共振成像（MRI），再到光子计数 CT、多核 MRI 的飞跃发展，谱写了医学影像史上的重要篇章。站在新的历史起点上，瑞金医院放射科将继续砥砺前行，创新引领医学未来。

拓荒初建

1918 年，瑞金医院的前身广慈医院开始建造 10 号楼——“手术放射理疗楼”，内设医院最早的手术室和 X 线室。1921 年，法国政府赠送了一台 X 线机，广慈医院成为中国最早具有放射设备的医院之一，放射科也由此设立。1925 年，放射科正式建立，由当时的法国教会医生、放射学专家 Richer A. 主持工作，初期的工作人员仅 4 人。

建科后，放射科发展迅速。1938 年，广慈医院获得 150 毫克镭锭，放射科开展了肿瘤放射治疗，是当时上海首个拥有镭锭的放射科。1964 年，购置了国产钴 60 治疗机，建造了专门收治放疗患者的病房，由徐开埜、罗擎乡医师分管镭锭病房，并派驻专职放射治疗的医务人员。1992 年，医院成立放射治疗中心，独立设立放疗科，放射诊断与放射治疗从此分开。

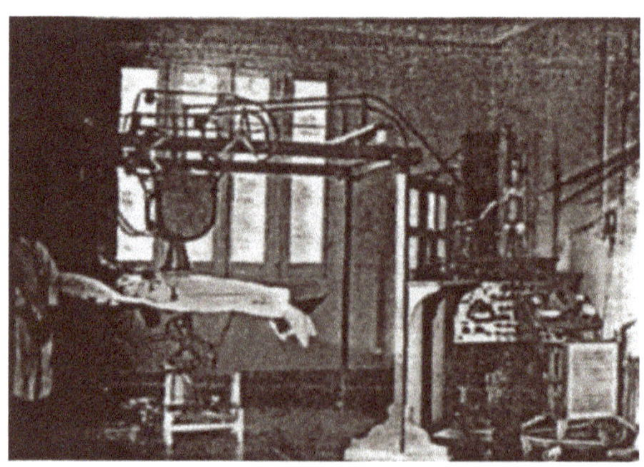

广慈医院（现瑞金医院）第一台 X 线摄片机

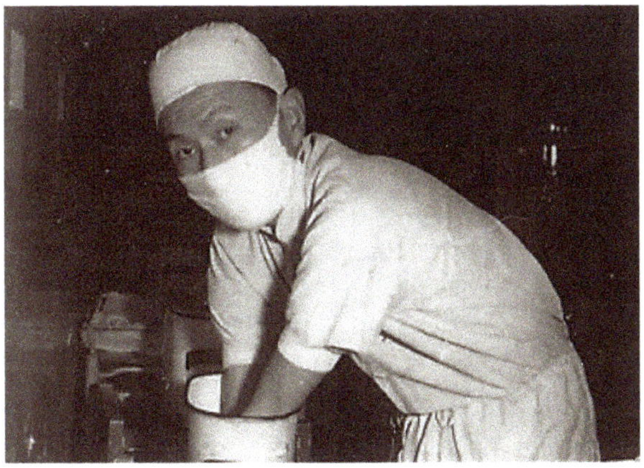

徐开埜教授在开展肿瘤放射治疗前，做准备工作

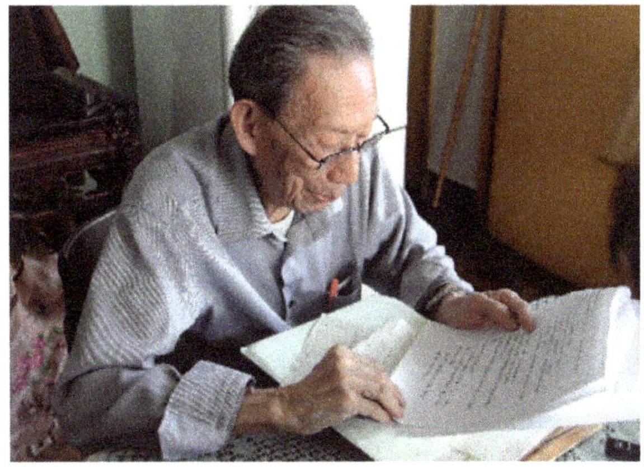

晚年的徐开埜教授，在修改书稿

开拓创新

1951 年，朱大成教授学成归国，成为新中国成立后广慈医院放射科的奠基人，放射科的辉煌序幕由此拉开。

朱大成教授一生对医学事业执着，对工作勤奋，对学术研究倾心，可谓学界楷模。瑞金医院放射科江浩主任医师回忆多年前的一件往事：曾有一例结肠癌病例，科内在诊断方面有不同意见，争论激烈，最后谁都无法拿出切实有效的依据驳倒对方。朱大成教授观察病例后，经过反复比对和斟酌，大胆提出该患者不止一处病灶，而是罕见的“双癌”。随后，手术病理完全证实了他的判断，该病例也成为上海市医学会放射学科专科分会的经典读片案例之一。

朱大成教授是我国儿科放射学的奠基人。1955 年，由他主译的《儿科 X 线诊断学》为国内第一部儿科放射学专著，其出版对我国儿科放射学的形成起到了推动作用。此外，1992

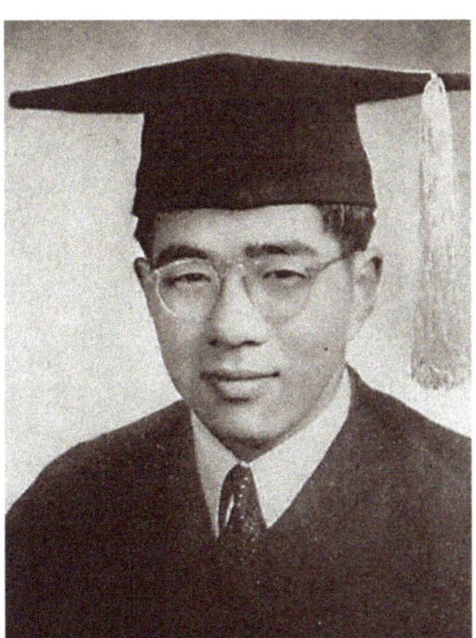

瑞金医院放射科奠基人朱大成教授

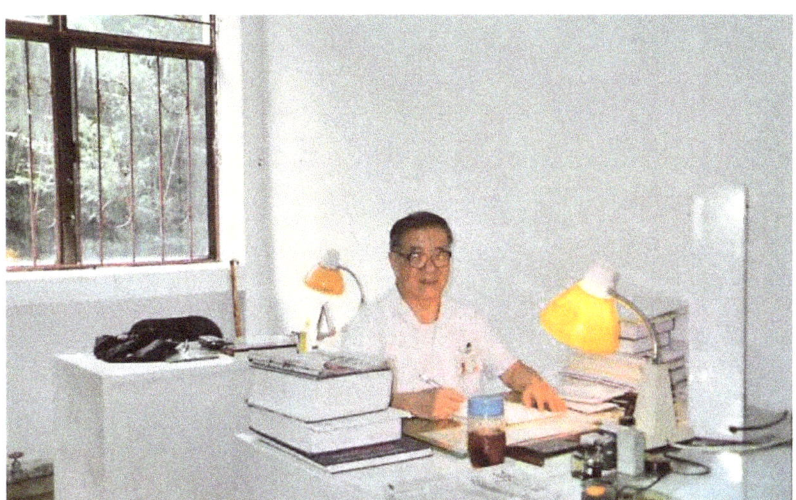

78 岁的朱大成教授在专家工作室工作的情景（摄于 1996 年）

年，朱大成教授主编完成《汉法医学大辞典》，填补了我国法语医学教育的空白。

他高度重视科研工作，鼓励科内医生开展临床研究工作。放射科徐开埜教授团队经过艰苦研究和反复测试，于1974年成功研制出了国内第一台乳腺钼靶机，朱大成教授全程参与指导。1977—1978年，相关科研成果先后获得上海市重大科技成果奖和全国科学大会奖，充分体现了他在学科发展方面的卓越贡献。

此外，朱大成教授也注重院内学科间的协作。他与普外科傅培彬教授等专家密切合作，常常一起讨论患者的X线片。现在看来，当年专家们的“头脑风暴”就是现今多学科诊疗（MDT）的雏形。在他的带领下，放射科逐渐建立并完善与呼吸科、外科、内分泌代谢学科及儿科等的跨学科、多领域、广覆盖的学术互通互助机制，对提高瑞金医院的临床医疗水平起到了重要作用。1952年，放射科开始与外科系统的科室建立多学科合作，每周六8点至9点有读片活动。1956年起，科室与呼吸科、胸外科一起开展读片讨论。1963年，放射科与神经科开始常规读片活动，保证每两周开展一次读片，每次2小时。1995年起，放射科与内分泌代谢学科建立多学科讨论，共同读片并分析相关病例；随着两科之间的合作越来越紧密，放射科开展了一系列静脉采血技术以帮助临床诊断，如肾上腺静脉分段采血测量激素水平等检查技术，为临床提供了重要支持。

1998年11月26日，朱大成教授成为瑞金医院第一批终身教授，他的治学精神激励着一代代瑞金放射人不懈努力，不断修炼自己的“火眼金睛”。在他的引领下，放射科在学科发展、人才培养和新技术引领方面取得了突出成就，被誉为“医生的医生”。

传承发展

一代又一代瑞金放射人接力书写着百年辉煌的长卷。在历任科主任和全体科室员工的辛勤耕耘下，放射科秉承追求卓越的学术攀登精神，成为国内外具有极高学术声誉及重要影响力的放射学科。20世纪70年代以来，随着CT的问世，医学影像学迅速发展。1980年，MRI进入临床应用，为放射科的发展带来机遇。20世纪90年代，瑞金医院率先引进螺旋CT，并开展了多期动态增强CT检查、小肠CT成像等检查项目，提高了诊断的准确性。此外，高场强MR的应用，拓宽了放射诊断的应用范围；科室开展了磁共振波谱成像、磁敏感加权成像、磁共振功能成像、心脏磁共振成像等项目，助力临床学科的发展。2009年，放射科购置了乳腺专用MR，开展乳腺MR多参数成像的临床应用研究，提高了乳腺癌的早期检出率和诊断准确性，建立了规范的乳腺癌影像学检查流程，为乳腺疾病诊治中心的发展提供支撑。

2010年开始，放射科围绕能谱CT新技术在肿瘤影像及心血管病方面深入开展临床应用研究，是国内最早开始能谱CT临床研究的单位之一。科室获得了一系列国家级项目，在影像学顶级期刊*Radiology*上发表多篇论文；主编全球该领域的首部专业图书《能谱CT的基本原理与临床应用》。科室开展的能谱CT小肠造影，能准确判断炎症性肠病的疾病活动度、狭窄部位、肠外并发症及精准评估疗效等。在弥漫性肝病方面，科室建立了多模态影像数据库，开展了一系列临床研究，构建了基于深度学习的肝纤维化早期诊断模型、门静脉高压风险分层的预测模型。光子计数CT引进之后，严福华主任团队又率先在国际上开展了代谢功能障碍相关脂肪性肝病的多扫描方案验证的队列研究，建立了基于CT值的脂肪分数（CTFF）分析模型，为精确定量肝脏脂肪提供了解决方案，研究成果发表在影像学顶级期刊 *Radiology* 上。

目前，放射科是影像医学与核医学专业硕士、博士培养点及博士后流动站，国家临床重点专科、国家临床药理基地、上海市放射诊断质控中心挂靠单位、上海交通大学医学院医学影像学系及上海交通大学医学院医学技术学院医学影像技术系所在地，上海市住院医师、专科医师规范化培训基地及考核点。放射科在复旦大学医院管理研究所发布的“中国医院专科综合排行榜（放射科）”上位列全国第三。

近年来，在全面适应当代医学影像诊疗基本要求的基础上，放射科逐步建立并发展起鲜明的亚专业特色，形成了医、理、工深度交叉融合的研究团队。例如，严福华主任团队原创性提出了神经黑色素-铁一体化成像新技术，在脑铁和神经黑色素定量测定方面取得了重大突破，为帕金森病的早期诊断提供可视化的信息。对于蓝斑这个微小结构，传统的影像学难以显示，严福华主任团队基于原创的序列开发，不断优化扫描参数，实现了蓝斑的高分辨成像，并且将其命名为“蛙眼征”，相关文章发表在神经影像的顶级期刊上，为当期的封面文章。

此外，科室率先利用MR弹性成像（MRE）开展了肝癌组织结构特性和生物力学特性的相

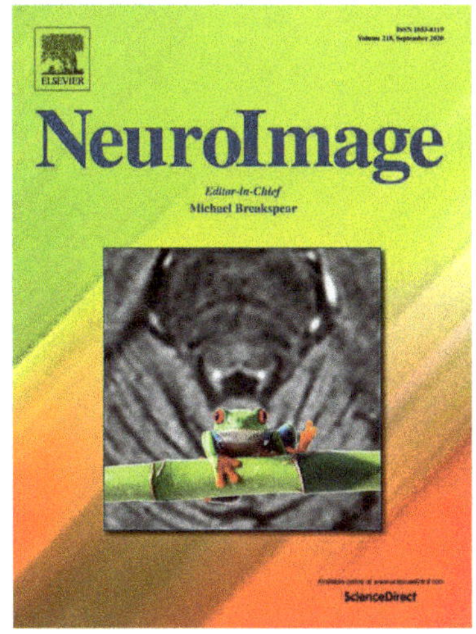

基于三维MTC-STAGE序列，可清晰显示四脑室前方的蓝斑，蓝斑呈明显点状高信号，命名为“蛙眼征”相关文章发表于NeuroImage，为当期封面文章

关性分析、肝癌生物力学表征与生物学行为之间的关联，建立了基于肝组织弹性特征的肝脏术后肝功能衰竭预测模型，拓展了影像学的应用范畴。

在心血管影像方面，科室建立了基于影像学指标的冠状动脉粥样硬化性心脏病风险预测和疗效预测研究。采用能量CT和光子计数CT新技术，大幅降低了冠状动脉CT检查的辐射剂量。在冠状动脉粥样硬化性心脏病支架置入后CT检查方面，科室率先开展临床研究，在影像学权威期刊上发表了高质量的论著，显示了光子计数CT“看得更清、更全”的优势。放射科充分利用了新设备、新技术的平台，各亚专业组医生均以丰富的临床经验和极强的科研能力，以开放合作的心态，不断夯实学科建设的基础，提升医疗服务的能力。

近年来，放射科共发表期刊论文500余篇，SCI论文400余篇；牵头或参与制定行业规范、专家共识等20余项；主持科研项目60余项，其中国家重点研发计划2项、课题4项，国家自然科学基金35项，省部级项目14项，各类

人才项目10余项；累计获得科研经费近6 000万元。科室还自主研发了多项新序列和新技术，成功应用于临床实践，为患者带来了实实在在的益处。

造福患者

49岁的金女士在归家途中突然感到头晕、眼花，并且出现了视物模糊、变形。尽管她在当地医院进行了各种检查，结果却并未发现异常，因此医生没有对其进一步诊治。在接下来的一年里，金女士多次出现头晕、眼花的症状，进餐后才能缓解。这促使她选择了前往瑞金医院内分泌代谢科求助。激素检查结果显示在金女士低血糖时，胰岛素和C肽水平均有所上升，这表明她可能存在内源性高胰岛素血症，初步怀疑是胰岛素瘤在作祟。但是，胰腺MRI检查也未能找到明确病灶。在MDT讨论中，放射科主任严福华提出了使用能量CT进行胰腺检查的建议。通过能量CT成像，利用40 keV虚拟单能量图像重建和碘密度图等多参数分析方法，精确定位并清晰地显示出了胰腺内的微小胰岛素瘤，后经胰腺外科手术，金女士终于摆脱了困扰。该病例是放射科致力于新技术的临床落地并造福患者的真实写照。

作为临床医生不可或缺的“侦察兵”，放射科医生每天致力于研读X线、CT和MRI等多种影像，凭借深厚的医学知识和丰富的实践经验，细致解读这些影像中的每一个细节。放射诊断的工作不仅仅是“看图说话”，更包括对适应证检查的精准判断，对图像质量的严格把控，以及对每一处图像细节的深入剖析。在面对与临床医生意见相左的情况时，放射科医生会及时沟通、深入讨论，并对每个病例进行细致的随访和回顾，不断从中学习和成长。严福华主任经常强调：“放射科医生必须具备全科医生的知识体系，要对人体从头到脚的重要脏器的解剖、病理、生理了如指掌。”正是在这样的教诲下，瑞金医院放射科培养出一支严谨、创新、精益求精的青年医师队伍，他们在各自的亚专业领域不断探索，并在国内外的学术舞台上展现出卓越的实力。

48岁的刘女士近3年来反复腹痛、恶心，辗转多家医院均未得到明确的诊治，来到瑞金医院胃肠外科就诊后发现外院的CT结果显示是“左上腹空肠肠壁增厚”。究竟是肿瘤导致的，还是炎症导致的？这是摆在医生面前的问题，病因不同，治疗方法自然也大相径庭。为更加准确地找出病因，放射科为刘女士进行了小肠CT检查。经过仔细研读，发现刘女士存在先天性的小肠旋转不良问题。“正常人的空肠主要位于左中上腹，回盲部位于右下腹，而她的空肠在右上腹，回盲部范围位于左下腹的位置，因此定位及定性诊断应为回盲部的一个炎性肉芽肿。”赵雪松医生分析道。在放射科的精准诊断下，胃肠外科决定为她实施手术。果然，手术中发现了回盲部的炎性肉芽肿。术后一周，刘女士顺利出院，她感激地说：“瑞金医院的多学科合作帮我找到了隐藏多年的病因！”

68岁的老庞在体检时，发现了一个6 cm的胰腺肿瘤，肿瘤巨大，涉及周围脏器结构复杂，手术难度非常高。一方面是高难度的手术，另一方面是肿瘤可能进展和转移的风险；老庞陷入了两难的困境——治还是不治？怎么治？老庞一家来到了瑞金医院就诊。胰腺外科、胃肠外科、麻醉科及放射科等科室会诊并反复研究老庞的胰腺CT图像，放射科副主任柴维敏主任医师发现，他可不止有一个肿瘤。还有一个隐匿很深的小肿瘤，不仔细看很难发现。经层层推理，柴维敏主任医师还发现这个大肿瘤也并非生长在胰腺内部……这一发现可谓峰回路转：按当地医院的诊断，老庞是要做胰十二指肠切除术的。但此次发现使老庞幸运地躲过了“腹部最大的手术”，可以用最小的“代价”（微创、高效、低风险）实现最大的“胜利”，不仅有可能“轻松”摘了大肿瘤，还“挖掘”出隐匿的小肿瘤。在放射科预判“罪犯”的面目后，胰腺外科重新调整手术策略，决定对其实施含十二指肠球部的远端胃大部切除术及胰头肿瘤剜除术，术中的观察与柴维敏主任医师的判断一致：大肿瘤来自胰头，呈外生性生长；小肿瘤来自十二指肠。他感激地说：“多亏了柴主任的‘火眼金睛’，让我免受大手术之苦！”

37岁的夏女士频繁感到胸闷、心悸、呼吸困难，有时候还会晕倒。这种症状持续了近一个月，于是她来到瑞金医院就诊，心脏超声显示她的右心房内有一个30 mm × 72 mm的肿物。心脏外科主任赵强教授认为，肿物根源很可能不在心脏。为了明确肿物的起源，他立即联系放射科。放射科副主任杨文洁主任医师和团队对患者进行了心脏磁共振检查，发现肿物从左侧髂内静脉一路延伸至右心房。进一步检查发现，夏女士子宫上也有肌瘤，初步诊断为罕见的子宫外脉管内平滑肌瘤病。多学科专家团队制订了详尽的手术计划，成功为她切除了所有肿瘤。术后，夏女士恢复良好，感激地说：“谢谢医生们的努力，让我重获新生！”

这样的故事还有很多。正是因为放射科医生的独具慧眼，才能准确找到病因，指导临床治疗，为患者带来福音。

创新引领

放射科以临床需求为导向，以创新影像技术及临床转化为发展动力，凝练了一支“产-学-研-医-用”综合型科研队伍。团队积极投身于新设备、新技术的研发中，原创性地提出了一系列影像学定量新技术和新方法，推动学科交叉融合和不断创新，引领医学影像领域朝着新方向快速发展。

在神经影像科研方面，帕金森病（PD）的早期诊断至关重要。PD患者的黑质内多巴胺能神经元退变、铁沉积增加、神经黑色素（NM）减少，都是重要的病理改变，其中黑质体1（N1）受累最早、程度也最重。N1铁含量增加导致MR图像上“燕尾征”消失，对PD诊断大有帮助。放射科经过长期钻研，不仅摸索出了适用于检测N1征象的最优化MRI扫描方案，还制定了N1征象判读标准指南，并结合深度学习技术开发了基于影像标记物的PD辅助诊断软件，申请相关国家发明专利2项，为今后的临床转化应用奠定了坚实基础。

在腹部影像科研方面，科室与上海交通大学共同研发了电磁驱动式磁共振弹性成像新系统，申请发明专利4项，实现了组织生物力学在体原位测量，揭示了肝脏组织生物力学的频率特性，并在国产磁共振设备平台（联影）上实现了集成应用。

此外，依托先进的光子计数CT和多模态磁共振成像，放射科还针对神经内分泌肿瘤、代谢相关性脂肪性肝病等重大、重要内分泌代谢疾病，建立了精准的影像诊断、风险分层及围术期评估体系，为患者提供了更为准确、个性化的诊疗服务。通过建立临床相关SOP并进行基层进修医生培训，逐步实现成果向全国辐射、推广。

针对国产厂家缺乏临床需求数据以指导产品开发和优化的“瓶颈”，在国家重点研发计划的专项支持下，完成了全国范围内上百台在用MRI设备的系统性综合评价，撰写了我国首部《MR产品数据分析报告及产品评价报告》，建立了我国MRI检查规范及产品评价方案，为国产医疗设备制造水平提升提供了参考，为国家制定政策提供了依据。

此外，针对目前先进设备尚不能完全满足临床日益增加的需求这一现状，上海交通大学、瑞金医院、联影集团合作共建医学影像先进技术研究院，放射科主任严福华参与筹建并担任副院长，从全球引进学科带头人、研究骨干数十人，以发展世界领先水平高端医学诊疗技术为宗旨，通过产、学、研、医的深度结合，实现医学影像与放疗技术的创新研究和技术转化。此外，通过建立跨学科交叉融合的人才培养机制，培养医学诊疗技术领域里的高端人才。目前，严福华主任带领的科学家、工程师、临床医师和技师团队正共同开展下一代新型磁共振系统的产品研发和临床转化，以打造新型全链条智能型磁共振系统，它能有效提升扫描效率、获取高质量的图像，且易于规范化和标准化操作。

铸 才 育 人

放射科具有深厚的教学底蕴，为上海交通大学医学院医学影像学系及医学技术学院医学影像技术系所在地，是南亚东南亚医学教育与医疗卫生联盟影像分联盟主席单位，是影像医学与核医学专业及医学影像技术专业硕士、博士培养点及博士后流动站，也是上海市住院医师、专科医师规范化培训基地及考核点。

上海交通大学医学院医学影像学系成立于2009年2月，主要承担上海交通大学医学院临床医学专业（8年制、5年制、“4+4”学制等）医学影像学的授课及实习带教工作，以指导临床专业学生掌握影像学基础知识和技能、熟悉常见疾病的影像表现、了解医学影像技术进展。瑞金医院的法语教学特色传统在放射科中得到了很好的传承，除了每年承担法文班的“医学影像学”大课授课、法国实习生的带教工作外，杨文洁主任医师还牵头编写了医学影像学法语补充教材*Mémoire de Radiologie*。2020年，瑞金医院放射科受中华医学会放射学分会和法国放射学会委托，将法语版的*Mémo de l'interne de Radio*译为中文，即《放射科住院医师手册》，广受好评。

放射科在2009年入选全国首批放射科住院医师规范化培训基地，培养的住院医师都顺利结业，其中10人获得上海市级“优秀住院医生”荣誉称号。教学团队秉持瑞金优良的教学传统，结合国家住院医师规范化培训相关政策，与时俱进、因材施教，以住院医师胜任力为导向，开展了多种多样的教学活动，组织了“住院医师影像急诊”“过敏反应抢救培训”“心肺

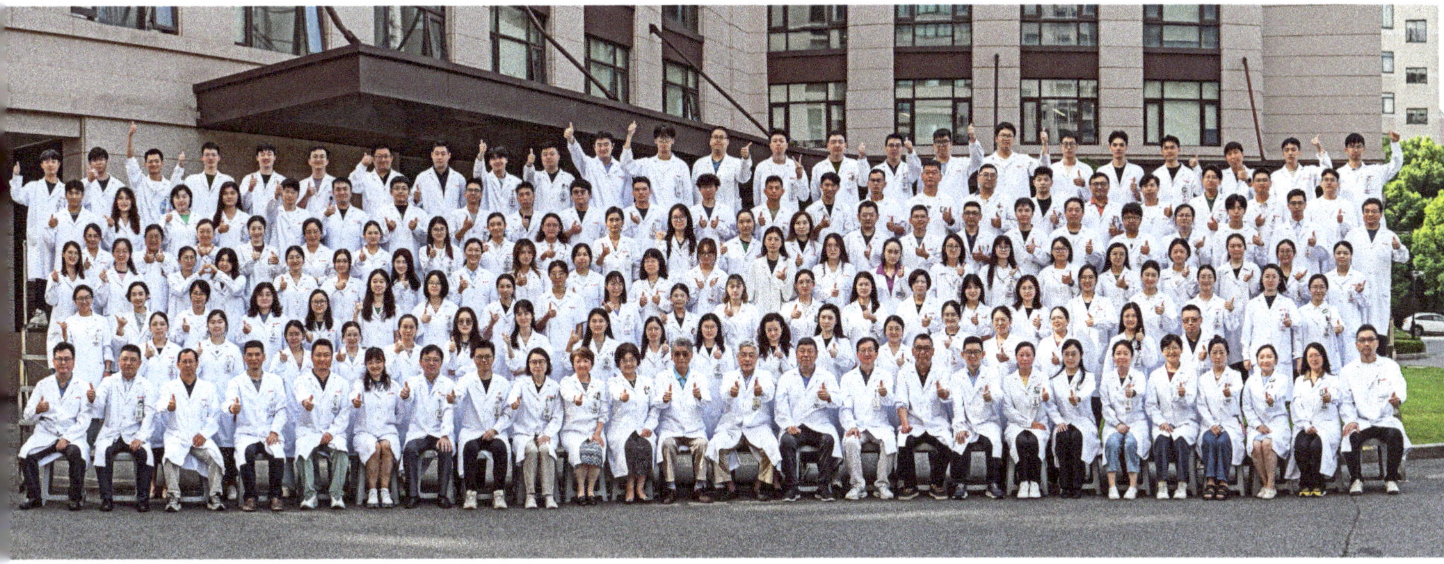

2024 年瑞金医院放射科集体照

复苏培训”“影像技术与解剖”等系列课程，制定了完善的住院医师培训带教体系、考评制度等。每周一上午 90 分钟的教学读片，更是系统介绍所有人体系统的疾病，内容涉及影像检查技术规范、关键影像征象识别、影像诊断和鉴别诊断要点、科研热点问题展示，并有当堂测试，以不断夯实住院医师的理论基础、加强对临床实践能力的培养。基地主任严福华被评为全国住院医师规范化培训优秀专业基地主任和上海市住院医师规范化培训优秀带教老师。

2021 年 12 月 7 日，上海交通大学医学院医学技术学院成立。该学院是上海交通大学医学院二级学院，依托上海交通大学医学院附属瑞金医院进行属地化管理，是上海市“双一流”建设高校中首家成立的医学技术学院。学院设有医学影像技术、医学检验技术、食品卫生与营养学、听力与言语康复学 4 个专业。瑞金医院放射科主任严福华担任医学影像技术系首任系主任，在上海首次建立了医学影像技术专业“本–硕–博”培养体系。学院每年招收医学影像技术专业本科生 15 ～ 20 人、研究生 8 ～ 10 人。医学影像技术专业采取小班化精英教学，以“初心磐坚，精心铸才”为愿景，以临床转化应用为导向、医工融合为特色，汇聚国际及产业界师资，培养具有深厚人文底蕴、扎实专业知识、熟练临床技能、强烈创新意识、宽广国际视野的“创新型、复合型医工人才”。医学影像技术专业与放射科等影像科室深度融合、协同发展，聚焦于磁共振成像技术、超高场强磁共振成像序列及线圈设计、智能医学图像处理、医学影像大数据与智慧医疗等方向，开展医学影像先进技术研发及临床转化研究。

传承是对历史最好的致敬，瑞金医院放射科百年的发展，承载着前辈们艰苦创业的成果，寄托着新一代青年人在放射学科厚积薄发的希望。

站在新的历史起点上，瑞金医院放射科将秉承“敬佑生命、救死扶伤、甘于奉献、大爱无疆”的医者精神，迈出瑞金放射人铿锵有力的坚实步伐。

撰稿丨严福华　宋琦　姚侃敏

呼吸与危重症医学科

立足临床探索未知，学研并重造福人类

瑞金医院呼吸与危重症医学科历史悠久，紧随新中国的建设进程同期发展。早在1952年，广慈医院（上海交通大学医学院附属瑞金医院前身）设立内科五病区与结核病区，拥有独立的门诊及肺结核急诊观察床位。1956年，内科五病区与结核病区合并成立肺科，成为独立的临床科室。1976年，肺科迁入老36号楼，并成立重症抢救室。2002—2003年，肺科搬入老9号楼工作，在艰苦的条件下，继续坚持开展危重症抢救、支气管镜和肺功能检测等工作。2004年，感染科呼吸科病房楼落成，肺科更名为呼吸内科，后于2017年再度更名为呼吸与危重症医学科（以下简称“呼吸科”）。

经过70余年的奋斗，呼吸科走出了许多名医大家。尤其是在中国肺脏病学专家孙桐年、胡曾吉、邓伟吾、黄绍光、万欢英教授的带领下，瑞金医院呼吸科在临床、科研、教学三个方面均取得佳绩，推动呼吸危重症学科发展。

近年来，瑞金医院呼吸科在瞿介明、时国朝及李庆云等多名专家的带领下，建设了一支由学术带头人、研究骨干、技术人员及管理人员组成的医疗、教学以及科研团队。进入21世纪后，团队先后开展了高阶胸腔介入技术、多模式无创通气、危重症呼吸支持、血管介入以及肺移植等前沿诊疗技术。团队先后获得“国家呼吸区域医疗中心”“国家重点学科”“国家临床重点专科”“上海市重中之重临床重点学科”“全国PCCM专科培训示范基地”“国家呼吸系统疾病临床研究中心”“全国PCCM科规范化建设三级医院示范单位”及“国家卫生系统青年文明号”等荣誉和称号，成为国内呼吸医疗领域的典范之一，并在复旦版“中国医院专科声誉排行榜（呼吸科）”上

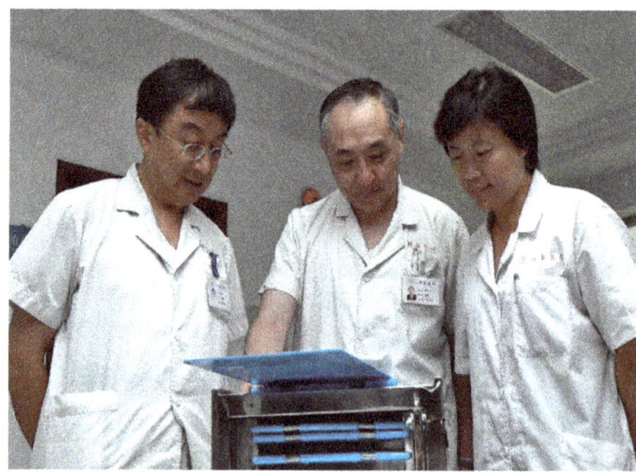

瑞金医院呼吸科老一辈专家工作留影

列第 5 名。

目前，呼吸科共有床位 223 张［含北部院区病区床位 32 张，转化医学中心床位 48 张，呼吸重症监护室（RICU）床位 22 张］，年门诊量 18 万余人次，出院患者 1 万余人次，拥有上海交通大学医学院呼吸病研究所，国家卫生健康委员会内镜培训、临床药理、住院医师规范化培训、专科医师规范化培训、国家临床药师培训和肺功能规范化培训等 6 个国家级基地，上海交通大学医学院慢性气道疾病诊治中心、睡眠监测、疑难胸腔疾病会诊、胸腔疾病介入诊疗、呼吸重症、肺癌一体化诊疗 6 个诊疗中心和慢性咳嗽等 14 个专病门诊，为来自全国各地的患者提供优质的临床服务。

瑞金医院呼吸科教学历史悠久，从科室领导到各级医师，对教学工作均积极负责、兢兢业业，获得学生的一致好评。截至目前，这里共计培养硕士或博士研究生超过 200 人，且大多在呼吸专科各个领域中取得一定成就。此外，呼吸科迄今已举办全国呼吸医师高级进修班 40 余届，结业学员达 1 500 余名。他们回到当地医院以后，成为学术骨干，促进了全国各地医疗卫生事业的发展。

呼吸科团队在慢性气道疾病、肺部感染与呼吸危重症、睡眠呼吸疾病、肺血管疾病、肺癌等的临床和基础研究方面取得诸多重要研究进展，在包括 *Cells*、*The Lancet*、*The British Medical Journal*、*American Journal of Respiratory and Critical Care Medicine*、*Journal of Allergy and Clinical Immunology*、*European Respiratory Journal*、*Chest*、*Cancer Research*、*Journal of Thoracic Oncology*、*International Journal of Cancer* 等在内的高水平专业期刊上发表 SCI 论文 200 余篇；主导或参与撰写指南、专家共识、标准 40 余篇，主编或参编专著 30 部。近 5 年来，团队承担国家级科研项目 68 项，包括国家重点研发项目、科学技术部重大专项、科学技术部重大专项子课题、国家自然科学基金青年、面上项目及重点项目、省市级科研项目等，项目涵盖慢性气道疾病、肺部感染、睡眠呼吸疾病、肺血管疾病、肺癌等多个亚专科，获得的总资助金额超过 1 亿元；牵头国际、国内多中心临床研究 15 项，参与临床研究 32 项，授权发明专利 10 项，获中华医学会科技进步奖、上海市科技进步奖等省部级奖项 4 项，连续两次获得上海交通大学医学院“上海高水平地方高校创新团队”。此外，科室共获各级各类人才项目 10 余项。

建立呼吸道感染病原菌快速诊断和耐药监测平台

作为我国具有重要影响力的呼吸与危重症医学科专家，瞿介明教授始终致力于我国呼吸道感染的规范化诊治及新技术的探索。他从临床出发凝练科学问题，通过实验研究，又回归至临床应用，取得了一系列重要成果，为确立我国在该领域的国际学术地位作出重要贡献。

他带领团队先后在 *Cells*、*The Lancet*、*The British Medical Journal*、*American Journal of Respiratory and Critical Care Medicine*、*Nature Communications* 等发表 SCI 论文 134 篇，总影响因子达 985 分，代表性论文单篇最高他引 6 435 次；以第一完成人获上海市科技进步奖一等奖；获上海领军人才、上海市曙光学者、中

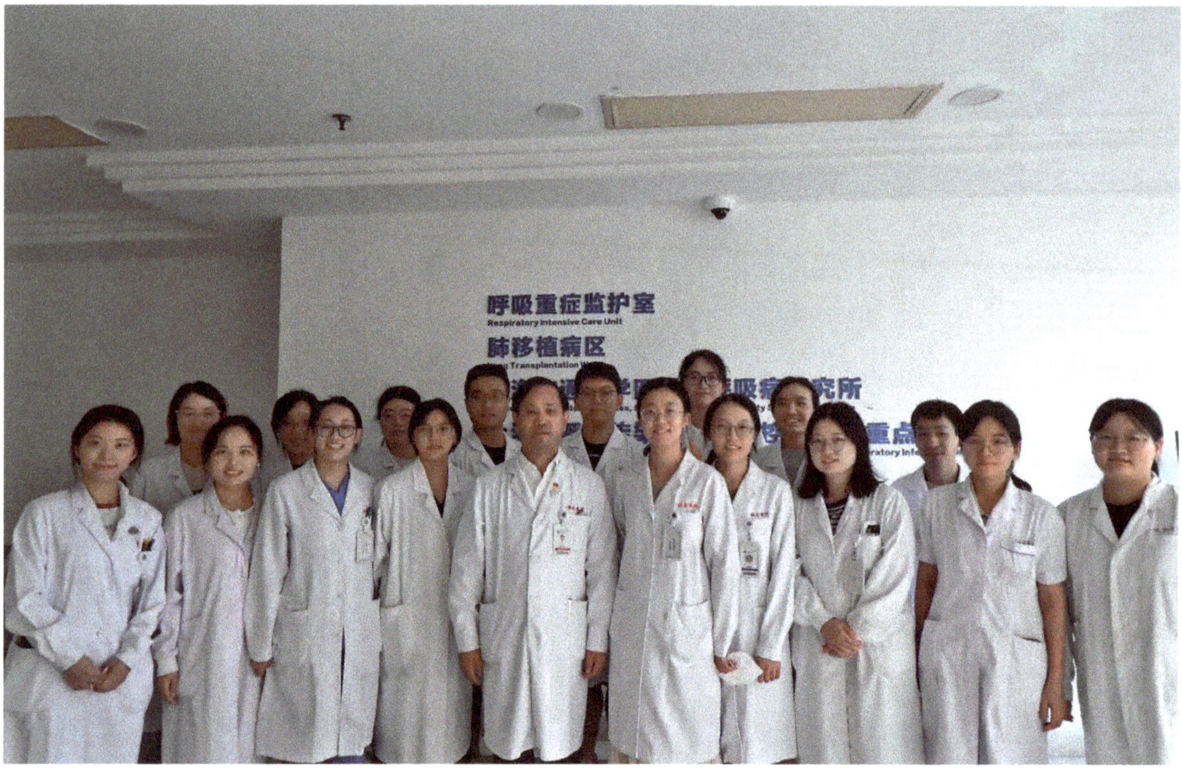

瞿介明教授（前排左五）与科研团队合影

国呼吸医师奖、医师报“十大杰出医学贡献专家”等荣誉。

围绕“病原-宿主-免疫”研究主线，他牵头制订新的指南，推动呼吸道感染领域临床诊疗的规范和进步。通过系统性研究间充质基质细胞及其衍生物在难治性肺部感染治疗中的作用机制，他率先开展针对新型治疗手段的临床研究，为难治性肺部感染治疗新方法的开展作出贡献。他聚焦新型冠状病毒肺炎，将基础理论与临床实践相结合，有效提升我国应对新发重大呼吸道传染病的防控能力。

瑞金医院呼吸科近年来参与了包括国家“十五”攻关计划等在内的多项肺部感染研究课题和多种抗生素的临床试验，不断探讨社区获得性肺炎和医院获得性肺炎的流行病学、危险因素和细菌耐药性等。

此外，呼吸科团队深入多学科协作模式，逐步建立呼吸道病毒感染的快速检测技术，包括针对非典型致病菌、肺炎链球菌及各类病毒的快速检测，以期应对新出现的类似严重急性呼吸综合征（SARS）、甲型H1N1流感等急性传染性呼吸道感染，并与上海市公共卫生临床中心开展了流感病毒早期快速筛查的合作，为及时诊断新发呼吸道传染病建立了技术平台；建立院内感染监测网络，制定并优化抗生素应用规范，建立了院内感染控制流程，特别是ICU病原菌构成及与宿主危险因素的相关性、病原菌耐药性检测及变迁与耐药机制研究分析，以期指导临床合理、有效地经验性选用抗生素，从而提高重症感染患者的生存率。

同期，团队与临床药剂科合作，开展了万古霉素和阿米卡星谷浓度测定以指导抗生素的应用，使临床药物应用剂量更精确，增加了抗菌效果，减少了肾毒性。

与此同时，呼吸科团队充分利用已经形成的全国多耐药监测平台，通过举办学习班、巡回讲座等方式，将瑞金医院建立的呼吸道病毒感染快速检测平台、院内感染监测网络、优化抗生素应用规范和院内感染控制流程向全国推广。

聚焦呼吸危重症，实施综合性救治策略

1976 年，呼吸科成立重症抢救室，为现今 RICU 的前身，也是瑞金医院最早开展重症监护管理的科室之一，并以呼吸机治疗及气道管理为主要特色。

1985 年，黄绍光教授回国后，以呼吸生理为基础，在参照国外研究的基础上，开始发展呼吸相关危重病的抢救。他在危重型哮喘及气道阻塞为主的急性呼吸衰竭治疗中，进行床边呼吸动力监测和血二氧化碳适度增高性通气治疗为中心的研究。1986 年，呼吸科对有严重气道阻塞的哮喘及慢性阻塞性肺病患者采用了控制性低通气（低容量、低压力）的呼吸支持模式，改变了传统的改善通气以二氧化碳为主要指标的概念。

团队在全国范围内较早建立呼吸衰竭抢救治疗室，成功救治重症哮喘、呼吸衰竭及成人呼吸窘迫综合征等危重病例，并曾成功救治两位在大陆旅游期间发生呼吸衰竭的台胞病人。

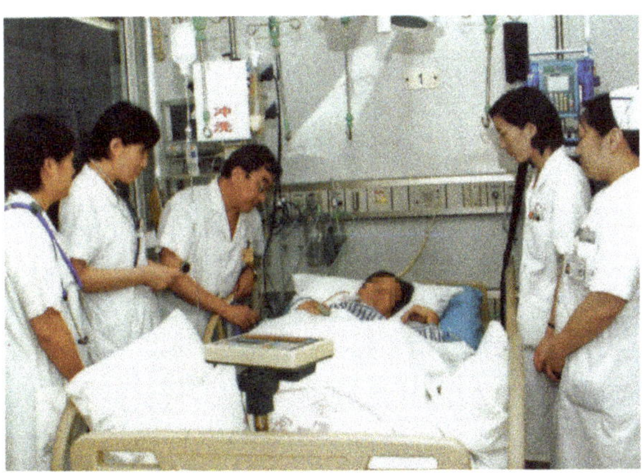

黄绍光教授（左三）带领呼吸重症团队床边查房

1986 年，团队实施了首例经气管镜气管插管，同时开展了内源性呼气末正压（PEEP）测定。1988 年，团队于国内首先报道了呼吸机治疗中内源性 PEEP 的测定。1992 年，呼吸重症监护室（RICU）建立，成为国内最早成立 RICU 的单位之一。先后培养了一大批从事呼吸危重症医学人才，同时有效提高危重症抢救成功率。1993 年，团队在国内率先应用“保护性肺低通气”策略对危重型哮喘进行救治的同时，并逐步将无创呼吸机应用于临床治疗。1995 年，应用 BICORE 测定呼吸动力学参数，指导机械通气及撤机，并对重症患者应用保护性毛刷进行病原学检测。同期，肺科积极参与全院呼吸危重患者的会诊并协助其他学科建立 ICU。同年，肺科在危重型哮喘时血 CO_2 适度增高性通气治疗和呼吸动力监测研究荣获上海市科技进步三等奖。

2000 年以来，RICU 在治疗和监测技术方面取得重大进步，更先进的呼吸机模式和参数调节技术、高流量氧疗设备和无创通气得到广泛应用，体外膜肺氧合（ECMO）技术得以开展，早期康复得以介入等；监测技术如无创心输出量监测、电阻抗断层成像技术等，助力全面评估。同时，医护团队专业化水平不断提高，通过多学科协作模式，提高了治疗效果和患者的生存率。

打造慢性气道疾病为核心的社区综合防治体系

20世纪90年代，邓伟吾教授牵头建立了“上海市哮喘之家”，并将国际先进理念引入上海地区，开始进行哮喘防治管理和患者教育工作，这一举措得到了国际哮喘防治组织（GINA）的认可。1993年，团队在国内率先应用保护性肺通气策略救治危重型哮喘患者。2004年，呼吸科成立慢性气道疾病专病门诊（哮喘专病门诊），并开展皮肤点刺和特异性免疫治疗（SIT）；哮喘专病门诊开展哮喘的个体化和规范化治疗，成为瑞金医院首批特色专病门诊之一。2009年，上海交通大学慢性气道疾病诊疗中心依托瑞金医院呼吸科而成立，实现上海交通大学医学院各附属医院呼吸科医疗资源的共享。在临床研究方面，呼吸科团队是国内首批参与全球多中心哮喘临床研究（START研究）和慢性阻塞性肺病临床研究（TORCH研究）的团队，上述研究结果对于哮喘和慢性阻塞性肺病的临床诊治方案具有里程碑意义。

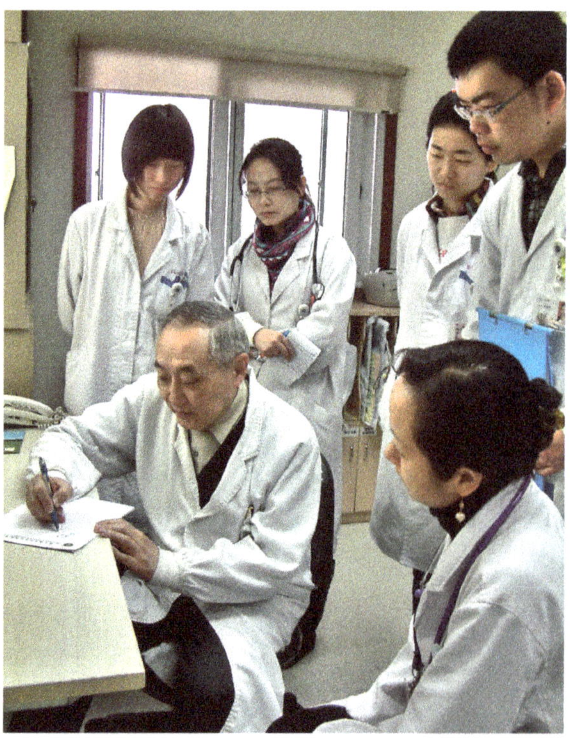

邓伟吾教授（左一）带领哮喘团队开启哮喘防治管理和患者教育工作

此外，团队还参与钟南山教授主持的国家十五攻关课题《中国COPD流行病学调查和社区干预治疗的研究》，完成了上海地区慢性阻塞性肺病的流行病学资料收集，首次获得了中国40岁以上人群慢性阻塞性肺病发病率数据，相关研究成果发表在国外顶级杂志。在国家“十一五”科技支撑计划课题、上海申康医院发展中心重点课题的基础上，呼吸科团队获得慢性阻塞性肺病临床预警模型并申请专利，逐渐建立起覆盖上海地区的慢性阻塞性肺病防治体系并加以验证。团队持续科普慢性阻塞性肺病防治知识，针对医务人员进行慢性阻塞性肺病诊断和防治讲座，组织社区卫生服务中心医生参观肺功能检查室。同时，呼吸科团队以社区卫生服务中心为单位，建立社区居民教育平台，指导社区卫生服务中心的慢性阻塞性肺病专职医生对区域内的居民（包括在校学生）进行慢性阻塞性肺病普及教育，以提高慢性阻塞性肺病的知晓率；通过网络会议开展名医面对面讲座，针对全国进一步推广慢性阻塞性肺病预警模型，继续扩大标本数据库。

团队借助医院放射科的先进设备，以中华医学会临床医学科研专项基金项目为契机，开展慢性阻塞性肺病的高分辨率CT（HRCT）分型项目，相关成果在《中华结核和呼吸杂志》上发表，并利用慢性阻塞性肺病专病门诊将成果应用于患者的评估，为规范诊治的基础上的个体化治疗方案选择奠定了基础。团队参与的国际多中心临床研究也涉及 HRCT 分型研究，由此扩大了瑞金医院呼吸科在此领域的国际影响。团队还开展慢性阻塞性肺病与气象因素、睡眠呼吸暂停、肺癌关系的研究；应用呼气末二氧化碳监测仪、经皮二氧化碳监测仪、便携式睡眠呼吸监测仪等设备，测定慢性阻塞性肺病合并呼吸衰竭患者的睡眠特征和中枢敏感性，指导慢性阻塞性肺病合并呼吸衰竭患者的治疗。

2009 年，呼吸科开设控烟专病门诊，至今已迎来第 15 个年头，总计为 8 000 多名主动吸烟者或被动吸烟者提供个体化戒烟方案及烟草病防治策略。经过 10 余年的付出和努力，瑞金医院控烟门诊已经在全国范围内逐步发展成为具有医学专业特色和广泛社会影响力的戒烟服务依托和戒烟技术支撑门诊。

关注睡眠呼吸疾病，创国内一流的监测和治疗规范中心

1986 年，当时条件简陋，黄绍光教授自主研发睡眠监测仪器，完全靠自力更生实施整夜一对一人工监测，并在国内较早开展呼吸中枢调节功能及其对睡眠呼吸障碍的影响研究。在复旦大学物理系的协助下，呼吸科利用国产质谱仪建立了以重复呼吸法为基础的二氧化碳通气反应性测定。利用国产压力传感器建立了口腔闭合压的测定方法，并以国产 ST42 生理记录仪为基础，建立适合当时国情的睡眠监测方法，同步开展阻塞性和中枢性睡眠呼吸障碍与中枢调节机制的研究。

此后，在医院支持下，呼吸科创建了全国领先、条件优越的睡眠实验室，与澳大利亚合作开展了睡眠障碍和心血管疾病的国际研究（SAVE 研究）。1998 年，团队首次报道睡眠呼吸暂停综合征合并急性呼吸衰竭的救治经验，为呼吸睡眠和重症医学领域增添新思路。1996—2001 年，睡眠呼吸疾病诊疗中心正式建立。呼吸科作为牵头单位，黄绍光、李敏及李庆云联合上海各大医院完成国内首次大样本睡眠呼吸暂停低通气综合征的流行病学调查，开创了适合我国国情的大样本广覆盖流行病学调查的新方法，填补了国内相关数据的空白，先后荣获上海市科技进步奖二等奖及上海市医学科技进步奖二等奖。近年来，李庆云主任带领团队致力于睡眠呼吸暂停综合征多脏器损害的临床防治工作，联合心血管、高血压、内分泌等多个学科，开展临床诊治工作及相关临床研究，为我国睡眠呼吸疾病学术体系建设做出贡献。

呼吸科睡眠呼吸疾病诊疗中心接收来自全国各地的复杂、难治性睡眠呼吸疾病患者。团队成员主导或参与中华医学会《睡眠呼吸障碍与心血管疾病专家共识》《睡眠呼吸障碍与糖尿病专家共识》《阻塞性睡眠呼吸暂停低通气综合征诊治指南（修订版）》《睡眠呼吸障碍无创通气治疗专家共识》及《女性阻塞性睡眠呼吸暂停诊治专家共识》等的制订工作。

团队充分发挥综合性医院的优势，建立了疾病诊疗联合体（心血管、内分泌、高血压、麻醉、耳鼻喉等科室），细化无创通气治疗的适应证和个体化治疗的策略，提高患者的获治率和并发症的综合治疗疗效。同时，团队继续深入睡眠呼吸障碍发病机制的研究，在上气道

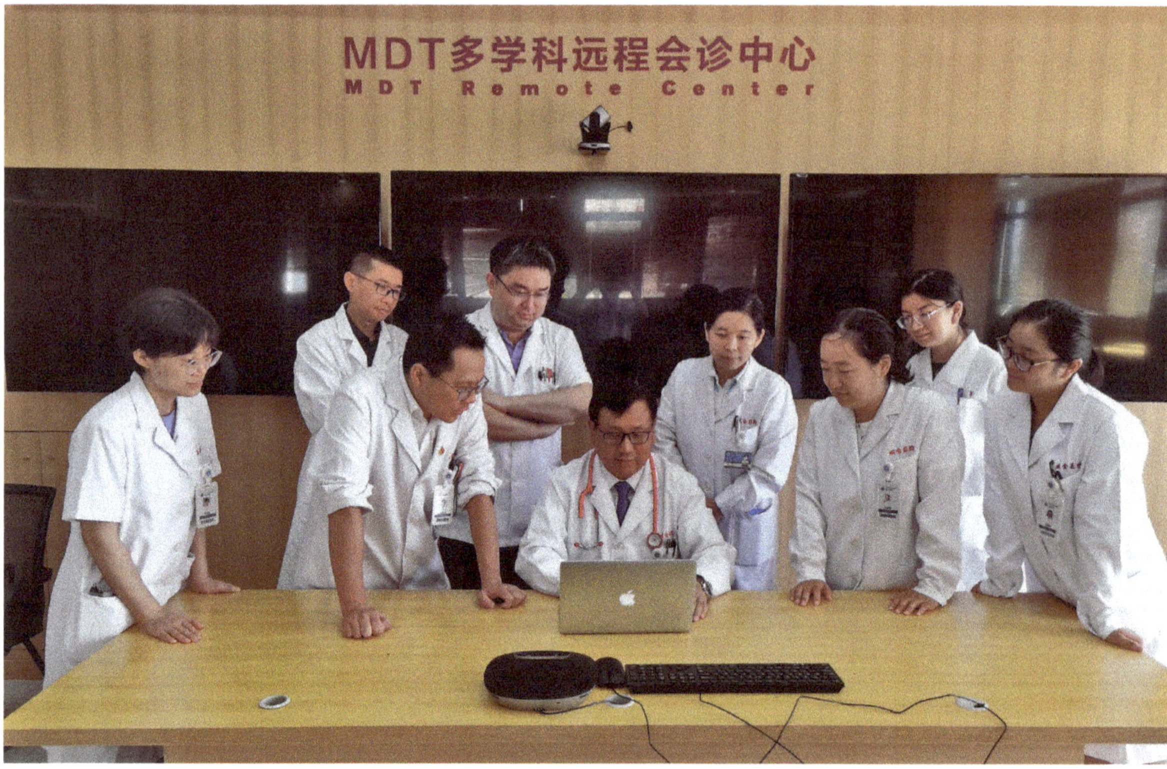

李庆云主任（前排左三）带领团队为我国睡眠呼吸疾病学术体系建设做出贡献

肌肉机制研究领域中获得进展。在原先关注睡眠呼吸暂停综合征多系统并发症的基础上，团队拓宽新的视角，即关注各系统疾病对睡眠呼吸暂停的影响，如慢性心力衰竭、脑血管疾病合并中枢呼吸暂停及重叠综合征等，使相关治疗成为原发疾病和康复的关键策略之一或合理补充，使睡眠呼吸疾病诊疗中心成为国内一流的监测和治疗规范中心。同时，呼吸科举办全国睡眠学习班、巡回讲座等，将瑞金医院建立的睡眠呼吸暂停的诊治经验向全国推广。

推行肺癌诊疗一体化，促进胸腔介入技术快速发展

20 世纪 50 年代，胡曾吉教授从法国带回一套硬质气管镜及雾化吸入装置，使许多肺结核患者得到了有效治疗；孙桐年教授开展经支气管镜碘油造影检查。20 世纪 80 年代末开始，呼吸科先后开展经支气管镜氩激光治疗、支气管动脉造影及动脉内肿瘤化疗。1986 年，团队与上海第六医疗器械厂合作开展经纤维支气管镜密闭式取痰行细菌培养，以防口咽部寄生菌污染；并开展纤维支气管镜引导清醒状态下的气管内插管，用于抢救呼吸衰竭。20 世纪 90 年代初期，团队积极开展纤维支气管镜检查及危重症床边气管镜检查，抢救多名呼吸衰竭、哮喘持续状态、大咯血等的危重患者。1994 年，呼吸科完成了首例纤维支气管镜下取异物术，并相继开展内科胸腔镜检查、纤维支气管镜下球囊扩张术、热消融治疗解除气道狭窄及静脉麻醉下的气管镜检查。

进入 2010 年以后，呼吸介入团队先后开

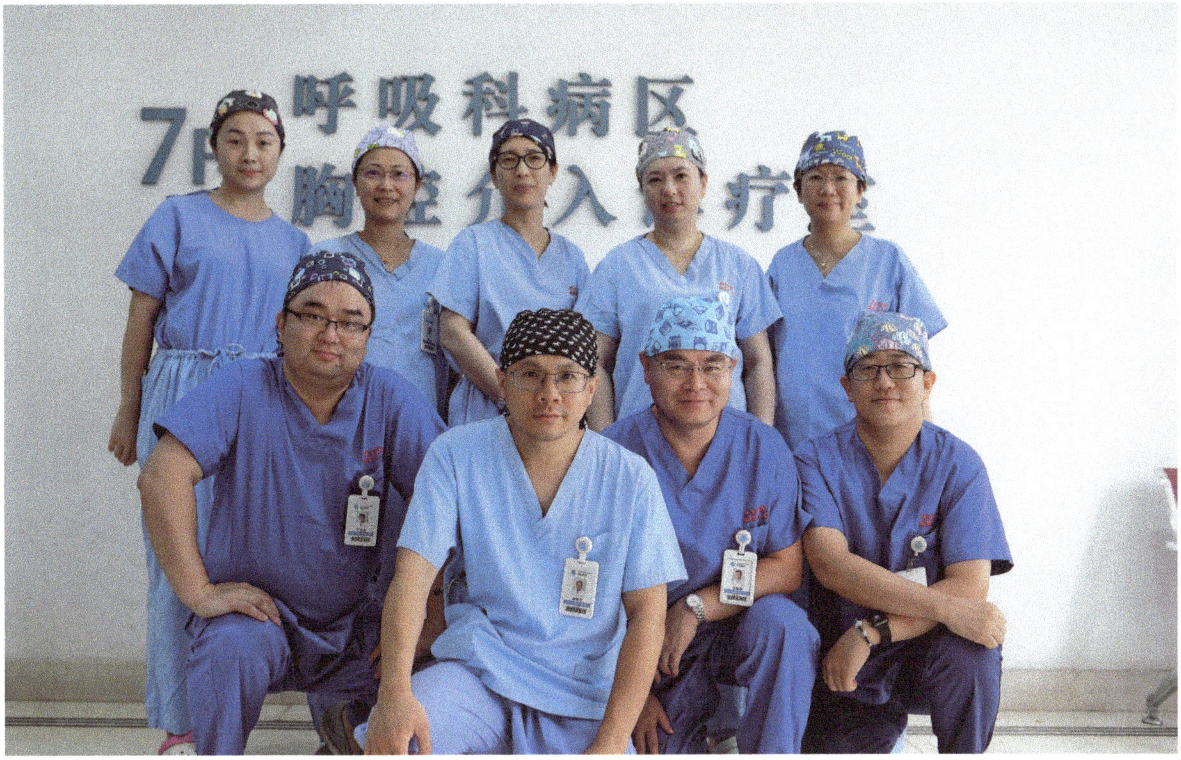

呼吸介入团队聚焦临床难题，持续推进高阶呼吸介入技术支撑

展纤维支气管镜下气道支架置入术、超声引导经支气管镜针吸活检术（EBUS-TBNA）、径向超声支气管镜下经支气管肺活检术（EBUS-GS-TBLB），以及电磁导航支气管镜（ENB）引导下肺内病灶定位、活检及冷冻消融治疗。近年来，呼吸介入团队瞄准临床难题，包括重度气道狭窄、支气管胸膜瘘、气管-食管瘘等开展工作，为骨肿瘤、淋巴瘤、食管肿瘤等基础疾病的治疗提供了充分的呼吸介入技术支持。

在肺癌药物疗效研究方面，高蓓莉主任医师和项轶主任医师带领团队开展了多项多中心临床研究，包括抗血管生成制剂同时联合与延后联合化疗的不同方案治疗晚期非小细胞肺癌的疗效和安全性比较临床研究和基础研究、晚期非小细胞肺癌患者插入和维持使用吉非替尼（易瑞沙）与化疗比较的随机化研究、研究插入和维持使用吉非替尼比单用化疗是否改善选定的非小细胞肺癌患者的无进展生存期及是否能提高缓解率和吉非替尼的安全性。

团队针对肺癌患者进行静脉血栓栓塞（VTE）高危人群的特征分析，探索影响肺癌VTE发生的危险因子特征，包括可能与VTE发生相关的生物标志物；通过单因素和多因素回归分析，建立肺癌患者VTE发生的风险预测模型；根据这种疾病特异模型将肺癌患者进行VTE危险分层，给予相应的分层预防措施。

2014年，科室开设肺部阴影及肺癌专病门诊，对于早期肺癌进行筛查，同时针对肺癌患者进行定期规范化随访。2022年起，科室开设化疗门诊，方便化疗肺癌患者及时入院。近年来，肺癌和胸腔介入团队先后牵头并参与多项全国多中心研究，取得丰硕成果。呼吸科正逐步成为上海地区重要的肺癌临床研究中心之一。

积极参与防痨工作，坚守结核病防治阵地

1952 年，内科结核病区（老 11 号楼）建立。当时结核病区一半床位用于收治结核患者，其中大部分是重症肺结核。自法国留学返沪后，胡曾吉教授负责肺结核病房和门急诊工作，在国内率先开展了异烟肼治疗肺结核的观察。在肺结核诊治过程中，胡曾吉教授注重与其他学科的交叉，与内分泌科的陈家伦教授合作，共同在《中华内科杂志》发表《异烟肼引起男子乳房发育》的论文。

1956 年，内科五病区与结核病区合并成立肺科，成为独立的行政科室，孙桐年教授任科主任。同年，他指导成立防痨办公室，配备有呼吸科病房、门诊、急诊、肺功能室、细菌实验室、防痨流动摄影车等；临床工作范围由单纯肺结核临床诊断和治疗扩大到防痨工作（每年通过防痨流动摄影车为 4 万～5 万工人做防痨拍片检查），并且诊治范围由肺结核扩大到呼吸系统疾病，为呼吸科将来的发展奠定了良好的基础。

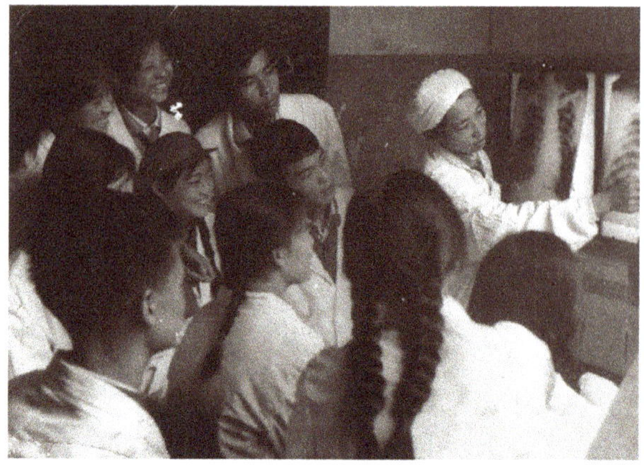

呼吸科团队日常开展围绕"结核病"的读片

1963 年，王香国建立肺科实验室，临床医生自己取标本后能及时做结核菌涂片及培养，做到早诊断、早治疗，包括建立传报卡及随访；科室在国内较早开展人工气腹、气胸治疗肺结核。呼吸科长期关注结核病的诊断、鉴别诊断及规范化治疗，为上海结核病防治作出重要贡献。目前，呼吸科每周四下午开设结核专病门诊，瑞金医院也成为上海地区唯一一家保留结核专病门诊的三级甲等综合性医院。

引领创新，推行多学科疑难病例讨论模式

1956 年，广慈医院肺科与仁济医院放射科、胸外科联合开展胸腔疑难病例讨论。这一举措创国内之先河，也成为现代多学科讨论（MDT）起源和前身。

20 世纪 50 年代起，孙桐年教授兼任广慈医院放射科第二主任，彼时的呼吸科医生都会自己给患者做透视或摄片。孙桐年教授对胸部 X 线诊断有很深造诣，积累了大量胸部 X 线教学资料。他坚持每周一次对本科医师及进修医师进行胸部 X 线读片教学，将临床资料与胸部 X 线表现相结合，提高了诊断水平，并形成呼吸科专业特色。在孙桐年教授的指导下，放射影像技术得到大力发展，培养了医生扎实的读片技术，协助了临床诊治工作。住院医生独立完成断层摄片、支气管造影、胸腔穿刺及导管治疗，实习医生每日完成患者的三大常规检验及胸片整理。

经过几十年的积累，邓伟吾、黄绍光、万

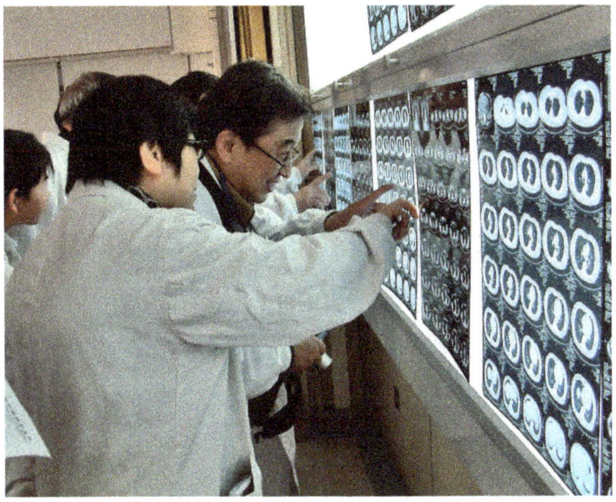

胸腔疑难病例讨论现场

欢英等教授整理收集了数千张珍贵的、具有临床教学意义的胸片及幻灯片。多学科影像交流及疑难病例讨论这一良好传统延续至今，已形成呼吸科的一大特色。每周三，呼吸科、胸外科、放射科多学科对疑难病例的联合会诊讨论，针对影像资料进行分析讨论，提出诊断和治疗意见，这为来自全国各地的患者提供了诊疗意见，使得疑难病患者得到及时、合理的诊治。有赖于近70年的资料和经验的积累，科室每年解决数以百计的少见病、疑难病的诊断和治疗，同时也为中青年医师提供了学习的机会。这一举措深受患者及医务人员的好评及欢迎，而瑞金医院呼吸科的鉴别诊断水平也一直位居全国领先行列。

2007年，瑞金医院成立了门诊疑难病会诊中心。2016年，瑞金医院通过建立门诊多学科信息化平台，成立了医院多学科会诊中心。目前，瑞金医院已设立103组多学科门诊，为50种不同部位的实体恶性肿瘤和14种血液系统恶性肿瘤提供个体化、精准化、规范化的多学科综合诊疗。2023年，接受各类MDT会诊的患者超两万名。除了传统的疑难疾病MDT外，近十多年来，呼吸科也主导并参与的肺小结节、过敏性疾病、复杂气道狭窄、肺血管病及疑难间质性肺病等多学科门诊。

医疗支援，大灾大难面前显英雄本色

1976年，唐山发生大地震，黄绍光与沈凤妹同志作为第三批医疗队队员前往唐山进行支援。震后，他们与灾民同住在抗震棚，面对随时有余震的危险、零下十度的艰苦条件，以及不适应的饮食习惯，医疗队队员毫不畏惧。在为期九个月的支援时间中，医疗队主要负责灾后感染患者的诊治。20世纪80年代，万欢英、胡家安同志积极响应党中央开发西部边疆的号召，应用自己的医疗技术为西部和边疆人民服务。2010年以后，科室先后派出周剑平、陈巍、丁永杰、倪磊等同志奔赴云南、西藏、新疆地区进行医疗扶贫。

进入21世纪以来，人类已历经数次新发呼吸道传染病疫情，包括2003年严重急性呼吸综合征（SARS）、2006年人感染H5N1高致

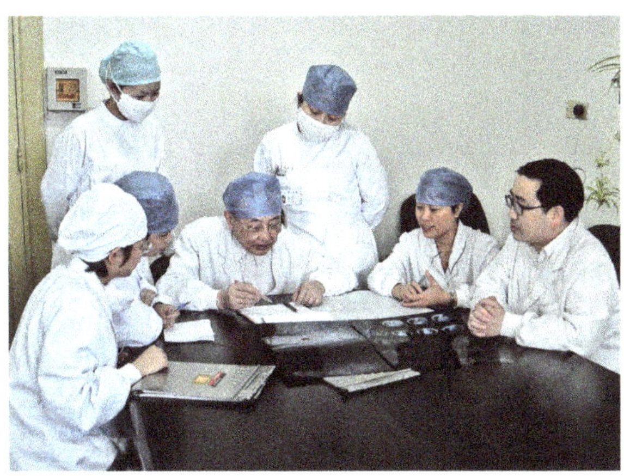

2003年，瑞金医院SARS医疗救治小组核心成员工作时的留影

病性禽流感、2009 年甲型 H1N1 流感大流行及 2013 年人感染 H7N9 高致病性禽流感。呼吸科老中青三代每次都奋战在一线，贡献瑞金呼吸人的勇气、智慧、责任和担当。邓伟吾、黄绍光、高蓓莉、时国朝等医生获得抗疫先进个人荣誉。

2020 年新型冠状病毒疫情暴发后，全科 108 名医护人员均在第一时间取消休假，积极报名参与一线工作，并有 13 人驰援湖北或援助上海公共卫生临床中心。其中，3 名医生和 4 名护士参加了援鄂医疗队，李庆云主任担任援鄂医疗队医疗组组长；2 名医生、3 名护士及 1 名呼吸治疗师参加了支援公卫医疗队，为危重患者抢救发挥骨干作用。后方坚守的医护人员则积极投身于医院的发热门诊，呼吸科专家每天轮流值班负责疑似患者的筛查工作。与此同时，全科医护人员全力维系门诊、病房及各项日常医疗工作有条不紊地推进。

其间，瞿介明教授带领团队紧急进行科研支援，医院派周敏教授 2 次赶赴武汉协助武汉市金银潭医院开展临床研究。团队先后在国际著名期刊 *The Lancet* 上发表了重要学术文章；牵头开展 2 项新型冠状病毒肺炎的药物临床研究，发表和投稿近 10 余篇学术论文，编撰《新型冠状病毒肺炎临床实用手册》，获得 2 项上海交通大学新型冠状病毒肺炎应急项目，李庆云主任团队获得 2 项相关专利。瞿介明和李庆云带领团队进行的针对新型冠状病毒疫苗的相关研究在国际顶级期刊 *Cell* 发表，为抗击病毒提供了重要的科学依据，相关学术成果获上海市科技进步奖一等奖和二等奖各一项。呼吸科团队荣获“上海市抗击新型冠状病毒肺炎疫情先进集体”“上海市模范

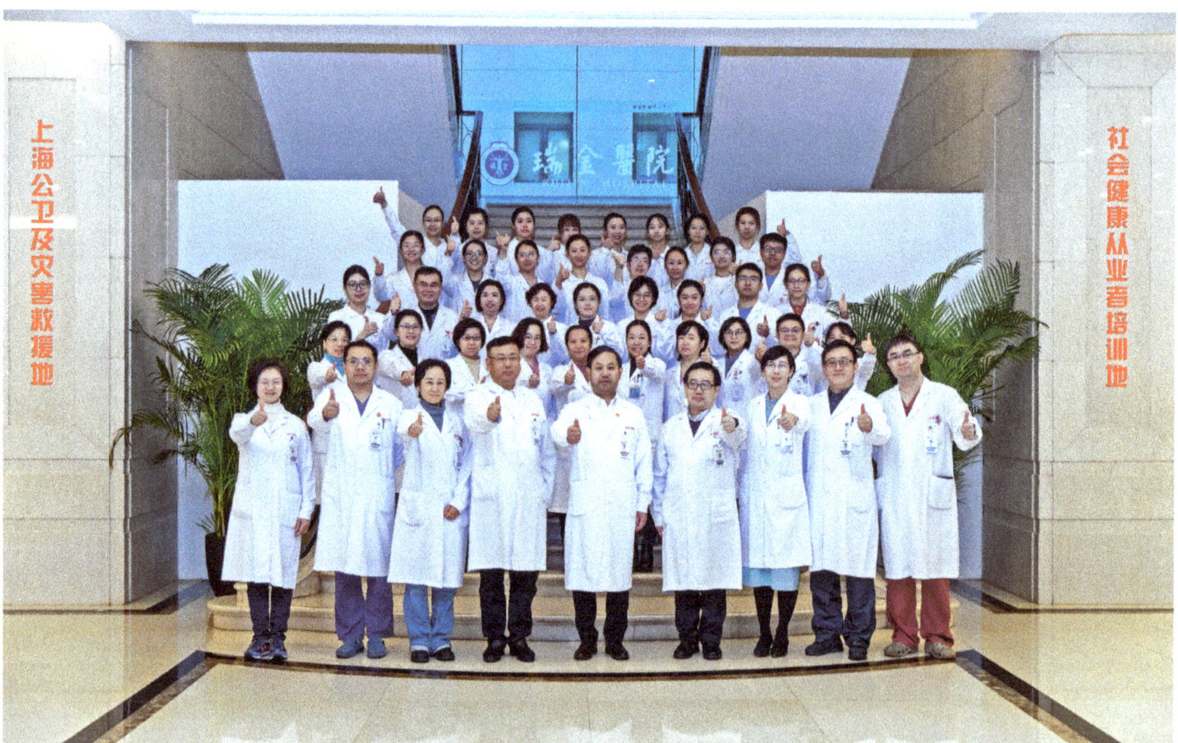

瑞金医院呼吸与危重症医学科集体照

集体”“上海市公立医院党组织攀登计划‘样板支部’创建单位”及“上海市‘党支部建设示范点’”等荣誉称号。

呼吸科医护人员总是在非常时刻冲在最前沿，挽救人民生命，守护群众健康。在历次疫情中，呼吸科团队始终坚持“若有召，召必应，应必胜”，在防控工作中勇于担当、负重前行，发挥了中流砥柱的作用，完美诠释了“聚力科学创新研究，赋能呼吸学科发展”的理念。

撰稿丨周剑平　李庆云

急诊医学科

致力于打造安全、高效、无缝衔接的急危重症生命救治链

上海交通大学医学院附属瑞金医院急诊医学科自1985年建科以来，经几代人的不懈努力与传承创新，已成为一个集医疗、教学、科研、管理及突发公共事件应急医疗救治为一体的综合性学科。科室目前拥有45名急诊专科医生和152名专科护士。作为上海市首批急诊医学硕士和博士研究生学位授予点，拥有4名博士研究生导师和6名硕士研究生导师。曾获首批国家临床重点专科、国家急诊医学住院医师规范化培训重点专业基地和急诊医学专科医师培训基地。在复旦大学医院管理研究所发布的“中国医院专科综合排行榜（急诊医学）”和中国医学科学院发布的“中国医院科技量值（STEM）（急诊医学）”中，学科始终排在全国前列。

学科初创：勇于探索，奠定学科的初心与使命

自1907年广慈医院建院之初，医院就开始提供急诊医疗服务。1908年，正值徐家汇天主教堂施工，一名工人不慎从脚手架上跌落，生命垂危之际被紧急送至广慈医院，经法国医师佛来松的抢救终于脱离死神的魔掌。尽管当时广慈医院没有专门设立“急诊科”，却开设了内外科的急诊医疗服务，且随着服务需求的不断增加，场所也在不断扩大。1953年11月6日，医院正式成立了急诊室，设有诊察室和临时观察室；经过30多年的反复扩建，急诊室规模不断扩大，功能日趋完善、齐全，但仍未独立建科，更缺乏固定的专业医护人员。

直到1985年6月7日，瑞金医院根据卫生部颁布的《关于加强城市急救工作的意见》和《关于〈城市医院急诊科（室）建立方案（试行）〉的通知》要求，率先于上海市大型医院正式建立急诊医学科，成为国内最早建科的大型综合医院之一。来自心内科的蒋健担任瑞金医院急诊医学科首任科主任，带领李谋秋医师、许宏芳护士长等30余名医护组成团队，开始探索瑞金医院急诊医学的创业之路，并奠定了学科发展的初心与使命：想病人所想，急病人所急。

1986年10月，蒋健教授带领团队成功

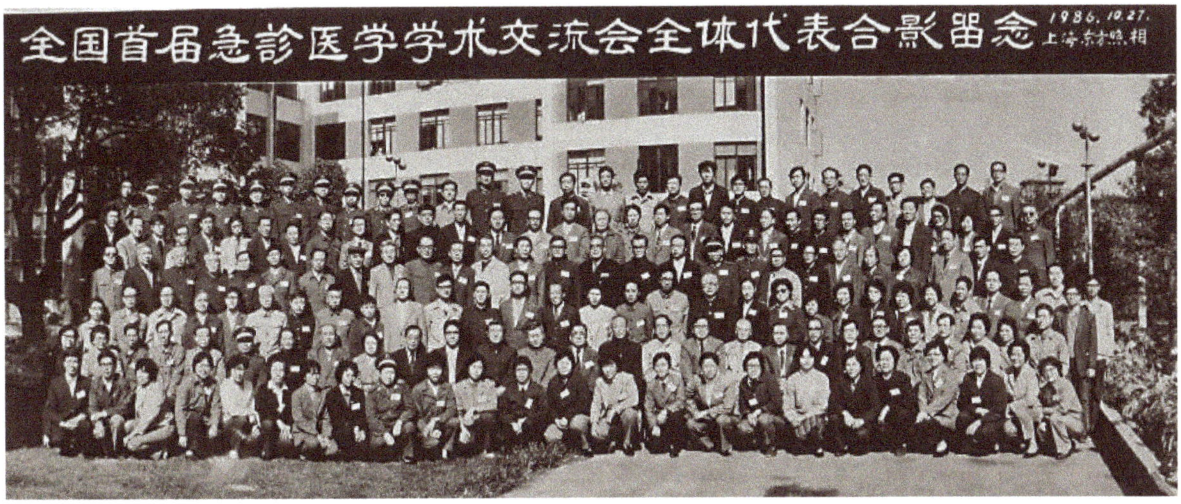

1986 年 10 月，全国首届急诊医学学术交流会在瑞金医院成功举办

举办全国首届急诊医学学术交流会，邀请徐家裕、林言箴、陈家伦、龚兰生教授等我院专家，以及邵孝洪、丁德云教授等多位院外专家共同交流。此次大会围绕急诊医学这个新生学科该如何建设和管理等一系列问题，探索符合大型城市特点的急诊医疗服务范畴与管理模式，确定了急诊医学的发展方向，相关人员编写了国内首部急诊医学教材，探索了急诊医学教学与培训模式，以提升专业人员的业务能力。

1986 年 12 月，急诊医学科在上海建立了第一个集急危重患者观察、监护及强化治疗为一体的急诊重症监护病房（EICU），设床位 3 张，后因需求不断增加而于次年增至 6 张，配置了当时较为先进的医疗监护与治疗装备，确保了急危重症患者的高效救治，得到了同行的认可，也进一步强化了学科的初心与使命——尽我所能，挽救急危重患者的生命。

作为中华医学会急诊医学分会和上海市医学会急诊医学专科分会的创始人之一，蒋健于 1987 年当选中华医学会急诊医学分会第一届常务委员兼学术组副组长和心肺脑复苏专业组副

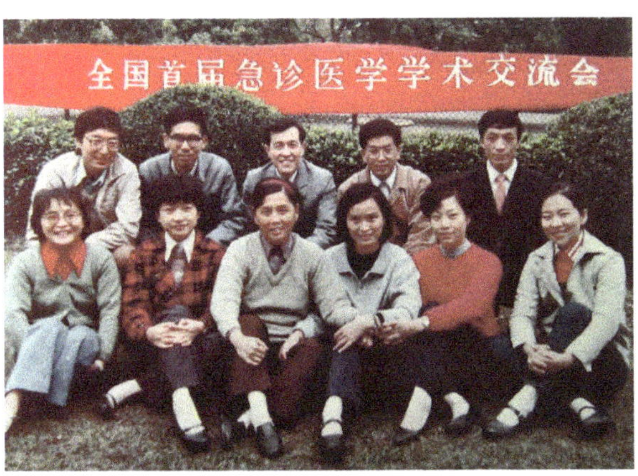

参加全国首届急诊医学学术交流会的瑞金医院急诊医护团队合影

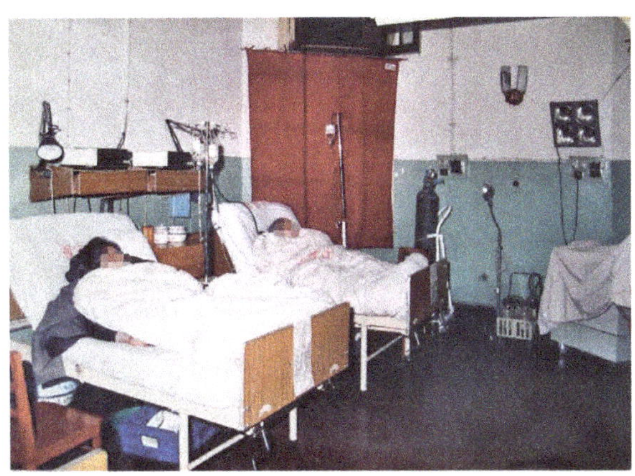

1986 年，瑞金医院创建上海市第一个急诊重症监护病房

组长，后又连续担任中华医学会急诊医学分会第二和第三届副主任委员；1988 年牵头创立上海市医学会急诊医学专科分会并连任了三届主任委员。在他的带领下，1990 年，瑞金医院急诊医学科成为上海首个急诊医学硕士研究生培养单位，为瑞金医院急诊医学学科的发展奠定了基础，也为上海乃至全国急诊医学学科的发展做出了杰出贡献。

学科定位：规范管理，确立学科定位与发展方向

1987 年，史以珏加入急诊医学科团队，和蒋健共同带领全体急诊人通过建章立制与加强规范管理，助推学科走向规范化发展之路。科室制定了急诊医学科职责与服务范围，明确了岗位设置与人员配置，优化了急诊医疗布局流程，强化了医疗设备配置，大大提升了医疗技术和服务能力，确保了医疗安全和质量的稳步提升。1993 年，随着新急诊大楼的启用，急诊医疗区域面积扩大至 6 900 平方米，各专科诊室设置齐全，并单独开设急诊抢救室、手术室、临时观察病房等医疗区域，EICU 床位增至 12 张，急诊医生与护士团队人数分别增加至 10 人与 90 人，同时设置检验、超声和放射等辅助医疗区域，进一步优化了医疗功能布局和急救流程，提升了急诊医疗服务水平，尤其是应对突发事件的应急处置能力。学科的功能定位和发展方向逐渐清晰，即建设一个既能满足基本急诊医疗服务需求，尤其是急危重症的救治需求，同时又能高效应对突发事件应急处置的急诊医学科。

学科重塑：优化框架，全方位提升学科的影响力

1997 年开始，在陆一鸣的带领下，急诊医学科规模不断扩大，医疗服务能力不断提升。科室先后成为上海市公共卫生重点学科、卫生部院前急救培训中心临床基地、卫生部国际紧急救援网络医院、上海市化学灾害事故应急救援定点医院、上海市住院医师规范化培训急诊医学基地出站考首批集中考点单位、上海首批美国心脏学会（AHA）授权的心肺复苏培训中心，并与以色列海法、荷兰鹿特丹等城市建立了创伤急救培训合作项目。2008 年，急诊大楼再次改扩建后，总建筑面积达 1.15 万平方米，设急诊内科、急诊外科和 EICU 病房，总床位数达 176 张，其中 EICU 床位增至 18 张，并首次开设了创伤外科病房，探索一体化创伤急救的新模式，为创伤中心的规范化建设奠定了基础。陆一鸣担任上海市医学会急诊医学专科分会第六届、第七届主任委员。2011 年，急诊医学科获批成为博士学位授予点和首批国家临床重点专科。急诊医学科学科架构日益完善，亚专科建设取得初步成效，逐步形成了以急性心脑血管疾病、急性重症胰腺炎、严重感染与脓毒症、急性器官功能障碍与衰竭（MODS）、急性创伤、急性中毒等急危重症救治为重点的医疗服务特色。

学科发展：传承创新，建设急危重症医学之高地

2014年，在学科带头人陈尔真教授和急诊科主任毛恩强教授的带领下，全体瑞金急诊人传承学科的优良传统，不断在医、教、研、管和团队建设等方面勇于创新，秉承“以病人为中心，以急危重症生命救治链建设为抓手”，持续致力于“五大救治中心”的规范化建设，不断推进急救流程优化与再造，构建快速、高效、全覆盖、无缝衔接的急危重症救治体系，彰显了学科的雄厚综合实力。同时，科室进一步凝练了学科内涵与底蕴，确立了学科建设的“五大中心为一体”功能定位，即努力将学科打造成为急危重症医疗救治中心、专业人才教育培训中心、急危重症医学研究中心、公众急救知识科普中心和突发公共卫生事件救援中心。

持续优化医疗救治流程，打造急危重症医疗救治中心

随着社会经济的不断发展，以及人民健康需求的不断增加，急诊的疾病谱也随之变化，如何以患者为中心，打造急危重症“救”与“治”高度统一、无缝衔接的生命救治链，已成为当今瑞金急诊人必须破解的难题。自2015年开始，学科提出了将急危重患者急救关口前移、强化疾病全链条监管的崭新理念，致力于打造“没有围墙的ICU”，加强与院前急救的高效联动，将ICU救治理念与技术前移至院前急救和急诊抢救室，不断强化院前急救、Pre-ICU（抢救室）、EICU（重症监护室）、Post-ICU（重病房）救治流程优化与能力提升的“四环管理”举措，确保急危重症患者生命救治链无缝衔接落到实处，显著提升了急危重患者的救治成功率，以及应对突发事件紧急救治的实力。同时，在安全、高质量、高效完成“五大救治中心”规定临床救治病种任务的前提下，科室进一步以临床需求为导向，规划扩大了学科重点救治八大病种，即社区获得性感染与脓毒症、急性多脏器功能障碍综合征、急性中毒、严重创伤、理化损伤（热射病、电击伤等）、重症急性胰腺炎、急性凝血功能障碍、重症自身免疫性疾病等急危重症，并制定了各病种救治质量的控制标准。同时，科室大力开展新技术的临床应用，包括经皮气管切开术、经皮胃造瘘术、呼吸与消化内镜技术、床边血液净化技术、床旁超声、经结肠液体输注技术、控制性液体复苏策略、呼吸治疗技术、血脂滤过和体外膜肺氧合（ECMO）等二十多项新技术，极大助推急危重症的救治能力与服务水平的提升，并形成学科发展方向和鲜明的医疗特色，在上海市急危重症专科医疗服务能力评价指数测评中成绩名列前茅。

通过临床救治经验的不断总结，瑞金急诊团队制定了在国内外具有影响力的急危重症救治新标准、新策略和新方法。团队主持、参与制定国内外共识/指南22项、诊疗规范十余项；其中，团队创立的新诊治体系——重症急性胰腺炎强化治疗瑞金方案，被国内外同行广泛采纳，使该病的治愈率从77.8%提升至96.7%，处于国际领先水平。瑞金医院急诊医学科的学科影响力得以扩大，医疗服务范围辐射长三角乃至全国，所救治的危重患者来自外埠的比例高达46.7%；2021年，瑞金医院急诊医学科成功获批成为上海市级医院急危重症救

治联盟的盟主单位，急危重症医疗救治中心建设初见成效。

不断创新教育培训模式，打造专业人才教育培训中心

早在建科之际，瑞金医院急诊前辈们就编写了国内首部急诊医学教材，探索专业人员教育培训体系的建设。通过多年的实践探索，瑞金医院于2004年开始在内部试点住院医师到急诊轮转的制度，并积极探索急诊专科医师规范化培训模式。2008年，瑞金医院急诊医学科开始试行招录急诊住院医师，2010年正式入选首批国家急诊住院医师培训基地，至今已培养合格住院医师119名，在培住院医师28名。另外，急诊医学科每年还承担医院其他规范化培训基地近200名住院医生来急诊轮转，以及来自全国各地30名左右进修医生的培训工作，通过集中授课、一对一临床带教等多种形式，为他们提供心肺复苏等急救技能培训和急危重症救治临床思维训练；迄今为止，累计培养住院医师2 000余名和进修医生300余名，为他们提高急危重症救治能力奠定了坚实的基础。

自2014年成为国家急诊专科医师培训基地以来，瑞金医院急诊医学科确立以培养优秀、适应时代发展需求的急诊专科医师为己任，创立了卓有成效的“讲、教、带、放、查”五步教学法，注重临床能力的训练，截至目前共有23名专科医生入站，已培养胜任能力较强的急诊专科医师19名，在培4名，得到同行的充分认可。

2008年11月，科室成为上海首批AHA授权的心肺复苏培训中心。中心拥有AHA区域主任导师1名，主任导师2名，课程导师25名。至今，已经培训了Hearts aver®、基础生命支持（BLS）和高级生命支持（ACLS）学员5 000多名，协助建立新疆喀什地区第二人民医院、西藏日喀则市人民医院等多个AHA授权培训中心，并培养课程导师24名。中心还承担瑞金医院全院住院医师规范化培训、新职工入职教育、全院三基考核的心肺复苏培训项目。

急诊医学科注重医护团队配合教育培训机制的建立，以提高团队协同作战能力。2008年，急诊抢救室成为上海市护理学会急诊急救护士实训基地，EICU成为上海市护理学会ICU护理适任培训实训基地。2011年，急诊护理成为瑞金医院临床护理重点学科，2013年成为上海市护理学会ICU专科护士培训实训基地，2020年成为中华护理学会肠外营养支持专科护士实训基地，共计培养急危重症护理专业技术人才数百人。

瑞金医院急诊医学科每年承担上海交通大学医学院临床医学、护理学和检验医学等专业本科《临床医学概要》和《急救护理学》等理论授课约100课时，近五年共培养16名博士生和24名硕士生，发表教学论文12篇，获上海交通大学医学院毕业后教育教学课题5项，一人获2017年上海市领军人才，一人获2021年上海市“四有”好教师（教书育人楷模）。科室已连续10年举办“重症急性胰腺炎多学科诊治新进展”“急危重病液体管理的新进展”“危重病急救护理理论与实践新进展”“危重病营养护理理论与实践新进展”等国家级继续教育学习班，连续举办七届“上海急诊与危重病医学论坛”，累计学员3 000余名。科室成员主编了《临床医学概要》《航空医疗救援实训教材》《危重孕产妇多学科诊疗》《急性胰腺炎的中西医结合治疗》《急性中毒的识别与防治》等教材，参编了《急诊内科学》《临床

疾病概要》《重症血液净化学》等。科室2020年成为国家航空医疗救援专业人员培训基地，2022年成为上海市级医院急危重症核心救治技术培训基地，共培训上海市专业医护人员近600余人次。瑞金医院急诊医学科凝练出瑞金急危重症教学培训以人为本、注重能力提升的特色，急诊医学专业人才培训中心建设已初具规模。

凝练特色鲜明科研方向，打造急危重症医学研究中心

急诊医学科以解决临床问题为导向，逐渐建立并形成了从临床研究到基础研究再回归临床研究的科研体系，努力打造急危重医学研究中心。针对学科制定的八大重点救治病种，科室凝练出八大研究方向，包括重症感染与脓毒症治疗的基础与临床研究、重症急性胰腺炎控制性液体复苏策略的基础与临床研究、急性器官损伤与保护机制研究、胆汁外引流治疗休克的基础与临床研究、急性凝血功能障碍和重症结缔组织病的基础与临床研究，以及突发重大传染病的早期预警和公共卫生与灾难医学的研究等。2021年，科室获批成立上海市航空医学研究所，重点开展航空医学与紧急救援医学相关问题的研究。自2008年至今，共获国家自然科学基金24项，科技部、省部级项目/课题29项，发表论著260余篇，其中SCI论著120余篇，主要发表于*JAMA Network Open*、*Nature Communications*、*Cell Discovery*、*Critical Care Medicine*、*Critical Care*、*Gut Microbes*、*Journal of Medical Virology*等杂志；获实用新型专利24项，发明专利2项。2020年，“基于新型冠状病毒危重症患者院感防控体系的建立和推广应用”获上海市预防医学会科学技术奖三等奖，“基于新型冠状病毒危重患者院感防控体系及鉴别诊断关键技术的建立和推广应用”获上海市科技进步奖二等奖。2021年获上海市市长质量奖。2022年，“重症急性胰腺炎个体化强化诊疗策略的建立与临床应用”获上海市科学技术奖二等奖、中华医学会医学科学技术奖三等奖。

发挥专业技能培训特长，打造公众急救知识科普中心

针对当今公众对急救知识认识不足、急救意识普遍偏低、缺乏急救基本技能（如心肺复苏）普及培训等诸多问题，急诊医学科医护团队充分发挥专业知识和技能特长，秉承“全为生命”的最新理念，推动公众普及“拯救生命”行动，确立了科普中心建设的核心使命，营造“人人学急救，急救为人人”的良好氛围。科室制定了统一学时、统一教材、统一师资、统一教具、统一颁证的“五个统一”培训模式；开展形式多样、内容丰富的科普活动，努力推进公众急救技能普及，切实提高公众的应急救护能力，不断增强人民群众的健康获得感。

近年来，瑞金医院急诊医学科团队成员累计撰写科普文章200余篇，制作科普短视频20余部，发表于学习强国、《人民日报》、健康中国、上海发布、《文汇报》等官方媒体，其中《胰腺炎是肚子里的“火灾”！怎样远离TA?》点击量达10余万。同时，作为AHA心肺复苏培训中心，急诊医学科对公众开展培训，累计培训学员1 000余名。科室利用微电影、互动小程序、虚拟现实（VR）/增强现实（AR）技术等数字多媒体手段，以及线上和线下平台，向公众宣传急救知识；定期深入社区、学校、机场、地铁、公司等进行科普宣讲与技能

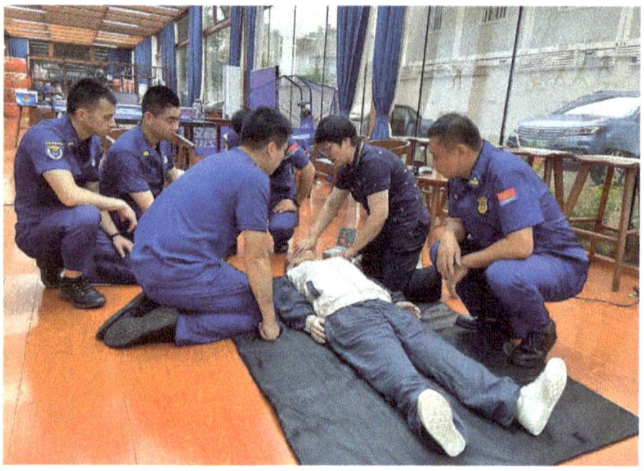

瑞金医院急诊医学团队深入社区进行心肺复苏技能培训

培训，每年20余场，受众人群5 000余人，内容包括消化道、呼吸道、心脑血管等常见急性疾病的防治，以及心肺复苏、止血包扎、气道梗阻处理等实用急救技能。在新型冠状病毒感染疫情期间，急诊医学科团队及时为公众提供科学、准确的科普信息，帮助公众建立正确的防疫认知，为疫情防控做出了重要贡献。2023年,《消化系统急危重症的健康科普教育》获上海市2023年度“科技创新行动计划”科普专项项目。急诊医学科组建科普团队，构建科普网络，搭建三级科普导师培养体系，扩大科普影响力，提高公众健康意识，促进社会健康发展。

弘扬社会责任担当精神，打造突发公共卫生事件救援中心

自广慈医院（瑞金医院前身）建院以来，从抗美援朝到唐山大地震，瑞金人始终积极参与突发公共事件紧急医疗救援，这充分体现了瑞金人的社会责任与担当。自瑞金医院急诊医学科建科以来，科室尤其注重突发公共卫生事件处置的规范化和系统化，组建了一支“召之即来，来之能战，战之能胜”的专业队伍，承担城市乃至国家突发公共卫生事件处置的“先锋队”作用，通过规范化的培训和每年一次的大型应急救援实战演练，努力打造突发公共卫生事件救援中心。

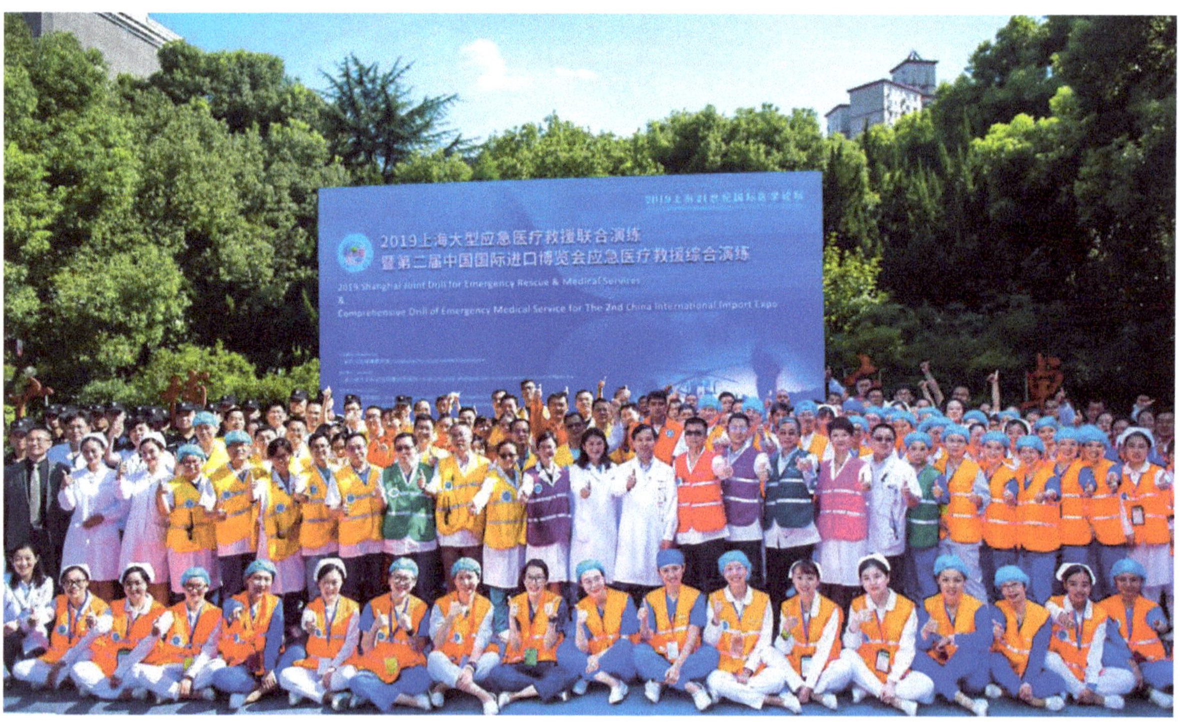
2019上海大型应急医疗救援联合演练
暨第二届中国国际进口博览会应急医疗救援综合演练
2019 Shanghai Joint Drill for Emergency Rescue & Medical Services
&
Comprehensive Drill of Emergency Medical Service for The 2nd China International Import Expo

瑞金医院成功承办2019上海大型应急医疗救援联合演练

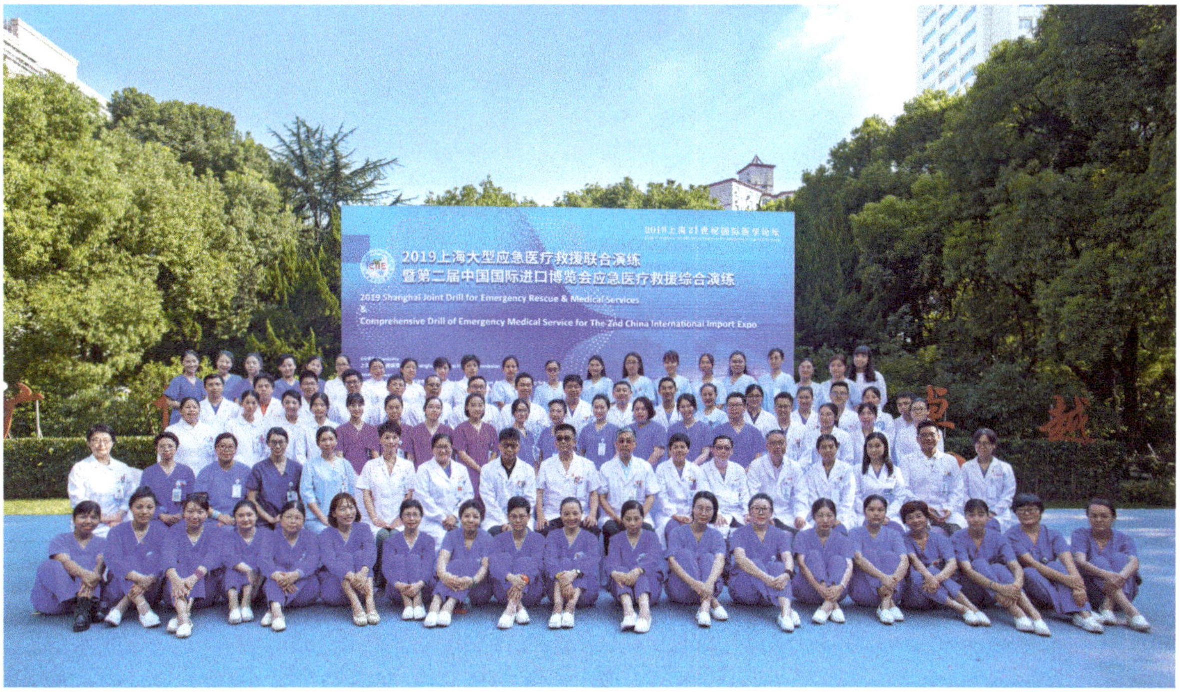

瑞金医院急诊医学科医护团队参加 2019 上海大型应急医疗救援联合演练后

面对各种突发事件，瑞金急诊人一次次迎战，以快速的响应能力、科学的应对管理水平、高水平的救治能力扶危济厄、救死扶伤，先后参与数十起上海市和全国重大突发事件紧急救治任务，包括 1988 年上海甲型肝炎流行、2003 年的严重急性呼吸综合征（“非典”）疫情、2008 年四川汶川地震、2010 年上海胶州路火灾、2014 年江苏昆山工厂爆炸、2015 年上海外滩踩踏事件、2019 年江苏响水化工厂爆炸等。在新型冠状病毒感染的救治过程中，瑞金急诊人的身影出现在从院内急救绿色通道到重灾区再到方舱医院等的各处，他们始终身处第一线，以高度的责任感、过硬的技术水平，坚守城市的急救绿色通道和防疫“监测哨”，积极履行各自的职责，为守护特大型城市的公共安全贡献了重要力量。2021 年 5 月 4 日，瑞

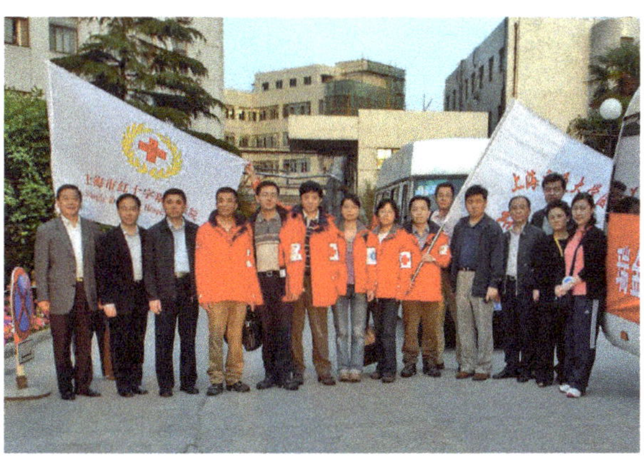

2008 年 5 月 18 日，瑞金医院救援队赴四川参加汶川地震救援工作

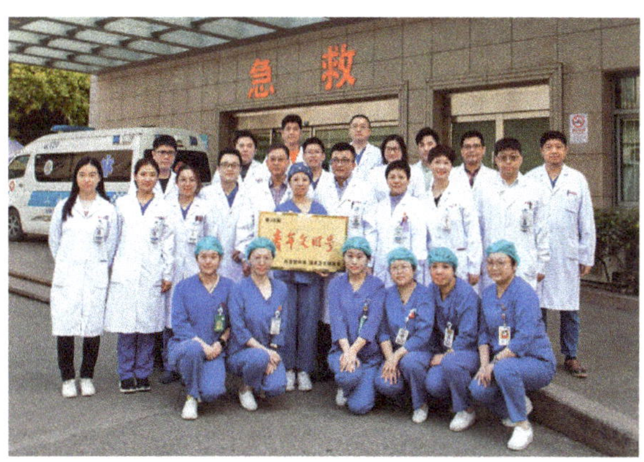

2021 年，急诊医护团队获得“全国青年文明号”

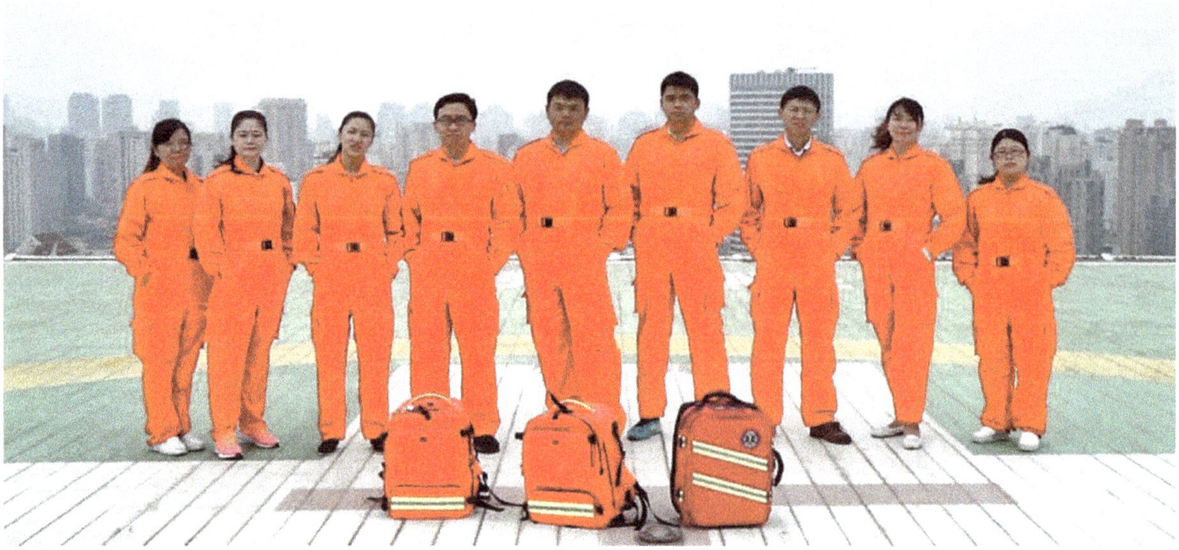

瑞金医院航空救援队合影

金医院急诊医护团队获得全国卫生健康系统“全国青年文明号”殊荣。

2017 年，以瑞金医院急诊医学科为核心科室开始建立运行的上海市航空救援基地医院通过积极实践探索，建立了高效的航空医疗救援指挥系统、平急结合运行机制和专业化航空医疗救援团队，实现了“海-陆-空”联动的立体救援，通过推进长三角航空医疗救援系统一体化建设，为上海市乃至长三角地区处置突发公共卫生事件提供了最快速的转运救治通道；2018 年，上海市航空救援基地医院获批成为国家航空医学救援基地；2023 年，在国内率先建立民航客机空中远程医疗救助平台，取得了良好社会成效；2024 年与中国商用飞机有限责任公司合作，在国内率先建立基于医院的固定翼飞机航空医疗服务新模式。

2023 年，国家紧急医学救援基地医院（上海）落户瑞金医院，上海市紧急医学中心建设项目获批。该项目将聚焦特大型城市如何提升紧急医疗救治能力，实现区域内医疗资源的高效协同，建立精准覆盖、快速响应、高效应对的紧急医疗救援体系，通过以瑞金医院急诊医学科为核心力量的紧急医疗队建设，努力打造平急结合的国际先进紧急医学救援中心。

学科腾飞：踔厉奋发，打造急危重症学科之标杆

在走过的近 40 年历程中，急诊医学科依托瑞金医院的综合实力，在老一辈医学专家奠定的良好基础上，经过几代人的传承与创新，在医、教、研、管和人才培养等方面取得辉煌成就，学科跻身全国排名前列。未来，科室将以国家紧急医学救援基地医院（上海）为契机，不忘初心，砥砺前行，努力打造一支既能“救”又能“治”的专业医护团队，秉承“广博慈爱，追求卓越”的精神，团结一致、齐心协力，致力于坚持“以患者为中心，以急危重症患者生命救治链建设为抓手”，不断优化救治流程，持续推进与完善胸痛、卒中、危重孕

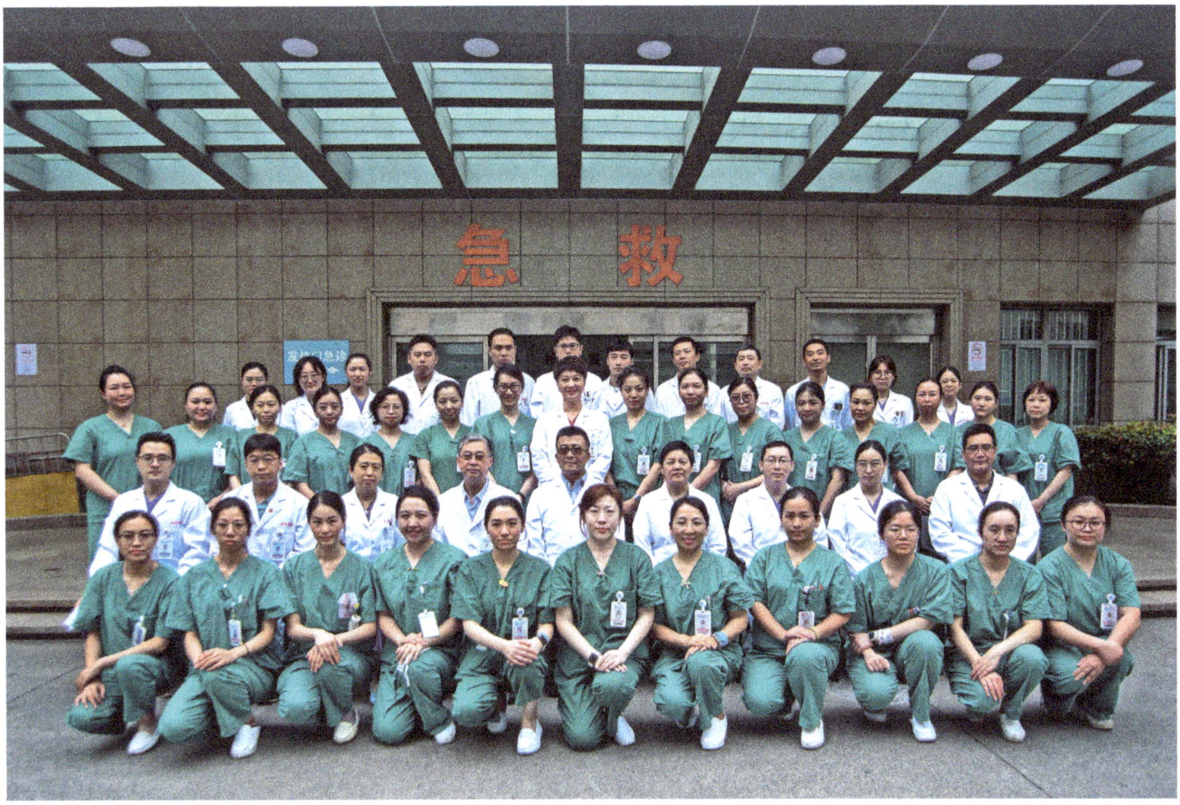

瑞金医院急诊医学科集体照

产妇、危重新生儿和严重创伤等五大救治中心规范建设；传承创新着力于以管理为抓手，不断强化医院乃至上海城市立体应急医疗救援体系的建设，以应对特大型城市面临各种突发公共卫生事件的挑战；持之以恒专注于以学科建设为核心，努力打造临床特色鲜明、教学实力雄厚、科研成果显著和管理水平卓越，在国内外颇具影响力的急危重症医学标杆学科。

撰稿丨急诊科

感染科

应时代需要而生，守护人民的健康，抚平公众的恐惧

瑞金医院感染科，这一瑞金医院历史上第5个设立的业务科室，源于1931年投入使用的“圣·让隔离楼”——法租界区第一座也是当时上海最先进的传染病综合诊治大楼之一。九十多年来，经过一代代“瑞金感染人”的务实发展、守正创新、攻坚克难、服务百姓，瑞金医院感染科在传染病和肝病诊治、公共卫生事件应对等多方面为人民群众做出了巨大贡献。

瑞金医院感染科的历史，也可以说是近现代上海乃至中国的传染病、肝脏疾病病种变迁的缩影。从九十多年前为收治烈性传染病而设、床位占当时广慈医院所有床位之比高达1/5的“传染科”，历经迎战血吸虫、哨下重症肝炎及历次传染病疫情，到现在依然只有一百多张床位、床位占比已经很低的“感染科”，这是一件“好事”，因为这说明整个中国的传染病防控和公共卫生水平提高了，传染病发病率变少了；这也是一件“幸事”，因为这又说明，一代代瑞金感染人的守护和奉献是卓有成效的，面对每一次突如其来的新发传染病流行，公众可以坦然相对，不再时刻面对传染病带来的恐惧。

如今的感染科，亚专科齐全，救治了大量的危重症和疑难患者。通过科学研究和高质量管理，瑞金医院感染科推动中国感染病和肝病领域的发展，又时时准备着“哪里有难题、哪里有需要，就去哨哪里！”

广慈医院1/5床位曾给传染科，应时代需要设立隔离病房

几千年来，传染病一直是笼罩在人类健康上的“乌云”。在清代，自康熙至宣统的二百余年间，上海见诸史籍的大疫就多达44次，死者难以计数。进入民国时期后，霍乱、天花、白喉、伤寒、猩红热、疟疾、痢疾、麻疹、回归热等传染病此起彼伏、广为流行。据1930—1937年这8年间的不完全统计，12种急性传染病的病死率高达30%左右。

20世纪30年代，为应对当时烈性传染病诊治的迫切需求，法租界临时市政委员会（即

“公董局”)、逸园、中央运动场捐资在广慈医院兴建了一座隔离病房大楼。1931 年 5 月 7 日，圣·让隔离楼（Pavillon d’Isolement Saint Jean）正式落成，对外挂牌称“广慈隔离医院”，这标志着传染科在广慈医院正式设立。

隔离病房大楼由上海滩极为传奇、影响了海派建筑风貌的建筑设计公司赉安洋行设计，当时总耗资达 28 万银元，历时 14 个月而成；设有独立的病房、手术室、消毒室、药房、配餐室、宿舍等，建筑面积 3 575 平方米，可收治患者 100 人，是法租界区第一座也是当时上海最先进的传染病综合诊治大楼。在高规格的落成典礼上，上海各界人士，以及英、美、法、意等国代表，包括法国总领事甘格林（Koechlin）、法租界临时市政委员会前总办维迪尔（Verdier）及作为法国政府代表的法国巡洋舰司令官 Marcaire 等，前来祝贺。法国总领事 Koechlin 致辞，充分肯定了隔离病房大楼落成的重要意义。大楼落成之后，当时上海发行量最大的报纸《新闻报》，以及著名的《字林西报》(*The North-China Daily News*)、《北华捷报》(*The North-China Herald*)、《上海时报》(*The Shanghai Times*）都进行了报道。《新闻报》还特别描述了新病房的环境：“该院四周皆空地，约有百亩，且有花木扶疏，故各病房皆光线充足、空气清新，设备亦极整齐。”应隔离要求，隔离病房大楼与广慈医院院区有围墙相隔，出入口另外设立于马斯南路（今思南路），因其相对独立，故又被称为“院中院”。

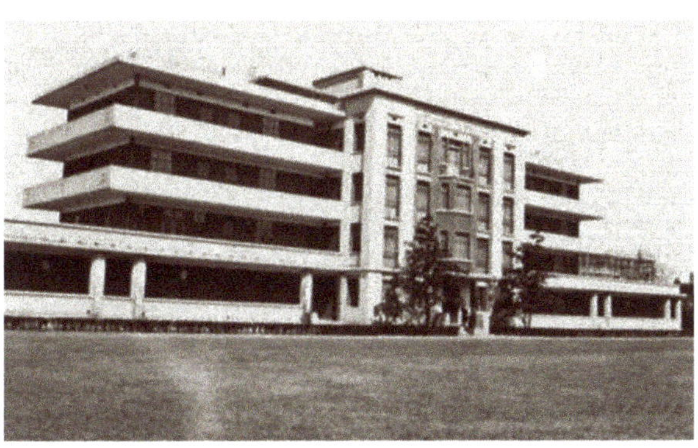

1931 年落成的隔离病房大楼。先进的病房楼提供了良好的隔离环境，1958 年抢救的大面积烧伤患者邱财康，也是在该楼四楼开辟的专用病房内进行治疗

传染科依托隔离病房大楼而设立，是广慈医院百余年历史上第 5 个设立的业务科室。法籍医师、法国医学会杰出会员魏利沃（George Albert Velliot）任传染科主任，同时也兼任震旦大学唯一的传染病临床教授。魏利沃毕业自英国爱丁堡大学，获医学博士和外科学学士学位，爱丁堡大学在如今也是世界顶级的医学院校。魏利沃由于在第一次世界大战凡尔登战役、格里韦讷–莫勒伊战役中的英勇表现获“法国战争十字勋章”，第一次世界大战结束后先后在法国、英国行医，1924 年 11 月 17 日与孙中山宋庆龄夫妇等人同乘“春洋丸”号轮船抵达上海，1927 年进入广慈医院成为当时仅有的 8 位著名专家之一。除了医疗、教学和法医工作，魏利沃也在公董局、中国海关等机构担任医务官员，如公董局医院管理委员会主席、上海医学会理事会成员。由于突出贡献，他在 1936 年获“法国荣誉军团骑士勋位勋章”。魏利沃在当时医疗卫生界影响很大，比如他在俄罗斯休假结束返回上海，媒体有通告以告知民众。1931 年，广慈医院公开发布的医师名录里，魏利沃已位列第一。

隔离病房的总务后勤、日常管理由护士负责。当时广慈医院由天主教女修会法国仁爱会管理，因院内嬷嬷要喝牛奶，所以当时在医院内养牛，结果一名卢森堡患者被牛撞死。经协商调解，隔离病房大楼划分给了天主教卢森堡方济各会（又名“卢森堡方济各第三会仁爱会”）管理，护士半数为法籍修女，大嬷嬷名沙斐亚，为卢森堡籍。

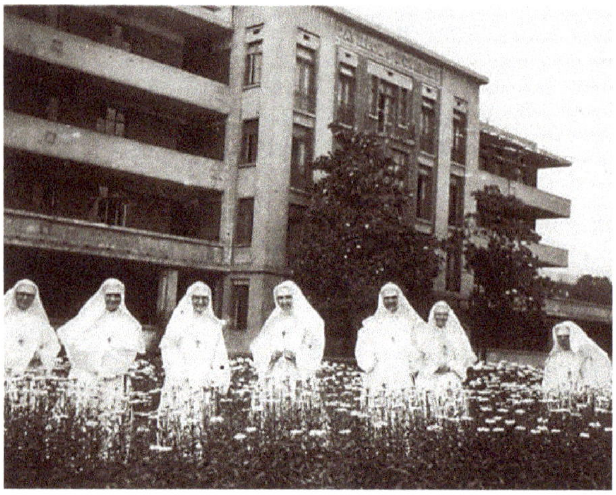
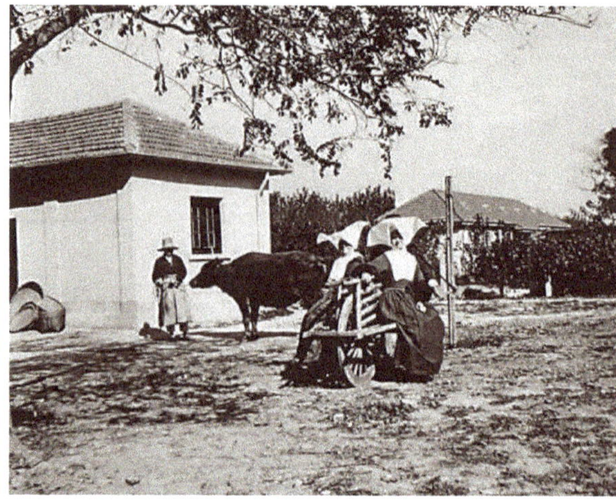

隔离病房大楼的护士（修女）（左）；当时院子里还养牛，以提供牛奶（右）

到1932年，广慈医院成立25周年时，医院床位超过500张，在上海各大医院中首屈一指，其中传染科的隔离病房大楼就占有床位100张。传染科应时代需要而诞生，成立之后积极救治烈性传染病患者，在疫情应对上也扮演了重要的角色。

以卡介苗与结核病为例，中国最早接种卡介苗的是重庆和上海，而上海的卡介苗接种始于1937年。当时，疫苗由上海巴斯德研究院卡介苗部研制生产，采用“口腔接种法”，最早的卡介苗临床研究就是在广慈医院完成的。1937—1940年，共接种婴儿1 919名，后续随访显示了良好的安全性和有效性。此后每当结核病流行时，广慈医院均开设接种点，向百姓免费接种，多次见载于当时的报纸。

又如霍乱。1937年8月淞沪抗战爆发后，人口大量涌入租界，霍乱暴发。隔离病房大楼压力倍增，于是在广慈医院内另辟一隔离区域，专门收留霍乱患者，共计收治了1 576人。当时天花也流行，科室为天花患者备有40张补充床位。另外，还为已经痊愈但仍具传染可能性的患者备有床位300张。受限于当时的医疗条件，1938年上海市霍乱总死亡率高达19.8%，而广慈医院收治的霍乱患者死亡率12.7%，凸显出较高的医疗水平。此外，医务人员（同时也包括震旦大学学生志愿者）还深入工厂、学校等地进行霍乱疫苗接种，高峰时期日接种量超过2万人次。因为对卫生防疫工作的贡献，公董局颁予了银质奖章。

1950年，上海再次天花大流行，隔离病房大楼无法容纳患者，广慈医院将二、三舍一层改为天花病房，收治天花患者，并组织医护人员上街宣传防疫知识，下里弄为居民打防疫针，受到上海市卫生局的表彰。1961年上海第二医学院援建蚌埠医学院，传染科邬亦贤医生首批支援蚌埠，推动蚌埠医学院附属医院开设出传染病专业组的病床，救治大量传染病患者。1976年唐山大地震，传染科医生吴元城、秦乃薰、罗振辉等也积极奔赴灾区救援并帮助灾后重建。还有白喉、麻疹、脑膜炎、脑炎、甲型肝炎等，这些在历史上曾经让人闻风丧胆的传染病，感染科都挺身而出。面对如严重急性呼吸综合征（曾称“非典”、甲型流行性感冒、新型冠状病毒感染，感染科也冲锋在前，以专业、科学、不怕吃苦和责任担当的精神，为百姓的健康、社会的安定贡献自己的力量。

应号召迎战血吸虫，“血防”一战成名、影响全国

如果说“广慈感染”是应时代需求，种下学科萌芽的种子，“瑞金感染”则走上了自力更生谋发展的新路。这一条发展道路，是在实战中淬炼出的。

在20世纪四五十年代，上海是血吸虫（日本裂体吸虫）的严重疫区。血吸虫病死亡率极高。如1930—1949年的青浦莲盛乡任屯村，原有275户居民，因血吸虫病有121户全家病死，28户仅剩1人。1949年，解放军第三野战军第九兵团在松江和嘉定等地水上练兵时就发生了大规模的血吸虫感染，当年感染人数高达3.8万。1956—1958年上海流行区流调，平均阳性率高达20.5%，重流行区更是达80%以上。

1954年，上海市卫生局医疗防疫处处长杨宜调任广慈医院传染科主任，成为新中国成立后广慈医院传染科的首任科主任。杨宜主任是著名的传染病诊治专家，在细菌性痢疾、细菌性脑膜炎、破伤风、传染性肝炎等多种疾病方面进行学术研究。如1950年担任南京抗美援朝医疗队中队长为志愿军治疗斑疹伤寒时，他提出的将患者衣服上的虱子在玻片上压碎、用吉姆萨染色法检测立克次体，成为当时快速诊断斑疹伤寒的主要手段；又如在20世纪50年代提出的对喉痉挛及抽搐的破伤风患者应及早气管切开及专人护理，使该病病死率明显下降。杨宜主任尤其在血吸虫病治疗上有重要成就。早在1949年底，在南京大学医学院任职期间，他就采用酒石酸锑钾29天隔日法治疗2 000余名因水上练兵而感染血吸虫病的解放军战士，无一人死亡。1952年10月，他率领众多寄生虫病专家到扬州考察血吸虫防治工作，深入血吸虫病流行区调查研究、指导基层工作。1952年10月，他编著的《急性传染病学》由华东医务生活社出版，是新中国成立后第一本且体系完备的急性传染病学专著；1955年7月，该书经大量增补内容后由人民卫生出版社再版。

1955年11月，毛泽东主席指示“一定要消灭血吸虫病”。瑞金医院传染科积极响应，投入血吸虫病防治的工作中。1956年，杨宜主任受聘为全国血吸虫病防治研究委员会委员兼临床组副组长、卫生部医学科学委员会血吸

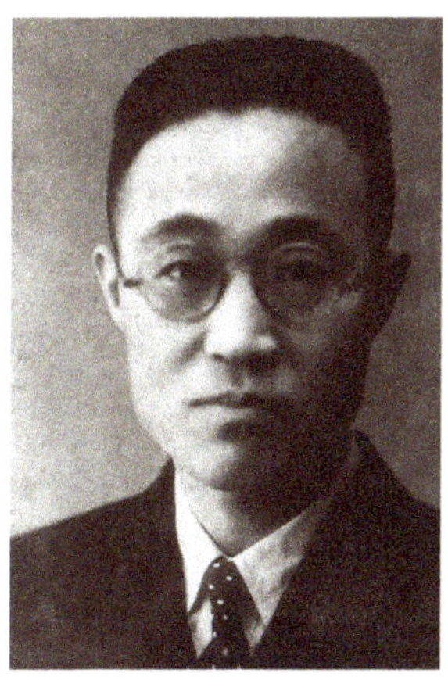

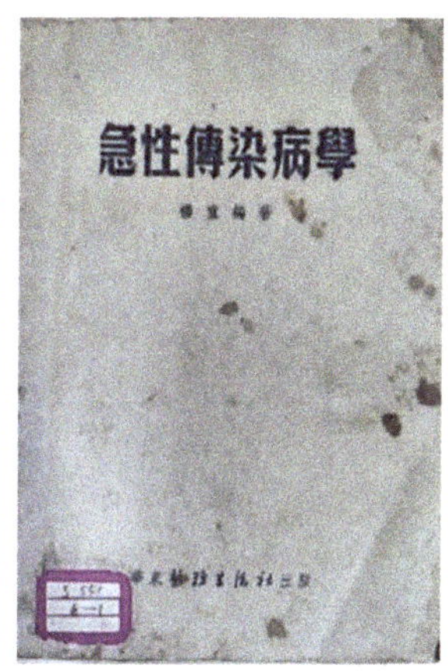

杨宜（1906—2001年），辽宁昌图（今属辽宁铁岭市）人，二级教授、主任医师，瑞金医院终身教授，中国共产党党员。曾任瑞金医院传染科科主任、传染病流行病学教研组主任，上海市寄生虫学会理事。1932年毕业于辽宁医学院，先后在北平协和医院、成都国立中央大学医学院、南京中央医院等工作。1946年赴美国纽约州立医院和麻省总医院进修。1950年赴锦州任抗美援朝医疗队中队长，后任上海市卫生局医疗防疫处处长。1953年赴越南协助防治细菌战及举办有关训练班。1954年起担任广慈医院传染科科主任。1956年被评为二级教授。1982年任上海市寄生虫学会第二届理事会理事。1998年被评为瑞金医院首批终身教授。发表论文50多篇，编译《急性传染病学》等著作5部。其人物传略入《上海市志 · 卫生 · 体育分志 · 医疗卫生卷（1978—2010）》

虫病专题委员会委员、上海第二医学院血吸虫病研究小组副组长，参加了很多血吸虫病诊治的协作研究工作。20世纪60年代初，传染科成立血吸虫病实验室，探索优化血吸虫治疗方案，如传染科创新的锑剂6天短程疗法为缩短血吸虫病患者疗程、提高工作效率做出贡献；也研究抗血吸虫新药的疗效和安全性，如“血防846”（六氯对二甲苯）、“F30066”（呋喃丙胺）等，它们成为20世纪六七十年代最有效和安全的药物。20世纪70年代末，时任卫生部部长钱信忠曾亲临传染科血吸虫病病房指导工作，科室员工大受鼓舞。1979年，科室参加血吸虫病新药吡喹酮的临床研究，明确了吡喹酮更优秀的疗效和安全性。该药物于1980年迅速在全国推广，成为我国控制血吸虫病最有力的武器。吡喹酮的研究成果获1980年卫生部乙级科学技术成果、上海市重大科技成果二等奖，1985年又获第一届国家科学技术进步奖二等奖（当年瑞金医院另一获奖项目为烧伤科的大面积三度烧伤治疗技术）。1985年，上海市和广东省在全国率先达到全面消灭血吸虫病的标准。而直到2006年，经过半个世纪连续作战，全国13个涉疫省、自治区和直辖市也只有4个（另两个为福建省、广西壮族自治区）达到了全面消灭血吸虫病的标准，可见作为严重疫区的上海能打赢这一“仗”有多么不易。1985年上海市表彰血吸虫病防治有功人员，瑞金医院杨宜（传染科专家）、董方中（外科专家）记大功一次。另外，蒋吕品（外科专家）获“全国防治血吸虫病先进工作者”，传染科梅英石、吴元城、严良玉获“上海市防治血吸虫病先进工作者”。

如今，挺着“大肚子”的血吸虫病晚期患者已经很少见了，安全有效的吡喹酮也逐渐拓展到了多种寄生虫感染，包括宠物寄生虫病的治疗。1980年，传染科率先将吡喹酮应用于棘球蚴病（包虫病），取得显著疗效。时至今日，吡喹酮仍成为治疗寄生虫病的首选药物。

半个多世纪以来，瑞金医院感染科依然延续寄生虫病诊治传统，开设了寄生虫病与热带病专病门诊，还支援非洲国家防治疟疾。如2007年受卫生部选派，郭斯敏与我国四位疟疾专家参加中国政府第一个援非疟疾防治专家团，远赴乍得、布隆迪支援培训90天，参与了我国第一批海外抗疟中心的建立。郭斯敏兼任翻译，在我国专家和非洲官员、医务人员的交流及当地媒体采访中发挥了重要作用，将中国的抗疟经验带向世界。2008年，专家团在恩贾梅纳遭遇乍得内战，于战乱中克服重重困难，通过喀麦隆等国辗转到其他非洲国家继续援助并圆满完成任务。专家团曾受原国务院副总理吴仪、原卫生部部长陈竺及非洲多国元首接见（事迹见2008年1月25日《解放日报》报道）。瑞金医院感染科也与中国疾病预防控制中心寄生虫研究所保持了60多年的长期合作关系，共建热带病和寄生虫病诊疗联

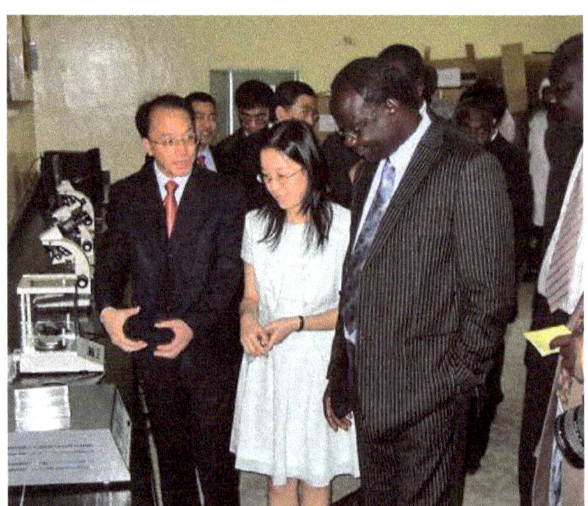

郭斯敏医师（中）支援非洲时的工作留影

盟、国家热带病研究中心-瑞金医院热带病与寄生虫病联合门诊，在一个已经被大多数人遗忘却又十分重要的领域，默默地守护着大家的健康。

收治重症，攻克重症肝炎，啃下肝病的“硬骨头”

治疗重症患者，也一直是瑞金医院感染科的传统和特色。瑞金医院终身教授、中国内分泌学科奠基人之一陈家伦就曾回忆他 1948 年到广慈医院见习的经历：传染科只收非常严重的烈性传染病，如天花、鼠疫、霍乱之类；其他轻的传染病，如伤寒、菌痢等，都是收在内科三舍的病房。

后来，随着病种的变迁，重症破伤风、脑炎、流行性出血热、甲型流感等都曾在传染科收治过。如 1991 年上海病毒性脑炎流行，传染科开设脑炎临时病房以全力收治重症患者。传染科收治患者并非疫情来临之时匆忙地“为收治而收治”，更重要的是以临床积累来挽救患者、以科研创新来解决问题，以诊疗实力赢得了同行的认可。如上述的中枢神经系统感染（脑炎 / 脑膜炎），传染科早在 1939 年就报道了一例仅 14 岁的脑膜炎合并天花的危重患者，以昏迷入院、以康复出院；在 1961 年，受人民卫生出版社邀请，撰写《流行性脑膜炎的防治（消灭疾病小丛书）》（王耆煌主编）科普图书（同时应邀撰写的“消灭疾病小丛书”还包括陈国良主编的《猩红热的防治》、梅英石主编的《细菌性痢疾和阿米巴病》和《伤寒和副伤寒的防治》）；1963 年，上海科学技术出版社出版国外专著《脊髓灰质炎》（王耆煌等译）；1973 年，成功救治 1 例乙型脑炎后遗症患者，该患者来时深昏迷、全身强直，全身大小褥疮 6 处，最大的碗口大小、骨骼外露，经半年多的精心治疗和护理最后能说、能唱、能走，智力完全恢复。这些都体现出瑞金医院传染科在这方面的专业性和高超的诊治水平。

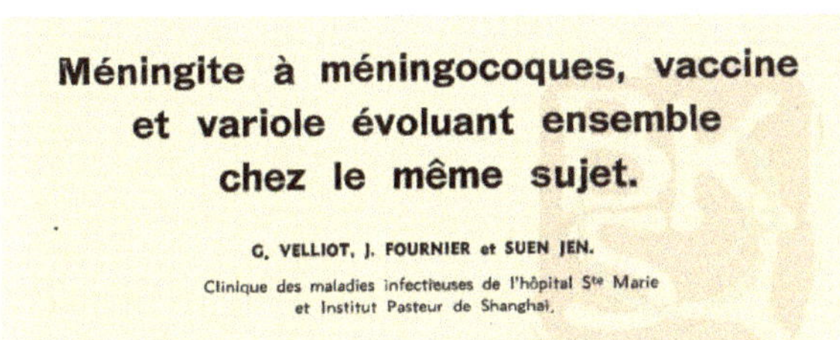
Méningite à méningocoques, vaccine et variole évoluant ensemble chez le même sujet.

G. VELLIOT, J. FOURNIER et SUEN JEN.

Clinique des maladies infectieuses de l'hôpital Ste Marie et Institut Pasteur de Shanghai.

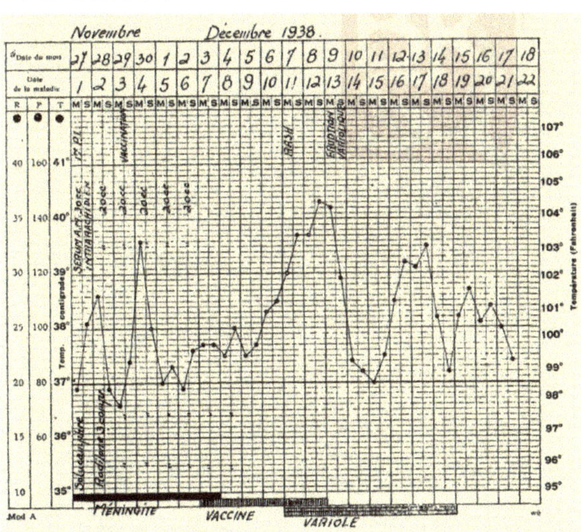

收治烈性传染病、重症传染病的传统由来已久。广慈医院传染科魏利沃、上海巴斯德研究所富爱浓和孙任撰写的论文《流行性脑脊髓膜炎牛痘及天花合併（并）演進（进）之一例》发表于 1939 年《震旦医刊》第 4 卷第 1 期（上图），报道了一例年仅 14 岁的脑膜炎合并天花患者的治疗情况，下图为其详细的体温变化表。该篇距今 80 余年的临床论文，体现出瑞金传染科很早就开始和重视临床研究

在对一系列重疾的救治中，与肝炎的对战，成就瑞金感染的一大特色。瑞金医院感染科现任科主任谢青清晰记得 1984 年她到瑞金医院实习时看到的一幕：青壮年得了乙型肝炎，很快发展为急性重型肝炎，“患者走着进

来，躺着出去，死亡率很高，失去‘顶梁柱’对家庭打击太大了，印象太深刻了。”

20世纪七八十年代，我国肝炎患者逐渐增多，重症患者不在少数。据数据统计，当时肝炎的死亡率高达80%～90%，且大多是青壮年。国家要求集中攻关，这就是当时的“硬骨头”。

早在20世纪70年代，瑞金医院传染科就致力于病毒性肝炎诊治的研究。1979年，传染科在原病毒实验室基础上改建成立临床病毒研究室，王耆煌教授担任主任。1986年，又由于传染病病种变迁，传染科原有的血吸虫病实验室在出色完成血吸虫防治研究的历史使命后，改为重症肝炎研究室，由沈耕荣教授担任主任。1983年，沈耕荣教授承担了国家科学技术委员会“重症肝炎治疗及发病机制研究”“六五”攻关项目并任课题组组长，他联合国内多家单位携手攻关，阐明了重症肝炎的发病机制、提出了综合治疗的措施，使重症肝炎死亡率由近100%降至70%左右，研究成果在1986年获国家四部委颁发的国家科技攻关表彰奖，奠定了瑞金医院传染科在全国重症肝炎领域的重要地位。之后他再次承担了重症肝炎国家“七五”“八五”攻关任务，研究成果2次获上海市科技进步奖；后来又提出了更多创新性治疗方案，包括肝细胞再生治疗、血液净化治疗方案等，并提出了“早诊、早治、早干预”的理念。感染科早在20世纪末就开始了人工肝治疗。经过沈耕荣教授、周霞秋教授的接力攻关，重症肝炎死亡率进一步降低至30%以下。由瑞金医院传染科沈耕荣和天津市传染病医院余书文联合主编的《重症肝炎》在1990年由天津科学技术出版社出版，是中国第一本原创性重症肝炎专著；其后，周霞秋主编的《重型肝炎治疗新技术》在2002年由人民军医出版社出版。如今，很多当年经过多年攻关的针对重症肝炎的综合治疗理论已成为指南和教科书上的常规疗法。

此后，在谢青主任的带领下，一批具有国际视野和激情的中青年骨干，包括王晖、蔡伟、周惠娟、项晓刚、曹竹君等携手，对重症肝炎及肝硬化、终末期肝病等一系列重症疑难肝病开展了全方位的研究，在机制、预警、诊断和治疗措施方面都有了更大的发展和创新，对重症肝炎进行了更精细化的管理，收治的重症肝炎患者近乎占据上海市级医院收治人数的一半，并由此产生“有重肝，找瑞金”的良好口碑。科室研究成果多次获得中华医学科技奖三等奖、上海市医学科技奖一等奖、华夏医学科技奖一等奖等，产生的诊疗技术不断在国内得到推广和使用。

“我们都知道供体器官捐献的短缺问题，很多重症肝炎患者等不到供肝，到我们这里。我们能做的是，通过我的努力告诉患者：我们想办法，让你不去做肝移植，我们想办法，让你可以康复回家。”谢青主任说。

口碑与承诺的背后，是不懈的付出与努力。自2002年任科主任后，谢青在发扬传统的基础上，重点做好肝炎的全病程管理，从源头上不被感染、不得病；患病者，尽早规范抗病毒治疗，从而少进展，少患肝硬化和肝脏肿瘤，且争取最大限度清除病毒以实现疾病“摘帽”；进展者，不发展到重症肝炎，建立早期预警指标……“到了我们这一代，（要）更多着眼于攻克乙（型）肝（炎）的工作，让病毒（性）肝炎实现治愈。”谢青说。

近年来，瑞金医院感染科持续深耕重症肝炎，尤其注重与临床紧密结合的科学研究。

2007年成立由国家食品药品监督管理局新药评审中心资格认定的感染科（肝病）专业药物临床研究基地，这是瑞金医院最早的药物临床研究基地之一。如今，感染科牵头多项重症肝炎相关的全国多中心临床研究，不少研究成果被国际指南引用，如2022年1月最新的美国胃肠病学会《慢加急性肝衰竭指南》就引用了感染科的研究成果以支撑两条核心的推荐意见，得到国际同行的高度认可。谢青教授作为中国地区的主要研究者参与全球慢性肝病病程演变及临床事件和失代偿登记（简称为“CLEARED”）研究，揭示了肝硬化住院患者具有很高细菌感染发生率，相关研究发表在肝脏病学领域顶级的学术期刊 *The Lancet Gastroenterology and Hepatology* 和 *Journal of Hepatology*，在国际学术领域展现瑞金感染科的实力。此外，感染科牵头全国多家单位开展世界上第一个重组人白介素（IL）22-Fc用于慢加急性肝衰竭治疗的Ⅱ期临床试验，目前Ⅱa期已结束，显示IL-22Fc具有良好的安全性和药代动力学/药效学特征，能产生比现有治疗手段更显著的临床疗效趋势，Ⅱa期试验达到预期目标，Ⅱb期试验正在推进中，其结果有望为重症肝炎的肝脏再生治疗再添利器。2022年“肝炎后肝硬化门脉高压症及肝衰竭的机制探索与临床转化研究”项目再获上海医学科技奖一等奖。瑞金医院感染科有多名专家深度参与编写和修订国内很多肝病的权威指南，如《慢性乙型肝炎防治指南》《丙型肝炎防治指南》，从指南和规范的领域推动医学界的进步。

延续自成立之初就形成的“收重症”传统，瑞金医院感染科在重症肝炎领域取得的重要成就，将很多患者从死亡边缘拉了回来。关口前移、数字化全病程精细管理已成为瑞金医院感染科为管理肝病所打造的一种创新模式。2023年“瑞肝护”项目启动，采用最先进的高灵敏数字算法GAAD计算识别肝癌高危人群并督促其定期复诊，推动肝癌“早筛、早诊、早治”，并将这一体系推广到社区，实现医防融合，让更多慢性肝炎患者避免走向肝癌晚期的深渊。

战“疫”从未缺席，与时代共振始终不忘“因何而生”

2000年，瑞金医院传染科更名为“感染科”，一字之差，体现的是病种的改变，也是学科跟随时代发展与百姓健康需求而做出的重要调整：由传统的传染性疾病拓展到大感染领域。

视野扩大，也增加了对感染科医生的挑战。在传统的传染病领域，如寄生虫病、病毒性肝炎、中枢神经系统感染和教科书上很多其他的经典传染病，感染科继续保持很高的诊疗水平。同时，在细菌、真菌感染领域，尤其在抗生素的使用、院内感染的诊治、危重患者的抗感染治疗上，感染科也颇有经验。2012年，上海市感染性疾病科临床质量控制中心挂靠在瑞金医院感染科，承担起全市72家感染科的质量控制和发展引导任务，建标准、树流程、推动长三角感染病诊疗同质化。2013年至今，瑞金感染科举办国家级“临床医师抗菌药物合理应用能力提升与管理”培训班，获得巨大反响。“大感染”逐渐回归感染科医生的职责。

“发热待查”是如今感染病诊断的难点。

瑞金医院感染科牵头成立了瑞金医院发热待查多学科联合门诊，邀请血液科、风湿免疫科、皮肤科等相关科室，共同破解疑难发热疾病，每年有数百位患者告别在外院辗转却得不到明确答案的结局，最后在这里得到明确诊断，并获得相应治疗。

2017 年，中国第一部也是目前唯一一部《发热待查诊治专家共识》在《中华传染病杂志》上发布，瑞金医院感染科多名医生参与编写。同时，依托在肝病诊治领域的积累，感染科也拓展肝癌的内科治疗领域，牵头组建了肝脏肿瘤多学科联合门诊，联合放射科、超声科、肝脏外科、介入科、移植科等科室专家，让性质不明的肿瘤在这里明确诊断，让棘手的手术在这里有方案，让疲惫的患者在这里获得便捷诊治。

这些难题解决了，还不够。“传染病”往往伴随着患者或周围人的误解、排斥，被“污名化”，感染科医生要治病，也要解开他们的“心结”，比其他科室更需要注重医学人文关怀。以乙型肝炎为例，目前，乙肝病毒可以清除，达到“临床治愈”。“乙肝病毒核酸检测不到，肝功能正常，不再需要吃药——抗病毒治疗优化正是让这些患者重见阳光的重要原因。”瑞金医院感染科是国际上最早提出这一概念的机构。在此基础上，感染科为鼓励患者“告别乙肝，重启人生”，2020 年 9 月开始，感染科为所有临床治愈的乙型肝炎患者颁发一枚“金牌”，邀他们加入“金牌俱乐部”，为他们提供持续的答疑解惑，也通过他们的经验分享，让更多乙型肝炎患者重拾信心，挺胸抬头地生活。

传统的传染病没有绝迹，新发传染病近年又频频来犯，瑞金医院感染科经验丰富的医疗人员时刻准备着支援一线。2020 年春节，项晓刚、辛海光、崔洁、张俊参加援鄂医疗队，驰援武汉华中科技大学同济医学院附属同济医院光谷院区，收治新型冠状病毒感染者，克服重

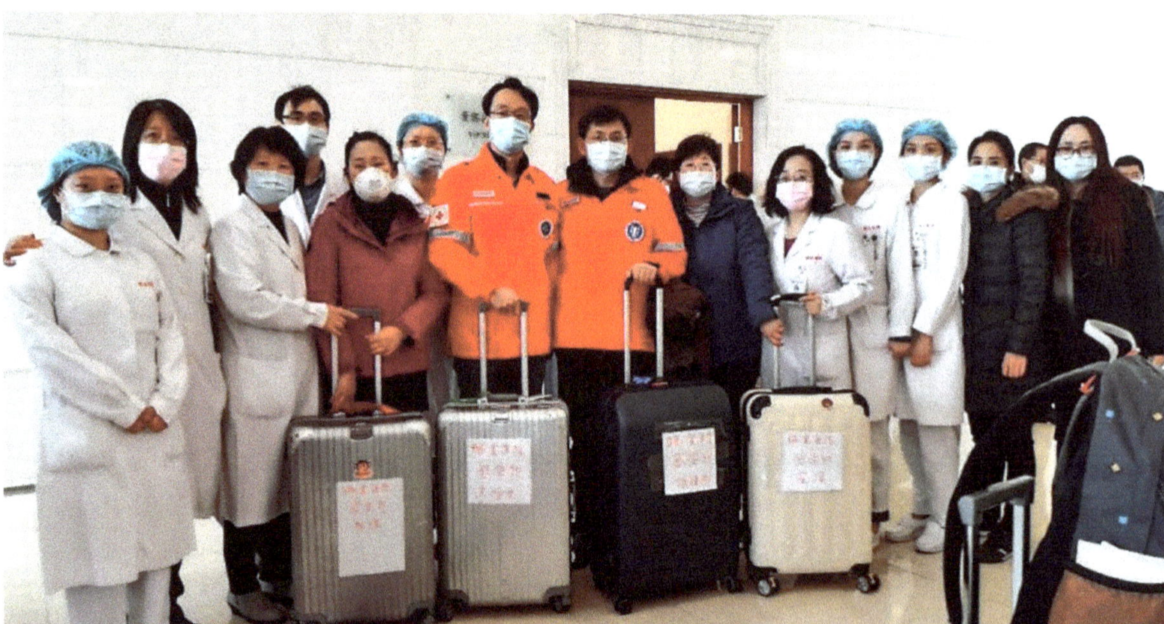

2020 年初，项晓刚（前排左六）、辛海光（前排左五）、崔洁（前排左七）、张俊（前排左四）参加援鄂医疗队驰援武汉，此为出发前的送别合影

重困难和艰辛，圆满完成任务。

在上海，因感染科原本的“三区两通道”等隔离设计合理，2020 年除夕前，感染科仅花 2 小时就完成了四楼病房改造用于临时隔离，构筑起瑞金防疫的第一道坚实堡垒。

2020 年，感染科获评“上海市抗击新冠肺炎疫情先进集体”，崔洁荣获“全国先进工作者”，项晓刚、辛海光荣获“上海市抗击新冠肺炎疫情先进个人”。

2022 年，上海新型冠状病毒感染疫情期间需要使用各种方舱。所有的方舱改造都必须满足隔离“三区两通道”原则，但如果重新装修则工程浩大，项晓刚创新性提出使用 2 节集装箱拼接成一个整体，再分隔为三个等大的小间，作为“三区”缓冲间通道的污染区、半污染区和清洁区。这个“神来之笔”的建议有效解决了当时方舱改造的燃眉之急。除了方舱改造，瑞金医院感染科多名医师参加上海市防疫工作甚至外省市医疗点的医院感染控制工作。由此可见，瑞金感染科“一专多能”，除了诊治传染性疾病，也肩负着消毒隔离这一保障所有医务工作者安全的重任。

2023 年 5 月 7 日，距离广慈医院隔离病房大楼建成 92 年，瑞金医院北部院区（嘉定）感染科病房楼正式启用。这也是一栋自成体系、“平战结合”的病房楼，22 张床位全是负压病房，仅 2023 年就收治了多例输入性登革热病人，更好地为百姓健康保驾护航。

与病毒战斗，科学抗疫更是指导全球同行科学诊治、有效挽救全球患者生命的“硬实力”。在高压下的感染科开展高标准临床试验，展现感染科临床科研国际领先水平。早在 2020 年，美国食品药品管理局（FDA）紧急批准传统抗疟疾药物羟氯喹用于治疗新型冠状病毒感染时，在瞿介明书记、宁光院长的带领下，针对当时该方法缺乏科学证据的问题，完成了关于“硫酸羟氯喹治疗新型冠状病毒肺炎”的随机对照临床试验。结果发现，对于轻中度患者，标准治疗基础上联合羟氯喹不能带来病毒转阴和临床康复的额外获益，但增加更多的不良事件发生率。该研究投稿至 *The British Medical Journal* 后被快速审核发表，入选 ESI 高被引论文。该研究为全球首次提供了羟氯喹治疗新型冠状病毒感染的随机对照试验证据，美国 FDA 等多个国家的卫生部门参考这一数据，最终撤回了羟氯喹治疗新型冠状病毒感染的紧急授权，修订了对于羟氯喹的推荐意见，切实避免了危急情况下因错误用药而带来的次生危害。

此后 2022 年，新型冠状病毒奥密克戎毒株“侵入”上海，病例呈暴发增长，进口药物难以解决我国的需求，国产原研药物成为破解制约的重大科技问题。瑞金医院感染科又在宁光院士的带领下，协助组建的新型冠状病毒科研团队突击攻关国产抗病毒药物临床试验。通过瑞金应急科研指挥中心，相继在上海地区拓展 7 家新型冠状病毒感染收治中心联合攻关，以高标准随机对照临床试验，完成了我国原创性新型冠状病毒口服抗病毒药物氢溴酸氘瑞米德韦片（即“VV116”，商品名“民得维”）对比国际指南一线推荐药物奈玛特韦片 / 利托那韦片组合包装（Paxlovid，商品名“帕罗韦德”）治疗轻中度新型冠状病毒感染患者的疗效和安全性分析。结果显示，氢溴酸氘瑞米德韦片不仅在促进持续临床康复时间方面非劣于奈玛特韦片 / 利托那韦片组合包装，且总体不良事件更少。研究成果以全文论著发表在医疗领域的顶级学术期刊 *The New England Journal of Medicine* 上，入选 ESI 高被引论文、热点论文，标志着国产原创性新型冠状病毒药物首次获得国际认可。研究推动了该药在我国上市并纳入最新版诊疗指南，打破了国际药物供应短缺对我国新型冠状病毒防治工作的遏制。由于利托那韦是强效的肝药酶抑制剂（CYP3A），可与多种药物发生相互作用，在很多慢性病患者中应用受限，而氢溴酸氘瑞米德韦片很好地规避了这一局限。研究发表后获得 *New England Journal of Medicine* 主编高度评价，称“VV116 可能是未来改变全球新型冠状病毒感染治疗格局的药物”。

其实，传染病或感染性疾病更是全国百姓都会面对的威胁。与之作战的瑞金医院感染科医生和护士也并非在单打独斗，数十年来，感染科培养了无数的学生，将感染性疾病防控的精神、理念和技术推广到全国，共同捍卫人类的健康。

1981 年，国务院设立全国第一批博士 / 硕士学位授予点，传染病专业全国仅 15 个、上海市仅 2 个授予点，瑞金医院传染科即为其中之一。杨宜和王耆煌是全国第一批硕士研究生导师，沈耕荣是第二批硕士研究生导师，后来沈耕荣升任博士研究生导师。21 世纪初，瑞金医院感染科共有沈耕荣、周霞秋、谢青、张欣欣 4 名博士研究生导师和多名硕士研究生导师，目前在职博士研究生导师 6 名，其中最年轻的仅 34 岁；迄今，瑞金医院感染科已培养研究生上百名。很多学生在祖国各个地方甚至国外发光发热，成为当地感染病领域的学术带头人，推动了当地乃至全世界传染病和肝病诊治的进步。近些年来，科室也为全国培养了很多专科医生。2010 年以来，感染科作为全国感染和肝病培训教学示范基地，以多种形式主办各类培训项目（鲲鹏计划、彩虹计划、扬帆计划、菁英计划，以及由中国肝炎防治基金会和中国健康促进会支持的感染和肝病中青年骨干短期研修班及“扶贫攻坚”肝病临床诊疗技能提升培训班等），全面、系统地培训了 1 000 余名来自全国各地的感染和肝病专科医生，通过“传、帮、带”进一步提高了当地的临床诊疗水平和能力，培养了一批又一批优秀的专科人才，建立了感染和肝病紧密型专科医联体，为我国感染病学科建设、专科医师队伍储备及临床诊疗能力提升做出了重要贡献。

九十三年来，经过魏利沃、杨宜、王耆煌、戴祥章、周霞秋、谢青等历届科主任（王耆煌、梅英石、沈耕荣、戴祥章、周霞秋、陆志檬、高健、蔡伊梅、张欣欣、谢青、王晖、蔡伟、项晓刚、赖荣陶、王晓琳等先后担任科副主任）的接力，瑞金医院感染病科自成立之初的“上海滩最先进的传染病综合防治大楼”，发展到如今在复旦版“中国医院专科声誉排行榜（传染感染）”持续十余年居全国前六、最高居全国第三（2015 年）。“传承 93 年的历史，我们始终不忘创立之初对烈性传染病的防治使命，始终不忘‘有重（症）肝（炎），找瑞金’的承诺，对各类重症不遗余力地研究、投入、引领，为的就是提高患者的生存率、生存质量。”谢青主任说。从 20 世纪 30 年代的防治天花，到后来 1988 年的防治甲型肝炎（感染科在全院收治工作发挥中流砥柱的作用），再到 2003 年防治严重急性呼吸综合征（SARS）（瑞金医院感染科诊断了上海首例病例，医务人员零感染，被评为“上海第二医科大学抗击非典先进集体”）、2009 年防治甲型流感（瑞金医院感染科腾出病房收治 30 多例重症患者，无一例死亡，医务人员零感染）、2020 年防治

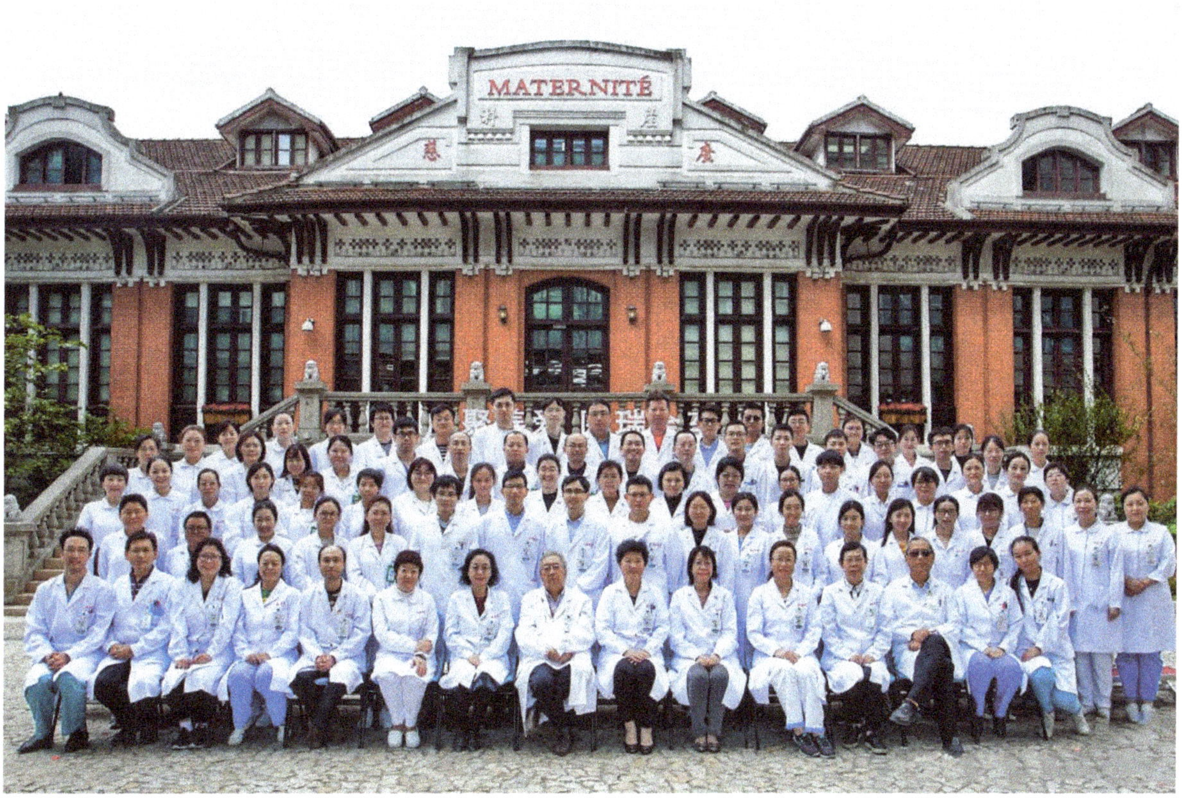

2022 年瑞金医院感染科集体照

新型冠状病毒（瑞金医院感染病房首先改造成疑似病例隔离病房，收治 30 多例患者，最终确诊 10 多例，对早期隔离、控制疫情传播做出重要贡献），以及 2022 年新型冠状病毒疫情防治，瑞金感染学科团队始终不忘“因何而生”的使命——“哪里有难题、哪里有需要，就去啃哪里！”这是瑞金医院感染科的信心，也是瑞金医院感染科的决心。

撰稿 | 陈立畅

风湿免疫科

“最年轻”学科飞速发展，惠及患者

风湿免疫学的发展经历了漫长的岁月。早在古埃及和古希腊时期就有记录表明，当时的人们开始使用草药等方法来治疗关节疼痛和炎症。而风湿免疫学真正建立和发展，是在近现代。20 世纪以来，随着医学科学技术的进步，人们对免疫系统的认识不断加深，逐步发现了类风湿因子及抗核抗体等经典的抗体，并将免疫学原理应用于解释风湿性疾病的病因和发病机制，一个新兴的学科也逐渐从骨科、皮肤科、内科等传统医学领域分离出来，这就是风湿免疫科。它快速发展，成为现代医学研究的重要领域。

风湿免疫病的基本病因和病理基础是免疫功能紊乱导致机体多个器官损害，其临床表现复杂，临床诊治具有挑战性。近年来，随着生物医学技术的飞速发展，基因组学、蛋白质组学、免疫细胞功能研究等技术手段的应用，新的治疗靶点的发现和验证，为风湿病的治疗提供了新的手段和策略，使风湿病的诊断和治疗产生了飞跃式的发展。

瑞金医院经历百年风雨洗礼，是国内顶级的大型综合性三级甲等医院。2015 年 9 月，瑞金医院风湿免疫科建立，使瑞金医院内科建制更加完善。

无疑，相比瑞金医院里那些历史悠久的学科，风湿免疫科是瑞金医院最年轻的学科之一。但也正因如此，全体成员都有“初生牛犊不怕虎”的劲头，不断锐意进取、奋勇向前。瑞金医院风湿免疫科是充满锐气的学科，自创始之初就提出“守拙、平等、精湛、创新”的科室理念，在成立短短 9 年的时间里飞速发展，在复旦版“中国医院专科声誉排行榜（风湿病）”上位居全国第六，并成为中华医学会风湿病学分会副主任委员单位、上海市医师协会风湿免疫科医师分会会长单位、第八届上海市医学会风湿病专科分会主任委员单位等，从多个侧面彰显学科的学术地位与声誉。

自建科以来，依托瑞金医院强大的学科优势，风湿免疫科以疑难危重疾病诊疗为己任，在临床医疗、教学、科学研究等多方面与国际同步，不断挑战自我、开拓创新，在风湿免疫病及相关疾病的临床诊治、科学研究、人才培养、学术地位等方面取得快速发展。

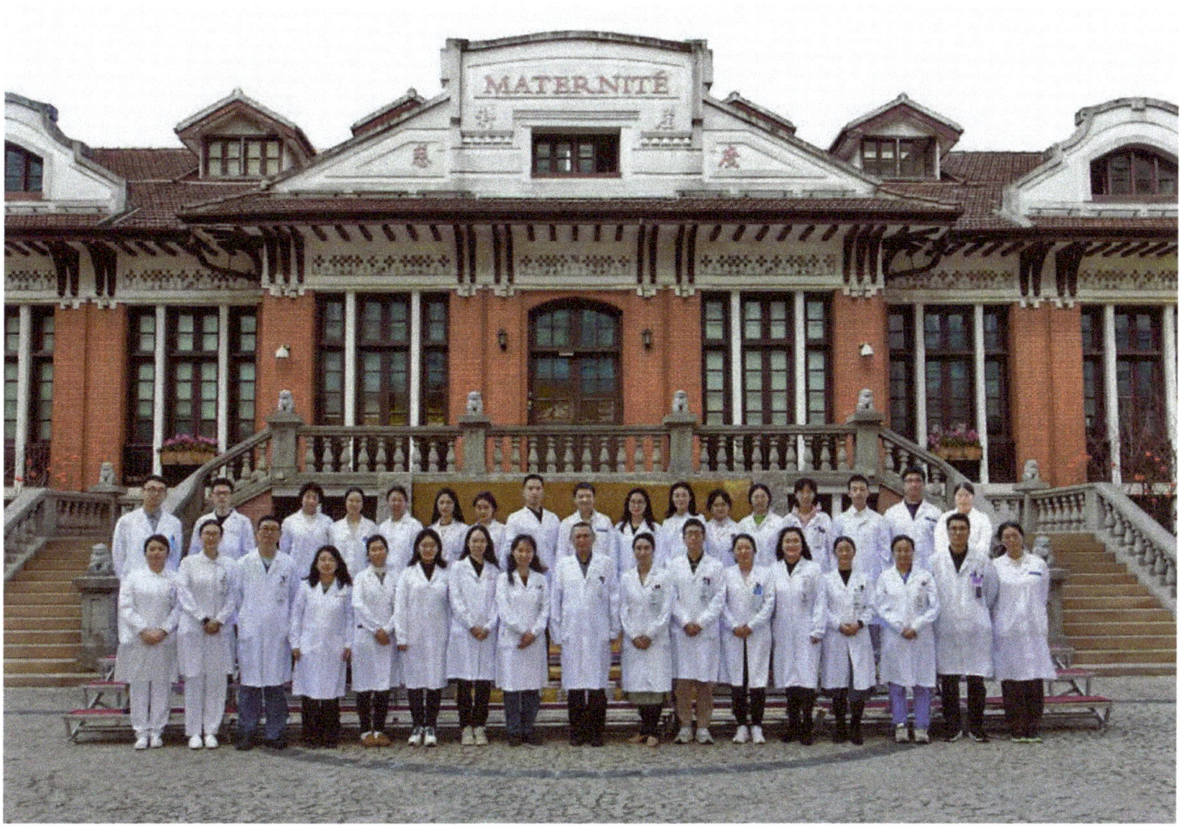

2024 年瑞金医院风湿免疫科集体照

从零开始，白手起家

瑞金医院是全国范围内学科最为齐全的综合性医院之一。随着医学系统的发展，成立风湿免疫科迫在眉睫。2015 年 9 月，时任上海市医学会风湿病专科分会候任主任委员的杨程德教授来到瑞金医院，肩负起建科重任。

在如此高水平的平台上创建全新的学科，是挑战，也是机遇，一切得从零开始、从长计议。新学科的建设需要全方位、高起点，需要构建高水平的实验室和病房，需要培养青年医生、博士和硕士研究生……一个个具体的问题在杨程德教授的脑海里盘踞。

2015 年建科之初，杨程德主任带着当时还是主治医师的滕佳临医生（现为风湿免疫科行政副主任、主任医师）、一名专职科研人员、一名博士研究生，来到瑞金医院。瑞金医院风湿免疫科就此成立。

科室成立之初，尚未有病房，重病患者在急诊科进行救治。杨程德主任一人承担起专家门诊、全院会诊、疑难病例讨论等多种工作，被戏称为"瑞金医院职称和资历最高的住院总医师"。他在专家门诊看诊之余，奔波于瑞金医院各个科室间进行会诊和查看患者，也是在这一次次的会诊中，他让其他科室逐渐认识到什么是风湿免疫病，风湿免疫科能发挥什么作用。比如，一位心脏瓣膜病变患者即将进行换瓣手术，杨程德主任会诊后发现这是一位白塞综合征患者，瓣膜病变是由血管炎导致的，在原发疾病没有得到控制的前提下进行换瓣会造成术后瓣周漏。他当即建议患者先治疗白塞综合征的高炎症状态，待病情稳定后再进行手术。也正是因为这一及时、专业的建议，避免了可能发生的严重术后并发症。

在杨程德主任的努力下，年轻的风湿免疫科逐渐被同事所熟悉。

2016 年 9 月，风湿科病房顺利启用，21 张床位，瑞金风湿免疫科进入全面发展阶段。

基于瑞金医院内科强大的综合实力，风湿免疫科逐渐成为上海危重风湿疾病诊治重地，并形成了以“不明原因自身炎症性疾病”为代表的疑难杂症诊治特色，特别是以成人斯蒂尔病为代表的自身炎症性疾病和以抗磷脂综合征为代表的自身免疫性疾病的临床诊治特色，吸引了国内外大量患者前来就诊。

风湿免疫科成立以来，人手始终处于“紧张”状态，科室二线班三天一个夜班坚持了一年多。后来，人手逐渐增加了一点，在人手“紧平衡”的状态下，科室依然坚持派遣年轻医师出国学习深造，下基层锻炼。在杨程德看来，这两件事始终不能耽误。

有段时间，科里一个人钉一个位置，科室员工几乎全年无休，数年来，全体员工几乎没休过年假。在这样全员大干的氛围下，科室知名度大幅提升，门诊量获得飞速增长，当前，每周 6 天专病门诊，每周 7 天专家门诊，在不到九年内，年门诊量达到近 10 万人次。

在仅拥有 21 张床位的情况下，为缓解床位紧张的局面、提高患者周转率，全体医生做出最大的努力，床位使用率高达 98.66%，在全院中名列前茅。尤其值得一提的是，系统性红斑狼疮、皮肌炎、抗磷脂综合征等重点病种的收治人数均位居上海市前列。

重视科研，雏鹰起飞

风湿免疫科自创建之初就提出“守拙、平等、精湛、创新”的科室理念。如果“守拙”与“平等”说的是科室的氛围与态度，“精湛”与“创新”则更多面向的是临床实践、医学科研，因为临床医学的根源来自科研的积淀。

自建科之初，风湿免疫科就制定了学科发展的策略——临床是根本，科研是重中之重。2015 年，风湿免疫科成立伊始，老门诊楼五楼尽头 200 平方米仅用于研究的独立、完善的风湿免疫实验室就投入了使用。实验室配备先进的 FACSCanto Ⅱ型流式细胞仪、Real-time PCR 仪、倒置荧光成像显微镜，以及无菌室、紫外凝胶分析仪、可进行免疫印迹和免疫沉淀的全套仪器设备等，能够进行包括细胞生物学、生物化学、分子生物学和免疫学等各种类型的实验技术。

临床医生做科研，建立完善的生物样本库是根本。瑞金医院风湿免疫科白手起家，一切

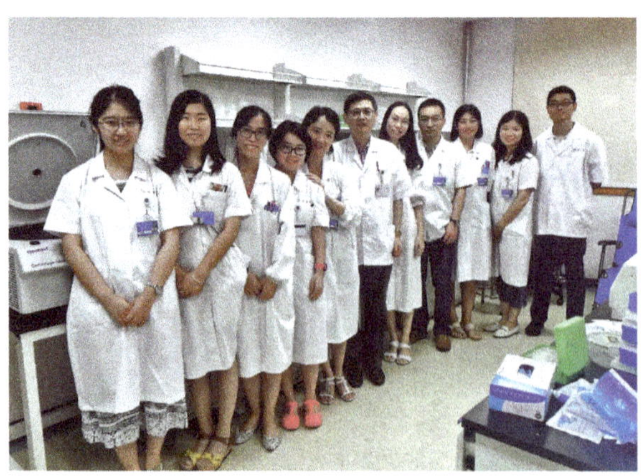

2016 年风湿免疫科全体成员在实验室合影

都要从“零”开始。为了积攒“家底”，杨程德带头收集各类临床样本，从门诊到病房再到偏远的乡村，每一例样本都来之不易。在科主任的带领下，全体科室医师和研究生长期投入样本库的建设工作中。为了收集临床样本、建立研究队列，全体成员完善一个患者又一个患者的资料收集工作，妥善处理珍贵的生物样本，为研究奠定扎实的基础。实验室内，研究人员在做完一天的实验后，最后一项工作就是把当天收集的临床样本及时处理、编号、冻存；并且将临床资料录入电子数据库，以便进一步跟踪随访。就这样，日复一日，年复一年，在全体科室人员的共同努力下，瑞金医院风湿免疫科建立起全球最大的单中心成人斯蒂尔病生物样本库和全球最大的单中心抗磷脂综合征生物样本库，为后续进一步的临床和基础研究奠定了坚实的基础。

不论临床或科研，关键在人。科室的建设也需要合理的人才梯队，这就要求风湿免疫科在短时间里把临床、科研队伍锻炼起来。瑞金医院高水准平台吸引了众多优秀的博士纷至沓来，这给科室注入了大量新鲜血液。不过，若想成为一名合格的风湿免疫科专科医生，还需要从头学起。为了让年轻医生迅速成长，科室每周一晚上都坚持召开科室学术研讨会，风雨无阻，节日无休。会上，每一名科室人员、每一名研究生的每一个课题都要被杨程德主任关心“创新性”“可行性”“进展如何”“有什么困难”……大家常常会感慨：“杨主任的记忆力怎么这么好？”在会上，科室成员会一起学习最新的文献、学科的经典和前沿的进展，探讨研究思路的创新性及可行性，思想火花的碰撞形成了一个个科研灵感，这些灵感又在一次又一次的讨论中逐渐萌芽、开花、结果。

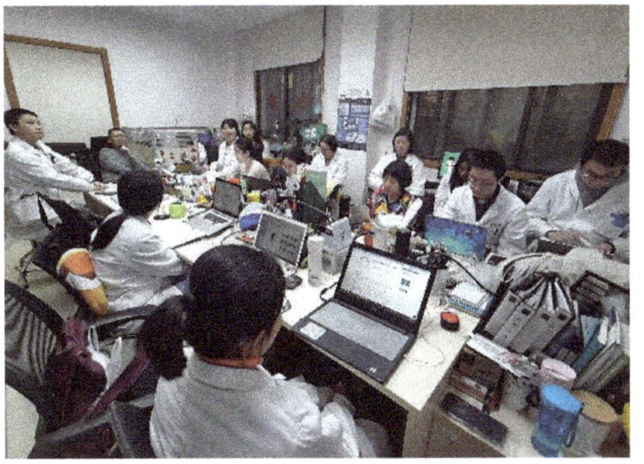

风湿免疫科每周的学术研讨会现场

每周二中午，科室则会举行前沿文献研读，由研究生根据自己的研究方向，自由选择学习最新的文献。在研读会上，又有一些灵感逐渐萌芽。有时，这些灵感只是简单的疑问或想法，但通过进一步的思考、文献复习和预实验准备，有的就会发展成更深入的研究方向。研读会成为研究生和临床医生互相学习、互相启发的场所，也促进了学术思想的交流和碰撞。

瑞金医院风湿免疫科门诊有大量来自全国的疑难和危重患者，通过对他们的临床诊治，年轻医生得以迅速成长。杨程德主任会悉心指导年轻医生，不仅传授医学知识，更教他们如何去面对患者和与患者沟通，如何去理解疾病。杨程德对年轻医生的培养有着自己独特的方法。他要求年轻医生和学生根据所遇到的疑难或有特殊表现的病例来针对性地阅读文献，在小讲课上组织大家学习，促使年轻医生快速提高对疾病的诊断能力。经过日积月累的训练，年轻医生不仅能够从理论上加深对疾病的认识，更能在实践中加以灵活运用。瑞金医院风湿免疫科门诊犹如“智慧熔炉”，将年轻的医生们锻炼成能独当一面的医生。

在杨程德主任的带领下，风湿免疫科逐渐

凝练和聚焦了特色的学科发展方向，目前已成为能够救治各类疑难危重风湿免疫病的团队。科室曾收治一个家住云南的藏族姑娘，病情一波三折：反复发热、皮疹、淋巴结肿大，当地怀疑她是淋巴瘤；来到瑞金医院后，很快又出现了高热、白细胞和血小板急剧下降。风湿免疫科团队讨论后考虑她是噬血综合征，病情异常凶险。医疗团队立刻进行甲泼尼龙及依托泊苷的治疗，患者总算高热退去，皮疹消退，病情也稳定下来了。没想到，不多久，她的病情又急转直下，出现头痛、恶心、呕吐，四肢活动障碍，脑部又发现了病灶且变化迅速，甚至出现了短暂意识丧失、失语、口吐白沫等精神症状。一系列的突发情况让家人无法承受，失去了治疗信心，想要放弃。杨程德主任带着床位主管医师反复分析病情，根据脑部影像资料，判断淋巴瘤引起的脑部病灶发展不会如此之快，炎症的可能性更高；结合临床和实验室指标，患者原发病为系统性红斑狼疮，合并了噬血细胞综合征，重症难治性狼疮脑病。又经过10余天的积极治疗，患者的病情终于开始好转，并在接下来的一周内，身体状况持续向好，最终顺利出院。及时、专业的判断，让治疗朝着对的方向进展，使患者转危为安。

在杨程德的带领下，年轻医师在临床上积极学习和处理疑难危重疾病，并注意总结，将临床罕见病例撰写成文，相关成果以病例研究论文的形式相继发表在 *The New England Journal of Medicine*、*The British Medical Journal*、*The Lancet* 子刊等知名学术期刊。

回看发展历程，科室成立之初就提出“平等”的发展理念，也在科室由小壮大的发展道路上收获一个个科研“小荷”，露出尖尖角。在杨程德主任看来，“平等”包括学术平等、机会平等、晋升平等。

在学术方面，杨程德教授虽然是科室年资最高和最权威的医生，但在科室组会、病例讨论等场合，他始终鼓励青年人才各抒己见、大胆发言。在人才发展方面，医院里的各项人才计划、人才奖励，他总会鼓励符合条件的科室成员积极申报，在科室层面为大家敞开大门。上海市东方英才计划是上海市级含金量很高的项目，奖励在教学、科研等领域有突出贡献的个人。在2023年里，瑞金医院共获5项东方英才计划青年项目，风湿免疫科就占其中3项，表现可圈可点。

在晋升方面，杨程德主任打破学历、资历和年龄的限制，注重学术水平和硬实力，从而让更多优秀的年轻人脱颖而出。胡琼依医生是杨程德到瑞金医院后招收的第一个博士研究

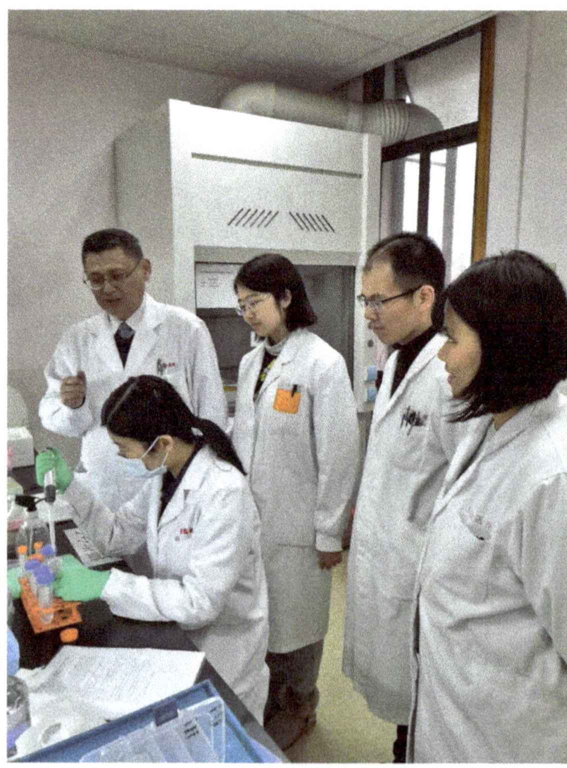
杨程德主任（左一）在实验室指导研究生做实验

生，长期专注于自身炎症性疾病的临床与发病机制研究，科研业绩突出。胡琼依在毕业后的第 3 年就破格晋升为副研究员，34 岁时已被任命为科室行政副主任。

风湿免疫科有着浓厚的科学研究氛围。灯火通明的风湿免疫科实验室是瑞金医院老门诊楼夜间一道亮丽的风景线，无论昼夜，这里总是能迸发出知识的火花并充满探求科学的热情。参加规范化培训的住院医生和在临床轮转的研究生哪怕白天工作再苦再累，下班后仍会回到实验室。无论是阅读最前沿的文献，还是学习最高端的技术，或是在细胞房、在仪器室重复枯燥的基础实验，大家都充满干劲，在实验室孜孜不倦地探索着。他们是年轻的学者，更是未来科学的探索者。

奔波于临床一线的医生在完成了一天忙碌的诊疗工作后，也常常选择留在实验室，继续他们的研究任务。患者是打开新世界大门的“金钥匙”。当在查房或门诊中遇到了“有意思”的患者，他们都会想一想这背后是否存在特殊的遗传机制或免疫异常。风湿免疫科的医生或进行细致入微的实验操作，或分析复杂的数据，或与同伴进行深入的学术讨论，但无论进行何种活动，大家的目标是一致的：通过基础研究到临床转化的探索，为患者带来更有效、更精准的诊疗策略。作为科室领头人，杨程德主任也经常坐镇实验室。在他的悉心指导和帮助下，每一个在实验室挥洒汗水的年轻人都在不知不觉中见证了自己的成长。

不积跬步，无以至千里；不积小流，无以成江海。正是风湿免疫科全体成员的持之以恒和不懈努力，成就了风湿免疫科在成立九年内所取得的累累硕果。而每一名患者痊愈后流露的微笑，不只是对风湿免疫科团队所有成员“实干笃行、真情为民”的肯定和褒奖，更是对于团队成员始终保持对医学研究的执着与热情、不断追求卓越与创新的激励和鞭策。

特色鲜明、造福患者

国内不乏实力雄厚的风湿免疫学科团队，因此对于年轻的瑞金医院风湿免疫科而言，合理定位并明确研究方向至关重要。依托瑞金医院强大的综合实力，风湿免疫科逐渐确定了以抗磷脂综合征（APS）和自身炎症性疾病 / 成人斯蒂尔病（AOSD）为主要研究方向。

抗磷脂综合征在临床上表现为反复动静脉血栓，还有可能引起流产和死胎，是典型的自身抗体所介导的风湿免疫病。患者小丽曾怀孕 3 次，首次怀孕时，孕 6 个月时胎死宫内，第二、第三次怀孕时，均在 1 个多月就自然流产。反复流产让她身心交瘁，一度认为自己再也当不了妈妈了，直到她来到杨程德主任的诊室。在完善相关检查后发现抗 β2GP1 抗体阳性，结合临床症状，她被确诊为“抗磷脂综合征”，经阿司匹林、低分子肝素等治疗后，小丽终于圆了“妈妈梦”，在第 4 次怀孕后顺利生下健康的宝宝。患者小戴 20 岁就出现下肢静脉血栓，28 岁因胸闷、气喘而被诊断为肺栓塞。年纪轻轻就反复血栓，背后的原因是什么？小戴来到瑞金医院风湿免疫科，杨程德主任诊断其为“抗磷脂综合征”，给予长期口服抗凝药物治疗。在后续随访中，小戴没有再出现过血栓事件。

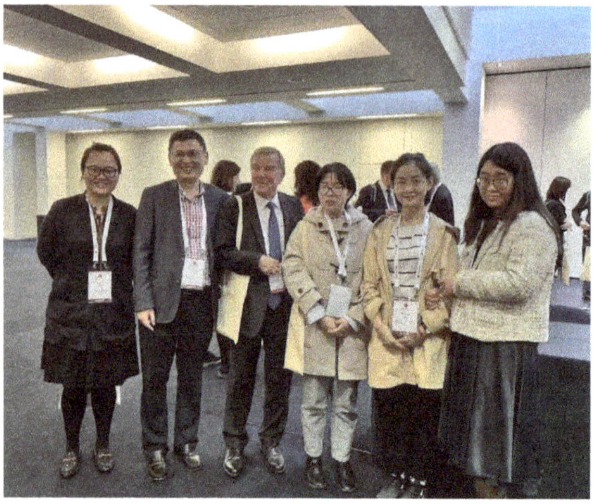

2019 年，杨程德主任（左二）带队参加第 16 届国际抗磷脂抗体大会

九年来，经过日积月累的努力，瑞金医院风湿免疫科已经形成抗磷脂综合征研究特色。杨程德担任国际抗磷脂综合征联盟（APS action）成员，是国际六大核心实验室（core lab）中中国核心实验室的主要负责人，负责建立国际单中心抗磷脂综合征样本库。与此同时，他还担任海峡两岸医药卫生交流协会风湿免疫病学专业委员会抗磷脂综合征学组组长，积极参与国际、国内的交流与合作。

当前，瑞金风湿免疫科抗磷脂综合征样本库已经成为全球最大的单中心样本库，团队建立了系统研究抗磷脂综合征的平台，包括抗体纯化、血小板和内皮细胞研究平台、小鼠免疫性血栓及流产模型等。团队还首次阐释了抗β2GP1 抗体糖基化特征谱及其与抗体致病性、临床亚型的关系；通过高通量的蛋白质组芯片，筛选新的自身抗体并探索其在抗磷脂综合征中的致病机制；对诊断标准外的抗磷脂综合征相关抗体的临床价值进行了验证，为临床指南的更新提供了理论依据。

瑞金风湿免疫学科团队是抗磷脂综合征临床试验和国际抗磷脂综合征联盟（APS-action）六个核心成员之一，承担了 APS 相关抗体的标准化检测方法的建立、验证及推广。2017 年至今，团队已在 *Nature Communications*、*Science Bulletin*、*Arteriosclerosis*，*Thrombosis*，*and Vascular Biology*、*Journal of Autoimmunity* 等国际知名期刊发表抗磷脂综合征相关 SCI 论文 25 篇。

成人斯蒂尔病（AOSD）是一种复杂的、病因未明的自身炎症性疾病，是三甲医院发热待查和疑难危重疾病中常见的疾病之一。其临床特征包括高热、一过性皮疹、咽痛、关节炎、中性粒细胞增多、血清铁蛋白显著升高，并伴有肝、脾、淋巴结肿大等，严重者可出现肝功能衰竭、巨噬细胞活化综合征，甚至死亡；早期诊断和治疗对于提高患者生存率显得尤为重要。

我国正全力推进罕见病研究和防治能力的提升，为罕见病患者及其家庭点亮新的希望。当前，成人斯蒂尔病的诊疗仍然存在诸多挑战，高误诊率、高漏诊率、用药困难是共同的难题。瑞金风湿免疫团队以极为棘手的罕见病成人斯蒂尔病作为重点研究对象。作为学科的特色病种，目前，团队已建立了全球最大的单中心成人斯蒂尔病样本库。团队从发病机制、临床特征、诊断分型、疾病治疗及预后等方面进行了一系列的基础和临床研究，构建了涵盖“队列研究-模型构建-功能机制-转化干预”的成人斯蒂尔病研究体系，以解决该病所带来的挑战。这也是为了响应国家加速探索罕见病诊断、治疗与保障的“中国模式”的需求。

瑞金风湿免疫团队在成人斯蒂尔病基础研究和临床应用方面取得了一系列创新性成果：首次全面报道了中国成人斯蒂尔病患者的临床

特点，并在国际上首次报道了成人斯蒂尔病的易感基因、精确定位了成人斯蒂尔病中 HLA 分子的氨基酸变异信息，使得这一典型的自身炎症性多基因病被更好地认识。团队首次发现易感基因、环境因素、中性粒细胞和巨噬细胞活化、炎症抑制通路的激活等因素参与成人斯蒂尔病的发病，还发现了成人斯蒂尔病慢性型及肝损伤的预测分子。

此外，该团队在临床上以炎症通路为治疗靶点，探索了小分子靶向药物的治疗疗效，为更多复发难治的成人斯蒂尔病患者带来了新的治疗选择。2018 年至今，团队发表成人斯蒂尔病相关 SCI 论文 34 篇，同时完成撰写《成人斯蒂尔病诊疗规范》，将成人斯蒂尔病诊疗经验向全国推广。短短 7 年，团队已成为国际成人斯蒂尔病研究领域的领先团队之一。

值得一提的是，成人斯蒂尔病的特点是中性粒细胞活化和血清铁蛋白水平的异常升高，然而困扰临床医生的是，同样都是风湿免疫病，成人斯蒂尔病的中性粒细胞活化为何如此明显，如果在不规范治疗的情况下，炎症风暴甚至会不断放大，临床医生常常只能眼看着患者的铁蛋白水平持续升高，逐渐发生噬血细胞综合征并出现生命危险。对此，杨程德猜测，铁蛋白可能不仅是炎症标志物，它还能作为"坏分子"进一步刺激中性粒细胞，两者"狼狈为奸"。于是，他指导研究生开展了铁蛋白作为炎症介质促进中性粒细胞活化的课题研究。让人惊喜的是，通过体外实验发现，铁蛋白能够显著诱导中性粒细胞胞外诱捕网的生成，而胞外诱捕网正是成人斯蒂尔病中性粒细胞最明显的特征之一。

有了初步的结果，杨程德教授又规划了体内外试验来证实患者体内每天都在上演的"真实故事"，而结果均提示：铁蛋白是成人斯蒂尔病中性粒细胞活化的重要原因。然而，铁蛋白在不同细胞表面有不同的受体，中性粒细胞表面的受体却从未有人鉴定。在一次次绞尽脑汁后，他又推测清道夫受体作为"垃圾桶受体"，是否是铁蛋白在中性粒细胞表面的受体？杨程德教授的博士研究生贾锦超随即以此为课题，在临床轮转的同时开展科研实验。在多次实验后，研究人员鉴定到了清道夫受体之一的 Msr1 是中性粒细胞表面的铁蛋白受体。铁蛋白通过 Msr1 促进中性粒细胞胞外诱捕网生成，从而放大炎症风暴的机制被一步步证实，而成人斯蒂尔病患者距离自身奥秘被揭开则向前进了一步。最终，这一研究成果形成了高质量论文，发表在国际知名期刊 *Nature Communications* 上。

自身炎症性疾病（AID）是一组由于基因突变导致其编码蛋白质改变，固有免疫失调，最终引发机体出现全身或器官炎症反应的疾病。自身炎症性疾病通常在儿童期起病，少数成人发病，临床表现多样，包括发热、皮疹、浆膜炎、滑膜炎或某些特定器官等反复发作的炎症反应。随着基因检测技术的发展和普及，越来越多的自身炎症性疾病被发现。杨程德敏锐地察觉到，自身炎症性疾病将成为风湿病的下一个研究热点。目前，杨程德教授已经牵头成立了全国不明原因自身炎症性疾病诊治联盟，瑞金医院风湿免疫科也是国际自身炎症性疾病联盟成员。

患者张女士长年被关节肿痛和眼睛发炎所困扰，严重影响了她的日常生活。为寻求治疗，她走遍了上海的多家医院：曾被诊断为类风湿关节炎，但经过一系列治疗，病情并没有

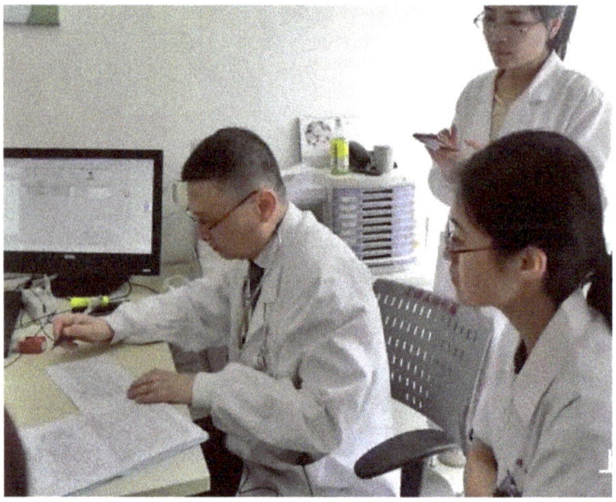
杨程德主任在门诊看诊

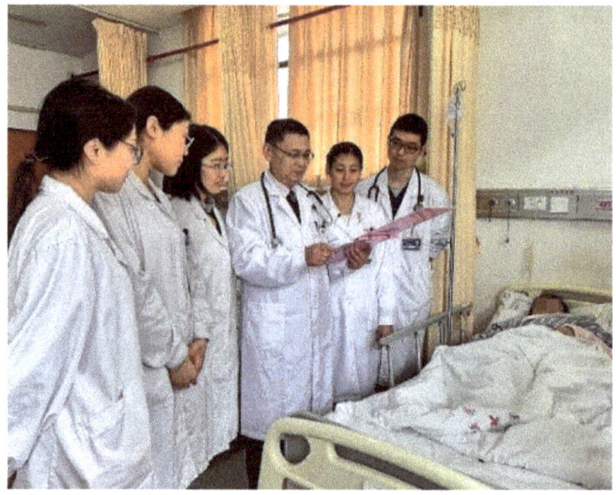
杨程德主任（右三）在病房查房

好转；因为眼睛反复发炎，她又转到眼科，被诊断为“虹膜炎”，使用了滴眼药后好转，但不久又会复发。尽管尝试了多种药物和治疗手段，双眼的不适及关节的畸形依旧如影随形。为了治疗，张女士无数次到医院，挂号、排队、检查、等待结果……这些步骤她重复了一遍又一遍，病情依然没有好转。她的身体犹如一团乱麻，却怎么也找不到线头。面对一次次失望的结果，张女士既无助又绝望。就在几乎要放弃的时候，她来到瑞金医院风湿免疫科，并在这里遇到了杨程德主任。

在病史采集过程中，杨程德主任敏锐地发现陪同张女士就诊的儿子也有类似的手部症状。他没有放过这个细节，进一步询问下得知，张女士的其他家人也有类似的关节畸形，其母亲和大哥甚至有更为严重的双手、双膝关节畸形，并且这都是从幼年就开始出现的。杨程德建议她进行全外显子二代测序，以探索是否存在单基因遗传病的可能性。为了更好地采集全家人的病史，胡琼依医生还前往张女士的家里进行家访。在那里，胡琼依发现患者的母亲、大哥确实有类似且更为严重的关节病变，大哥甚至因为双膝畸形而无法行走，长期卧病在床。

胡琼依医生对检测结果仔细分析，终于找到了问题的关键：4 位患病的家人具有一个共同的基因位点突变：*NOD2*：c.1000C>T：p.（Arg334Trp）。经进一步检索和对变异位点进行桑格验证测序，证实这个突变与一种名为“布劳综合征”（Blau 综合征）的罕见遗传病有关。布劳综合征是一种以皮疹、关节屈曲畸形、葡萄膜炎为主要临床表型的遗传性系统性肉芽肿病。该病青少年发病，临床症状多出现在 4 岁之前，随着年龄增加，病情逐渐加重，可能引起严重的并发症，如关节破坏、失明。它的病因是 *NOD2* 基因的杂合突变，属于常染色体显性遗传病。当医生将这个结果告知张女士一家时，全家激动不已，多年的困扰和绝望终于有了答案，也为治疗指明了方向。他们感谢瑞金医院的医生，以专业的知识和精湛的技术，让他们重新看到了希望。

类似这样的罕见自身炎症性疾病，在瑞金医院风湿免疫科已经成功发现并治疗了多例，包括 VEXAS 综合征、腺苷脱氨酶 2 缺乏症（DADA2）、肾淀粉样变性综合征（Muckle-Wells 综合征）等。目前，科室已形成一系列的诊疗流程，并和检验科合作，将自身炎症性疾病相关基因检测项目纳入常规检测项目。

每一例罕见病背后都藏着一段令人心酸的就诊经历，瑞金医院风湿免疫科正全力以赴，让更多的罕见病患者被发现和诊治。

从 2017 年在 *Arthritis Research & Therapy* 发表研究团队的第一篇文章开始，瑞金风湿免疫团队一步一个脚印，不停攀登，近年来在 *Nature Communications*、*Science Bulletin*、*The Lancet Rheumatology*、*Annals of the Rheumatic Diseases*、*Arthritis & Rheumatology* 和 *Journal of Autoimmunity* 等国际著名杂志发表 SCI 研究论文 100 余篇（年均发表 SCI 论文约 15 篇）。科室工作人员的队伍也在逐渐壮大，从建科时的 3 名工作人员加 1 名博士研究生，到现在的 15 名工作人员且所有工作人员均获得博士学位；其中，高级职称 8 人，研究生导师 6 人，团队培养研究生 30 余人。

学科重视教学梯队建设，大力培养中青年医师，为学科持续、健康发展储备人才。科室目前已获得“十四五”国家重点研发计划课题 1 项、国家自然科学基金项目 21 项（人均超 1.6 项）、上海市青年科技启明星计划 1 项、上海市“晨光计划”1 项、上海市东方英才计划 3 项、上海市“医苑新星”青年医学人才培养资助计划 2 项、上海市浦江人才计划 1 项、上海市青年科技英才扬帆计划 9 项、上海交通大学九龙医学奖 2 项、国家转化医学中心（上海）开放课题 1 项、申康重大项目子课题及青年项目、上海市科学技术委员会和教育委员会等的多项人才项目；临床医生破格提拔副研究员 2 名，1 人获黄浦区“门楣之光·黄浦青年英才”称号。朝气蓬勃的瑞金青年，正在书写瑞金风湿免疫的崭新篇章。

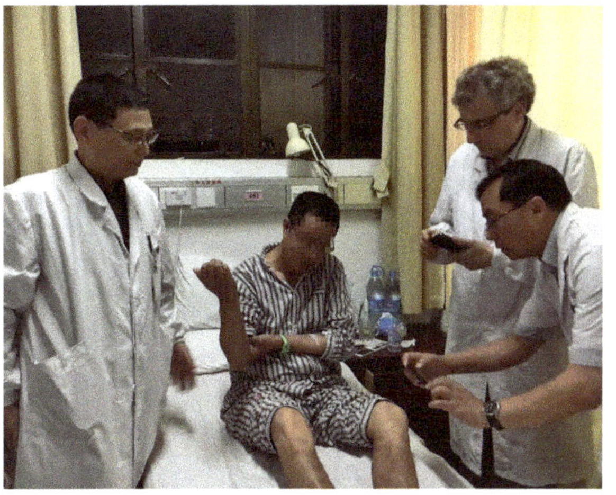

美国宾夕法尼亚大学风湿免疫科主任来科室访问查房

瑞金医院风湿免疫学科目前为上海交通大学医学院博士学位授权点（风湿免疫病学），九年间培养研究生共计 36 人，其中硕士研究生 8 人，博士研究生 28 人；研究生获得国家自然科学基金青年科学基金项目 7 项、国家奖学金 6 项、上海交通大学医学院博士生科创培育基金 1 项，入选上海市浦江人才计划 1 人、上海市“晨光计划”1 人、上海市东方英才计划 1 人、上海市“医苑新星”青年医学人才培养资助计划 1 人、上海市青年科技英才扬帆计划 6 人、上海交通大学优秀毕业生 6 人、上海交通大学三好学生 2 人。

此外，学科注重国际交流与合作，保持并拓展与众多海外高校、医疗机构的良好合作关系，不定期邀请国内外知名专家前来学术交流。科室的 6 名医师曾前往国外优秀医学院学习，包括美国加州大学洛杉矶分校、美国杜克大学、澳大利亚悉尼大学、美国密歇根大学及英国曼彻斯特大学等。科室积极创造便利条件、充分利用国家及学科建设经费、科研经费，结合瑞金医院“优秀青年教师”培养计划等各类人才培养计划，提升医师个人素质和综合能力。

科室各业务骨干在本专业各有所长，以本专业可持续发展为己任。作为瑞金医院的年轻学科，自 2019 年首次获得复旦版“中国医院专科声誉排行榜（风湿病）”提名后，科室逐年进步，于 2024 年获复旦版“中国医院专科声誉排行榜（风湿病）”第六位的佳绩。

九载风雨，瑞金医院风湿免疫科锐意进取，成果显著。随着分子生物学、基因组学等新兴学科的发展，风湿免疫学科也将迎来新的发展机遇，团队将保持高速发展的势头，抓住机遇、不断创新，努力提高临床诊疗水平，争取更辉煌的成绩。

撰稿丨苏禹同　孙悦　滕佳临

神经内科

守护生命的中枢，绽放脑科学的魅力

六十载光阴如梭，上海交通大学医学院附属瑞金医院神经内科秉持“厚德精医，笃行致远”的科训，书写着“守护生命中枢，探索神经科学”的动人篇章。

1963年，瑞金医院神经内科翻开历史的篇章，学科创始人徐德隆教授以睿智眼光选定帕金森病作为学科主攻方向，继任科主任余慧贞、胡大荫等老一辈专家不仅参与了学科最初的艰辛创业，更在后续发展中将专业特色进一步发扬光大。

从最初的6名医师、20张床位、每周半天的门诊开始，瑞金医院神经内科踔厉奋发，经过几代人的努力，尤其是近20年来，围绕帕金森病、阿尔茨海默病等神经退行性疾病开展系列研究，一步步缩小与国外研究间的差距，在发病机制、诊断和治疗方面产生了一批具有原创性和瑞金特色的研究成果，总结和摸索了一套帕金森病、阿尔茨海默病的早期预警和诊断、综合治疗方案及预防干预方法，得到医学界和社会的高度认同，并获得20多项国家及省部级科技进步奖。

一甲子锐意进取，瑞金医院神经内科入选国家临床重点专科、教育部重点培育学科等，创办了具有国际影响力的英文期刊，不仅成为全国帕金森病诊疗研究领域的引领者，更不断将特色拓展到其他亚专业细分领域。

目睹患者疾苦，开设全国首家帕金森病专病门诊

“他，竟然是主席的医疗保健专家！”直到毛主席逝世后，徐德隆教授这段鲜为人知又令人十分钦佩的经历才被人知晓。徐德隆，1921年8月生于上海的一个书香门第，1941年考入上海圣约翰大学医学院，攻读7年制医学博士，他精彩的医学生涯也由此开启。

徐德隆教授有着传奇般的人生。15岁那年，他的母亲患病，虽经各方诊治却终因病因不清、诊治无效而辞世。这极大地触动了年少的他，当时他便立志学医。在就读医学院期间，他虽身患顽疾，却仍坚持完成学业，足见其意志之坚定。从医期间，其幼妹病故于手术

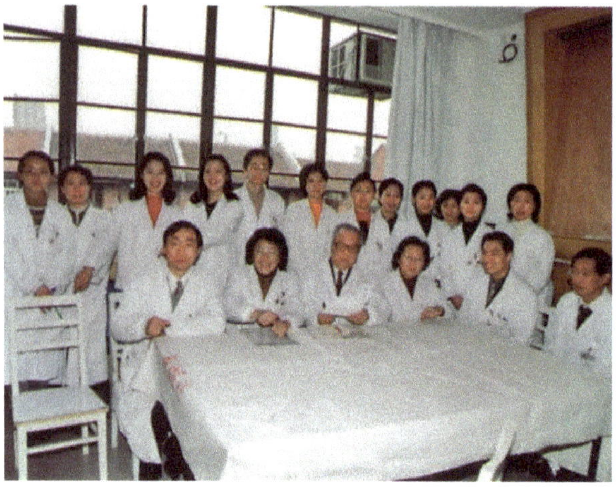
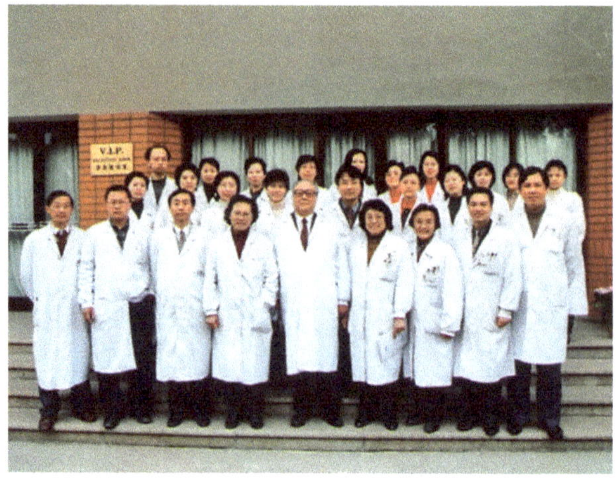

徐德隆教授（左图前排左三，右图前排左五）与神经内科同事合照

台上，这再一次触动了他，让他深深感到精湛的医术是何等的重要。此后即便是出差、出国，他都带着医学图书，潜心攻读，竭尽所能提高医术。

别人都对外科、心脏内科感兴趣，但徐德隆从年轻时起，就对错综复杂的脑神经感兴趣。中华人民共和国成立后，百废待兴。1963年3月，广慈医院领导果断决策：引进徐德隆教授，着手创建广慈医院神经科（瑞金医院神经内科、神经外科前身）。

广慈医院神经科建科之初，科内医生仅徐德隆、张天锡、汪道新、胡大萌、王增和顾丽曼。在当时，神经系统疾病远没有像今天这样被重视，但徐德隆认准它是现代医学很重要的发展方向。特别是进入20世纪七八十年代，他看到越来越多的患者被帕金森病这一被誉为“不死癌症”的疾病所折磨，让他对这类疾病产生了浓厚兴趣，并开始了持续研究。

20世纪70年代，在徐德隆的领导下，瑞金医院在全国率先开设帕金森病专病门诊，确立帕金森病为瑞金医院神经内科的主攻方向。发展有了目标，前进有了方向，这一开篇不仅让瑞金医院在神经科领域早早起步，更因持续接力，成就瑞金医院神经内科至今依然享誉国内外的学科特色之一，患者纷至沓来。

徐德隆教授是一位医术精湛的医者，也是一名学术造诣很高的医学研究者。早在20世纪50年代中期，他就发现了国内第一例亨廷顿病（一种罕见病），并应用利血平进行了有效治疗。1963年，他与中国科学院上海药物研究所团队合作，在国内首先开展“二硫基丁二酸钠用于肝豆状核变性治疗”的研究，使二巯基丁二酸钠在临床上得以推广应用。1975年，他在国内最早进行“胸腺切除治疗重症肌无力”的研究。

此外，他在国内首先开展脑出血的冬眠治疗，为危重脑血管病治疗开创了一条新的途径。20世纪80年代初，他致力于研究散发性脑炎，在国内率先发现猫抓脑病；后又在国内首先应用1-甲基-4-苯基-1，2，3，6四氢吡啶（简写为MPTP，是一种神经毒素，广泛运用于帕金森病动物模型的研究）建立帕金森病动物模型，并首先应用甘氨酸（PLG）、单胺氧化酶抑制剂临床治疗帕金森病。

由于高超的医术，更由于高尚的医德，徐德隆被遴选至中央保健委员会工作，曾长期担任党和国家最高领导人的医疗保健专家，为毛泽东、邓小平、叶剑英、陈云等国家领导人进行保健工作，并多次受到中央保健委员会的表彰，为新中国的医疗保健卫生事业做出了特殊贡献。

在临床工作中，徐德隆始终坚持务真、求实，他说："凡事要实事求是，这是做好一切事情的前提。"他是这样说的，也是这样做的。即便为领导人会诊病情，徐德隆仍本着实事求是的精神，心无旁骛，像对待普通患者一样认真检查，根据完整的病史和全面的体格检查首先作出了正确的诊断。在为党和国家领导人工作期间，徐德隆始终保持一颗平常心，他曾说："（我）这一辈子，为中央领导和贫下中农都看过病，在我眼里，看的是病情。"

徐德隆于1992年获得国务院政府特殊津贴，1998年被聘为上海第二医科大学附属瑞金医院终身教授。在瑞金医院，徐德隆始终勤勤恳恳，当好一位医生、一名老师。他对学生的要求是："对物质欲望低一点，求知欲要高一点。"有意思的是，徐德隆不仅热爱医学，他还酷爱文学，精通英语、俄语、德语等语言。

徐德隆深知医学的传承对于学科的发展，尤其对医学本身的发展意义深远。他不仅成就了自身的大医地位，而且领导和创建了瑞金医院神经内科。他殚精竭虑、谋划布局，在他的领导和支持下，瑞金医院神经内科全体医务人员齐心协力，共谋科室发展，科室的规模及影响力得以不断壮大和提升。正是在他的带领和培养下，以及在后续科主任张天锡教授、余慧贞教授、胡大萌教授的努力和传承下，瑞金医院神经内科逐渐成为国内培养神经病学专业人才的摇篮。为了更好地进行临床教学工作，瑞金医院神经内科于1964年成立了神经病学教研室，到20世纪70年代后期，科室获准举办卫生部"全国神经科医师进修班"，该培训班至今每年举办一届，共培养神经科进修医生超过1 000名，辐射全国20多个省市。瑞金医院神经内科于1979年获批上海第二医科大学神经病学硕士授权点，成为国内首批神经病学研究生培育基地，并于1996年成为教育部神经病学博士授权点。瑞金医院神经内科以鲜明的学科特色和良好声誉，在全国神经病学界崭露锋芒。

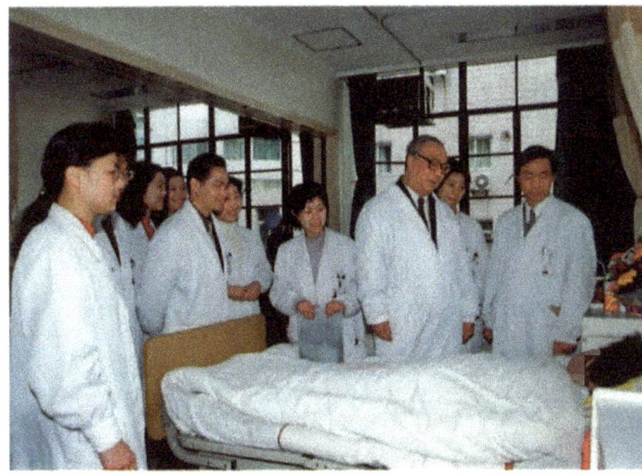

徐德隆教授（右三）正在查房

一次会诊改变患者命运，传奇病例道出学科"接续力"

人们有时会问："怎样的医生才是'名医大家'？"对于这个问题，浙江舟山的这位姑娘颇有感慨。因为陈生弟教授的正确诊断，彻底改变了她的命运，让她在20分钟里摆脱了过去26年的顽疾困扰，梦幻般地行走起来。

2004年，瑞金医院神经内科陈生弟教授到浙江舟山进行专家会诊，遇到这名双下肢僵硬、行动障碍的女患者。她9岁发病，不能上学、无法工作，求医问药26年未果，越来越严重的病情令她失去了对生活的信心。陈生弟在认真问诊后作出诊断：多巴反应性肌张力障碍。

这是一种罕见的神经系统疾病。在服用了半片多巴丝肼（美多芭）后，不到半小时，患者的病症逐渐消失，行走自如。她激动得连声称自己“重生”了，在场者也惊叹不已。

这则舟山姑娘“重生”的病例一时间吸引了国内外很多患者赶赴瑞金医院，他们希望得到陈生弟教授的治疗。患者“重生”的背后，是陈生弟对学科钻研的广度与深度，“厚积薄发”当如是。

陈生弟成为医生，有些机缘巧合。1972年，安徽郎溪农村迎来了一名上山下乡的上海知识青年陈生弟。凭借肯吃苦、不抱怨、勤奋踏实的优良品质，陈生弟表现突出，先后获得地区和县先进知青荣誉。1975年，他所在的生产队、大队和公社一致决定，把推荐乡村优秀知识青年上大学的宝贵名额给了他。一个阴差阳错的机会，陈生弟进入当时的上海第二医学院（现上海交通大学医学院）学习，命运的齿轮开始转动，他的医学人生就此展开。“与其说是我选择了医学，不如说是医学选择了我。而后我爱上了医学，从此为之奋斗了一生。”陈生弟说。进入医学院后，陈生弟很快适应了学习生活。经过三年的努力，1978年，他以优异的成绩从医学院毕业，进入瑞金医院。留院后，他被分配到了神经内科。

虽然上学时喜欢心内科专业，但被分配到当时还属弱势学科的神经内科时，陈生弟并无怨言。当时，神经内科发展相对滞后，缺少相应的辅助检查技术的支持。起步晚、发展差，面对这样的状况，年轻的陈生弟义无反顾地服从组织安排，以医院发展的需要为先，全身心投入神经科学。他工作勤奋，经常放弃休息，总是坚守在病房和急诊，观察患者、抢救患者，在临床一线的摸爬滚打中迅速成长，早早做到了独当一面。陈生弟攻读硕士时师从徐德隆教授，攻读博士时师从周孝达教授，并且在导师和前辈赵瑜、余慧贞等教授的悉心指导下，迅速成长，先后破格晋升为副主任医师、主任医师。赴美留学后，他按期回国，先后获得人事部有突出贡献中青年专家、国务院政府特殊津贴、全国百千万人才工程第1、2层次、第二届全国中青年医学科技之星、首届和第二届上海市高校优秀青年教师、上海市十佳医师等荣誉。陈生弟1997年起担任瑞金医院神经内科科主

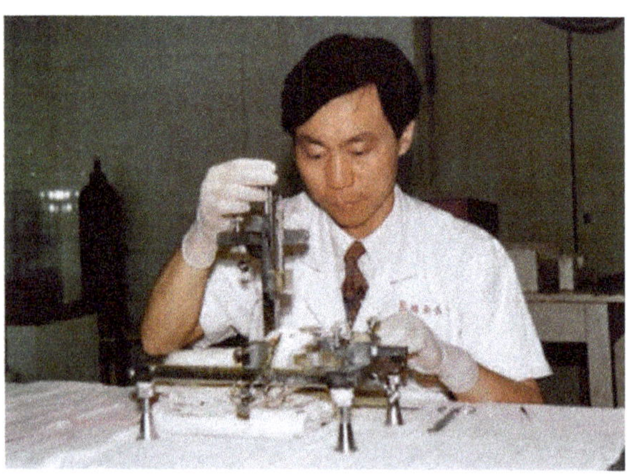

青年时期的陈生弟在做研究（大鼠立体定位注射）

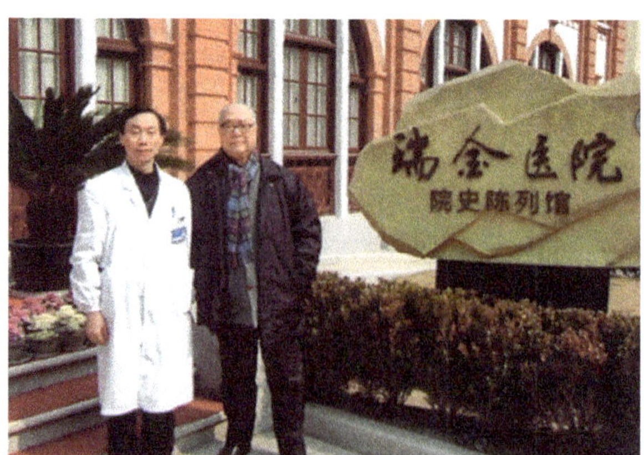

陈生弟（左）和徐德隆（右）合影

任，2021 年 12 月荣聘瑞金医院终身教授。

帕金森病对人类，尤其是老年群体的健康威胁日益增大，在老龄化逐渐加剧的时代，国际上日益重视对这一疾病的研究，当时国内在这一领域的研究还处于空白阶段。在导师的指导下，陈生弟确立了帕金森病的研究方向，在几年的学习和临床实践中打牢了基础，并不断做出新的探索和成绩，推动了国内帕金森病的研究进程。不过，当时他还面临着巨大的挑战：第一，学界的研究意识非常薄弱，科研环境和研究平台缺乏；第二，国内学术期刊不全，而且都是比较滞后的信息。为了得到 MPTP 试剂以便制作 MPTP 帕金森病猴模型和设计研究课题，陈生弟花费大量时间泡在图书馆查阅文献资料，骑着自行车走访街巷，询问购买实验试剂的渠道，还邮寄信件以联系国外专家。经过不断努力，他首先在国内成功制备理想的 MPTP 帕金森病猴模型、鼠模型和猫模型。四十多年来，陈生弟在探究帕金森病的发病机制、发现早期诊断的生物标志物、寻找和研发治疗新靶点与药物、基因治疗和干细胞移植、非药物运动干预疗法及制定临床优化诊治方案等方面都取得了斐然的成绩，其研究成果也让全国广大的帕金森病患者获益。

舟山女孩“重生”的病例是陈生弟学术造诣与修为的缩影。而他更主要的学术成就诞生在瑞金医院神经内科的传统优势领域：在神经内科学领域，只要提到帕金森病，“陈生弟”这个名字几乎无人不知。在帕金森病病友圈里，从国内外赶来上海找他看病的患者不计其数，陈生弟更因此被称为“中国帕金森病第一人”。

帕金森病的早期诊断很困难，且临床治疗效果受此影响。从临床问题出发，立足转化研究，陈生弟对帕金森病等神经变性病的发病机制、早期预警和诊断及防治，进行了长期、系统、深入的研究，主持或参加 4 项国家重点基础研究发展计划（973 计划）、3 项国家高技术研究发展计划（863 计划）、15 项国家自然科学基金及 40 余项其他省部级科研基金，以第一完成人获得国家科学技术进步奖三等奖 1 项、教育部自然科学奖一等奖 2 项、上海市科技进步奖一等奖 2 项以及省部级科技进步奖共 26 项。他发现了有助于帕金森病早期诊断的生物学标志物，其临床诊断准确率高达 95% 以上。他荣任国际帕金森病及运动障碍病学会执行委员和亚太地区帕金森病及运动障碍病学会执行委员、中华医学会和中国医师协会帕金森病及运动障碍病学组创始组长、中国神经科学学会神经病学基础与临床分会和神经退行性疾病分会创始主任委员。他带领和制定了中国帕金森病相关运动障碍病诊断标准和治疗指南 20 余项，提出综合治疗、全程管理的帕金森病治疗新理念，提出帕金森病高级中心、标准中心和初级中心三级诊疗模式的全国帕金森病专科中心建设，并已在全国推广建立 235 家专科中心和帕金森病一站式诊治中心及帕金森病诊疗培训基地，引领中国帕金森病临床诊治和学术研究的进步和发展，并在国际学术界赢得了声誉，他本人获得菲利普·汤普森讲师奖（Philip Thompson Lectureship Award）。

2011 年 12 月，由瑞金医院神经内科承办的第 19 届国际帕金森病及相关疾病大会在上海成功举行，陈生弟为大会主席。这是全球最大规模、最高级别的帕金森病学术盛会之一，也是中国神经病学界首次承办的世界级神经病学学术会议，时任世界神经病学联盟帕金森病研究委员会主席的埃里克·沃尔特（Erik Wolter）对此次大会给予了高度评价。

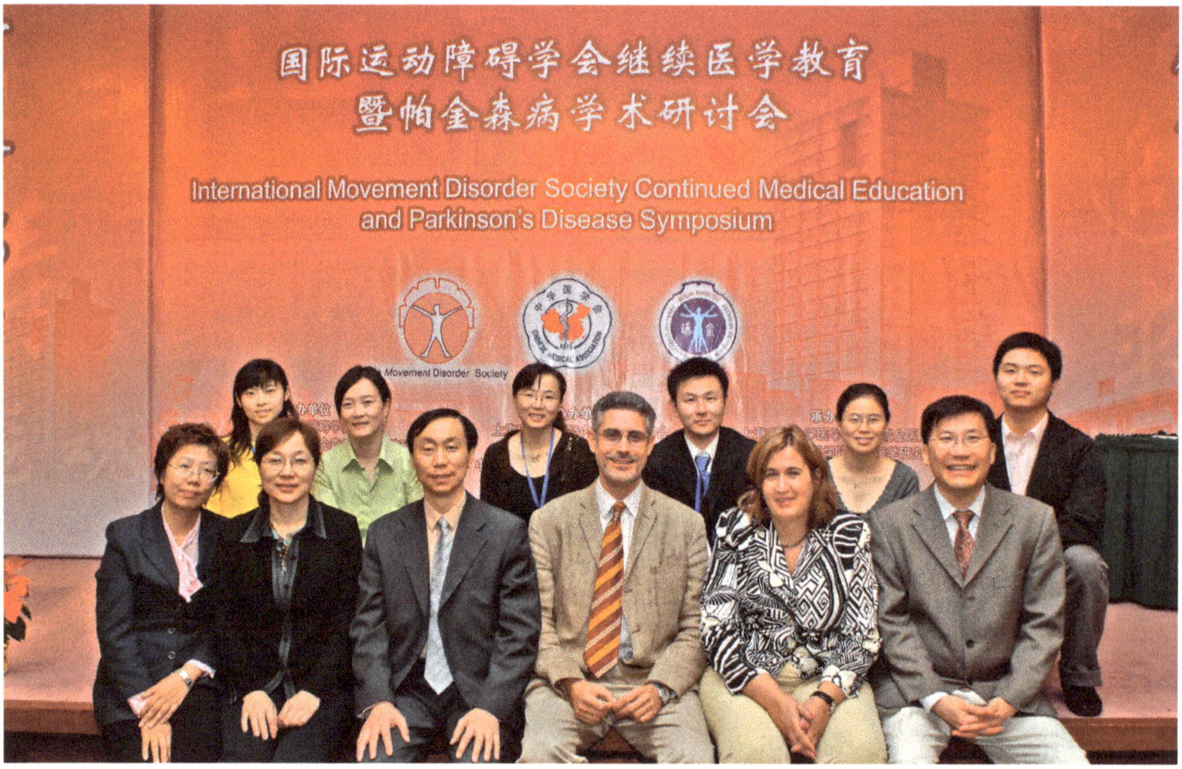
国际运动障碍学会继续医学教育
暨帕金森病学术研讨会
International Movement Disorder Society Continued Medical Education
and Parkinson's Disease Symposium

陈生弟（前排左三）在帕金森病国际学术会议上与专家同道合影

2018 年春，对标中国“脑计划”（脑科学与类脑科学研究计划），陈生弟带领团队成立脑病中心，聚焦前沿脑科学，开展转化研究。他作为主编，创办了我国神经病学界首本以转化医学研究为宗旨的国际英文杂志 *Translational Neurodegeneration*，该杂志于 2019 年被选入“中国科技期刊卓越行动计划”，2023 年其最新影响因子达到 10.8，在全球神经科学类期刊中排名 13/310（Q1），成为全国神经病学研究领域影响因子最高的杂志。陈生弟牵头制定并发表的《中国帕金森病治疗指南》（第四版）显示，到 2030 年，中国帕金森病患者数将达到 500 万人，几乎占全球帕金森病患者数的一半。陈生弟有一个梦想，要把全国乃至全球的神经科医生联合起来，共同抗击帕金森病这一顽疾。

对标脑科学研究前沿，亚专科发展百花齐放

2022 年 7 月 23 日，瑞金医院“帕金森病一站式诊疗专病中心 2.0 暨 HEIMDALL 人工智能评估技术发布会”在上海召开。这是全球第一个能完整实现帕金森病量表人工智能评分的新技术。未来，这套技术能利用摄像头和运动感知技术作“眼睛”，人工智能算法作为“大脑”，协助专科医生精准评估帕金森病患者的病情。作为瑞金医院神经内科“黑科技”之一，它也标志着传统的慢病管理将进入全新的互联网时代。目前，该评估技术已经进行了成果转化，刘军主任也牵头了全国的多中心试验，以争取尽早让该技术获得第三类医疗器械

许可证书。

“2022 年，在互联网 + 医疗和人工智能的助力下，线上医疗已渗透从诊前、诊中到诊后的各环节，满足了帕金森病患者全生命周期的健康需求，大大提高了疾病诊疗及管理效率和医患的体验。”刘军主任说。帕金森病一站式诊疗专病中心为帕金森病患者提供全方位、立体式的一站式管理服务，此前的 1.0 模式着重体现医院线下服务的人性化设计特点，2.0 模式则从单一线下升级为线上与线下相结合，集分级管理、远程管理、人工智能、联合治疗于一体，是科技手段应用于临床诊疗的典范。

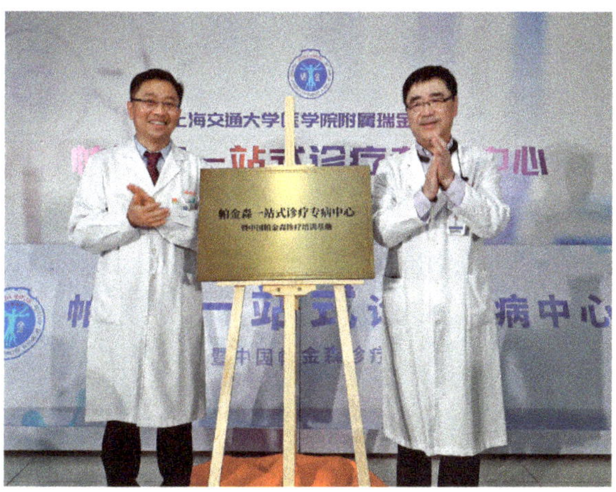

刘军医生（左）和宁光院长（右）为帕金森病一站式诊疗专病中心揭牌

作为如今的瑞金医院神经内科掌门人，刘军主任启动建成了中国首家帕金森病一站式诊疗中心暨中国帕金森病诊疗培训基地，采用嗅棒、步态检测、眼动仪、平衡仪、震颤分析、高密度脑电图、语音测试、整夜视频多导睡眠监测、经颅超声、磁共振多模态序列、神经显像及体液和基因检测等方法，对帕金森病进行早期筛查和诊断；同时采用联合治疗模式，包括康复、脑深部电刺激、脊髓电刺激、经颅磁刺激、经颅直流电刺激、肉毒素治疗、干细胞治疗等，建立了临床数据库和生物样本库；通过优势组合构建，进一步推动我国帕金森病诊疗水平迈向更高台阶。作为中国医师协会神经内科医师分会帕金森病及运动障碍学组的重要项目，瑞金医院的“帕金森病一站式诊疗中心模式”在全国得到大力推广。该模式根据各地不同情况对疾病进行分级化管理，设立高级中心、标准中心和基础中心；但无论是哪一种专病中心，都遵循统一诊疗指南、统一管理流程，以及同样的专科化、全程化、精准化和一站式医疗，为更多的帕金森病患者得到规范诊疗奠定了基础。基因治疗、干细胞治疗、人工智能等全新治疗手段的出现和应用，也标志着现在的瑞金医院神经内科帕金森病治疗已经迈进全新的精准治疗时代。

瑞金医院神经内科除了传统的帕金森病与运动障碍之外，阿尔茨海默病及认知障碍、神经免疫病、脑血管病、睡眠癫痫、神经肌肉疾病等亚专业也百花齐放，各显活力。科室拥有临床电生理、临床影像、遗传基因诊断及临床神经心理测试平台。从过去的单纯药物治疗，发展到如今的集药物、心理、康复、肉毒素注射、神经调控等为一体的综合治疗，瑞金医院神经内科不仅持续丰富可用的治疗手段，更对标人民需求、国家需求而持续拓展学科的深度与广度。近年来，科室发布了填补国内空白的《中国阿尔茨海默病报告 2021》；国内首创“^{18}F-氟贝他吡（florbetapir）PET/MRI 定量可视化”技术来精准监测髓鞘脱失和再生的病理过程；确立了第一个由中国学者命名的运动障碍性疾病——瘢痕舞蹈综合征（scar dancing syndrome）；在国内首次开展 IgLON5 抗体脑炎多中心研究；颁布《功能性运动障碍诊治专家共识》，建立首个功能性疾病多学科会诊门诊……越来越多首次、首项的背后，是瑞金神内人挑战复杂神经疾病的锐气与勇气。同时，鉴于缺血性脑血管病患者人群的庞大，为适应整体医疗救治的形式，刘军主任加快专业人才引进，在瑞金医院总院和嘉定两个院区均开展了缺血性脑血管病的取栓治疗，以“总院为中心，嘉定院区和卢湾分院脑病中心为两翼”开展前期动脉取栓、后期颅内外大血管狭窄内科和介入联合治疗的模式，大幅提升了急性期缺血性脑血管病的救治，许多脑血管病患者均有良好预后。

截至2023年，瑞金医院神经内科全面系统培训了来自全国各地的进修医生1 000余名，分布于21个省市自治区，提升了神经变性病等领域医生的临床诊治和救治能力。据2023年的统计，在进修结束后，72.7%的进修医生获得当地医院高级职称，其中16.3%行政职务为科（副）主任。在瑞金医院之外，科室连续几年举办了“医学界福尔摩斯讲堂”，近期一次讲堂的线上参与达18.8万人次，获得业界广泛好评。青年医生连续多年举办的“瑞英杯”青年病例分享比赛已成为瑞金医院神经内科青年医生的黄金品牌，自2015年开始，“瑞英杯”已经举办了八届，累计参赛100余人次，近年线上观看和参与互动的人数超过1万人，最近一次的线上互动人数更是多达1.2万余人；“瑞英杯”的举办，结合定期发布的公众号文章，展现了瑞金医院神经内科鼓励青年医生发光、发热，共享学术盛宴，同获学术成长的理念。

近年来，瑞金医院神经内科与兄弟合作单位成立了瑞金医院神经内科专科医联体，截至目前，医联体合作单位已达11家。与医联体成员合作共赢，包括疑难疾病优先转诊，双向转诊等；满足医联体成员单位的患者“不出县城就能享受到瑞金医院专家的服务”的需求，危重、疑难患者可通过医联体实现直接转诊；针对不同疾病患者建立病友会、病友群、病友俱乐部，上线多个品牌科普，持续扩大亚专业科普范围，彰显学科影响力。正是刘军主任和科内全体同仁的不懈努力，使得瑞金医院神经内科在2022年复旦版“中国医院专科声誉排行榜（神经内科）”中上升到第7名。

2024年是瑞金医院神经内科建科的第六十一年。过去的一甲子，是瑞金医院神经内科守护人民脑健康事业的六十年。现在的瑞金医院神经内科设有帕金森病及运动障碍疾病、阿尔茨海默病及认知障碍疾病、神经免疫疾病、脑血管疾病、睡眠、癫痫六大亚专业，拥有神经电生理、神经影像、神经病理、神经免疫、神经调控、遗传基因诊断、神经康复及临床神经量表评估等平台。经过60年的建设发展，科室的临床诊治能力和水平不断提高，从过去单一的临床诊断发展到现在的影像、免疫、病理、基因诊断；从过去单纯的药物治疗发展到现在集药物、康复、肉毒素注射和功能外科等为一体的综合治疗，尤其在神经变性病的诊断、治疗中具有鲜明的特色和独到的优势。经过近50年的探索，积累了丰富的帕金森病及运动障碍疾病诊疗经验。目前瑞金医院神经内科开设帕金森病专病门诊和肌张力障碍专病门诊，每年接诊帕金森病及其他运动障碍患者逾5万人次。2020年科室牵头并创建全国首个帕金森病一站式诊疗专病中心暨中国帕金森病诊疗培训基地，依托“帕金森病一站式诊疗高级中心＋标准中心＋初级中心”的分级诊疗架构，通过开放性智能平台，建立高质量的大规模全国多中心帕金森相关疾病多模态数据库。作为全国运动障碍领域的佼佼者，瑞金医院神经内科主持和参与了多部重要的医学指南和共识的制定工作，其中包括《中国帕金森病治疗指南》《原发性震颤的诊断和治疗指南》《帕金森病痴呆的诊断与治疗指南》《帕金森病脑深部电刺激治疗专家共识》《脑组织铁沉积神经变性病诊治专家共识》《多系统萎缩诊断标准中国专家共识 2022 年版》《肌张力障碍脑深部电刺激疗法中国专家共识》和《帕金森病血压管理专家共识》等，为国内外相关领域的医学工作者提供了宝贵的参考和指导。除了瑞金医院总院外，科室更是参与了瑞金嘉定院区、瑞金医院卢湾分院脑病中心、瑞金医院古北分院、瑞金医院海南医院（海南博鳌研究型医院）、瑞金医院无锡分院、瑞金医院舟山分院和瑞金-桐庐医联体建设，形成多院区医疗合作服务体。科室通过医联体的形式，进一步扩大医疗服务范围，增加对周边地区及长三角的医疗辐射，开展常态化的远程会诊服务模式，造福数万家庭，服务全国人民的脑健康事业。

这一甲子，是瑞金医院神经内科培养众多专科人才的六十年。瑞金神经病学教研室创建于 1964 年，创始人是我国著名的神经病学专家徐德隆教授；1979 年被批准为上海交通大学医学院神经病学硕士授权点，1996 年成为神经病学博士授权点，2000 年成为神经病学博士后流动站；2002 年成为上海交通大学医学院重点学科，2006 年被批准为卫生部临床专科医师培训基地，2007 年被批准为上海市教育委员会重点学科、教育部重点（培养）学科，2008 年成为教育部“十一五”“211”工程重点建设学科；2016 年起负责建设上海交通大学神经病学临床整合式课程。2023 年“神经系统（临床）”获得国家级一流本科课程；至 2023 年，培养硕士生 151 名，博士生 125 名，博士后 15 名；近五年优秀毕业生 19 名，其中 3 名为上海市优秀毕业生。同时，瑞金医院神经内科作为瑞金医院住院医师规范化培训神经内科专业基地、国家卫生健康委员会神经病学专科医师培训基地，承担神经内科专业住院医师规范化培训及专科医师培训基地建设和医师培养工作，近 3 年，每年均有神经内科基地住院医师被评为上海市优秀住院医师。2022 年，国家卫生健康委员会能力建设和继续教育中心公布的神经内科进修与培训基地遴选结果中，全国共 16 家单位入围，瑞金医院是上海市入选的两家单位之一，为全国神经内科专科医生培养提供了助力。科室人才梯队逐步完备：既有入选长江学者特聘教授、“千人计划”、国家有突出贡献中青年专家、中国科学院“百人计划”、全国中青年医学科技之星、上海市领军人才、东方学者的高级学者，也有上海市曙光学者、浦江人才、上海市卫生系统跨世纪优秀学科带头人、上海市青年科技启明星计划的中坚力量，还有一批入围医苑新星、交大晨星计划、医学院及医院优秀青年教师的后备人才。

这一甲子，是瑞金医院神经内科聚焦脑科学发展的六十年。科室瞄准国际研究前沿，把握发展动态，结合学科特点，提出“聚焦重点，实现突破”的发展思路，将神经变性疾病中的帕金森病及阿尔茨海默病作为学科的主要重点研究方向，同时带动其他亚专业的发展。在帕金森病、阿尔茨海默病、神经免疫疾病、肌张力障碍疾病、脑血管病等一系列疾病的基础与临床研究方面取得了长足进展。科室于 1997 年 10 月 8 日成立帕金森病诊疗与研究中心，1999 年 6 月 1 日成立上海阿尔茨海默病中心，2003 年成立上海交通大学医学院神经病学研究所。研究条件由原来的在各兄弟实验室做“插班生”，发展到如今自己拥有分子生化、细胞培养、分子影像、免疫病理、蛋白质组学、动物行为学等研究平台，以及果蝇动物房等，科研平台延伸至队列干预、药物基因、人工智能、干细胞移植、功能影像、菌群代谢、孵化应用等多学科交叉平台。科室获得的各级项目支持数量不断攀升，累计获得国家自然科学基金项目共计 120 余项，承担了国家重点基础研究发展计划（973 计划）、科学技术部国家重点研发计划、科技创新 2030 重大项目及国家自然科学基金重点项目等多个重大项目；科研项目也打破了最初固定于几人的格局，如今，科室内几乎人人拥有自己的课题，青年医生更是几乎人人获得国家自然科学青年基金。SCI 论文由最初的每年发表 1 ～ 2 篇，到现在每年发表 50 ～ 70 篇，至目前累计发表 SCI 文章 600 余篇，且文章质量显著提升，科室成员在 *The Lancet Neurology*、*Nature Medicine*、*JAMA Neurology*、*Brain*、*Nature Communications*、*PNAS* 等国际高水平期刊上均有发文。2012 年，科室与国际著名出版公司斯普林格（Springer）合作创办我国神经病学界首本以转化医学研究为宗旨的国际英文杂志 *Translational Neurodegeneration*。该杂志 2019 年入选“中国科技期刊卓越行动计划”（重点期刊类），2023 年影响因子达 10.8 分，连续两年在全球 310 种神经科学类期刊排名中位列 13，稳居 Q1 区，在国际神经变性病领域展现较高的学术影响力。

六十载的艰苦奋斗，六十载的风雨砥砺，瑞金医院神经内科的医教研发展取得了巨大的成绩。这是历届医院领导关心学科、科学执政

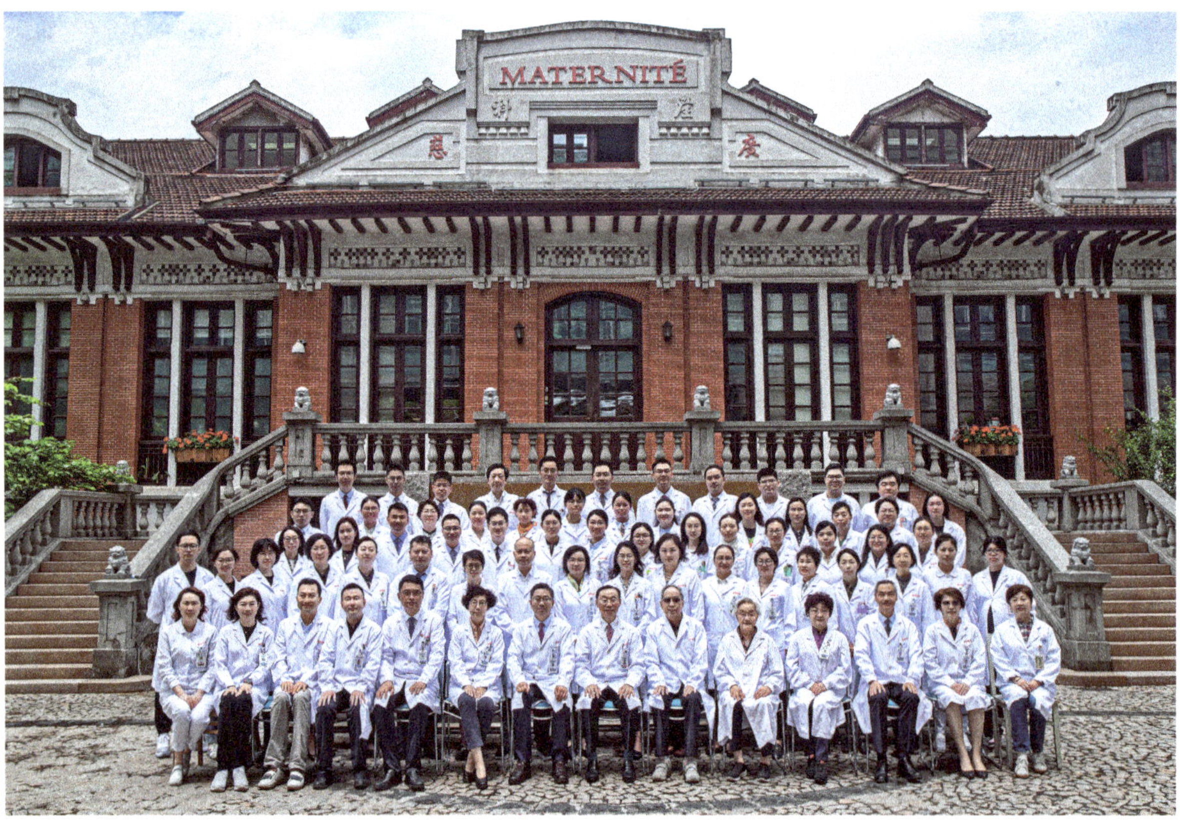

2023 年瑞金医院神经内科集体照

的结果，是历届科室领导班子求真务实、扎实工作的结果，是全体瑞金神内人同心同德、不懈奋斗的结果。经过一甲子的沉淀，瑞金医院神经内科形成了厚德精医，笃行致远的科训。回顾这六十年的历程，让我们懂得了一个道理：只有始终保持对神经内科事业的热爱和执着，我们才能不断创新、不断超越。神经病学是充满挑战和机遇的领域，我们需要不断提升自身的专业能力，开拓视野，拥抱新技术、新理念，才能更好地服务于患者，推动脑科学事业的进一步发展。

在新的征程中，我们要探索更多诊治疾病的新方法、新策略、新技术，不断推进和升级医疗服务，提升神经内科医疗服务质量水平，为人民的脑健康事业做出贡献；我们要建立更完善的教育体系和培训机制，为更多专科医护人员提供专业化的培训和交流平台，促进神经内科领域人才储备和发展；我们要加强横向和纵向的交流合作，吸引更多国内外优秀人才加入，积极探索多学科协作的模式和途径，促进神经内科领域的协同发展。

六十载筚路蓝缕，六十载继往开来。面对“健康中国2030”规划纲要，紧紧围绕统筹“五位一体”总体布局，协调推进“四个全面”战略布局，面对新时代信息化、老龄化的多重挑战，全体瑞金医院神经内科同仁必将继续秉承厚德精医，笃行致远的科训，在院、科两级班子的领导下，更加从容、更加自信、更加笃定地面对各种挑战，书写守护生命中枢，探索脑科学的全新篇章。

撰稿丨钱逸维

胸外科

划时代技术涌现的当下，照护生命，容不得一丝懈怠

2022 年 3 月 13 日一大早，瑞金医院麻醉科十几位医生和手术室 20 多名护士接到了电话。一位曾在瑞金医院心脏外科接受手术的患者因意外离世，家属感念于在瑞金医院的救治历程，提出肺、肝脏及双肾器官的捐赠意愿。这意味着，有 4 名挣扎在死亡线上的患者将重获新生。瑞金医院几大手术团队应声而动。当天，下午 1 点，第一名肺移植的患者被推进了手术室。这是一名 16 岁的女孩，混合型白血病骨髓移植术后 1 年，近期出现活动后喘息不断加重。年前，肺移植多学科团队讨论后认为其可以实施肺移植手术。患者终于等到了供肺。瘦弱的女孩躺在手术床上，似乎有点紧张，胸外科主任李鹤成向女孩比了一个胜利的手势："我们一起加油，相信我们一定会胜利的！"这台双肺移植术直到晚上七点半才顺利完成。而当时，也正值上海新型冠状病毒感染状况最严峻的时刻。"没想到此时此刻，你们还在拼尽全力。"当天，一名接受移植手术的患者家属这样说。

无论何时，都要为生命拼尽全力，这是瑞金医院胸外科自诞生之初就始终坚持的。

上海交通大学医学院附属瑞金医院胸外科具有悠久而辉煌的历史。它是新中国最早建立的胸外科之一，在极其困难的条件下开展了亚洲首例心脏移植、国内首例胸腔镜下后纵隔肿瘤切除术，并在国内较早开展肺结核、支气管扩张、肺囊肿、肺癌等疾病的手术治疗。

1954 年春，广慈医院（瑞金医院前身）胸外科正式成立，床位设在普外科病房内，位于 2、3 号楼 3 楼中间，之后随着患者数量逐渐增多，床位数达到 36 张。1959 年，胸外科形成独立病区。1991 年底，瑞金医院 6 号楼落成；1992 年 2 月，胸外科搬至 6 号楼 3 楼。2003 年 12 月，胸外科再次搬迁，并分为 2 个部分：6 号楼 11 楼病区和 7 楼部分区域。随着学科的发展，至 2006 年，科室正式形成 2 个病区：11 楼病区和 7 楼病区。历经半个世纪发展，2009 年 2 月，为进一步加强学科建设，胸外科正式分科为普胸外科与心脏外科，普胸外科搬迁至 6 号楼 7 楼。

胸外科刚成立时，由宋祥明主持工作。1979 年，宋祥明被任命为瑞金医院胸外科主任，同时兼上海市第九人民医院胸外科主任，

王相才为上海市第九人民医院胸外科副主任兼瑞金医院胸外科副主任。1986 年，医院从仁济医院调来姚培炎出任科主任。1993 年 8 月，从仁济医院引进陈中元。为加强冠状动脉和心脏手术水平，2001 年底，医院从胸科医院引进孔烨。2005 年，又从哈尔滨医科大学附属第二医院引进臧旺福；工作人员编制中，医师达到 20 名。2009 年，从复旦大学附属中山医院引进赵强，胸外科分科后赵强被聘为心脏外科科主任；陈中元被聘任为普胸外科科副主任（主持工作），2013 年由杭钧彪担任科主任并主持工作。

2014 年 12 月，医院引进李鹤成教授担任普胸外科科主任。借助综合医院的优势，科室不断发展壮大，目前为上海市医学会胸外科专科分会候任主任委员及中国医师协会胸外科医师分会副会长单位；科室现有床位 118 张，年手术量 5 200 余例，年门诊量 66 000 余人次，在复旦版“中国医院专科声誉排行榜（胸外科）”全国前十。在科主任李鹤成教授的带领下，瑞金医院胸外科全面开展胸部肿瘤和肺、食管、纵隔病变胸腔镜及达芬奇机器人手术等在内的各类手术，目前累计开展机器人手术 2 000 余例，单孔胸腔镜手术 10 000 余例；科室充分利用综合性医院优势，开展多例疑难肺移植手术；牵头建立了食管癌、肺癌、纵隔肿瘤、肺移植等多学科诊疗（MDT）协作组，提高胸部肿瘤诊疗水平。

瑞金医院胸外科团队作为第一完成人，荣获 2023 年中华医学科技奖二等奖、2022 年度上海市卫生健康行业“青年文明号”典型选树集体、2021 年上海市卫生健康系统先进集体、2020 年上海市青年五四奖章集体、2019 年中华医学科技奖二等奖、2018 年上海市科技进步奖二等奖、瑞金医院最佳发展团队、最佳服务团队等荣誉。团队成员先后获评首届上海杰出人才、第六届“国之名医”、上海领军人才、上海市五一劳动奖章、上海医务工匠、上海市科学技术委员会优秀学术带头人、上海市卫生健康委员会优秀学科带头人、第十七届明治生命科学奖、上海市青年科技启明星及启明星跟踪人才计划等荣誉称号。

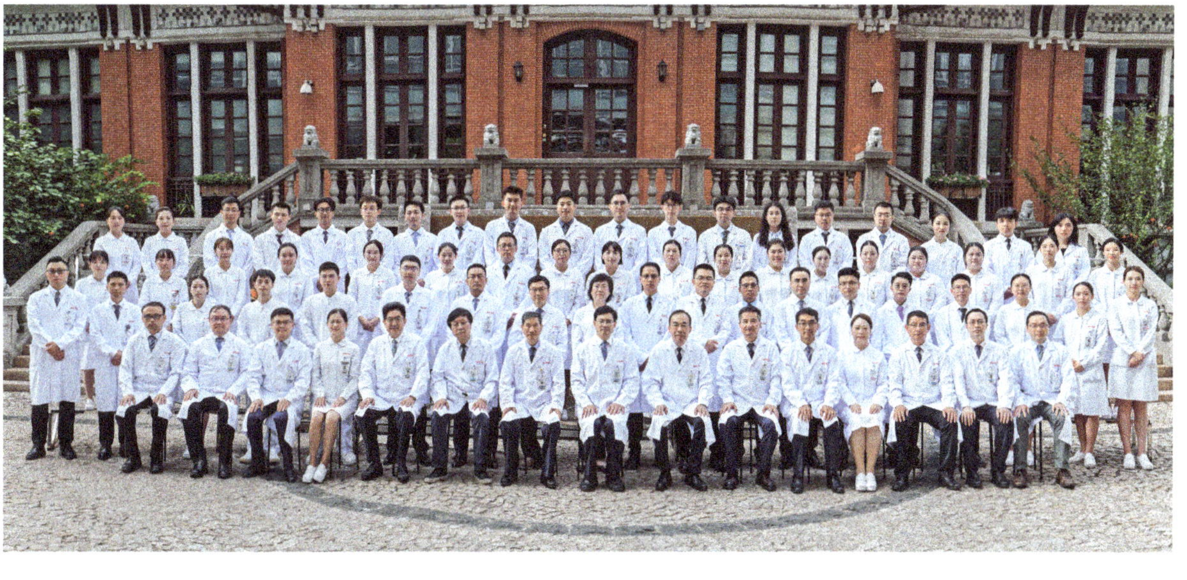

2024 年瑞金医院胸外科集体照

从胸腔镜到机器人手术，外科微创化的追求

肺癌，一个令人生畏的癌种，无论在中国还是在世界范围，其发病率、死亡率都居高不下。在我国，随着低剂量螺旋CT的普及、群众体检意识的增强，早期肺癌发现得越来越多，更多患者有了早期手术根治的机会。在瑞金医院胸外科主任李鹤成的领衔下，胸外科全体成员对早期肺癌手术在追求完整切除的同时，还追求越来越微小的创伤。这里是国内最早开展单孔胸腔镜手术的单位之一，并于2021年牵头制定了中国首部单孔胸腔镜手术治疗肺癌的专家共识。

外科微创化，是现代医学的一大重要趋势，它主张在治疗疾病的同时尽可能对身体造成更少的创伤。在瑞金医院，这种对技术的探索，对生命的敬畏，一以贯之。1992年起，杭钧彪主任等就开始尝试胸腔镜的临床应用，当年11—12月完成3例胸腔镜手术（气胸、纵隔肿瘤、自发性血气胸）；1993年继续开展电视胸腔镜手术，此项工作在国内属于首批；1999年，科室开展胸腔镜肺叶切除术并获得成功。1999年，科室年度手术量达463例；2006年，手术量增至896例。其中，胸腔镜手术例数明显增加，至2009年胸腔镜下可完成肺叶切除、肺肿块楔形切除、肺大疱切除、纵隔肿瘤摘除、胸腺瘤摘除、脓胸纤维板剥除、胸膜肿块切除、手汗症治疗等。

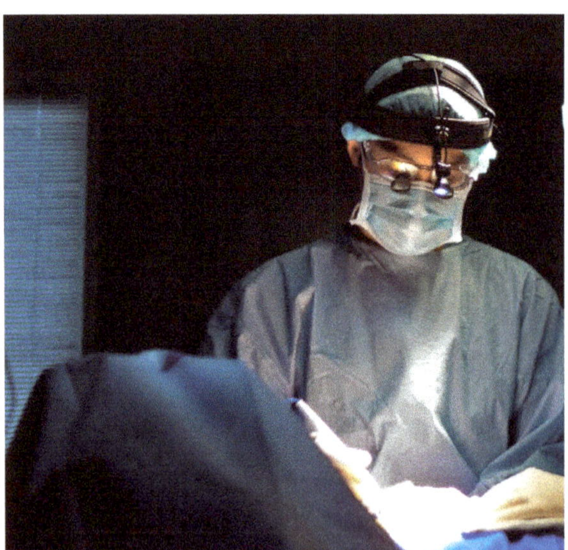

李鹤成教授在手术中

仅间隔5年不到，胸外科又迎来一项划时代的技术——机器人辅助手术。“从如今对比数据来看，这不仅将手术室带入智能化时代，更代表着一种更精微化的操作与方向。”李鹤成说。2015年5月，在李鹤成主任的领衔下，瑞金医院胸外科成功开展达芬奇机器人辅助食管癌根治术，并将机器人手术全方位覆盖肺癌、食管癌、纵隔肿瘤、气管肿瘤等胸外科所有病种。

至今，胸外科开展各类机器人胸部肿瘤手术2 000余例，其中机器人辅助食管癌Ivor-Lewis根治术、机器人微创早期肺癌肺段切除术的手术量均位居全国前列，获评达芬奇机器人手术中国胸外科临床手术教学示范中心，为国内最重要的机器人手术中心之一。团队成员多次受邀在世界机器人外科大会、世界食管疾病大会、美国“4M”胸外科机器人手术大会、STS机器人胸外科研讨会、日本肺癌学会学术集会、美国胸外科医师学会（AATS）年会、国际微创心胸外科学会（ISMICS）会议、亚洲心脏血管暨胸腔外科学会年会、东南欧胸外麻醉联会、国际胸外科学术大会、中华医学院胸心血管外科年会、中华医学会胸心血管外科

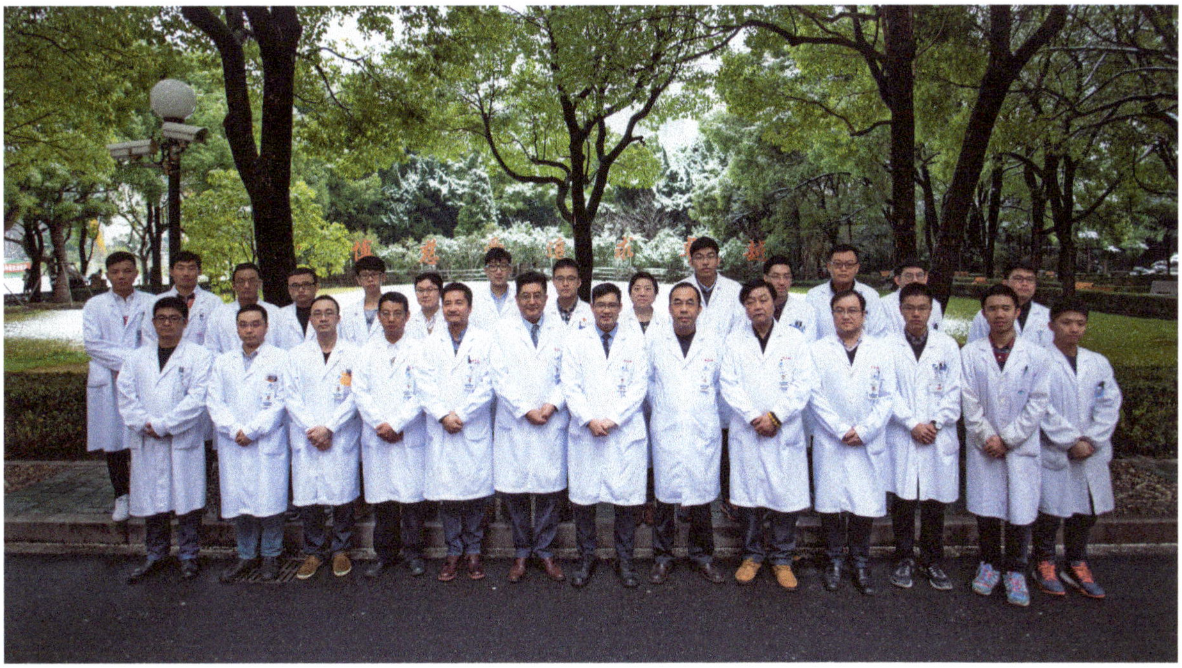

瑞金医院胸外医生团队合影

青年医师论坛上发表主题演讲，向国内外学界展示“瑞金经验”及学术成果。

因突出的学术表现，2019 年 10 月，在第 105 届美国外科学院临床大会上，李鹤成教授被授予“美国外科学院成员”（FACS）称号；在 2020 年美国胸外科学会年会上，李鹤成教授被授予“美国胸外科学会会员（AATS member）”。目前，李鹤成教授担任中国医师协会第五届理事会理事、中国医师协会胸外科医师分会副会长、上海市医学会胸外科专科分会候任主任委员、中华医学会胸心血管外科学分会委员、中国医师协会医学机器人医师分会常务委员、中国医疗保健国际交流促进会胸外科学分会副主任委员、中国研究型医院学会胸外科学专业委员会副主任委员、中国抗癌协会腔镜与机器人外科分会常务委员等重要学术任职。

引领学术发展，瑞金医院胸外科翻译出版了《瑞金胸外机器人手术学》《单孔胸腔镜解剖性肺段切除手术学》等四本专著，发起并主编中英文双语期刊《机器人外科学杂志》；牵头制定了《单孔胸腔镜微创治疗肺癌的中国专家共识》《机器人辅助早期肺癌肺段手术的质量控制》两部中国专家共识；研发了“手术用电刀”“钉钻座夹持钳”“一种用于小切口缝合的双关节三叶钳”“一种定位测量手术钳”等手术医疗器械。

聚焦食管恶性肿瘤，个体化综合治疗显著改善患者预后

食管癌是一种恶性程度高、预后较差的消化道肿瘤，全世界有 50% 以上的食管癌发生在中国，平均五年生存率仅 15% ～ 25%。对于可切除食管癌，目前主要采用以手术为主的综合治疗，但微创手术方式、新辅助治疗模式、生存预后的预测与免疫微环境的治

疗靶点等方面仍然存在争议。多年来，瑞金医院胸外科致力于探索以手术为主的综合治疗，不断优化可切除食管癌患者的个性化微创术式、新辅助治疗模式、生存预测与精准治疗靶点。

传统的食管癌根治术采用开放手术的形式。近年来，胸腔镜、机器人等微创技术快速发展，为食管癌的手术治疗带来革新，但新技术的效果评价往往需要大量的循证依据。瑞金医院胸外科在国际上首次对比机器人辅助与胸腔镜辅助 Ivor-Lewis 食管癌根治术的短期疗效及肿瘤学安全性，利用倾向评分匹配分析，证明机器人辅助 Ivor-Lewis 食管癌根治术可作为一种有效且安全的食管癌手术方式。在此基础上，胸外科发起机器人食管癌根治术短期临床疗效及长期生存的前瞻性临床试验，并在国际上首次基于并发症与手术时间构建学习曲线。瑞金医院胸外科还对食管-胃胸内吻合的不同方式进行了细致的比较分析，总结出各种吻合方式的自身特点及优劣势，首次在中国报道机器人辅助 Ivor-Lewis 食管切除术胸腔内机器人吻合术，并通过回顾性研究对比胸内吻合器器械吻合及手工缝合两种吻合方式的效果。瑞金医院胸外科还聚焦食管癌术后并发症，在国际上第一次根据气道与管胃瘘管的解剖特征提出了气道-胃瘘的分型，对比内镜辅助生物医用纤维蛋白胶封堵术与内镜辅助纵隔引流术两种方法在食管癌术后吻合口瘘的治疗疗效，还报道了国际上第一例食管癌手术患者因 Hem-o-Lok 夹侵蚀气管及食管-胃吻合口导致气管食管瘘的病例，通过 3D 打印制作 Y 形气管支架置入封堵气管瘘口、内镜下生物医用纤维蛋白封堵吻合口瘘口从而达到痊愈。

局部进展期食管癌的治疗方案一直存在争议，其总体预后不佳。近年来，免疫治疗在肺癌、黑色素瘤等的治疗中取得了革命性成果，前期研究已证明免疫检查点抑制剂在食管癌治疗中的安全性和有效性，同时基础研究发现放化疗与免疫治疗之间存在协同作用，可提高免疫治疗效果。瑞金医院胸外科在国际上率先开展了帕博利珠单抗联合新辅助同步放化疗在局部进展期食管鳞癌患者中安全性和可行性的临床试验（PALACE-1 研究，NCT03792347），共纳入 20 例局部进展期食管鳞癌患者，国际上首次证实术前免疫治疗联合同步放化疗治疗局部进展期可切除食管鳞癌安全可行，不会延迟手术，并且在 55.6% 的手术切除肿瘤中实现了病理完全缓解；在此基础上的 PALACE-2 系列研究（NCT04435197）牵头国内多个中心，招募了更多患者，以进一步评估免疫治疗联合新辅助放化疗的疗效。营养状况也是影响食管癌患者预后的重要因素，瑞金医院胸外科牵头国内 7 家三甲医院开展了世界上首个新辅助放化疗期间加强肠内免疫营养对食管癌患者围手术期疗效的影响（POINT 研究，NCT04513418）。

在最新的食管癌 TNM 分期系统中，新增了针对新辅助术后病理（ypTNM）的分组，但仅基于阳性淋巴结数量进行淋巴结分期仍存在争议。瑞金医院胸外科在国际上首次针对食管癌新辅助治疗人群采用淋巴结阳性比例进行生存预后分析，通过大样本量数据库作为原始队列、临床试验数据作为独立的外部验证队列，证实淋巴结阳性比例的预后预测价值优于现行的淋巴结分期。此外，瑞金医院胸外科聚焦 45 岁以下的中青年、80 岁及以上的老年、小细胞癌等不同类型食管癌患者的预后特征，利用液体活检、测序技术探索食管癌预后相关的生物学标志物。

为进一步探索食管癌精准治疗的靶点与转化研究，瑞金医院胸外科与上海交通大学医学院附属新华医院检验科团队合作，在生物学权威期刊 *Nature Communications* 杂志联合发表了题为 *Immune suppressive landscape in the human esophageal squamous cell carcinoma microenvironment* 的论文，国际上首次利用单细胞测序技术深入研究了食管鳞状细胞癌的肿瘤微环境，全面表征了肿瘤浸润性免疫细胞的特征，揭示了抑制性免疫状态的概况，并为应用和开发食管鳞癌免疫疗法奠定了基础。紧密结合临床与基础研究，瑞金医院胸外科积极探寻 Beclin-1 分子在食管鳞癌发生、发展中的作用，发现 Beclin-1 是高表达 Bcl-2 的食管鳞癌人群中有前景的生物学标志物和治疗靶点。

移植技术国内外领先，充分发挥综合医院多学科优势

大器官移植，是外科领域又一重要的技术堡垒。瑞金医院胸外科在该领域精耕多年。

1978 年 4 月 21 日，中国第一例人类同种原位心脏移植手术由瑞金医院胸外科张世泽医师主刀施行，手术获得成功。术后患者经历三次急性排异和感染，从术前终末期顽固心力衰竭、严重心绞痛、不能活动，恢复到术后能行走、自主生活。术后第 108 天，患者发生第四次排异，未能控制，病员存活 109 天死亡。次年 2 月，上海第二医学院附属瑞金医院、上海市卫生局及卫生部分别通过科学技术研究成果汇报和技术鉴定，一致认定本次心脏移植获得成功，为终末期心脏疾病患者提供了一种可供选择的治疗手段，填补了国内脏器移植方面的一项空白。

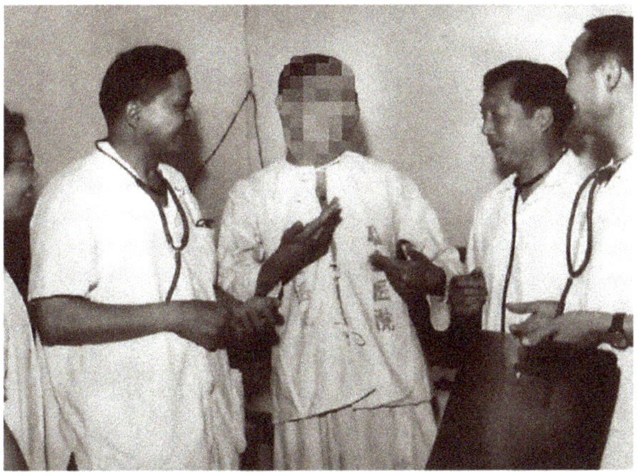

中国第一例心脏移植患者，外科张世泽（左二）、内科龚兰生（右二）共同对其进行会诊

技术拓荒不易，有探路者，更有传承人。在李鹤成主任的带领下，瑞金医院胸外科牵头呼吸科、重症监护室（ICU）、心脏外科、麻醉科、康复医学科、营养科组建瑞金医院肺移植 MDT 团队，助力瑞金医院成为上海器官移植资质最全的医院、上海市少数获得国家移植资质开展肺移植的综合性医院之一。

2019 年 1 月，瑞金医院胸外科借助医院强大的综合实力，开展首例双肺移植。在重症医学科、呼吸科、麻醉科、康复科、手术室等多学科团队的保驾护航下，患者成功康复出院。

2020 年，年仅 15 岁的小新被确诊为混合细胞型白血病，在瑞金医院血液科接受了化疗、骨髓造血干细胞移植等一系列治疗，但在 2021 年底出现骨髓造血干细胞移植术后慢性移植物抗宿主反应，闭塞性细支气管炎引起进行性呼吸困难，且肺功能损伤不可逆转。小新的身体状况越来越差，还出现了重度营养不良和肌肉萎缩。胸外科团队立刻牵头，开展多学科讨论，最终决定进行双肺移植。2022 年 3 月

13 日，一位脑死亡患者捐献了器官，瑞金医院胸外科肺移植团队在第一时间为小新进行了双肺移植术。手术取得成功，经肺部修剪整形及部分肺部减容，供肺与小新的身高、体重、心胸比例匹配，术后功能及血液循环良好，女孩最终顺利康复出院。

瑞金医院胸外科遵循《肺脏移植技术医疗质量控制指标》，已实施高质量肺移植手术 13 例，肺移植绝对适应证比例 100%，冷缺血 ≤ 12 小时比例 100%，诊断符合率 100%，术后二次开胸率 0%。多学科联合，同期开展器官移植手术与复杂肺移植手术，多次获《人民日报》《文汇报》等主流媒体报道，取得良好社会反响。

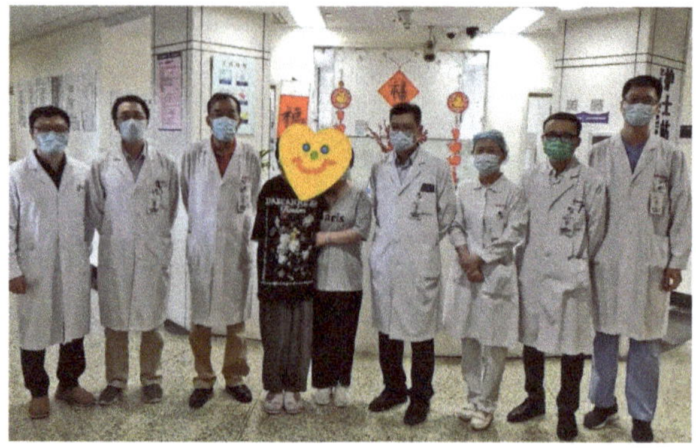

骨髓造血干细胞移植后肺移植花季少女顺利出院，与医务人员合影

从临床专科转型为研究型科室，培养医疗与科研并重的全方位人才

“胸外科领域划时代的技术越来越多，从胸腔镜技术到机器人手术，从放化疗到后来的靶向治疗、免疫治疗，应该说，医生对抗疾病的‘武器’越来越多了。同时，患者有待解决的问题同样很多。对生命的关照容不得一丝丝松懈。”李鹤成说。

依托瑞金医院综合优势，近年来，胸外科在临床、基础及转化研究领域不断钻研，并打造“瑞金胸外国际论坛”学术品牌，在海内外胸外科学术领域不断提升影响力。

瑞金医院胸外科不断精进手术技术，积极参与手术演示，并收获不俗的成绩。团队成员先后获得“胸外最强音”中国胸外科规范与创新手术巅峰展示会腔镜肺叶组东区冠军及全国第二名、第七届大中华胸腔镜手术菁英赛肺叶组全国冠军。

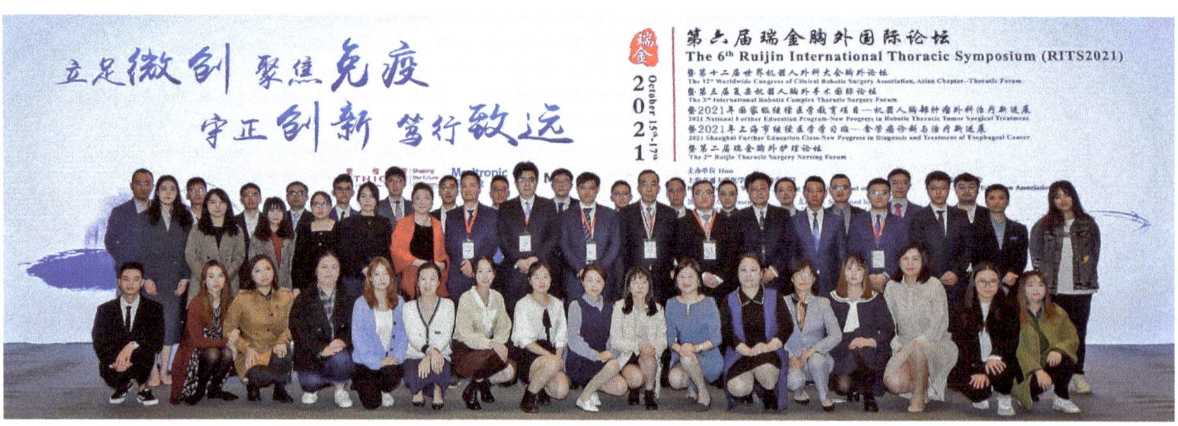

第六届“瑞金胸外国际论坛”留影

如何让肺癌手术更精准？瑞金医院胸外科不断深耕新技术，自 2021 年 3 月首次开展磁导航支气管镜新技术以来，已完成磁导航支气管镜手术 520 余例，并构建起肺结节精准诊疗体系，积极开展三维重建 CT 指导下的肺小结节手术、虚拟现实技术（VR）引导下肺结节精准定位等新技术，并于 2021 年设立“瑞金医院肺小结节微创治疗一体化诊治中心”。

在科研中寻找提高生命质量的新办法、新路径，当前，团队成员主持科学技术部“十四五”重点研发计划、国家自然科学基金等科研项目 10 余项及多项上海市科学技术委员会基金课题，作为主要研究者在 ClinicalTrials.gov 注册在研 23 项前瞻性临床研究，与此同时，积极参与国内多中心前瞻性随机对照临床研究项目。

团队在国际上率先开展并证实帕博利珠单抗联合新辅助同步放化疗治疗食管癌安全有效，成果发表在 2020 年 *European Journal of Cancer*（影响因子 10.002 分）。该团队的“机器人对比胸腔镜肺叶切除术”（robotic-assisted versus video-assisted lobectomy，RVlob）试验为世界首次发表的机器人对比胸腔镜肺叶切除术随机对照临床试验，首次前瞻性地证实了机器人肺叶切除术的安全性和可行性，并揭示了机器人手术在淋巴结清扫方面的优势，相关文章发表在 2021 年 *Annals of Surgery*（影响因子 13.787 分）。至今，团队发表胸外科、肿瘤科等领域 SCI 论文 94 篇，影响因子达到 420.7 分，各项成果发表在 *Signal Transduction and Targeted Therapy*、*Annals of Surgery*、*Chest*、*European*

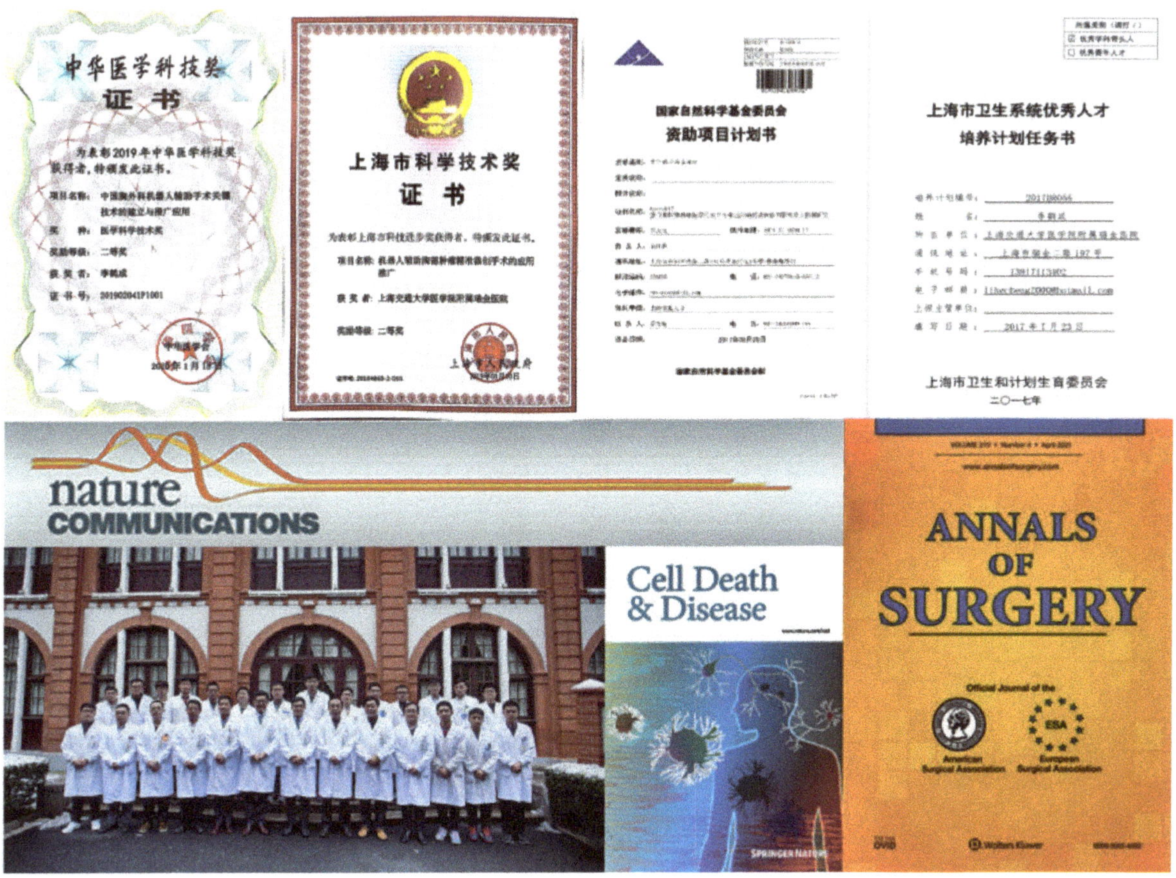

胸外科部分科学研究成果展示

Journal of Cancer 等国内外知名期刊上。

瑞金医院胸外科团队还十分注重医学教育和人才培养，获得上海交通大学医学院2020年度“以问题为基础的学习”（PBL）案例评比大赛特等奖，成功举行“医平方”大医小医面对面活动胸外科专场，团队成员被评为2019—2020年度优秀研究生导师团队及瑞金医院先进教师。为进一步实现医疗资源的合理分配，促进全国胸部治疗精准微创技术的发展，瑞金医院胸外科早在2016年5月就建立了肺癌精准外科诊疗培训体系，开通了相关培训网站和网络远程直播技术培训系统，在国内外进行手术演示与实时在线培训。即便在新型冠状病毒感染流行时期，李鹤成主任的邮箱里依旧能时不时收到海外医生的“求学”邮件，询问可否来进修学习。

瑞金医院胸外科在临床技术、科学研究、人才培养、社会影响等方面不断进步，在2021年、2022年和2023年复旦版“中国医院专科声誉排行榜（胸外科）”蝉联全国前十。

建立新媒体矩阵，高质量科普助力健康中国

除了保证医疗安全与手术质量，瑞金医院胸外科也全方位关注患者的术后康复、心理健康，每月联合护理部、康复医学科、社工部开展肺小结节沙龙（累计开展45期）与食管癌围术期沙龙（累计开展25期），利用线上线下相结合的形式，为患者与家属答疑解惑。

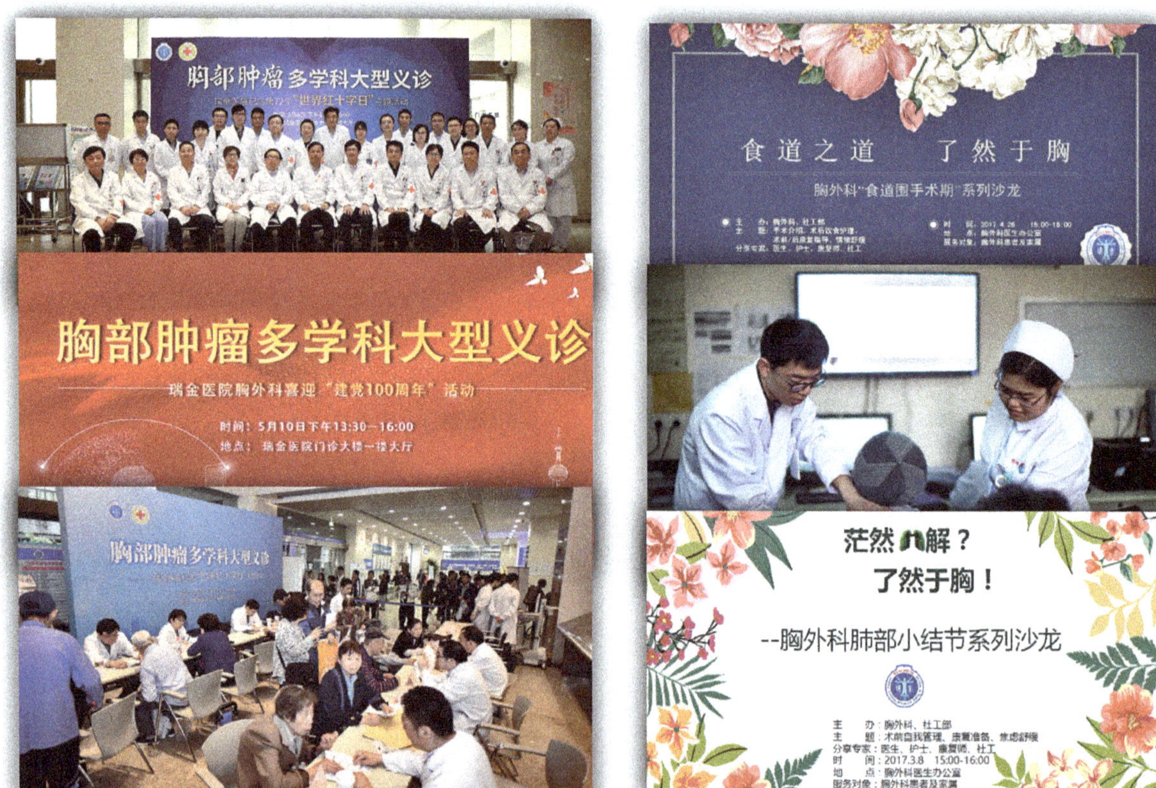
胸部肿瘤多学科大型义诊
“世界红十字日”
胸部肿瘤多学科大型义诊
瑞金医院胸外科喜迎“建党100周年”活动
时间：5月10日下午13:30—16:00
地点：瑞金医院门诊大楼一楼大厅
胸部肿瘤多学科大型义诊
食道之道 了然于胸
胸外科“食道围手术期”系列沙龙
了然于胸！
--胸外科肺部小结节系列沙龙
主 办：胸外科、社工部
主 题：术前自我管理、康复准备、焦虑舒缓
分享专家：医生、护士、康复师、社工
时 间：2017.3.8 15:00-16:00
地 点：胸外科医生办公室
服务对象：胸外科患者及家属

瑞金医院胸外科开展各类公益科普活动

瑞金医院胸外科连续8年牵头举办胸部肿瘤多学科义诊，累计惠及患者2 000余人次。胸外科联合呼吸与重症医学科、消化内科、放射治疗科、肿瘤科、放射科、放射介入科、病理科、康复医学科、临床营养科等科室的专家，细致询问每位患者的病史，结合相关影像学资料，针对患者的问题逐一进行回答并向患者给出肿瘤综合防治的个体化专业指导意见。

随着短视频的兴起，瑞金医院胸外科于2021年7月开通了科室微信视频号、抖音、快手、小红书等各大平台官方账号，制作并发布了100余条科普短视频，囊括磨玻璃结节、肺癌、食管癌、新型冠状病毒等民众关心的热点话题，为“健康中国”贡献积极向上的专业声音。

胸外科手术患者在术前、术中和术后常常会面临极大的心理压力和焦虑，瑞金医院胸外科医护团队不仅全力治愈患者的生理疾病，也密切关注其心理需求，建立了“用心聆听，真心呵护”心理干预小组。通过“护士-心理咨询师-社工”三级干预系统，用心聆听患者及家属的忧虑和困惑，并提供专业的心理支持。这有助于缓解患者的负面情绪，提升医疗服务的质量和患者的满意度。心理状态对患者的恢复过程也有着重要影响，良好的心理状态可以提高治疗的依从性，从而促进术后恢复，缩短住院时间，减少并发症的发生。

“中国不缺病例，但缺乏重磅的原创临床诊治指南。”李鹤成说，“我们希望做能改变指南的原创性研究，提供中国数据。我们希望从临床问题出发，不是为了科研而科研，而是多做一些转化性研究或基础研究，最终落到患者的诊疗中，落到生命上。比如，到底什么样的食管癌患者适合做免疫治疗，磨玻璃结节到底要不要开刀，如何规范随访？能否从肿瘤微环境、基因突变中窥到些许线索，能否将这些问题标准量化？”医学技术突飞猛进，给胸外科医生带来的挑战与问题也越来越多，还有太多未解决的需求，还有太多正在等待拯救的生命。

撰稿丨张亚杰　曹羽钦

皮肤科

永不畏难，“患者的痛点”是每一次出发的动力

对普通人来说，皮肤病只是“面子问题”，但对有些人来说，直接事关生死。

一位东北小伙发热、腹泻长达一年多，浑身出现肿块，面目全非。他辗转国内外就医而无果，经同行介绍来到瑞金医院皮肤科，最终确诊罕见的特殊类型真菌感染——阿萨希毛孢子菌病。经精心治疗，小伙终获康复。

一名云南患者起初只是在眼眶周围、额头等处出现紫红色皮疹，当地医院配了药膏治疗一个月后，他却肩膀僵硬、四肢无力，逐渐出现干咳、气促。当地专家邀瑞金医院皮肤科远程会诊，当即诊断是死亡率极高的“无肌病性皮肌炎”。患者搭乘航空救援飞机抵沪，最终在瑞金医院脱离险境。

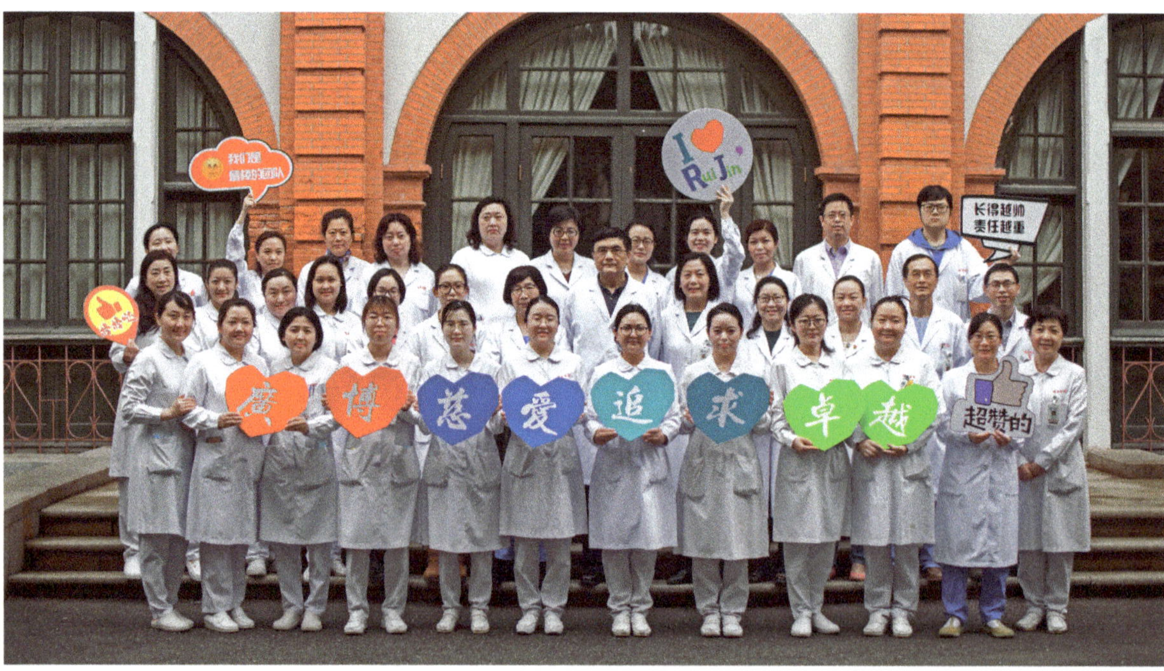

2020 年瑞金医院皮肤科集体照

在瑞金医院皮肤科，如此跌宕起伏的病例每周都有。病房住院患者 60% 都来自外地，多由同行介绍而来。在这里逗留半日，能刷新人们对皮肤科"仅仅配点药膏"的传统认识。

瑞金医院皮肤科是国内很早独立建科的二级学科。1933 年，作为瑞金医院前身的广慈医院建立皮肤病专业，由内科主任邝安堃兼管，美籍黎巴嫩裔医师马海德和越南华侨赵有泰是皮肤科专职医师。1945 年初，广慈医院皮肤科正式建科，由巴黎圣路易医院归国的朱仲刚担任首任科主任，开设门诊和皮肤病治疗室；1949 年 1 月开设病房，形成门诊、治疗室和病房"三位一体"的医疗诊治架构。

目前，瑞金医院皮肤科是国家临床重点专科、国家临床药理基地和继续医学教育基地、全国统编教材《皮肤性病学》主编单位、国家住院医师和专科医师培训基地，中华医学会皮肤性病学分会第十四届主任委员单位、上海市医学会皮肤科专科分会主任委员单位。多年来，瑞金医院皮肤科秉持一条信念：瞄准临床问题，紧跟患者需求，向皮肤领域的难点、热点发起挑战，与疾病一较高下。

瞄准"工农兵大众最痛苦的职业性皮肤病"：获得新中国成立后瑞金医院的第一个国家级科研成果奖

皮肤科与职业防护密切相关。1945 年，广慈医院皮肤科成立。1945—1984 年，朱仲刚教授担任广慈 / 瑞金医院皮肤科科主任，其间在"职业性皮肤病"领域建树颇丰，使瑞金医院皮肤科成为国内该领域首屈一指的学科。早在 20 世纪 50 年代，在朱仲刚教授的带领下，广慈医院皮肤科针对炼焦、电镀、印染、筑路、制药、稻农等行业的职业性皮肤病预防和治疗摸索出了一整套行之有效的方法，制成 20 多种防护油膏及工业洗手剂，使一大批工人、农民获益。之后的 30 余年，瑞金医院皮肤科医生深入上海多家工厂、生产大队，指导职业性皮肤病的防治；又对橡胶、塑料、钢铁、石棉、制药、纺织、香料、染料等工业系统的职业性皮肤病作了大量调查，并提出了防治措施。20 世纪 70 年代初，周恩来总理指示卫生部要解决京剧演员在面部化妆后的病痛，朱仲刚教授带领团队着手对"油彩皮炎"进行研究，指导演员与医生如何有效地预防和治疗这

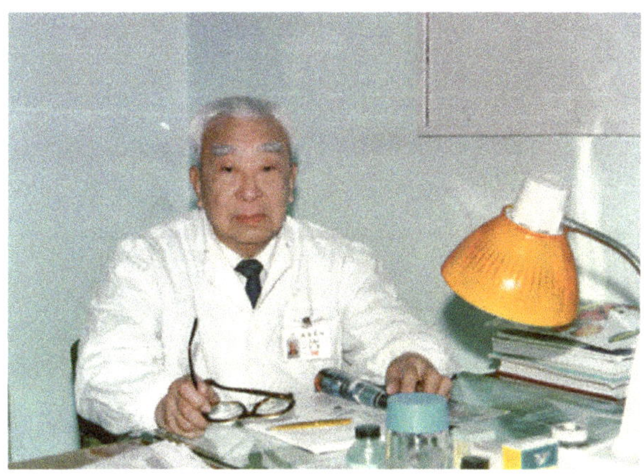

朱仲刚教授工作留影

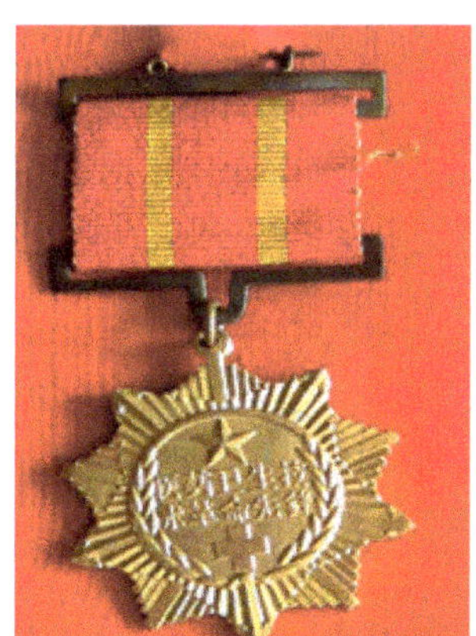

新中国成立后瑞金医院的第一个国家级科研成果奖

种皮炎，解决了长期困扰演职人员的因化妆品引起的皮肤疾病。

瞄准“让工农兵大众最痛苦的职业性皮肤病”，朱仲刚教授等开展了大量研究工作：1954 年，“沥青的毒性比较”获得卫生部嘉奖，这是新中国成立后瑞金医院获得的第一个国家级科研成果奖；1978 年，“稻田皮炎的防治研究”和“桑毛虫皮炎的流行病学”在全国第一届科技大会上获“科技进步奖”，1983 年“油彩皮炎的防治”获文化部、卫生部科技进步奖；1980 年，在对橡胶工业职业病进行调查后，完成“工业防护霜”的研究；1987 年，瑞金医院作为卫生部“职业性皮肤病防治组”组长单位，完成了卫生部指定任务“职业性皮肤病诊断标准及处理原则（国家标准）”的制定。

因突出的学术造诣，在 1966 年前，瑞金医院皮肤科就受卫生部委托，连续举办了 7 期全国“职业性皮肤病防治学习班”，来自全国各地的 100 多名皮肤科医生在此学习；20 世纪 80 年代初期，又受上海市卫生局委托，举办了 12 期“上海市皮肤科医师进修班”，为全国培养了一大批皮肤病学人才。朱仲刚教授也因突出的表现，于 1995 年被中华医学会评为“对医学科学及学会发展建设有突出贡献的专家”。朱仲刚教授是国内公认的职业性皮肤病专家、中国现代皮肤病学奠基人之一，1984 年被授予人事部“终身教授”。

“看别人不愿看、看不好的病”，成为同行心目中疑难重症皮肤病的“守门员”

2000 年，郑捷教授担任瑞金医院皮肤科科主任。结合学科特点与大众所需，他提出：“要看别人不愿看、看不好的病，从中提高水平。”

在郑捷主任的带领下，瑞金医院皮肤科团队在银屑病等炎症性皮肤病，皮肤淋巴瘤等肿瘤性皮肤病，天疱疮、类天疱疮、皮肌炎、红斑狼疮等自身免疫病，以及胫前黏液性水肿等难治性皮肤病领域取得众多成果。如今的瑞金医院皮肤科是业界公认的复杂、难治、危重皮肤病治疗与研究中心，是同行心目中疑难重症皮肤病的“守门员”。

面对复杂、难治、危重皮肤病患者，郑捷主任还提出三点坚持：坚持避免用具有长期副作用的药物，坚持不为追求短期“疗效”而让患者健康受威胁，坚持保留那些因收费低廉而逐渐消失的治疗项目。

除了“看别人看不好的病”，瑞金医院皮肤科还“偏爱”那些因收费低廉而正在消失的皮肤病有效治疗手段，如扦脚、电灼、七星针、水针、斑贴、点刺、冷冻、扦除术等。别小看这些技术，它们可以使久治不愈的普秃、全秃、酒渣鼻患者得以痊愈，使鸡眼、胼胝、传染性软疣等不受重视的病痛得以解除。

瑞金医院皮肤科，对那些收费低廉、经济效益差的治疗坚持保留；对正在“消失”的传统治疗项目坚持“打捞”。在这里，评价指标就一条：患者的需求。

瑞金医院皮肤科不仅要“看别人看不了的病，看别人不愿看的病”，还要让患者“少用药，少看病”。为减轻患者经济负担，科室在国内首创“皮肤护理治疗”专病门诊和“居家皮肤护理治疗模式”，教会患者和家属居家自我皮肤护理治疗，引领皮肤病防治“轻”时代。在“皮肤护理”向“皮肤护理治疗”“居家皮肤护理治疗”演化与发展的当下，“皮肤护理治疗学”已成为皮肤病治疗中不可或缺的组成部分。郑捷教授指出建立皮肤护理治疗学的两个主要初衷：首先，很多皮肤科疾病的死亡原因有时并非疾病本身，而是医生过度积极的治疗和护理缺位所致；其次，在预防皮肤病复发和辅助治疗中，皮肤护理起着不可或缺的作用。现在已经进入了皮肤护理治疗学时代，接下来将迎来皮肤预防复发学。降低死亡率、减少并发症及降低医疗开支，在临床实践中是皮肤护理治疗学的重要任务。皮肤科历来就非常强调对于皮肤护理的重视。在欧洲，无论是规模最大还是科研最强的皮肤科，皮肤护理在皮肤病防治中都具有至关重要的地位。通过皮肤护理治疗，降低医疗开支、减少并发症、降低死亡率、减少疾病复发，是目前国际皮肤病治疗趋势。为此，护理团队不断总结经验，逐步开发出 36 项具有瑞金特色的护理治疗标准作业程序（SOP），其中“皮肤护理治疗类天疱疮”和“七星针疗法治疗斑秃”两项技术入选“瑞金护理十八法”。七星针疗法治疗斑秃是皮肤科护士的绝活，瑞金皮肤科护理团队从 20 世纪 60 年代开始，通过七星针叩击辅以糖皮质激素联合皮肤表面麻醉疗法治疗斑秃、全秃和普秃，叩刺患处皮肤、疏导局部气血，促进毛囊细胞生长，使毛根再生，不仅疗效显著，还深受全国进修医生和护士的推崇，该技术被带到全国各地。2003 年，护理团队在国内首创了外用强效糖皮质激素软膏结合皮肤护理治疗类天疱疮，以取代静脉与口服给药。采用“皮肤护理治疗”以来，类天疱疮的死亡率始终低于 5%，远低于欧美各国的报道。护士长袁勇勇还远赴法国、英国，学习皮肤护理的先进理念，并在回国后学以致用，进一步创新皮肤护理治疗模式；2023 年起，开设“瑞金医院皮肤专科护士培训”，让更多同行接触、理解瑞金“皮肤护理治疗”的新理念，积极推广这些治疗项目，使更多患者从中获益。

1984 年，瑞金医院开设银屑病专病门诊，自行设计了多种深受患者欢迎的专治银屑病的院内制剂。随着对银屑病发病机制的深入研究及生物制剂的应用，瑞金医院皮肤科也成为国内最早关注“银屑病共病”，以及国内最早采用针对性皮肤治疗、生物制剂治疗银屑病的科室。银屑病团队利用智能化、数字化、多学科平台，帮助患者全方位、全病程管理银屑病这一慢性疾病的复发，提高患者生活质量和预期寿命。团队所设计的“瑞金银屑病全病程管理软件”获得软件著作权，并在全国推广。银屑病专病门诊在 2019 年被评为中华医学会皮肤性病学分会首批全国银屑病优秀专病示范门诊。此外，一年一度的“世界银屑病日”多学科联合义诊活动已连续举办了五届，受到广大患者的欢迎和好评。

“大疱性皮肤病”专病门诊最早开设于 2003 年，致力于天疱疮、类天疱疮等大疱性皮肤病的诊断与治疗。在郑捷主任、潘萌主任的带领下，门诊较早于国内开展自身免疫性大疱病的免疫分子学检测，早期“精准化”诊断；在治疗方面，坚持大疱性皮肤病患者的“个体化”治疗原则，以尽可能少的糖皮质激素来治疗天疱疮 / 类天疱疮，在国内率先采用外用糖皮质激素结合皮肤护理治疗大疱性类天疱疮，并在全国推广该疗法，显著减少并发症，降低死亡率，减少医疗开支。“大疱性皮肤病”专病门诊倡导“精准化”治疗，引领治疗前沿；

国内首次报道使用靶向CD20单抗治疗天疱疮，开展多中心临床研究探究白介素4受体单抗治疗大疱性类天疱疮，取得了良好的疗效。目前，瑞金医院皮肤科收治了全市75%的天疱疮患者。

2007年，瑞金医院皮肤科开设了国内第一个“皮肤淋巴瘤专病门诊”，从诊断到制定治疗方案，包括治疗周期内疗效和不良反应监测、方案调整等，由皮肤淋巴瘤专科医生全过程诊疗管理，提高患者对疾病的理解、对治疗过程的认识和对治疗的积极配合，从而使其获得较好的疗效。

瑞金医院皮肤科在国内较早开展有疾病特色的专病门诊，如皮肌炎、痤疮与脱发、肿瘤靶向药物皮肤不良反应等，如今科室共开设有17个专病门诊。

“不能让患者的皮肤好了，身体却坏了”：持续发展皮肤病特殊治疗与实验诊断学，实现“精准治疗”

皮肤病包罗万象，如何拨开迷雾，诊断至关重要。

1945年，朱仲刚主任在上海率先建立了拥有浅度X线照射仪等在内的“治疗室”。1952年，姚际唐教授在国内最早建立“皮肤病理室”。1957年，张震医师建立“真菌实验室”。1970年，吴庆贞主任建立“激光室”，在国内最早开展激光治疗皮肤病和激光防护的研究。1974年，陈泽仪医师为寻找可用于诊断系统性红斑狼疮的血清学标志物，建立“皮肤科实验室”，在国内首次对系统性红斑狼疮患者血清的“抗核因子”（现称“抗核抗体”）开展检测。1984年，瑞金医院皮肤科实验室中的免疫实验诊断部分更名为“免疫实验室”，开展细胞免疫、体液免疫和免疫荧光检测。至此，瑞金医院皮肤科实验室形成了免疫实验室、真菌实验室、病理实验室三部分的体系。

自20世纪90年代中期以来，瑞金医院皮肤科根据临床特异性诊断和鉴别诊断、临床疗效判断和预后评估等需要，针对临床问题，紧跟患者需求，独立开创或在国内率先开展相关的免疫实验诊断项目，显著提高了临床诊断能力和治疗效果。尤其是，围绕最难把握的系统性红斑狼疮、大疱性皮肤病、皮肤淋巴瘤、无肌病性皮肌炎这四类疾病，皮肤科团队逐步建立了一套行之有效的病情评价和预后判断的实验室指标，为合理治疗提供了依据，改变了以往一味大剂量使用糖皮质激素等免疫抑制剂的状况，以求“既提高患者治愈率，更提高生存率”。

早在1957年，张传钧教授在国内第一个开设“红斑狼疮专病门诊”。该门诊传承至今已近70年，坚持以个体化和最小剂量糖皮质激素治疗各类红斑狼疮，实现“让狼疮患者像正常人一样生活”的目标。郑捷教授在20世纪90年代就系统描述皮肤红斑狼疮的分型与诊断，还在2004年提出“双链脱氧核糖核酸（dsDNA）抗体不是系统性红斑狼疮的治疗对象”，2019年提出“仅高亲和力的dsDNA抗体与系统性红斑狼疮的器官受累、疾病活动相关”等理念，避免患者接受过度的糖皮质激素治疗。

20世纪90年代，瑞金医院皮肤科在国内首次通过重组天疱疮抗原经血清学方法诊断不同类型天疱疮和其他大疱性皮肤病；2000年，首次提出“天疱疮患者个体化治疗原则”，显著减少疾病的复发和死亡率。此后，瑞金医院皮肤科潘萌教授在该领域有诸多重要发现。2003年，率先使用强效糖皮质激素的外用疗法治疗类天疱疮，提高疗效，减少并发症，降低死亡率；2017年，首次发现皮损局部B淋巴细胞具有产生抗体的能力，可诱发或加重疾病；2020年，又进一步发现天疱疮皮损处存在“三级淋巴结构”，目前国际天疱疮研究领域排名第一的日本庆应大学Masayuki Amagai教授为此发表述评，称其“打开了通往天疱疮自身免疫病理新机制的大门”“对未来天疱疮的治疗具有里程碑式的突破”；2023年，团队再次通过单细胞转录组测序技术，在国际上首次描绘了天疱疮及类天疱疮的皮损局部免疫微环境图谱，发现了皮损局部的长寿浆细胞可能是部分天疱疮患者病情迁延反复的“主要元凶”，揭示了类天疱疮患者皮损局部单个细胞水平的独特免疫学异常，找到了治疗的精准靶点，有助于提高疗效、改善预后。

组织定居记忆T细胞（TRM）在银屑病复发中的作用不可回避，但活化TRM的抗原物质至今未明确。郑捷教授、李霞主任医师领衔的银屑病研究团队深耕银屑病复发机制，提出天然免疫在银屑病复发中具有重要作用。2022年，通过分析糖皮质激素治疗的患者在治疗前、治疗后及复发时皮肤和外周血差异、构建模拟银屑病复发的小鼠模型，团队证实CC基序趋化因子受体6（CCR6）是引起gdT17细胞在皮肤与淋巴结-外周血之间迁移的关键分子，其诱导gdT17细胞的迁移在银屑病的复发中起重要作用；糖皮质激素治疗使gdT17细胞对其产生记忆，再次使用糖皮质激素时分泌更多白介素17导致银屑病更快复发。这部分研究以“gdT17细胞的动态迁移与银屑病复发关联”为题在*The Lancet*旗下的*eBiomedicine*发表。除此之外，他们在日常诊疗中发现，白介素17A单抗治疗后伴发荨麻疹的患者在停用单抗后复发速度比没有伴发荨麻疹的患者快。他们从临床现象出发，深入探寻。有意思的是，这些伴发荨麻疹的患者皮损中活化的肥大细胞比例升高，尤其是白介素17A阳性肥大细胞的比例与病情缓解的持续时间呈负相关。结合银屑病复发的小鼠模型，团队提出白介素17A单抗治疗后肥大细胞活化加速停药后银屑病复发，给予肥大细胞稳定剂色甘酸钠可能减缓复发。这部分研究内容在*Journal of the American Academy of Dermatology*杂志在线发表，为探寻银屑病复发机制和延缓银屑病复发提供了新的见解。

“皮肌炎样皮病”也与瑞金医院皮肤科颇有渊源。2009年，瑞金医院皮肤科曹华主任医师在国际上首次提出“皮肌炎样皮病”的命名。因为通过收治大量类似病例，瑞金医院皮肤科的医生们发现，原来的“无肌病性皮肌炎”命名不符合临床实际，因为它忽视了肺部损害和对恶性肿瘤的筛查，容易将慢性皮肤型红斑狼疮、脂溢性皮炎、玫瑰痤疮等误诊为该病，使患者“不是按‘皮肌炎’过度治疗，就是被耽误治疗”，当病情急转直下时有的已经失去治疗机会。“皮肌炎样皮病”的命名最终使这一现象得以纠正。瑞金医院于2011年在国内首次开展抗黑色素瘤分化相关蛋白5（MDA5）抗体检测，用于早期诊断皮肌炎与无肌病性皮肌炎合并急进性间质性肺炎；2012年在国际上首次报道了抗MDA5抗体水平与肺间质病变严重程度、皮损特点的相关性及治疗方法，显著提高了患者的生存率；2015年建立了转录中介因子（TIF）1-γ 抗体的检测方法，以预测患者是否会发生肿瘤。

从 1992 年起，瑞金医院皮肤科还在国内率先采用非化疗方法治疗皮肤 T 细胞淋巴瘤，相关方案已推广到全国。长期跟踪随访显示，相同分期的患者采用非化疗方法进行治疗，其生存期较化疗患者提高近 10 倍。2005 年，瑞金-耶鲁皮肤淋巴瘤中心成立。2007 年，中国工程院院士、瑞金医院终身教授王振义肯定了皮肤科的这一疗法，建议将此类患者归入皮肤科管理，以避免过度治疗。2009 年，瑞金医院皮肤科又率先在国内开展 T 细胞受体基因重排和外周血淋巴细胞免疫表型检测，通过分子生物学和免疫学方法辅助传统的病理检查，使皮肤淋巴瘤诊断的准确性显著提高。2014 年，团队将微核糖核酸（microRNA）作为更精准的诊断和预后判断标志物；2020 年，团队发现缺氧诱导因子（HIF-1α）调控化疗后肿瘤细胞增殖，找到化疗后皮肤 T 细胞淋巴瘤易复发的原因。“非化疗方法”中的重要治疗环节是紫外线光疗，瑞金医院皮肤科配备了各种波长和能量大小的紫外线光疗仪，可以满足不同皮肤病变深度和不同体表面积患者的光疗需求，并且根据英国卡迪夫大学的光疗方法制定了适用于皮肤淋巴瘤的光疗操作规范，提高了治疗效果。2004 年，科室与美国耶鲁大学皮肤科合作研究体外光化学疗法（ECP）治疗皮肤 T 细胞淋巴瘤的机制。2023 年，ECP 最终在瑞金医院海南医院落地，一位皮肤淋巴瘤患者成为国内接受 ECP 治疗的首位患者，经过 5 个周期的治疗，病情明显改善。为了进一步规范治疗，2023 年由瑞金医院皮肤科郑捷教授牵头，沈小雁副主任医师执笔制定了首份《蕈样肉芽肿治疗中国专家共识》。该共识强调了治疗前需对患者进行全面的分期评估，根据不同分期选择治疗方案，为国内同行的治疗选择提供参

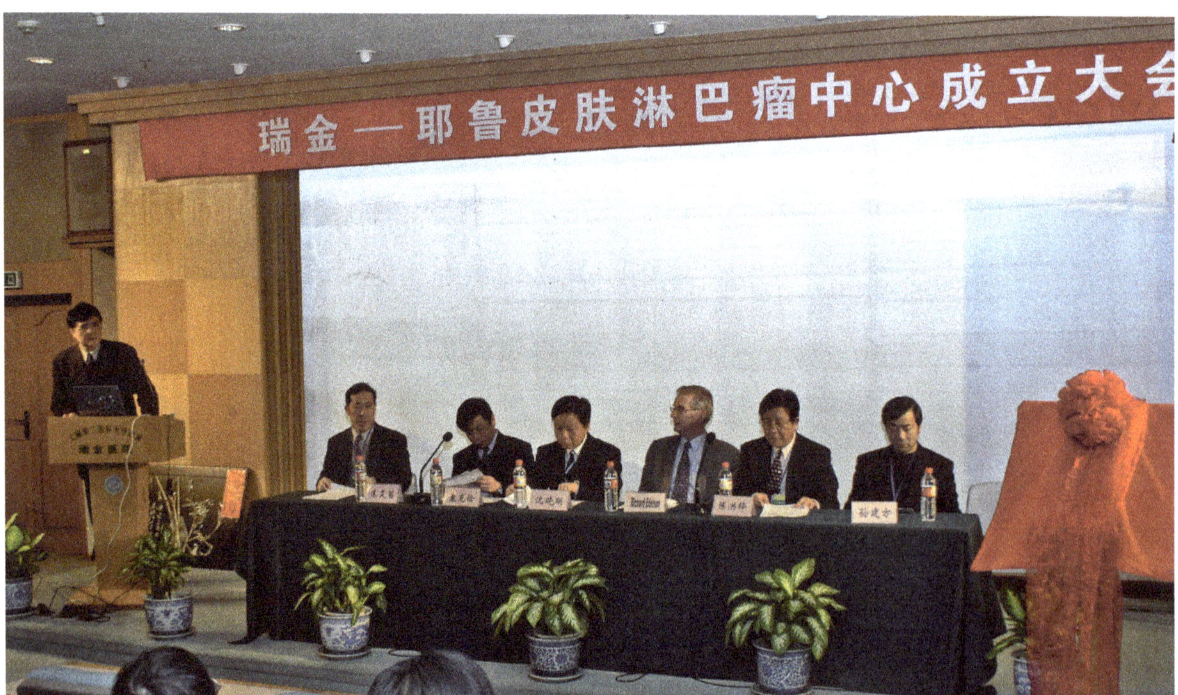

2005 年，瑞金-耶鲁皮肤淋巴瘤中心成立

考并规范治疗。

“不能让患者的皮肤好了，身体却坏了。”这是瑞金皮肤科持续科研的动力，因病制宜、因人制宜的精准治疗方案，持续开拓的皮肤病实验诊断学和治疗学，源于一条信念——“医生不能只看到病，眼睛里还要有人。”

铺就创新转化之路，基于临床问题、患者需求而开展科学研究

2018 年，潘萌担任科主任后，瑞金医院皮肤科保持复杂、难治、危重性皮肤病诊疗中心的学科优势，深化科学研究，在原有的临床实践基础上进一步提升理论认识，并在治疗皮肤疾病的基础上成立皮肤健康管理中心，匠心铺就创新转化之路。

很多皮肤病难治的根源在于复发，比如银屑病。2003 年，瑞金医院皮肤科与上海家化联合研制了富含亚油酸-神经酰胺的皮肤屏障修护剂（商品名为“玉泽皮肤屏障修护身体乳”），长期使用后 52% 的患者没有复发或复发显著减轻。2008 年，皮肤科与上海家化深化合作，成立“瑞金医院-上海家化玉泽联合实验室”，进一步推动临床成果转化。2015 年，基于“银屑病关键性致病性细胞因子白介素 17 来源于真皮层 gdT 细胞”的发现，李霞主任医师、郑捷教授研制的“皮肤屏障修护剂”在中国临床试验注册中心（ChiCTR）上注册的临床研究（ChiCTR-IOR-15007138）验证了其有效预防银屑病复发的作用。2015 年，李霞在 *Dermatologic Therapy* 发表了这一长达 10 年的研究所得出的结果。该研究证实，52% 患者通过修复皮肤屏障减少 γδT 细胞活化达到预防复发。审稿人称其“首次提出了通过保护皮肤屏障来预防银屑病复发”。

为什么保护皮肤屏障会有效？原来，导致银屑病发生的关键性致病性细胞因子源于真皮层的 T 细胞，而非循环血细胞。这一结果发表于 *Immunity*，被誉为“2011 年天然免疫的重大发现”，入选“中国科学年鉴”。瑞金医院皮肤科银屑病团队在郑捷教授的领衔下，从银屑病复发的机制、危害、预测、诱因、预防五个方面入手进行探索，瑞金医院《银屑病新的关键致病性细胞的发现、新的治疗对策及相关机制》荣获 2019 年度教育部高等学校科学研究优秀成果奖（科学技术进步奖）一等奖，这是国家对瑞

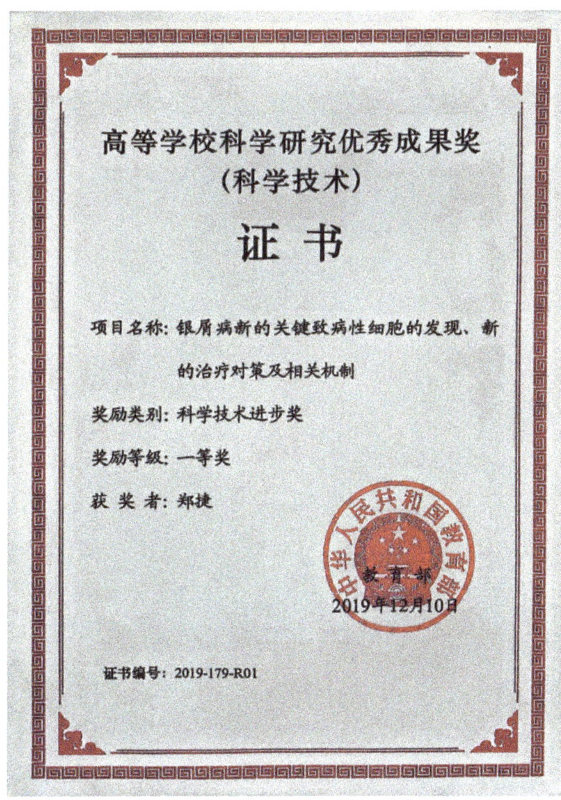
高等学校科学研究优秀成果奖
(科学技术)
证 书
项目名称：银屑病新的关键致病性细胞的发现、新的治疗对策及相关机制
奖励类别：科学技术进步奖
奖励等级：一等奖
获 奖 者：郑捷
教育部
2019年12月10日
证书编号：2019-179-R01

2019 年度教育部高等学校科学研究优秀成果奖（科学技术进步奖）一等奖获奖证书

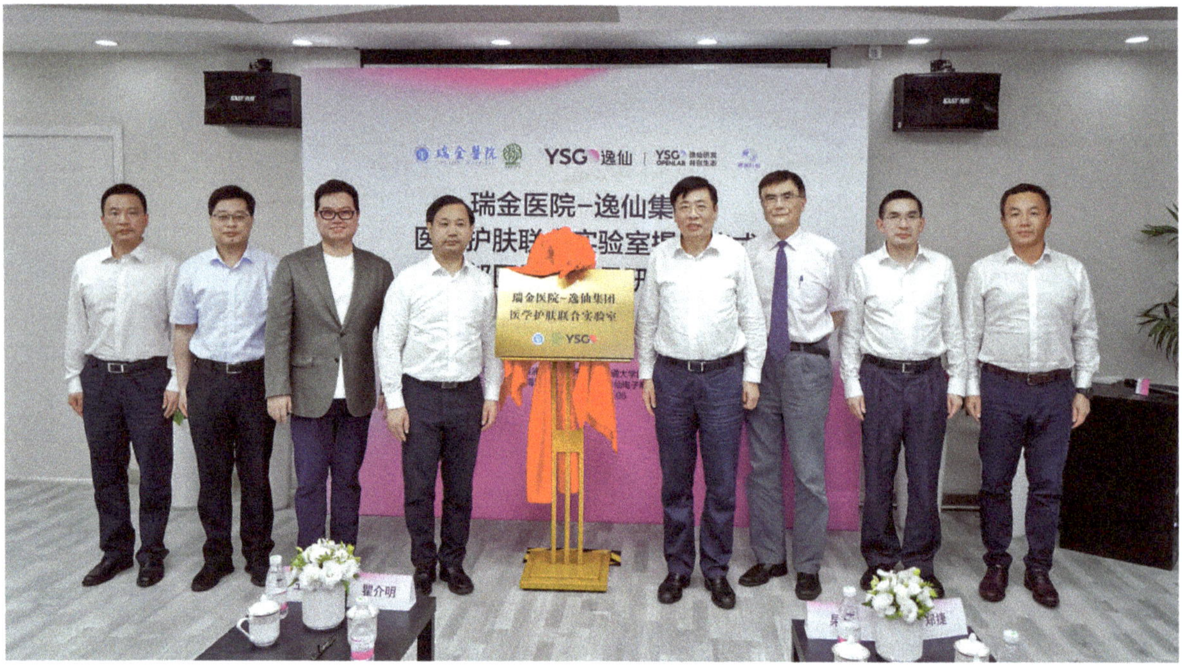

2023 年瑞金医院-逸仙集团医学护肤联合实验室成立仪式

金医院皮肤科转化产品安全性和有效性的认可。

2021 年，瑞金医院皮肤科与逸仙集团合作，成立“瑞金医院-逸仙联合实验室”。目前，该联合实验室正在瑞金医院开展预防压力性损伤的“压疮油”，头皮护理的“保湿梳”，专用于西藏、青海、甘肃、新疆地区的“西部保湿剂”，以及玫瑰痤疮辅助治疗的隔离霜等研究；申请了与银屑病、雷诺现象治疗 / 辅助治疗和难治性类天疱疮诊断的专利六项，其中两项已实现转化。

瑞金医院皮肤科坚持立足临床，发现问题、找到患者需求，从科学探索到临床验证，继而进行医学转化，把创新成果扎扎实实地用在老百姓的健康上。

2023 年，瑞金医院皮肤科成为上海市化妆品不良反应监测的新哨点，协助监测中心开展多项活动，包括护肤日义诊、宣传片拍摄、科普文章撰写、横向课题合作等，完成了国家药品监督管理局委托的题为《准用防晒剂体内暴露与安全风险》的研究报告，对完善防晒剂的法规监管具有重要意义。

自瑞金医院终身教授郑捷提出“健康皮肤、美丽皮肤、健康身体”的理论以来，在科主任潘萌教授的带领下，瑞金医院皮肤科全体同仁致力于打造健康皮肤、美丽皮肤和健康身体。为了更好地服务患者，瑞金医院皮肤科开设皮肤健康管理中心，致力于打造健康、美丽皮肤的一体化管理和一站式服务。

发挥优势学科，以人为本、提升整体医疗服务能力

瑞金医院皮肤科积极参与建立专科医联体共建共享平台，优化上下转诊绿色通道，临床科研并举，实现资源共享，为患者提供更加高效、便捷的医疗服务。同时，科室建立皮肤和

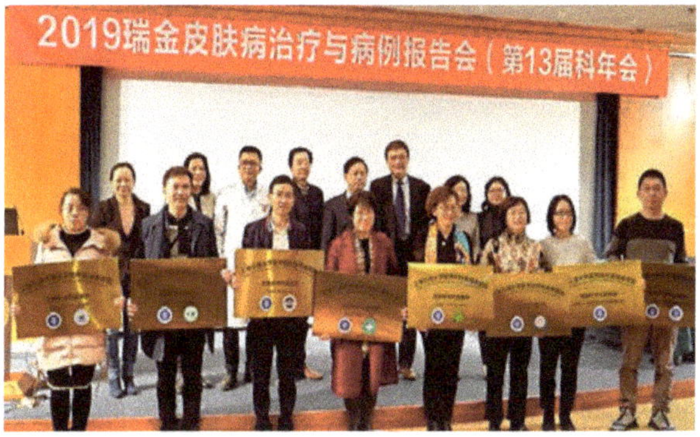

2019 年皮肤科医联体单位授牌仪式

免疫多学科整合门诊，实现以患者为中心、以多学科专家组为依托的有机结合，保障患者得到规范、个体化的诊疗方案。

2019 年 12 月 8 日，瑞金医院皮肤科医联体正式成立，通过积极开展双向转诊、远程会诊、远程教育、人员培训、质控检查、多中心临床研究等，共同提高疑难、危重皮肤病的诊疗水平，造福长三角地区乃至全国更多的皮肤病患者。2023 年，龚女士因难治性皮肌炎由南昌大学第一附属医院转诊至瑞金医院。经过瑞金医院皮肤科系统评估及制定精准治疗方案后，龚女士定期在南昌大学第一附属医院复诊评估并调整方案。每隔数月龚女士仍会从南昌赴上海住院评估，成了瑞金医院皮肤科和南昌大学第一附属医院皮肤科的"老朋友"。江浙沪地区，像这样的"老朋友"为数不少，这得益于瑞金医院皮肤科医联体双向转诊制度。

医联体线上、线下精彩的学术交流活动，通畅的上下转诊机制和为患者服务的初心，吸引了越来越多的医院加入。医联体单位从江浙沪延伸到最北端的齐齐哈尔，以及河南、贵州等地，从首批 7 家成员单位增加到目前的 25 家。瑞金医院皮肤科秉持为患者服务的真心，坚持开展远程会诊、远程病例讨论、上下转诊等常规医疗活动。盐裂实验、Ⅶ型胶原抗体检测、MDA5 抗体检测、间接免疫荧光等瑞金医院皮肤科实验室的多项特色诊断技术由瑞金医院皮肤科专职技术员毫无保留地指导医联体成员单位开展。2021 年，科室与医联体成员单位苏州市立医院合作，在《中华皮肤科杂志》上发表了《度普利尤单抗治疗难治性天疱疮 1 例》，为国内首例。

自身免疫性大疱病属于皮肤科的难治、危重疾病。20 世纪 90 年代，郑捷主任、潘萌主任从事大疱病的临床和科学研究，研究成果获得了上海市科技进步奖一等奖。20 多年来，潘萌主任领衔的疱病团队参与国际疱病指南的制定，其研究成果获得教育部高等学校科学研究优秀成果奖（科学技术进步奖）二等奖。为进一步促进学术交流与深度合作，不断提高学术影响力和专业声誉度，2021 年 4 月，瑞金医院牵头，联合北京大学第一医院、山东省皮肤病医院、中国医学科学院皮肤病医院、四川大学华西医院、中南大学湘雅二医院等国内知名疱病诊治中心，成立中国自身免疫性大疱病协作网，共同探讨我国自身免疫性大疱病的诊治现状、发展方向和多中心协作模式下的天疱疮研究方案。瑞金医院牵头开发的中国大疱病患者信息管理系统，有效实现了自身免疫性疱病患者的信息便捷管理与随访跟踪，为多中心学术研究奠定了坚实基础。目前，平台已成功录入全国 20 家中心近 7 000 例患者的临床信息，平均每月新增 300～500 人次随访记录。瑞金医院皮肤科作为中华医学会大疱性皮肤病首席研究中心，牵头并带领中华医学会皮肤性病学分会大疱性皮肤病协作组、中国自身免疫性大疱病协作网，共同开展一项全国多中心度普利尤单抗治疗大疱性类天疱疮的真实世界研究。该研究纳入迄今为止国际上最大的样本规模，通过回顾性队列的方式验证了度普利尤单抗治疗大疱性类天疱疮的有效性和安全性，证实度普利尤单抗作为传统治疗能有效补充用于大疱性类天疱疮的患者。该成果已发表于皮肤科领域顶尖杂志 *JAMA Dermatology*，赢得了国际同行的广泛赞誉。此外，协作网目前正在积极开展多项前沿研究，包括我国天疱疮的流行病学研究，如共病、地域、饮食习惯等因素对天疱疮发病和患病的影响；开展多中心小剂量利妥昔单抗治疗天疱疮的临床研究，旨在制定更适合中国患者的个体化治疗方案，兼顾疗效、安全性与经济因素。

除了国内的学术交流合作外，瑞金医院皮肤科与国际大疱病领域的知名专家、学者保持着长期密切的合作交流。自 2007 年起，在美国著名皮肤病学专家 John Stanley 教授的积极倡议下，由潘萌主任牵头，瑞金医院皮肤科成功举办了首届“上海国际大疱性皮肤病研讨会”。这一学术盛会每两年举办一次，至今已连续举办了九届，吸引了国内外著名大疱性皮肤病专家、学者共襄盛举，进行学术交流和经验分享，已成为大疱性皮肤病专科领域的品牌会议，受到国内外同行的广泛肯定和支持。

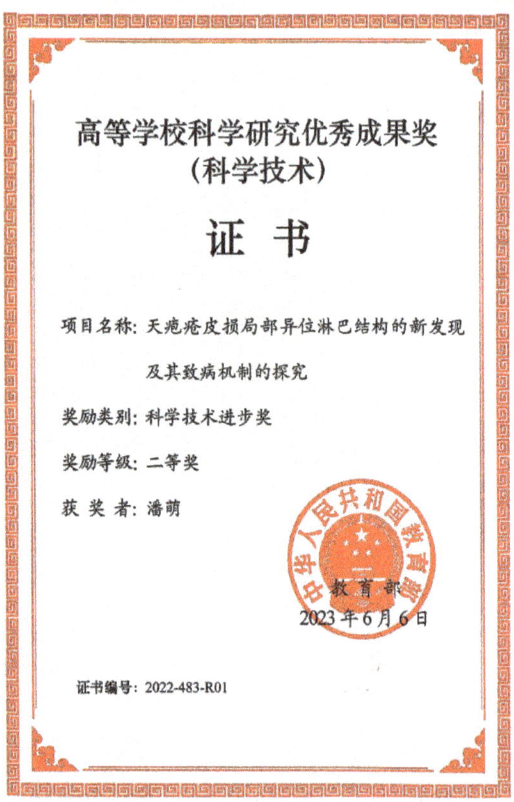
高等学校科学研究优秀成果奖
（科学技术）
证 书
项目名称：天疱疮皮损局部异位淋巴结构的新发现及其致病机制的探究
奖励类别：科学技术进步奖
奖励等级：二等奖
获 奖 者：潘萌
中华人民共和国教育部
教育部
2023年6月6日
证书编号：2022-483-R01

2022 年度教育部高等学校科学研究成果奖（科学技术进步奖）二等奖获奖证书

皮肌炎是一种高死亡率、低生存率的疾病，病程管理可提高患者的生存率及生活质量，具有重要意义。2022 年 9 月，瑞金医院皮肤科牵头，联合国内 30 余家医院共同构建皮肌炎专病专科数字化诊疗流程，面向专病患者进行疾病相关内容的教育。皮肌炎专病数字化体系可有效提高门诊效率，帮助不同地域的医生对患者进行均质化管理。瑞金医院皮肤科皮肌炎管理模式涵盖医护团队合作，专科医师负责治疗，专科护士负责护理及疾病宣传。金凌、赵佳等皮肌炎专科护师建立了国内首套皮肌炎慢病管理的护理流程和皮肌炎病程管理平台的标准化诊疗流程。患者在门诊就诊时，专科护士通过面诊了解患者病情；患者住院后，专科护士协助主诊医师完善检查化验、制定治疗计划、病程管理及出院宣教；患者出院后，随访作为日常管理，由专科护士提醒逾期未复诊的患者来院就诊，并定期开展科普宣教。通过近 2 年的临床实践，金凌护师感慨皮肌炎的病程管理是一场“马拉松”，而非“百米赛”，要全方位、多角度、高效、科学、有温度地进行管理。

由于免疫系统复杂性，绝大多数的自身免疫性皮肤病病因不明，疾病进程复杂，治疗困

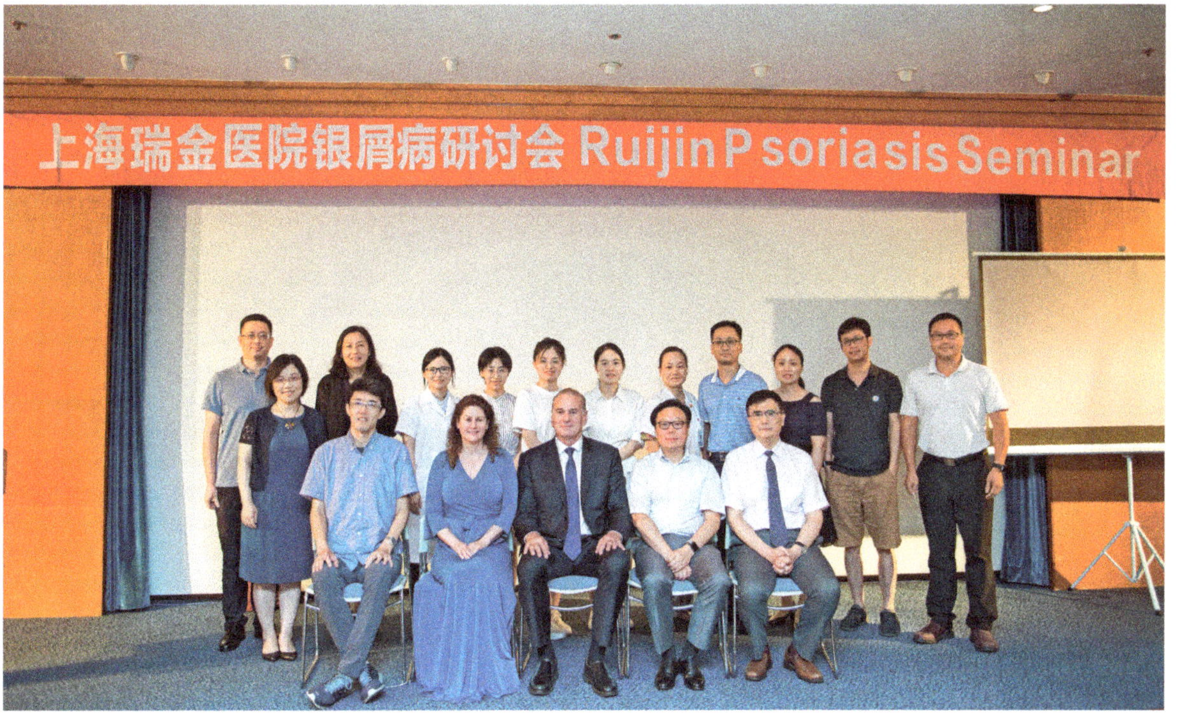

瑞金医院举办炎症性皮肤病（银屑病）国际学术会议时的留影

难。患者病程长，迁延不愈，且有的同时伴有高脂血症、高血压、糖尿病等心血管和代谢性疾病，严重困扰患者的身心健康，治疗也较为棘手。因此，瑞金医院皮肤科开设皮肤和免疫多学科整合门诊，实现以患者为中心、以多学科专家组为依托的有机结合，保障患者得到规范、个体化的诊疗方案。自 2018 年，"皮肤相关免疫""皮肤过敏性疾病""皮肤相关肿瘤"和"炎症性皮肤病"等 4 个以瑞金医院皮肤科为主导、联合多个科室的多学科联合门诊开诊，并基于临床问题开展科学研究。科室从患者需求出发，开展新技术、新项目，尽最大努力满足患者需求；加强团队之间的协作，从整体规划建设，将自身免疫、感染免疫、代谢免疫有机组合，更好地为复杂、难治、危重、罕见皮肤病患者提供专业诊治。

瑞金医院皮肤科近 20 年来一直将皮肌炎诊治作为科室重点方向之一。皮肌炎的治疗"重在预判，贵在及时"。2018 年，皮肤科与呼吸科、外科、重症医学科、康复科等一起成立了皮肌炎多学科团队，在实践中逐渐形成一套较为完善的诊疗方案。该团队于 2023 年获得"瑞金医院优秀发展团队"称号。团队所取得的成果使得该疾病的救治成功率不断提升。2021 年 5 月，云南的一名重症皮肌炎患者辗转多家医院求医，均被告知束手无策，病情危急之际，患者登上中国国际航空医疗救援中心的专用航空救援飞机，来到瑞金医院求诊。接诊后，经过 4 天强化治疗，患者的各脏器功能趋于平稳。转至皮肤科后，病情却又开始反复，患者再次出现呼吸困难并发生心功能不全。郑捷教授强调，要根据皮肤、心肺体征等临床症状，和肺部影像表现，致病抗体、炎症蛋白质、细胞因子等实验室指标进行综合分析和预判，制定最佳治疗方案。在郑捷教授的指导下，皮肤科曹华主任医师与重症医学科、呼吸科专家组成皮肌炎多学科诊疗小组，不断调整治疗方案，患者病情再次趋于稳定。为了预防包括急性肺栓塞在内的并发症，康复团队也介入，帮助患者进行床上、床边的康复训练，以最短的时间实现下地行走。经过 42 天精心救治，患者最终康复出院。

从患者需求出发，开展新技术、新项目，尽最大努力满足患者需求。瑞金医院皮肤科加强团队协作性，整体规划建设，致力为复杂、难治、危重、罕见皮肤病患者提供专业诊治。

撰稿丨潘萌　曹华　袁勇勇

检验科

严谨缜密，科技创新，临床诊疗的坚实后盾

瑞金医院，沐浴在上海这座优雅海派城市的光辉中，已有逾百年的历史。在这座医学殿堂中，各学科蓬勃发展。检验科作为重要的公共平台学科，是决定疾病诊断、治疗和预防等诸多环节中的“侦察兵”，在医院整体运作中发挥着不可或缺的作用。

瑞金医院检验科成立于1951年，徐福燕教授为首任科主任。科室从最初仅由几名兼职医生和技术人员组成的化验室，只能依靠手工操作来开展三大常规和一些简单的生化检测项目，发展成为专业特色鲜明的全国知名检验科，并在国内外享有较高学术地位。瑞金医院检验科在70多年间奋力开拓进取，在徐福燕、凌鹤、刘静华、王鸿利、杨伟宗、倪语星、樊绮诗、王学锋等历任主任的引领下，发展为包含临床一般检验、止凝血、临

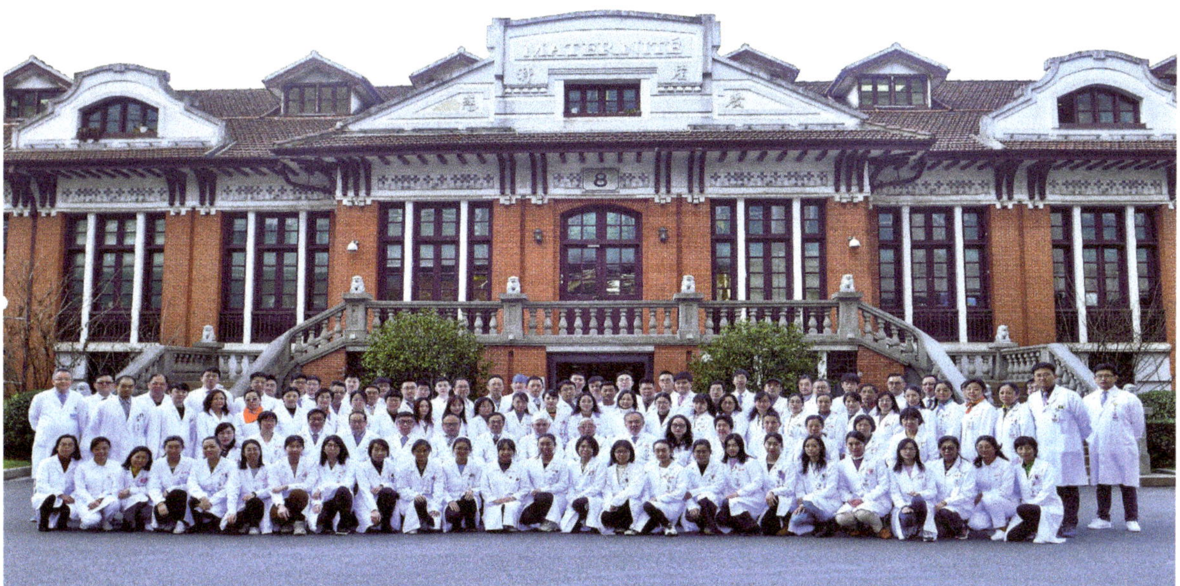

2021年上海交通大学医学院检验系与瑞金医院检验科、临床输血科、临床微生物科集体照

床化学、临床免疫、分子生物、临床微生物和输血等专业组，各分支学科日益完善的检验科室。

检验科于2010年通过ISO15189实验室质量认证体系，检验学科（检验科、临床输血科、临床微生物科）是国家卫生健康委员会首批临床重点专科、国家卫生健康委员会检验专科医师培训基地、上海市住院医师/专科医师规范化培训基地、上海市教育委员会高原高峰项目、上海市教育委员会协同创新团队，复旦版“中国医院专科声誉排行榜（检验医学）”九次居全国前十。

建科之路：从无到有，从有到优，从优到精

1907年，广慈医院（瑞金医院前身）的临床检验标本送至法租界公董局公共卫生救济处医学化验所（1938年改为上海巴斯德研究院）进行检验；至1937年，广慈医院2舍3楼内科病房设化验室并独立经营。该化验室先由法国人阿拉利负责，后由内科宋才室负责。1941年，徐福燕兼化验室负责人。1947年，广慈医院2舍底层划出5个房间，归化验室，当时的设备仅有几台显微镜，以及电热培养箱、高压消毒锅和煤气干消毒器各一台。“三大常规”等基本检验由化验室自行检测，血糖、胆固醇、血培养及病毒学检验等仍送巴斯德研究院检测。

首任科主任徐福燕教授1937年毕业于震旦大学，后被分配到广慈医院小儿科。1945年抗日战争刚结束，广慈医院筹备组建化验室，由徐福燕负责，当时包括他在内，化验室一共只有三个人。彼时的徐福燕，边做小儿科医生，边兼任化验工作。直到1952年，徐福燕正式脱离小儿科，专心从事化验工作，他选择出凝血及细胞形态学作为他的专业方向。

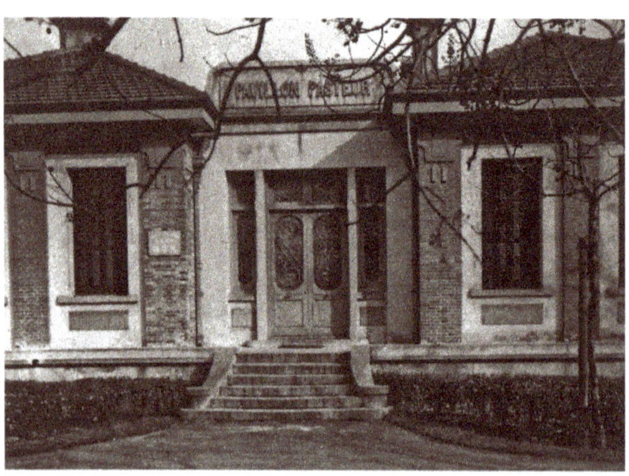

巴斯德楼-检验室，建于1925年

1950年，从震旦大学毕业的蓝鸿泰进入检验科，负责细菌培养，他带领着一名老技术员和三名年轻人，五个人组成班子，创建了细菌室。赵善政1948年于震旦大学毕业，被分配到上海巴斯德研究院工作。1952年，因为院系调整，上海巴斯德研究院被撤销，赵善政被录用，进入广慈医院化验室，并创建了生化室。徐家善在同济大学学习法律两年后，放弃了学业，被徐福燕招录进入了化验室并创立了血库。

至此，临床检验室、生化室、细菌室和血库搭建起了化验室的“四梁”，实行亚专业分工，分别由徐福燕、赵善政、蓝鸿泰和徐家善负责，四位前辈为瑞金医院检验科打下了坚实的基础。

1954年徐福燕创建血液细胞室，开展了血栓与止血检验、骨髓细胞学及细胞病理学等工作。1958年开始，广慈医院检验科成为上海

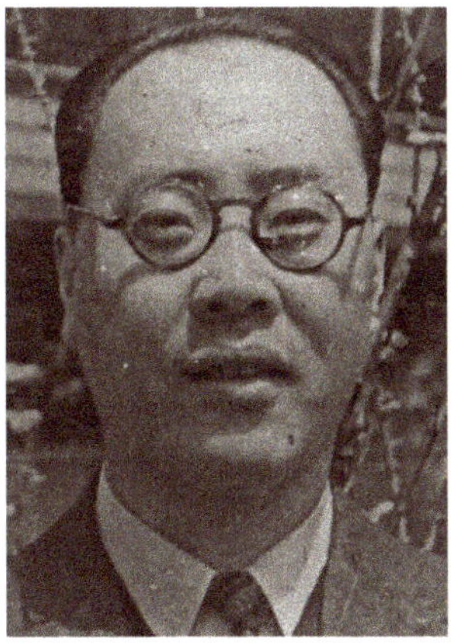

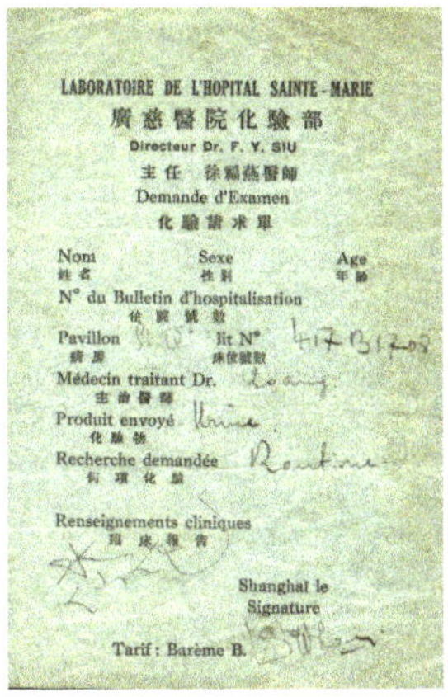

LABORATOIRE DE L'HOPITAL SAINTE-MARIE
廣慈醫院化驗部
Directeur Dr. F. Y. SIU
主任 徐福燕醫師
Demande d'Examen
化驗請求單

Nom 姓名　Sexe 性别　Age 年齡
N° du Bulletin d'hospitalisation 住院號數
Pavillon 病房　lit N° 床位號數 417 B1708
Médecin traitant Dr. 主治醫師
Produit envoyé 化驗物 Urine
Recherche demandée 何項化驗 Routine
Renseignements cliniques 臨床報告
Shanghai le
Signature
Tarif : Barème B.

徐福燕教授（左图）和当时他开具的化验请求单（右图）

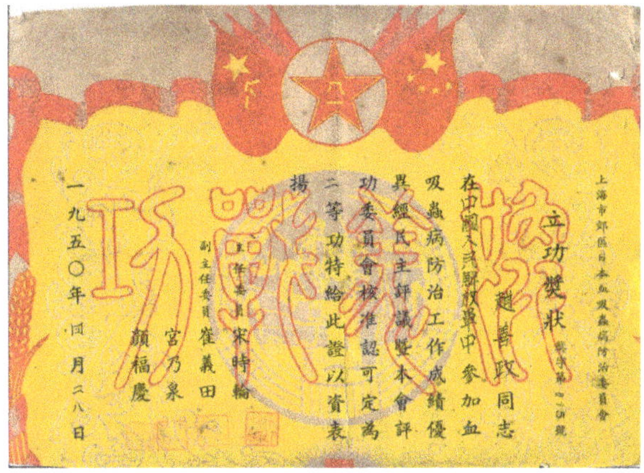

上海市郊區日本血吸蟲病防治委員會
立功獎狀
趙善政同志
在中國人民解放軍中參加血吸蟲病防治工作成績優異經民主評議暨本會評功委員會核准認可定為二等功特給此證以資表揚
主任委員 宋時輪
副主任委員 崔義田
宮乃泉
顏福慶
一九五〇年四月二八日

1950 年，赵善政参加血吸虫病防治工作并荣立二等功

首家采用火焰光度法测定电解质钠、钾的实验室，并开展蛋白质电泳分析及酶学分析测定酶活性，所测定的酶包括转氨酶、乳酸脱氢酶及脂肪酶等十多种。

20 世纪 50 年代中期，血库开始自行采血工作，部分满足临床。1958 年，为抢救烧伤患者邱财康，血库克服重重困难，保证了血液与血浆的充分供应。为了配合抢救烧伤患者的需求，细菌室进行细菌快速培养和药敏试验，粪便培养、结核分枝杆菌培养及血培养时间均相应缩短，并对白喉毒力试验进行了改进。

20 世纪 60 年代，细菌室进行肠道菌检测，初步建立了医源性感染的监控。1964 年，开展了金黄色葡萄球菌噬菌体分型，对金黄色葡萄球菌院内感染监控起了重要作用。1977 年，皮肤科临床免疫室开展免疫球蛋白 G、免疫球蛋白 A、免疫球蛋白 M、抗核因子检测等项目。1978 年开展了补体 C3 测定，1996 年，临床免疫室划归检验科。

20 世纪 50 至 70 年代，各专业组开展了一些新项目，但多为手工检测，发展相对较慢。20 世纪 80 年代后，检验科陆续更新检测方法，引进先进设备。

临床检验室在 1981 年引进了美国库尔特血球分析仪，1993 年引进全国第一套 Coulter STKS 全自动五分类血液分析仪，2003 年引进全国第一套 Beckman Coulter LH755 血液分析工作站。

生化组在 1981 年引进进口血气分析仪，1994 年在国内首次引进 Beckman CX-7 全自动生化分析仪，采用当时国际上最先进的条形码–原始管技术，条形码的采用开创了医学检验之先河。

血库在 1981 年开始供应冷冻血浆、白细胞及血小板等新鲜血液制品。1988 年血库在临床治疗上积极开展各类成分输血，包括血浆、少浆全血、血小板、三洗红细胞及冷沉淀物等。2003 年，血库独立为临床输血科，王学锋任科主任。1996 年，骨髓细胞室划归上海血液学研究所。

细菌室在 1979 年采用标准菌株进行药敏试验质控，自制鲎试剂并用于临床上内毒素的检测。1980 年，开展了霍乱弧菌的鉴定及链球菌分型工作。1981 年，开展了葡萄球菌 A 蛋白协同凝集试验，用于细菌性痢疾的诊断。2001 年，细菌室独立为临床微生物科，倪语星任科主任。

1994 年，检验科成立基因诊断中心。2000 年，更名为分子诊断室，开展淋病奈瑟菌、衣原体等检测，同时开展先天性肌病及血友病基因检测。2006 年，建立了移植后 BK 病毒感染监测的方法。2008 年，检验科自行编写了临床化学自动复检规则和血细胞自动复片规则程序，使检测结果实现软件自动复核，提高检测速度和质量，减少了差错。2019 年，检验科引进液相色谱串联质谱，开展一系列血药浓度监测和营养代谢物检测。

随着学科群不断分化、重组与演进，检验各亚专业日益壮大，检验科的专业特色更为鲜明。检验科也由过去的根据临床开单提供检测的辅助科室，发展为与临床紧密结合的检验学科，不断更新流程、提高检测速度，注重与临床沟通，根据临床需求不断推出新项目。时至今日，检验学科开展项目 400 余项，涵盖了临检、生化、免疫、血栓与止血、输血、微生物、分子生物、质谱等专业领域，形成了“八柱”。检验科拥有多条自动化检测流水线、关键技术设备 90 余台，可用于疾病的筛查、诊断和治疗监测，为临床提供了重要的实验室支撑。

检验科在完成繁重医疗任务的同时，还承担了大量的教学任务。1952 年起，徐福燕开始承担实验诊断学的教学工作。1958 年，上海第二医学院夜大学设检验专业，徐福燕负责教授血液细胞学，共培养三届学生。1983 年，上海第二医科大学创办医学检验系，是中国第一批高校医学检验专业，设立在瑞金医院，王鸿利兼检验系副主任，蓝鸿泰兼临床微生物教研室主任。1988—2003 年，王鸿利兼任检验系主任。2003—2009 年，樊绮诗兼任检验系主任。2009—2013 年，张欣欣兼任检验系主任。

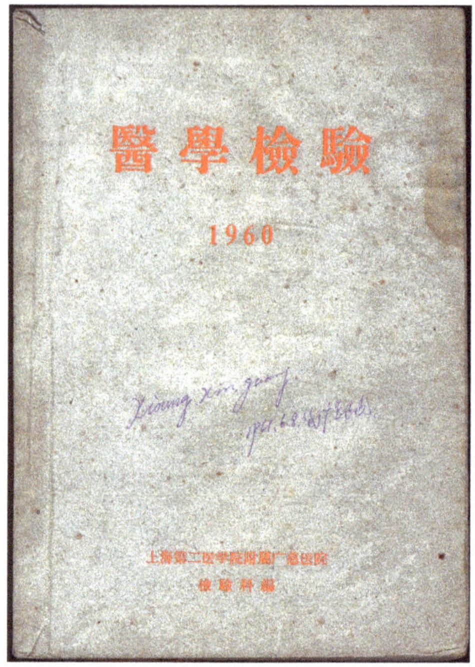

1960 年，广慈医院检验科主编《医学检验》教材

2013—2018 年，童建华兼任检验系主任。2018 年至今，由王学锋兼任检验系主任。检验科的专业人员同时也担任检验系教师。

近年，科室主编检验专业国家级规划教材和专著 10 余部，分别作为上海交通大学医学院医学技术学院医学检验技术和上海健康医学院医学检验技术最大的实习基地，培养和输送了大量的检验医学人才。科室有终身教授 1 名，博士生导师 4 名，硕士生导师 6 名，正高级职称人员 10 名，副高级职称人员 16 名，拥有上海市东方英才领军项目、上海市浦江人才计划、上海市青年科技英才扬帆计划、上海市曙光学者和上海市青年科技启明星计划获得者多人。近五年来，承担国家自然科学基金 17 项、省部级研究课题 11 项，参与科学技术部重点项目 1 项。科室先后获国家科学技术进步奖二等奖 2 项，中华医学科技进步奖及教育部科技进步奖二等奖 4 项，上海市科技进步奖一等奖 3 项。

传承与创新：蓬勃发展中的检验科

血栓与止血专业已是瑞金医院检验科最具特色的亚专业之一，这离不开几代瑞金检验人的传承与创新。

1954 年，徐福燕、王振义带领人员开展凝血酶原消耗试验及纠正试验、凝血酶原时间测定、Biggs 凝血活酶生成试验、用人脑浸液及红细胞素代替血小板进行凝血活酶生成试验、简易凝血活酶生成试验、白陶土部分凝血活酶时间测定等。1963 年，当时采用的凝血活酶试验操作烦琐，需 3 位技术员费时 1 天多，用血量在 50 毫升；徐福燕将该试验改进为简易凝血活酶试验，1 位技术员 1.5 小时即可完成检测，仅需新鲜血 10 毫升。20 世纪 50 至 70 年代，他建立了一系列经典的出凝血试验，如白陶土活化的部分凝血活酶时间、凝血酶原时间、凝血酶时间、纤维蛋白原等测定。20 世纪 70 年代末至 80 年代初，他又建立了 3P 试验、优球蛋白溶解试验、血块收缩试验和简易凝血活酶生成试验（STGT）。因在血栓与止血领域的鲜明专业特色和突出贡献，徐福燕闻名全国。

为贴近临床，徐福燕参与每周一次的血液病主任查房，全面指导内科血液组的工作，并培养下级医师，由此建立了检验与临床密切沟通的工作制度，大幅提升了血液病的诊治水平，为血液专业临床和检验的发展奠定了坚实的基础、创造了有利的条件。

徐福燕一生撰写了两部著作，分别是《临床血液细胞学》（1965）和《出血性疾病》（1979）。这些研究著作对我国血液学和检验学都产生了深远影响。遗憾的是，徐福燕于 1978 年辞世，而《出血性疾病》1979 年才出版，因此他未能亲见专著的出版。但在生命最后的日子里，他还念念不忘科内工作，这种蜡炬成灰泪始干的敬业精神是瑞金检验人的宝贵精神财富。

在 20 世纪六七十年代的特殊时期，徐福燕冒着酷暑，利用午休时间，在病史室档案架空隙里为王鸿利补习英语、修改译文，手把手无私地教他学习血液细胞形态学和出凝血检验知识，还带领他深入病房，了解特殊患者的病情，为临床正确诊治提供实验依据。1973 年，王鸿利正式从内科调入检验科，师从徐福燕；他最开始接触的是细胞形态学，然后就是血栓与止血。学习细胞形态学的时候，徐福燕和王鸿利两人在桌子两边看同一张片子，同时进行交流、核对。正是徐福燕的悉心教导，为王鸿利打下了扎实的实验诊断学基础。

20 世纪 70 年代初，王鸿利建立了血小板功能测定、血小板聚集试验。1977 年，王鸿利

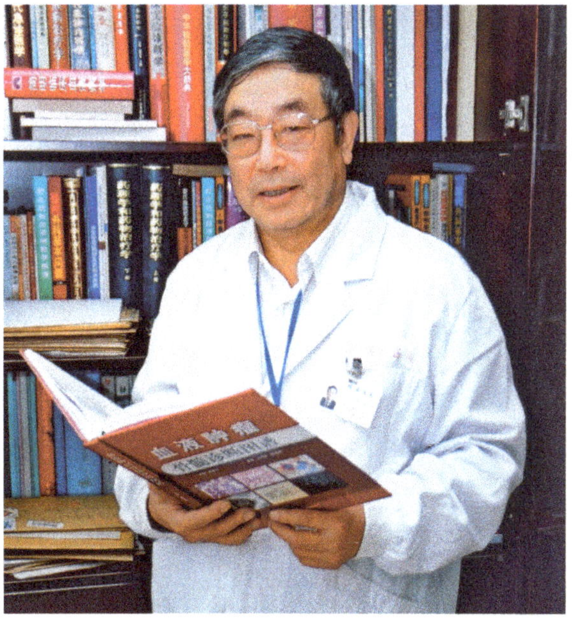

王鸿利教授

配合常州市第一人民医院肿瘤血液科开展了遗传性出血性毛细血管扩张症的家系调查，该调查共涉及3个家系，329个成员，其中98位成员有出血症状。1980年，他开展凝血因子Ⅷc/ⅧRCF/ⅧRAg测定、凝血因子Ⅸc测定、纤维蛋白（原）降解产物（FDP）测定、血小板聚集和抗凝血酶Ⅲ活性测定等。1981年，他与上海生物制品研究所和上海第二医科大学病理生理教研室合作开创的Ⅷ RAg测定获卫生部科技进步奖二等奖及上海市重大科技奖。20世纪90年代，它建立了D-二聚体（D-D）测定。王鸿利开创了40余项的新技术和新方法，如相关凝血因子的活性检测、相关凝血因子的抗原检测、血小板相关检测、体外凝血酶生成试验和血栓弹力图检测。

2000年，王鸿利代表中华医学会检验分会和血液分会，向卫生部建议对手术前的患者常规组合检测活化部分凝血活酶时间（APTT）、凝血酶原时间（PT）和血小板计数（PLT）三项试验，以对患者的止血、凝血功能做出评价，检验结果正常方可进行手术。该建议被卫生部采纳，并以《卫生部关于印发出、凝血时间检验方法操作规程的通知》（卫医发〔2000〕412号）发布至全国执行。此后未见由于手术异常出血而造成医疗事故的报道，社会效益显著。上述三项试验全国范围应用至今，已成为术前常规检测项目。2003年，他提出组合检测上述三项检测及纤维蛋白原（Fg）和FDP/D-D作为弥散性血管内凝血（DIC）的实验诊断依据，被国内外相关的DIC诊治指南所采纳。在抗凝（肝素、华法林）或溶栓（尿激酶、重组组织型纤溶酶原激活剂）的治疗过程中，常因用药剂量过度而引起出血症状或因用药剂量不足而达不到治疗效果。对此，王鸿利提出，对普通肝素选用APTT或抗活化因子Ⅹ（AF Ⅹa）试验，对华法林选用国际标准化比值（INR）或凝血因子Ⅹ（F Ⅹ：C）测定，对溶栓药物选用Fg、FDP和凝血酶时间（TT）作为监测试验，并特别强调了适合国人的监测安全范围。另外，他还提出血栓前状态和动（静）脉血栓实验诊断的参考指标。

20世纪90年代后期，他开展基因诊断，对14种遗传性出血病和5种遗传性易栓症进行检测，发现828个突变基因，其中新突变基因型229个，填补国内外空白。1996—2006年的10年间，血栓与止血检验团队建立了“临床诊断→家系调查→表型检测→基因诊断→功能研究”的系列技术平台。21世纪以来，科室广泛开展血友病携带者和产前基因诊断，防止患病胎儿的出生，取得了良好社会效益，同时启动血友病A的基因治疗研究。

师从王鸿利32年、如今是上海交通大学医学院附属瑞金医院实验诊断中心主任、检验科主任和输血科主任的王学锋忆起与王鸿利老师的交往，它始于35年前王老的一次授课：“我们医学系一部两个大班约300名同学一起聆听讲课。那时没有投影仪，更没有PPT，令人难忘的是王老师全程没有讲稿，从基础理论到临床实例，从实验诊断方法的原理到结果分析，漂亮的板书、清晰的条理，将枯燥的书本知识转化为生动的语言，听得同学们如痴如醉。下课铃声一响，讲课戛然而止，短暂的寂静后，是同学们雷鸣般的掌声。时至今日，同学们聚会时还会说，听王老师讲课就是享受，让人回味无穷、铭刻在心。”王鸿利脱稿讲课的诀窍是“认真备课”。他常说：“连自己都记不住的东西，又怎能要求学生去记、去掌握？”

血栓与止血之所以能成为检验科的医疗特

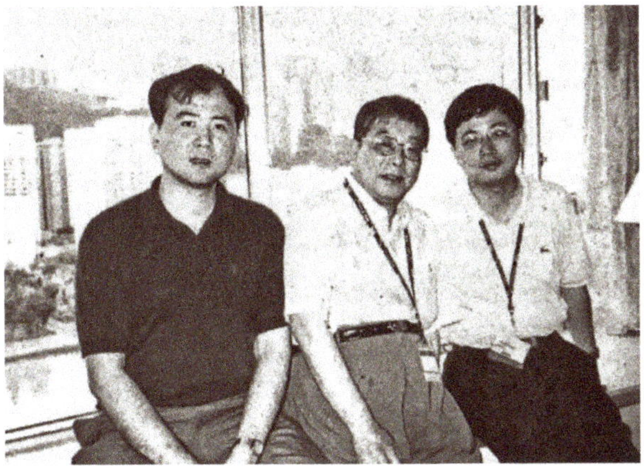

（左起）王学锋、王鸿利和胡翊群三位教授合影

色，王鸿利认为，一是与临床密切结合，不只是单一地化验，试验方法的建立离不开临床，检验科主任仍然参与门诊、查房会诊，这在上海是独一无二的；二是归功于善于总结、善于发现问题、善于探究，这才有今天的发展和成就。

随着分子诊断技术的发展，王学锋主任带领的团队在基因诊断上持续发力。他完善了易栓性疾病与出血性疾病的实验诊断体系，建立了与国际先进水平接轨的实验诊断平台。尤其是对遗传性出血病 / 血栓病，瑞金医院已经常规开展基因诊断。在王学锋的带领下，所在团队对遗传性易栓性疾病与出血性疾病的 20 多个病种、3 000 多个家系进行了基因诊断，有效阻断了 200 多例患病胎儿的出生。经随访，未发现误诊和漏诊。

大约 20 年前，一位怀孕的女性来瑞金医院就诊，因其弟弟患有血友病，从小她就目睹弟弟经常出血，痛苦万分。为了避免生下患有同样疾病的孩子，她来到瑞金医院做产前咨询。血友病是一种家族性遗传病，有这种疾病的家族里，女性成员有可能为携带者；若其生男孩，患病概率为 50%，若生女孩，生育血友病基因携带者概率也是 50%。瑞金医院提出通过产前基因检测来预判风险。该女性为血友病基因携带者，而她所怀的是男婴，理论上的患病概率为 50%。医生进一步通过羊水穿刺进行基因检测，判断胎儿基因型正常，不存在患血友病风险。虽然心情忐忑，她还是选择生下了这个男婴。正如医生所判断的，男孩并不是血友病患者，她终于卸下了心中的重担。为了感谢瑞金医院，她为孩子取名为“瑞杰”。长大后，瑞杰人如其名，十分优秀，成功考取清华大学。国际血友病联盟（WFH）高度评价瑞金医院的血友病基因诊断措施，称其是发展中国家防治血友病的最佳模式。

血栓与止血专业不断吸纳新鲜血液并蓬勃发展，近年来完善了易栓性疾病与出血性疾病的表型及基因诊断体系，对来自全国的 1 500 例血友病 A 患者的研究发现 *F8* 基因大缺失突变与高滴度抑制物密切相关；同时，国际首次对 7 种免疫调控基因多态性与抑制物发生风险进行研究，发现患者中白介素 10 基因两种多态性（−819T 和−592A）与抑制物发生显著相关；首次报道血友病 B 抑制物的发生与免疫调控基因的关联性。这些研究结果为国内血友病抑制物风险评估体系的建立提供了依据，为患者个体化治疗方案的制定打下了坚实的基础。

研究团队近年来对易栓性疾病与出血性疾病分子遗传致病机制进行深入研究，阐明部分 *F8* 及 *F9* 基因大缺失主要由非同源末端重组和微同源介导的重组（NHEJ/MMRDR）所致；阐明一种新的 *F8* 基因 1 号内含子倒位机制由复制叉停滞和模板转换 / 微缺失介导的断裂相关复制（FoSTeS/MMBIR）及非等位基因同源重组（NAHR）两种机制共同作用所致；通过 X 染色体非随机灭活的分析，阐明罕见的女性血友病 A 发生机制；阐明生殖细胞嵌合体导致血友病的发生机制；阐明来自母亲的同源单亲二倍体导致低异常纤维蛋白原血症的发生机制；阐明非经典的剪接位点突变导致血友病的分子致病机制；利用所建立的突变蛋白结构与功能的研究，阐明凝血因子Ⅹ（FⅩ）Thr211Pro及Asp185del突变及凝血因子FⅨ（FⅨ）Arg327Ile及Arg327Ale突变致凝血功能异常的分子机制。另外，对一种功能获得性蛋白C突变（Thr315Ala）的功能研究，阐明目前蛋白C临床检测方法的局限，被国际血栓与止血标准化委员会（SSC）会议报告引用。

检验与临床：独立与依存

检验科既是独立的医技科室，又与临床科室密不可分，临床医生依赖检验科的数据来做出诊断和治疗决策。然而，如今的检验科不仅能够提供数据，也具备丰富的专业知识及分析问题和解决问题的能力，从而帮助临床医生正确理解和解释检验数据，为疾病诊断和治疗提供更准确的指导。

通过与临床医生的紧密合作，检验科能够更好地理解临床需求，并提供更加个性化的检测服务。临床医生从检验提供的信息中得到准确的诊断，及时调整治疗方案，实现更加精准的治疗。这种互相依赖的关系不仅仅促进了医院内部的协作和交流，也提高了医疗服务的质量和效率。只有双方密切结合、共同努力，医院的医疗水平才能不断提升，才能更好地为患者提供服务。

血友病本是外科手术的禁忌证，但近年来，随着凝血因子制品的应用，血友病患者已经可以通过输注凝血因子来避免手术中的严重出血。然而，有一类患者还是让外科医生十分头疼，那就是输注凝血因子Ⅷ（FⅧ）后产生抗体的患者，因为产生抗体后FⅧ就会无法发挥凝血作用。有位需要进行手术治疗的肺癌患者，不幸就属此类，因为手术出血风险太高，辗转多家医院都未被收治，直至他来到瑞金医院。经充分评估和术前准备后，胸外科迎难而上，为患者进行手术。术后患者出现了严重的出血，检验科血栓与止血团队及时介入，对患者进行精准的凝血因子和凝血药物的使用，使其得以顺利度过围术期高出血风险阶段。对血友病患者的成功治疗，王鸿利的体会是：“领导的支持、医生的合作、周密的计划，敢于承担责任，以及反复与家属沟通，是取得手术成功的关键。对患者，哪怕只有一分希望，也要尽百分百的努力。”

2016年，一位30岁的女性患者反复5次因阴道流血而导致早期流产，前来瑞金医院血栓与止血门诊就诊。该患者出生于近亲婚配家庭，经凝血相关检测发现其凝血功能异常（APTT和PT明显延长，FDP和D-D明显升高），进一步检测发现患者凝血因子Ⅱ活性明显降低（FⅡ：C＜1%），提示患者存在凝血酶原缺陷症伴纤溶亢进。基因检测发现患者携带凝血酶原Arg382His纯合突变，家系成员中患者的一个姐姐也携带相同的突变，曾在怀孕晚期因外伤导致大出血，分娩一名早产儿。通过对该突变的蛋白质结构与功能研究，发现该突变可以导致凝血、抗凝及纤溶异常。但眼下，这名女性意外怀孕了，因其丈夫家三代单传，渴望能保住孩子。王鸿利和王学锋领衔的团队就患者的病历及相关研究结果进行了深入讨论，决定给患者孕期每周输注凝血酶原复合物，最终，患者成功分娩一个男孩，母子平安。然而，患者产后突发下肢静脉血栓。为此，团队又为患者制订了产后的抗凝治疗方案，密切防范出血的同时预防血栓的复发。

瑞金医院在国际上首次报道了凝血酶原Arg382His纯合突变的复杂致病机制，携带该突变的患者在不同的诱发因素作用下既可以发生血栓又可以存在出血表现，阐明了凝血酶在止血、抗凝及纤溶方面的复杂作用机制，丰富了传统凝血理论。

2013年，瑞金医院乳腺疾病诊治中心沈坤炜主任找到检验科寻求合作，希望检验科能构建“乳腺癌21基因检测”方法，以解决乳腺癌患者风险评估和预测疗效的迫切需求。乳腺癌21基因检测是美国临床肿瘤学会（ASCO）和美国国立综合癌症网络（NCCN）联合推荐的多基因检测，用以评估乳腺癌患者复发风险及预测化疗效果。但当时检测的所有相关研究均基于西方乳腺癌人群，缺乏在中国人群中的验证，并且在国外一般都是送检专业检测公司，单次的检测费用在3 500美元左右，价格高昂。接到研发任务后，检验科林琳便开始查询相关指南与文献，着手设计与建立“乳腺癌21基因检测”。她从最开始在mcf7细胞株进行实验，再到使用乳腺疾病诊治中心提供的新鲜组织样本，最后与病理科合作，用石蜡标本进行验证。在方法的设计与实验中，她发现文献中的有些引物与探针无法成功扩增，便自己重新设计并验证，并继续对最后的结果判断不断摸索。乳腺疾病诊治中心申请了实验经费，提供了800多份乳腺标本进行MDT讨论，与检验科进行合作，对其进行了回顾性检测。最终，成功建立了方法并应用于临床。此外，她每周参与乳腺科的国际MDT讨论，对于患者的情况与检测结果与临床进行积极沟通。最后，他们建立的21基因检测的复发风险评分结果与临床情况与国外相关文献报道的一致性很好，并且单基因评分与免疫组化相符。因此，基于验证结果令人满意，该方法被成功应用于临床。

2018年，瑞金医院皮肤科医生联系检验科王剑飚主任技师，因其收治的一位患者的外周血嗜酸性粒细胞计数为8.2×10^9/L，百分比高达47%，怀疑该患者可能是黑热病，希望王剑飚能协助诊断。等骨髓标本被送到检验科时已过了下班时间，王剑飚依然在等候。他花了半个多小时仔细阅览了骨髓片全片，终于在一个细胞内发现蛛丝马迹，凭借丰富的经验，怀疑其可能是罗阿罗阿线虫（简称罗阿丝虫）感染。为进一步确认，王剑飚联系皮肤科医生，要求晚上12点及早上10点对患者采集外周血并送检。果然，在早上10点的血涂片中找到了罗阿罗阿线虫，真相浮出水面。

罗阿罗阿线虫是一种昼现周期虫，即早上出现，晚上就会消失，并且其在国内不属于常见寄生虫，因此诊断相当困难。该患者曾在刚果（金）务工半年多，因双上肢皮肤肿胀伴嗜酸性粒细胞升高两年余来瑞金医院就诊，在这两年中他四处求医，均无明显效果。此次根据诊断结果给予对症用药，效果立竿见影，皮肤科郑捷教授称赞王剑飙的“工匠精神”并对检验科的工作给予高度评价：“如果没有检验科仔细认真的工作，那患者会由于查不到病因而四处奔波。”之后，蔡祺对该病例进行整理并做了科普讲解，得到上海市青年医学科普能力大赛的“东方科普奖”及“科普贡献奖”。

正如王学锋所说：“检验科和临床的结合是非常重要的，未来随着MDT的推进，秉承认真对待每一次诊断的责任心，对医疗领域进行持续探索，一定要有更多的检验人员参与到疾病的筛查诊断和预后的评估过程中，才能更好地支持临床，服务广大患者。”

勇往直前，战“疫”中的检验科

2020年新年伊始，面对突如其来的新型冠状病毒感染，全国人民团结一致，全力应对。在这之中，检验科这个默默无闻的科室从“幕后”被推到“台前”，大家第一次真正了解并认识到检验医学的重要性。瑞金医院检验科的每一位成员从一开始就全力以赴，奋战在抗击新型冠状病毒的第一线。与病毒的赛跑，关键在于“以快制快”，及时完成核酸检测，迅速揪出传染源，这是赢得胜利的关键。

发热门诊一直以来都是初筛的第一道防线。2020年1月18日，在医院召开紧急会议后，瑞金医院检验科第一时间就发起动员，很多同事积极报名，因正值春节，大家纷纷取消出行计划；同时，科室进行全员发热门诊上岗培训，随时待命，准备充实发热门诊一线力量。

面对突如其来的未知病毒，当时仅有普通外科口罩的防护措施，王学锋第一个参与了发热门诊的值班工作，他对整个发热门诊的流程和工作状态进行了充分排摸，以便对于检测工作如何进行补充与支援做到心中有底。科室核心小组也马上制订应急工作预案，以了解临床一线对检验科工作流程的需求，瑞金医院检验党支部书记戴菁第一时间赶到发热门急诊进行软硬件升级，开设新的检测项目并升级实验室信息管理系统（LIS系统），安装生物安全柜以提升员工防护等级。

前来发热门诊就诊的既有疑似患者，又有危重患者，对他们进行快速初筛和鉴别诊断可以尽快分流不同类型的患者，让危重患者得到及时的救治。对高度疑似患者进行甄别，核酸检测是“金标准”。而在最严重的初期，瑞金医院检验科在院领导和医务处的安排下，分子组组长蔡刚及其组员已经开始加班加点摸索建立病毒核酸检测体系，采用免抽提的荧光实时反转录聚合酶链反应（RT-PCR）方法，既简化了聚合酶链反应检测的前处理步骤，又缩短检测时间，受到临床一线的青睐和信任。同时，在发热门诊又开展了新型冠状病毒双抗体的检测，极大方便了临床第一线的诊断，对发热患者的及时分流做出贡献。

除了坚守本院，瑞金检验人也义不容辞地支援全国的抗疫。

2020年6月北京新发地疫情暴发，上海组建援京核酸检验检测队，戴菁、陆秋涯、孟俊和范臻佳四人领命出征。8月，新疆喀什的情况尤为艰难，面对巨大的工作量和水土不服、物资短缺等挑战，核酸检测队员一一克服，以零感染、零差错的纪录完成了任务。同年11月至次年2月，以及2022年9月，上海市浦东医院、复旦大学附属肿瘤医院、瑞金各分院（包括嘉定院区、无锡分院、海南医院）及成都市的全面支援战，都有检验科成员的身影。

党支部书记戴菁作为核酸检测队的领队全程参与，她带领团队驰援首都医科大学附属北京世纪坛医院，筹建新的核酸检测实验室并顺利完成任务后，才得知母亲病情，心中深感愧疚。母亲的手术安排在8月初，而她却接到国家卫生健康委员会通知，需要组建上海支援新疆的核酸检测队，无法陪伴母亲让她的心中充满了矛盾和担忧，最终家人的支持让她放下了负担。8月3日，她作为上海援助新疆核酸检测队的总领队，带领40位上海检验人员前往新疆喀什地区，执行全覆盖人群的核酸检测任务。在那里，她每天工作超过15小时，带领团队完成近30万人次的核酸检测任务，极大缓解了当地的压力。他们为筑起全国疫情防控的首道防线贡献了自己的力量。

紧张工作之余，瑞金检验团队还总结了工作经验，并进行深入探索。比如，研究团队与瑞金医院上海血液学研究所、风湿免疫科合作在 *Nature Communications* 杂志发表了 *CD36 mediates SARS-CoV-2-envelope-protein-induced platelet activation and thrombosis*（《CD36介导新型冠状病毒包膜蛋白诱导的血小板活化和血栓形成》）。凝血异常及血栓事件与SARS-CoV-2重症感染相关，SARS-CoV-2感染期间微血栓的形成可能成为影响各器官系统后遗症的重要原因，是患者预后不良的重要原因之一，然而，其发生的机制尚未阐明。研究团队进行相关研究后，揭示了SARS-CoV-2感染中血栓事件发生的新机制，即SARS-CoV-2 E蛋白结合血小板表面CD36，进而导致细胞内p38 MAPK/NF-κB途径的激活，介导血小板活化，促进血栓形成，为治疗新型冠状病毒感染相关的血栓事件提供了潜在的治疗靶点。另外，他们还发表了《定点医院新型冠状病毒肺炎患者核酸检测工作的实践和探索》以及《新型冠状病毒奥密克戎株核酸检测循环阈值与感染患者转阴周期的相关性及影响因素分析》等学术论文，为疫情防控工作提供了宝贵的科学依据。

科技赋能：迈向智慧实验室新篇

随着互联网技术的不断革新及人工智能、大数据时代的到来，信息技术在医疗健康领域日益渗透，借助先进信息技术与前沿管理理念打造智慧实验室，成为检验医学未来发展的必经之路，这也符合瑞金医院智慧服务、智慧医疗和智慧管理“三位一体”的智慧医院建设的理念。

检验科每天需要处理实验诊断中心各专业科室样本数量3万余件，检测任务繁重，因此对于速度和准确度有很高的要求。在标本前处理方面，自动化信息化的系统设备，如采血传输自动核收离心分发系统、分拣机等，可以满足来自住院病区和门急诊的全部血液、体液标本的核收与分发。检验科还配有自动样本处理系统、全自动生化免疫流水线、血球流水线、多台自动化免疫分析仪、数字化图像识别系统等先进设备，不仅极大地减少了人力成本，还提升了操作的准确性和速度。

在质量管理方面，瑞金医院检验科率先开展5s质量管理，实现“操作可视化，管理规范化，流程科学化”，不仅提高了工作效率，更确保了各项工作按照规范流程进行，为临床诊断提供了可靠的基础。

另外，检验科在全国范围内率先尝试使用基于AI的患者数据实时质量控制（PBRTQC），鉴于标本结果的平均值和个体间及个体内变异度进行截断限的设置，并引入适当的加权系数，按比例提取训练集和数据验证集进行性能验证，建立最优指数加权移动平均值（EWMA）模型，并获评“基于AI的患者数据

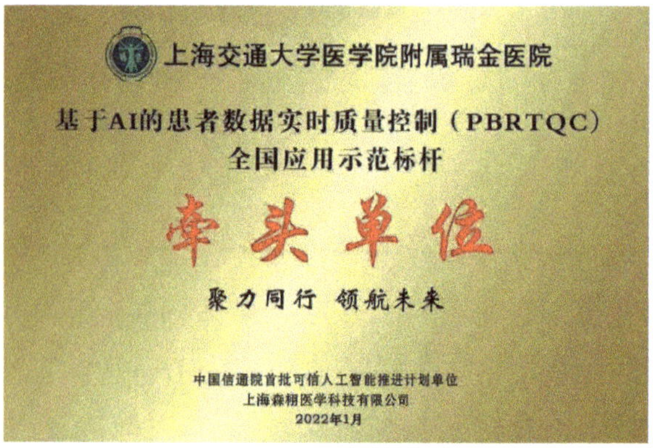

2022 年，上海交通大学医学院附属瑞金医院（检验科）获评基于 AI 的患者数据实时质量控制（PBRTQC）全国应用示范标杆牵头单位

实时质量控制（PBRTQC）全国应用示范标杆牵头单位”。并且检验科率先尝试利用患者数据进行周、月、季度累积数据的仪器间比对，对于个体间变异大的项目，利用患者数据进行室内质量控制实时监控的同时，结合 EWMA 模型进行患者数据的每日仪器间比对，更能敏锐地捕捉检测过程中分析系统的微小变化，保证结果的准确性。

瑞金医院的血制品用量大，时常库存不足，无法满足临床需求。这个问题也常常困扰着身兼检验科和输血科主任的王学锋。面对严峻的供求矛盾，除了杜绝血液的乱用、滥用，王学锋还想到了“输血前移”。所谓“输血前移”，就是将用血点从输血科前移到手术室、急诊科外的一台“冰箱”里。通过事前将匹配好的血液送至“冰箱”，当遇到需要输血的情况时，手术室护士可以通过“电子领血码”，在一两分钟内完成取血过程，大幅缩短了取血时间。而且输血前移不光缩短了取血时间，还节约了血制品的使用。“此前，都是在术前领走手术备血。若因种种原因备血没有使用，因为它已经出库，也不能回收使用，这样就造成了极大的浪费。与海尔生物医疗合作研发的智慧血液冰箱的应用，使得输血的步骤靠前一步。备血冰箱就在手术室，血制品按需取用，没有被用到的血制品因没有出库，还能给其他患者使用，既提高了效率同时又杜绝了浪费，可以为更多的患者带去生命的保障。”王学锋说。

临床输血智能管理系统是在长三角首次建立的智能输血标本管理系统、远程发血系统，它在远端形成用血临床科室的“虚拟血库”，有效保障血液质量并最大化实现节能用血，极大提高血液管理水平。同时，全国首创的采用结合包含 Dia 抗原的全面抗体筛查的血库智能管理系统，对供、受血者 ABO 血型和 RhD、C、c、E 和 e 血型抗原进行全面检测和匹配的新型电子配血技术，有效降低了输血带来的同种免疫排斥，改善了患者免疫状态，从而提高输血疗效和输血安全性。

由以前“人找血”模式到极速、安全的“血找人”模式的升级，使得用血服务效率有了大幅提升，也进一步促进和保障了患者安全，提高了血液管理水平。

2024 年 1 月，检验科主任王学锋带领的团队联手心内科推出第一张血脂“智慧化验单”。患者拿到报告后会发现这张检查报告单有点不一样，以往上面是密密麻麻的数字和专业术语，完全不知道是什么意思。而现在，每位来瑞金医院进行血脂检查的患者，都会收到一份个性化的血脂检验单，上面印有二维码，扫码后便可观看心内科专家的血脂科普视频，方便人们更清楚地了解检验报告的相关指标，还能科学指导有心血管疾病风险的人群用药。今后，科室将根据临床和患者的反馈，及时更新和补充有关知识，期待利用信息技术和互联网技术给广大的患者及医生提供更完善的检验信

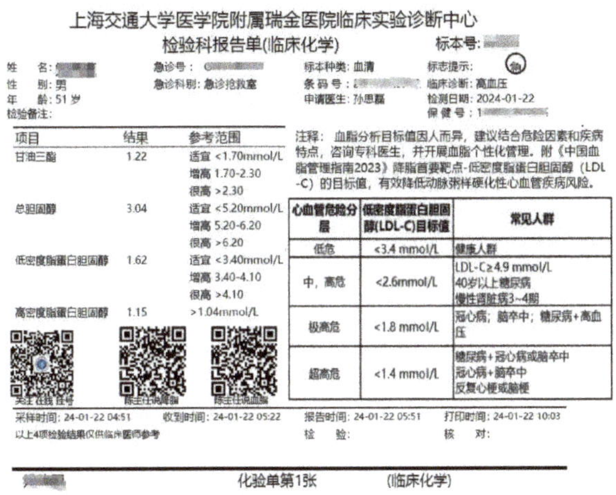
上海交通大学医学院附属瑞金医院临床实验诊断中心

检验科报告单(临床化学) 标本号：

姓　名：　急诊号：　标本种类：血清　标志提示：急

性　别：男　急诊科别：急诊抢救室　条码号：　临床诊断：高血压

年　龄：51岁　申请医生：孙思磊　检测日期：2024-01-22

检验备注：　保健号：1

项目	结果	参考范围
甘油三酯	1.22	适宜 <1.70mmol/L 增高 1.70-2.30 很高 >2.30
总胆固醇	3.04	适宜 <5.20mmol/L 增高 5.20-6.20 很高 >6.20
低密度脂蛋白胆固醇	1.62	适宜 <3.40mmol/L 增高 3.40-4.10 很高 >4.10
高密度脂蛋白胆固醇	1.15	>1.04mmol/L

注释：血脂分析目标值因人而异，建议结合危险因素和疾病特点，咨询专科医生，并开展血脂个性化管理。附《中国血脂管理指南2023》降脂首要靶点-低密度脂蛋白胆固醇（LDL-C）的目标值，有效降低动脉粥样硬化性心血管疾病风险。

心血管危险分层	低密度脂蛋白胆固醇(LDL-C)目标值	常见人群
低危	<3.4 mmol/L	健康人群
中，高危	<2.6mmol/L	LDL-C≥4.9 mmol/L 40岁以上糖尿病 慢性肾脏病3~4期
极高危	<1.8 mmol/L	冠心病；脑卒中；糖尿病+高血压
超高危	<1.4 mmol/L	糖尿病+冠心病或脑卒中 冠心病+脑卒中 反复心梗或脑梗

采样时间：24-01-22 04:51　收到时间：24-01-22 05:22　报告时间：24-01-22 05:51　打印时间：24-01-22 10:03

以上4项检验结果仅供临床医师参考　检　验：　核　对：

化验单第1张　(临床化学)

血脂“智慧化验单”样板

息，为疾病的精准诊治贡献瑞金检验人的一份力量。后续，科室还将持续对其他化验单做出调整，并同步调整推出基因检测的相关报告，帮助群众了解与疾病相关的检查项目中各指标背后的含义，更好地为患者服务。2024年11月，“智慧化验单”入选中国医院协会“医疗质量提升十大典型案例”。

智慧实验室的建设是今后瑞金医院检验科发展的趋势，未来科室必将进一步突破在医院里进行疾病诊疗的传统职能，更多走向前端，与公共卫生领域进行更紧密地结合。“为满足临床需求，检验科仍在不断开展新技术、新项目。与此同时，实验室所提供的翔实、丰富的检测数据正在为临床诊疗和决策提供日益强大的支撑。我们也会主动承担起临床和检验的沟通工作，尤其是在流程优化、检测项目设置、危急值回报、报告解读等方面。双向沟通机制建立使得检验与临床形成持续改进的良性循环，成为临床诊疗的坚实后盾。”王学锋说。

历经七十多年发展历程，瑞金检验科持续壮大。它如流水般静谧流淌，如烛火般坚定燃烧，严谨精密，科技创新，谱写着科技与医疗的和谐旋律。怀揣着不变的初心，它将继续为临床诊疗提供坚实的后盾。并且可以相信，在医学科技不断进步、医疗模式不断完善的浪潮中，瑞金医院检验科将继续谱写属于自己的辉煌篇章。

撰稿丨顾燕英　金丽兰　陆秋涯

心脏内科

患者所需带来创新动力

1952 年，广慈医院（瑞金医院前身）内科心血管专业病房（内二病房）在 2 号楼和 3 号楼 5 楼的中间正式设立，设床位 48 张，以收治心血管疾病患者为主，王耆龄为主管。1956 年起，陆续成立心电图室、心脏超声室、心脏监护病房，专业组由陶清和龚兰生负责。1979 年底，在 16 舍建立上海第一家心脏病监护病房。1985 年，沈卫峰教授在国内率先创建了在当时属国内一流的正规化管理的瑞金医院心导管室，并在心导管室配备专职介入医生、护士和技术管理人员。1988 年，心脏内科专科成立，戚文航任科主任。近四十年来，瑞金医院心脏内科在历任科主任，包括沈卫峰、陆国平，以及现任科主任张瑞岩、吴立群等多位

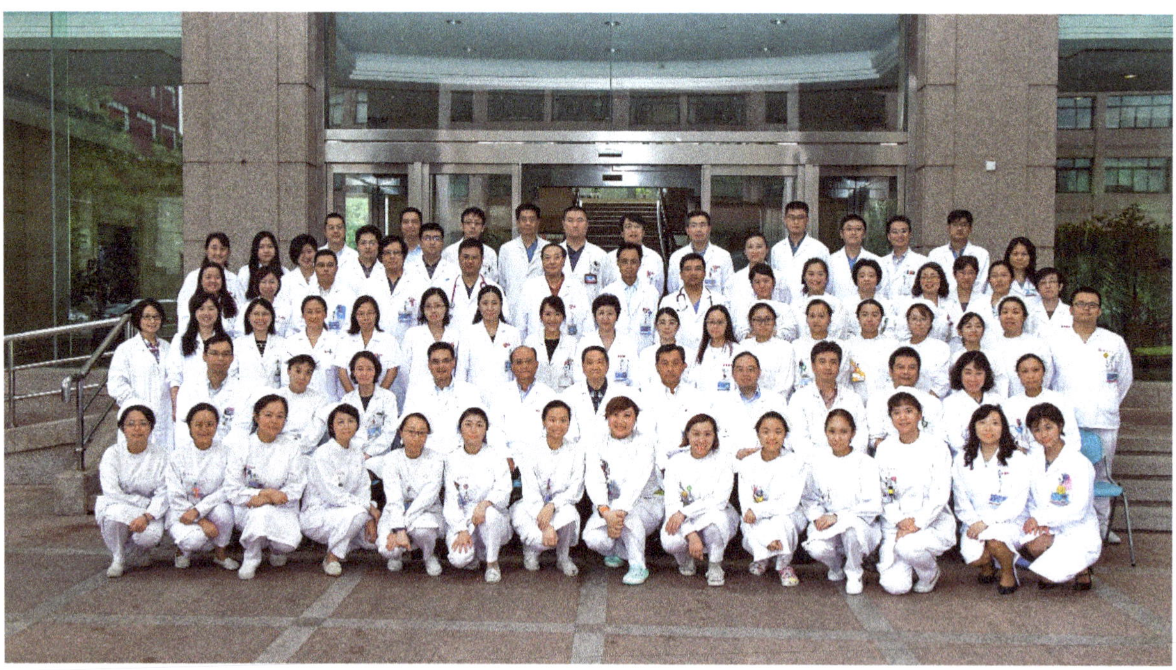

瑞金医院心脏内科集体照

国内著名心血管病学专家的带领下，始终保持蓬勃发展，收获累累硕果。瑞金医院心脏内科是首批国务院学位委员会授权的硕士学位授予点和博士学位授予点、国家重点学科（心血管）组长单位、国家临床重点专科、“211工程”重点学科，多年来在复旦版“中国医院专科声誉排行榜（心血管病）”中始终位居前十。

疏通心中的“淤”“闷”，值得信赖的“精装修”

冠状动脉粥样硬化性心脏病：
规范、质控、引领、创新

数十年来，瑞金医院心脏内科冠状动脉粥样硬化性心脏病（以下简称“冠心病”）团队在沈卫峰教授和张瑞岩主任的带领下，已完成经皮冠状动脉介入治疗数万例，成功抢救急性心肌梗死数千例，是国家卫生健康委员会冠状动脉介入培训基地、上海市心脏介入质量控制中心挂靠单位、上海交通大学医学院冠心病诊治中心，以及最早获得国家胸痛中心认证的单位之一。

瑞金医院是国内最早一批开展冠状动脉介入治疗的中心。早在1990年，沈卫峰教授在瑞金医院心导管室完成了上海首例经皮导管介入二尖瓣球囊扩张术，开创了这一领域的先河。此后又在上海市率先开展了经皮腔内冠状动脉成形术（PTCA）、经皮腔内冠状动脉支架术、经皮腔内冠状动脉旋磨术和旋切术，并率先在国内开展急性心肌梗死急诊支架术和急性冠状动脉综合征早期介入治疗、主动脉内反搏泵支持下PTCA、支架内再狭窄经导管近距离同位素照射治疗、冠状动脉药物洗脱支架术及冠心病合并外周血管疾病联合介入治疗等新技术。

瑞金医院心脏内科也是国家卫生健康委员会最早一批冠状动脉介入培训基地，团队中有经验的冠状动脉术者10余人，现有冠状动脉介入培训导师7名，已培养各地学员共800余名，部分培训内容已被写入冠状动脉培训规范化教材中。近几年来，张瑞岩主任作为中华医学会心血管病学分会动脉粥样硬化和冠心病学组组长，牵头制定《急性ST抬高心肌梗死诊断和治疗指南》，制定上海心脏冠状动脉介入领域多项规范化文件，指导学科规范、稳步发展。

心脏内科共有冠心病相关床位约150张左右，冠状动脉冠脉导管室6间，配备有最新的血液动力学设备、血管内超声、光学干涉断层成像、近红外光谱仪、冠状动脉冠脉血流储备分数、冠状动脉冠脉内旋磨和震波球囊等设备。科室每年完成冠状动脉介入3 000例以上，其中高危、复杂冠心病占比达30%以上。近年来，心脏内科开展多项新技术，如2022年9月全国首例Rota pro新一代冠脉内旋磨和2023年10月iVAC支持下复杂冠状动脉介入治疗。

目前，冠脉团队共有医生20余人，全部获得博士学位，一半以上获得高级职称。学科带头人张瑞岩主任为上海领军人才，担任中华医学会心血管病学分会常务委员、中国医师协会心血管内科医师分会常务委员、中国医师协会心血管内科医师分会代谢心血管病学组组长、上海市医学会心血管病专科分会副主任委员、上海市医师协会心血管内科医师分会副会长。目前，冠脉团队有国家杰出青年科学基金

项目获得者1人，以及获得或入选“银蛇奖”、上海市曙光学者、上海市青年科技启明星计划、上海市浦江人才计划等多人；拥有博士后流动站2个，博士生导师3人，硕士生导师5人，每年培养研究生10余人。依托国家转化医学大设施平台，科室以缺血性心肌损伤与修复、代谢与血管生物学为特色，致力于机制研究及成果转化。近十年获得包括重点、重大及国际合作重点在内的国家自然科学基金20项，累计科研经费超1 500万元；牵头开展多中心临床试验2项。近5年来，团队在 *Circulation*、*JACC*、*European Heart Journal*、*Circulation Research* 和 *ATVB* 等顶尖心血管杂志发表原创性SCI论文80余篇，累计影响因子300余分，申请专利10多项，主编/副主编专著8部，荣获国家科学技术进步奖二等奖、教育部及省部级奖项等多项。

结构性心脏病：心血管介入技术创新的高地

近年来，结构性心脏病介入治疗得到了极大的发展。瑞金医院是在国内较早成立的结构性心脏病亚专业团队（2015年），是国家卫生健康委员会首批左心耳封堵培训基地。2022年，瑞金医院成为首批瓣膜中心建设单位。

瑞金医院心脏内科结构性心脏病团队有相关专业医生7人。学科带头人张瑞岩担任上海市医师协会心血管内科医师分会副会长兼瓣膜工作组组长，其他成员分别有中国医师协会结构性心脏病专业委员会委员1人、国家心血管病中心结构性心脏病专业委员会青年委员1人、亚太结构性心脏病青年俱乐部黄金会员2人、上海卒中学会心血管内科分会常务委员1人、长三角心血管联盟心源性卒中防治专业委员会常务委员1人，中国房颤中心联盟左心耳封堵工作委员会委员1名，中国生物医学工程学会心律分会左心耳封堵专家委员会委员1名。

在张瑞岩主任的带领下，团队在2012年开展首例经导管主动脉瓣置换术（TAVR）、2016年完成首例经皮左心耳封堵术（LAAC）、2021年完成首例经导管介入二尖瓣缘对缘修复术（TEER）。团队齐心协力，5年内完成TAVR手术近200例、LAAC手术700余例、TEER手术30余例和卵圆孔未闭300余例；成功为超高龄（＞90岁）患者施行TAVR手术十余例，最高龄患者98岁；团队具有体外膜肺氧合（ECMO）辅助下开展心脏介入手术的

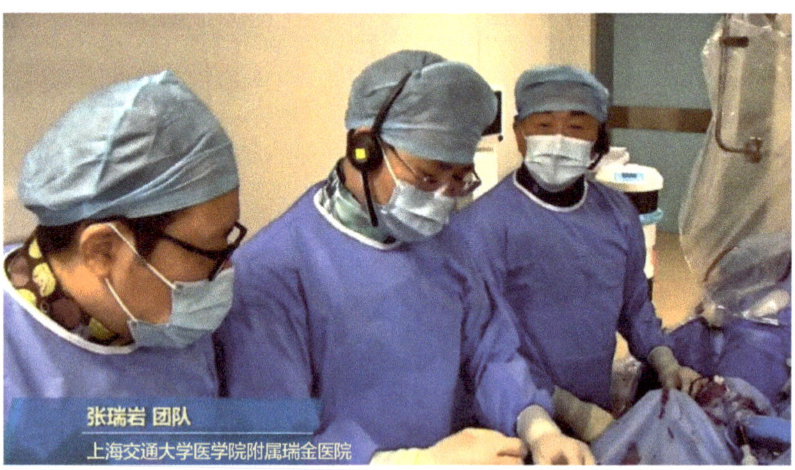

张瑞岩主任（右一）带领心脏内科冠脉团队开展工作

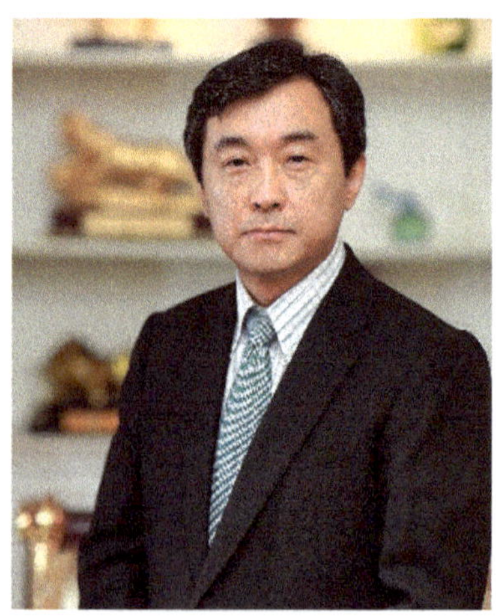
张瑞岩主任近照

成熟技术经验；近 6 年来团队连续向国内结构性心脏病专业学术会议直播各类结构性心脏病介入新技术手术，并获得较高的技术评价。此外，在张瑞岩主任指导下，团队自 2015 年起，着力研发国内首个经皮左心室隔离装置（LVPD）及经皮左心室重建术，牵头开展前瞻性、多中心、单组目标值法评价 Heartech® 封堵器系统（经导管左心室隔离装置系统）的安全性和有效性临床研究。主持各种学习班十余次；参与各种指南或共识编写 8 部，发表 SCI 论文 6 篇，申请各种专利 12 项，在国际学术会议发言 2 次。

停不下的节拍：开拓创新，为患者去除“心魔”

世界上有许多节律，在人的身体上就有一个美妙的节律——心律。一旦心律失常，生命就出问题了。

瑞金医院心脏内科心律失常团队在吴立群主任的带领下，在心律失常领域始终保持国内领先地位，引领新技术应用与临床研究之先。心律失常治疗团队从最初监护室的 6 张病床、仅 1 间合用导管室，发展到目前拥有独立心律失常病区床位 60 余张，独立的心律失常介入导管室 4 间，配备完善的床边监护系统和多套电生理仪、三维标测系统等。这里也是国家卫生健康委员会心血管介入诊疗技术培训基地（心律失常）、中华医学会心电生理和起搏专科医师培训中心上海培训基地、房颤中心示范基地、心源性卒中防治基地、上海交通大学室性心律失常诊疗中心所在地。

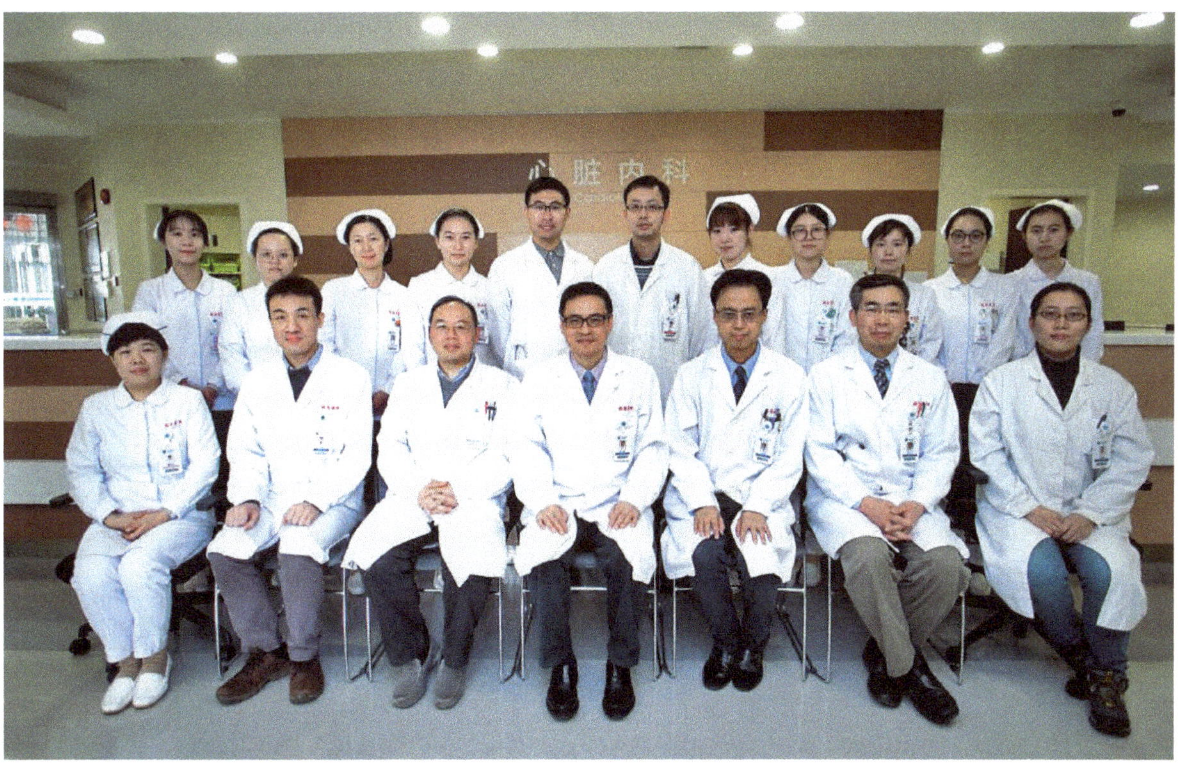

心脏内科心律失常团队合影

心脏装置植入：率先在国内开展安装，不断刷新纪录

早在20世纪60年代，心脏内科率先在国内开展人工心脏起搏器植入，1999年开展药物难治性心力衰竭的心脏再同步化治疗（CRT），并在国内较早完成经静脉埋藏式心脏复律除颤器（ICD）的植入手术。目前，心脏内科每年起搏器植入量达七百例左右，开展无导线起搏器植入术、希氏束和左束支区域起搏技术、心力衰竭再同步治疗、皮下除颤器植入术等，安置水平和数量居国内领先。因良好的口碑，前来求诊的患者来自全国各地，也不乏海外患者。学科团队在起搏器植入的同时，注重患者随访，定期检查起搏器工作状态，建立了完整的患者资料库。

瑞金医院心律失常中心始终引领新技术前沿。其于2018年8月参与了无导线起搏器国内上市前临床研究，吴立群主任同期完成了华东地区和上海市的首例植入。2020年8月20日，为92岁的患者植入了无导线起搏器，为当时沪上同类手术的最高年龄纪录。当时92岁的李大爷因长期头晕、黑矇来到瑞金医院心脏内科门诊，被诊断为心房颤动伴缓慢心室率。李大爷年龄大、肺部条件也不好，容易有囊袋、导线相关的并发症，而且心房颤动伴心率慢，综合考虑了患者的情况后，吴立群主任认为，安装无导线心脏起搏器是目前最适合患者的方法。“老人血管条件不太好，而且卵圆孔未闭，手术中要避免心脏承受过大的压力……”虽然无导线起搏器植入手术对瑞金医院心脏内科团队已是驾轻就熟，但手术前一天，吴立群主任及其团队还是进行了仔细的预案分析，以确保万无一失。随后，吴立群主任团队通过股静脉穿刺，将起搏器通过导管植入患者的心腔内部，专家借助X线透视画面三次确认起搏器顺利、成功抵达右心室最佳位置；同时，这也宣告，沪上同类手术的最高年龄纪录被再度刷新。术后，李大爷开心地表示：“真的一点感觉也没有，仿佛做了个‘假手术’！”

这些年，吴立群主任带领团队为众多像李大爷这样的患者解除病痛困扰。2020年9月5日，吴立群主任在海南博鳌超级医院完成了大陆首例Micra AV第一代心房心室同步型无导线起搏器植入，患者为21岁的Ⅲ度房室传导阻滞患者；2020年10月，中央电视台新闻频道（CCTV-13）、2021年11月中央电视台中文国际频道（CCTV-4）分别对瑞金医院无导线起搏器植入相关工作进行了报道。在2023年5月26日，吴立群主任为一名8岁患儿植入Micra AV无导线起搏器，刷新全国最小年龄纪录。同年10月25日，吴立群主任为一名心脏移植女孩植入无导线起搏器，这也是国内首例心脏移植后进行无导线起搏器植入的患者。2024年5月29日，纪录再次刷新，吴立群主任团队为7岁女孩及68岁老人实施了Micra AV2第二代心房心室同步型无导线起搏

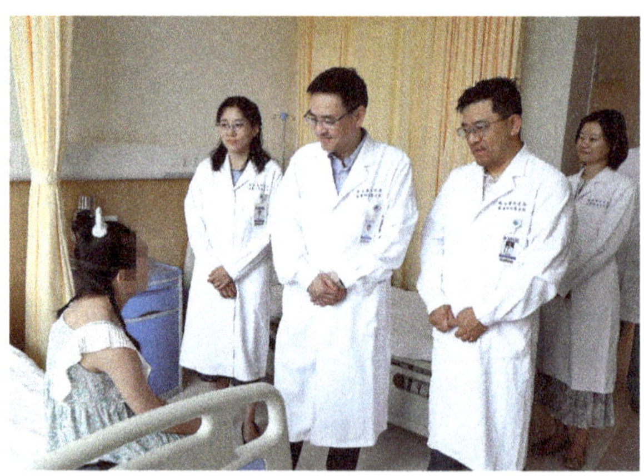

吴立群主任（右三）查房

器植入，这次植入术，不仅是该起搏器在大陆的首次临床应用，同时也刷新了 Micra AV2 植入术全球最小年龄的纪录。2024 年 5 月 30 日，吴立群主任在瑞金医院海南医院参与指导了国内首例血管外植入式心律转复除颤器（EV-ICD）临床应用。

无导线起搏器诞生已有十余年，全球有超过 13 万人植入了这种“胶囊”大小的起搏器。无导线心脏起搏器虽然最早由欧美地区完成，但目前其手术量增长最迅速的区域在亚洲，尤其是在中国。然而，关于无导线心脏起搏器的临床应用此前没有统一标准和规范，实践中急需一份规范的操作手册。2022 年 6 月 10 日，国内第一个《无导线起搏器临床应用专家共识》正式发布，“最小起搏器”的临床应用在我国有了规范性的操作指南。这份共识由中国医师协会心律学专业委员会、中华医学会心电生理和起搏分会相关专家制定，瑞金医院心脏内科主任吴立群为第一通讯作者。瑞金医院领衔执笔的这份共识在全国推广，指导、规范诊治流程。

2023 年瑞金医院心律失常中心的装置植入手术为 772 台，较 2022 年增长 40%，手术量在上海排第二位，其中无导线起搏器 137 台，较 2022 年增长 95%（新型无导线双腔起搏器 116 台，植入量居全国首位）。高端装置（ICD、CRT/D 等）植入体现心脏内科技术专业水平，以及解决复杂装置疑难临床问题的能力，2023 年，心脏内科完成此类植入手术 157 台，较 2022 年增长 52%，处于全国领先地位。

心律失常消融治疗：做第一个“吃螃蟹”的人，制定该技术的中国指南和共识

早在 20 世纪 90 年代，瑞金医院就开展心律失常的电生理检查及消融治疗，目前，心律失常介入消融手术每年突破 2 千例，在疑难、复杂心律失常的诊治方面处国内领先水平。吴立群主任不断开创心律失常介入治疗新技术及新方法。吴立群主任及其团队率先在国内常规开展了心房颤动冷冻球囊消融术（2013 年 12 月，为国内首例独立完成）、磁导航治疗复杂心律失常手术，单中心手术量居国内最前列。他还曾前往全国 30 多家三甲医院，帮助他们开展冷冻球囊心房颤动消融手术。由吴立群主任领衔的中心是目前全球使用磁导航治疗复杂心律失常年度手术量最大的单位。他也是亚太地区首次使用射频热球囊治疗心房颤动的术者（2020 年 10 月 26 日开展）。2020 年，吴立群主任牵头撰写了《经冷冻球囊导管消融心房颤动中国专家共识》，并作为主要作者参与了国内 10 余部心律失常领域专家共识的编写，规范了国内心律失常介入手术流程、质控标准、围术期治疗及模拟训练方式。2023 年，中心完成心律失常消融手术 2 200 例，较 2021 年（1 332 例）增长 65%，消融手术总量居上海第二。消融手术中，复杂心律失常消融手术占比 85%。2023 年，完成心房颤动消融近 1 700 台，室性心律失常消融近 300 台。心房颤动冷冻球囊消融术是瑞金心房颤动消融特色和优势手术，2023 年团队完成心房颤动冷冻消融术近 700 台，单中心手术量处于全国首位。团队完成机器人磁导航指导心律失常消融手术近 600 例，连续 4 年单中心手术量保持全球第一（2020—2023 年）。2023 年，吴立群主任牵头的多中心研究——冷冻球囊导管消融对比药物治疗未干预持续性心房颤动的有效性的前瞻性、多中心、随机对照研究（Cryo-initial AF，NCT 09942834），共有 26 家中心参与，研究结果有望为持续性心房颤动冷冻球囊治疗现行指

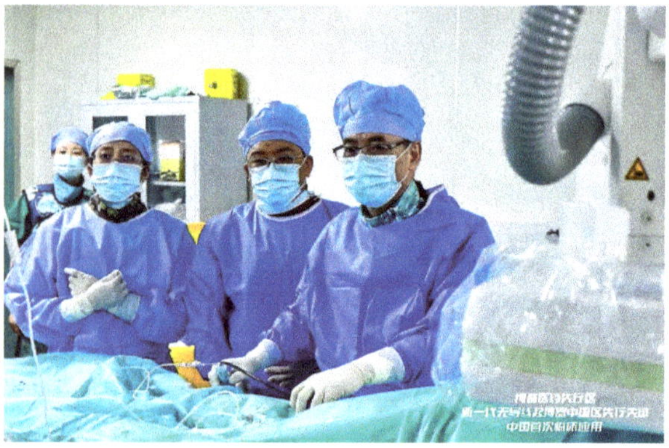

2024 年 5 月，吴立群主任团队实施 Micra AV2 第二代心房心室同步型无导线起搏器植入手术

南更新提供新的依据。2023 年 2 月 14 日，吴立群主任带领团队在瑞金医院海南医院，成功为一名心房颤动患者实施 HeartLight X3 球囊型激光消融手术，这是该技术在中国的首次临床应用。2023 年 12 月，吴立群主任作为通讯作者，制定《左心耳干预预防心房颤动患者血栓栓塞事件：目前的认识和建议（2023）》。

“当前我国有近 2 000 万心房颤动患者，接受导管消融治疗的只有 8 万～10 万人，患者需求量非常大，培养更多掌握导管消融技术的医生，把技术规范化推广普及，把技术和设备留在当地，让更多患者受益，是我们今后要做的工作。”吴立群主任说。十年前，瑞金医院在上海最早开展冷冻消融手术。十年来，吴立群主任带领团队积累了丰富的经验，并成为该技术的领头人。如今，他更希望能通过对口帮扶、技术平移等方式，帮助更多患者。2024 年 3 月份，团队前往云南墨江，为 3 名心房颤动患者成功实施心脏冷冻球囊消融术。这是云南省首次用国产冷冻球囊治疗心房颤动，61 岁的老挪是其中一位受益者。他说，要不是上海专家，他根本不知道“房颤”是什么？更不知道自己就是“房颤”患者。一年前，老挪开始了“心惊肉跳”的日子，心慌没来由地一阵阵袭来；去县医院开了药，一开始还能“压得住”，可时间一长，一般药物也帮不了老挪了。当地医院束手无策，他只能在家躺着，一点重活儿不敢干。听说上海瑞金医院心脏内科专家即将到来，老挪盼星星盼月亮。当看到这位心脏领域的大专家站在自己面前，这样的和蔼、平易近人，老挪悬着的心终于落下了。为了确保手术的顺利，在吴立群主任尚未从上海出发时，他就与墨江驻地医生做了数次电话沟通，并针对可能出现的状况制定了应对预案。所以，手术非常顺利。而此次墨江之行，吴立群主任团队首次在云南省应用国产微创冷冻消融系统，顺利完成 3 例手术，不仅让患者体验上海专家医术的精湛神奇，更激起当地医院医生对学习这一手术的渴望。墨江哈尼族自治县是上海市的对口帮扶地，2023 年 8 月，瑞金医院正式开始援滇医疗，成编制地在墨江哈尼族自治县人民医院开展帮扶工作。心脏内科医生罗庆志就是其中一员。目前在他的帮扶下，当地心律失常介入治疗的多项空白已经得到填补，他将冷冻消融技术传授给当地医生。为墨江留下一支“带不走”的医疗队伍，正是吴立群主任团队的期望。

2023 年是中国共建“一带一路”倡议提出十周年。与共建“一带一路”沿线国家和地区的医院合作，能为当地民众提供更好的医疗服务。因此，在 2023 年 9 月 16 日，吴立群主任团队受邀赴蒙古国国立第三中央医院，实施该国首例心房颤动冷冻球囊消融手术。这既是吴立群团队在国外实施的第一例心脏手术，也是蒙古国接受的来自中国的医生实施的第一例心房颤动消融手术。库伦（化名）是蒙古国的一名飞行员，46 岁的他被诊断为持续性心房颤动，在蒙古国国立第三中央医院寻求治疗，但两次心房颤动电转复均告失败。这对于一名职业飞行员来说，是一个致命打击，意味着他将无法重上蓝天。因此，对于来自中国上海的专家团队，库伦抱着极大的希望。吴立群主任团队也不负他所望，仅耗时 50 分钟就成功实施手术。2023 年 11 月 20 日，吴立群主任团队对蒙古国医生的首次独立操作进行了在线指导支持，连续完成 3 台心房颤动冷冻消融手术。出于对中国医生的信任，更是出于对瑞金心脏内科团队精湛手术的佩服，蒙古国国立第三中央医院的医生于 12 月第一次到访瑞金，开展深入、全面的合作。“扶上马，还要送一程。”吴立群主任表示，“授人以鱼，不如授人以渔。重要的不是我们能做什么，而是当地医生能做什么。我们希望能为乌兰巴托方面留下先进的医疗技术，提高当地的医疗水平。”2024 年 8 月 27 日上午，受 Mungun 医生邀请，瑞金医院吴立群医生团队再次前往蒙古国进行无导线起搏器植入技术交流，并指导该院顺利开展蒙古国第一例无导线起搏器植入术。瑞金医院吴立群医生团队与蒙古国国立第三中央医院的交流活动，在当地产生了强烈的反响，两家医院也由此签订了长期合作协议。

瑞金医院心内科心律失常团队学科带头人吴立群担任了中国医师协会心律学专业委员会候任主任委员、中华医学会心电生理和起搏分会副主任委员（第七届）、国家心律失常介入技术医疗质量控制中心专家委员会副主任委员、国家心血管病中心专家委员会委员、中国医学装备协会心律失常技术分会副主任委员、中国中西医结合学会脉络血管病专业委员会副主任委员、中国房颤联盟副主席《中华心律失常学杂志》副总编辑、美国心律失常协会及亚太心脏节律学会 Fellow 等重要学术职务，并获评 2021 上海工匠、2021 上海医务工匠。

瑞金医院心脏内科实际建科 70 余年来，在老一辈心血管内科奠基人和新一代学科带头人的引领下，始终坚持严谨与创新同轨，理论与实践相结合的理念，学术与技术保持蓬勃发展。各亚专业不断拓展，注重总体质量把控；在不断摸索创新学术和技术的同时，始终关注患者临床获益优先。未来，瑞金医院心内科定不负瑞金名科之称，再创新的辉煌。

撰稿丨丁凤华　卫越

超声医学科

以影为引，诊疗相融，护航患者健康之路

上海交通大学医学院附属瑞金医院超声医学科远近闻名，每天有大量全国各地的患者慕名而来，使得候诊区域总是熙熙攘攘、座无虚席；各诊间开始接诊后，预约好的患者便会根据各自的诊疗需求被有序地引导至相应的诊室。在这看似寻常的一次次诊间相遇中，瑞金超声医生展现出了非凡的专业素养：他们以严谨细致、认真负责的态度，细致入微、明察秋毫，与临床科室携手为每一位患者提供最精准的诊断和最科学的治疗方案。

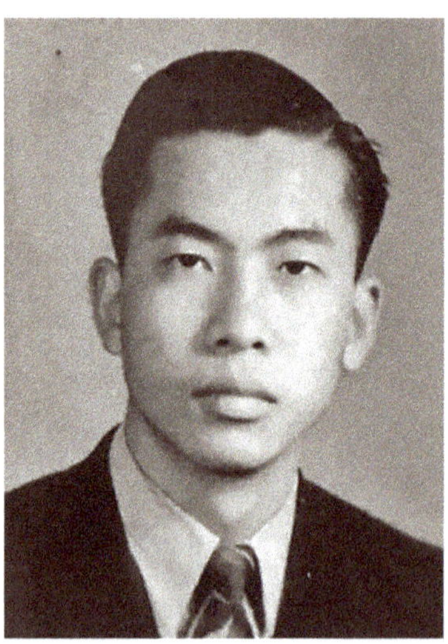

青年时期的汪道新教授

瑞金医院超声医学科的发展历程，可追溯至60多年前。1959年，上海广慈医院的汪道新教授率先以超声技术探索颅内疾病，并在《上医学报》公开发表了论文《超声试探颅内病变的介绍》。这是中国历史上第一篇超声医学论文，为我国超声医学的发展奠定了重要基础。自此，瑞金医院在超声医学领域的探索与创新之路便拉开了序幕。

1988年，瑞金医院超声诊断科正式成立，龚新环任首任科主任，标志着科室进入了一个崭新的发展阶段。2000年，乙芳继任科副主任并主持工作。2002—2023年，詹维伟先后担任科副主任（主持工作）和科主任。在詹维伟主任主持工作的20多年里，超声医学科得到长足发展，在甲状腺、乳腺、淋巴结等浅表器官的超声诊疗方面不断取得进展，并获得国内领先优势，树立了瑞金浅表超声品牌。自2023年9月起，周建桥接任科主任。他继续秉承开拓创新精神，带领团队在多个超声医学领域进行积极探索与研究。如今，瑞金医院超声医学科不仅在浅表器官超声方面保持领先地位，还在肝胆、胰腺、泌尿系及血管超声领域持续开

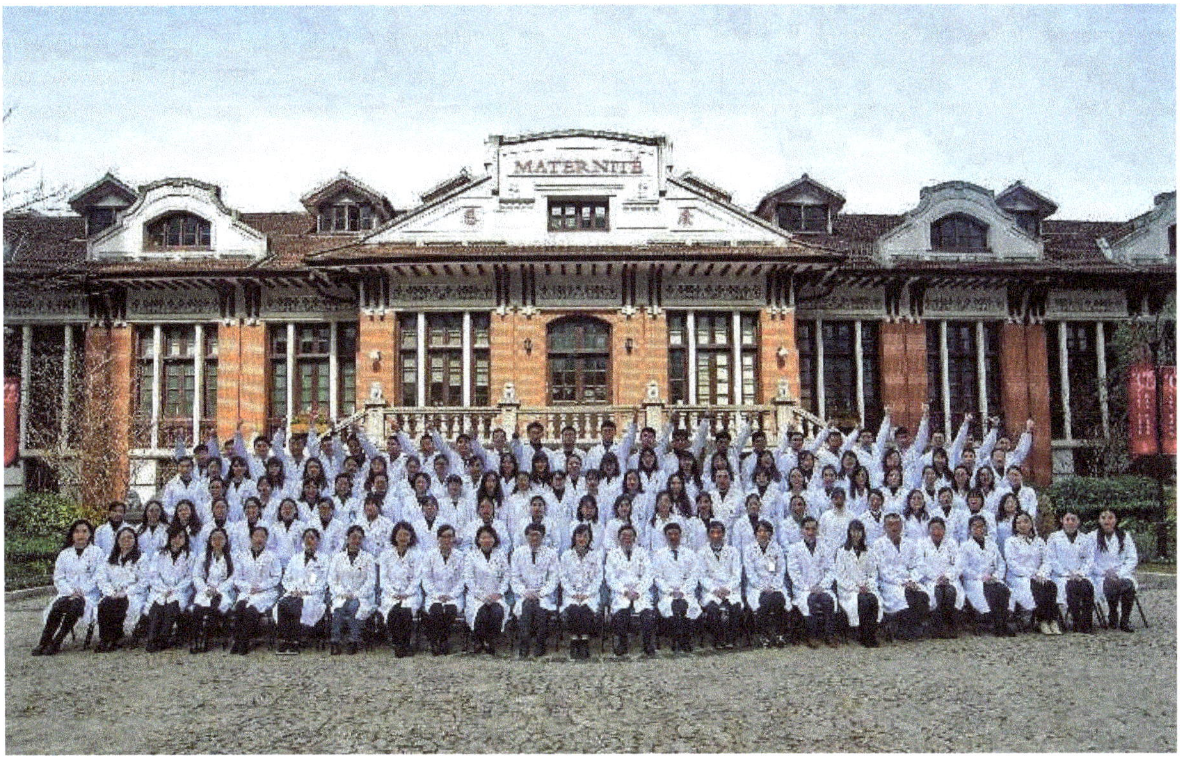

瑞金医院超声医学科集体照

拓，并在介入超声诊断和热消融治疗、超声分子影像和超声人工智能等前沿领域取得了显著成果，展现了在超声医学领域的全面实力和无限潜力。

构筑学科高地：浅表超声世界的超级魅力

早在2009年，由詹维伟主任医师团队主编的国内第一部甲状腺超声专著《甲状腺与甲状旁腺超声影像学》出版，标志着瑞金医院超声团队在浅表超声领域走到了全国前列，也奠定了瑞金医院超声医学科在国内浅表器官超声诊断领域的引领地位。

2012年，为规范甲状腺结节的超声诊断评估，詹维伟领衔超声团队，建立了具有瑞金特色的甲状腺超声影像报告和数据成像系统（TIRADS），并由徐上妍副主任医师执笔，对该系统首次进行相关论文的书写与发表。此后，团队不断对该系统进行修订与完善，并以论文形式发表推广，最终在国内尤其是长三角区域获得了同行的广泛应用与认可。2020年，依托“中国甲状腺与乳腺超声人工智能联盟”提供的大数据支持，由詹维伟和周建桥主任领衔，组织国内超声专家制定了甲状腺结节超声危险分层的中国TIRADS（C-TIRADS）指南，并在*Endocrine*杂志上发表。这是中国超声医学界首个国际化的专业指南。C-TIRADS的正式发布，标志着瑞金医院超声医学科发展史中又一重要里程碑的达成。

詹维伟历任中国医师协会超声医师分会浅表器官专业委员会副主任委员、中国超声医学工程学会浅表器官及外周血管超声专业委员会副主任委员、上海市医学会超声医学专科分会浅表学组组长等职，获“中国杰出超声医师”等诸多荣誉。在詹维伟的引领下，瑞金浅表超声医学不断得到推进和发展，团队成员在国内超声界也逐步崭露头角。周建桥先后担任中国超声医学工程学会浅表器官及外周血管超声专业委员会副主任委员、上海市医学会超声医学专科分会浅表学组组长、上海市医师协会超声医师分会浅表与血管学术工作组组长；吉日副主任医师担任上海市医师协会超声医师分会浅表与血管学术工作组秘书。

“浅表超声”，简言之，便是对人体浅表进行的一场无创的“声波探险”。这项检查以其无创、高效、安全的特点，赢得了患者的青睐，而对于医者，它则是一场技术与耐心的双重考验。小小的检查室里，超声医生手握着小小的超声探头，犹如一群“生命神探”，在影像的世界里为生命“破案”，用他们的专业与智慧，揭示隐藏在体表之下的奥秘，守护着每一份健康与希望。“瑞金超声整体氛围就是如此，严谨、细致，因为我们面对的是生命。”詹维伟的话，道出了瑞金超声团队的核心价值观。在这里，每一位医生都以最认真的态度对待每一位患者，因为他们深知，自己手中的超声探头，连接的是患者的生命与健康。

2010 年，有一位 47 岁的江西农村妇女，因甲状腺结节奔波于多家医院而无法确诊，她心中满是焦虑与不安。随后，她慕名找到了瑞金医院超声医学科的周建桥主任医师。周建桥以他敏锐的双眼和精湛的技术，认真、细致地为她进行了检查，高度怀疑这是“乳头状微小癌”。当时甲状腺结节细针穿刺活检尚不普及，外科医生基本依据超声报告来判断患者是否需要手术。基于对超声医学科的信任，患者和外科医生讨论后在瑞金医院接受了手术，随后的病理证实了“乳头状微小癌”这一精准的诊断，这让患者感激万分。从此，无论风雨，十多年来她都坚持从江西赶来上海，只为让周医生为她复查。这份信任与依赖，是对周医生医术与医德的最高赞誉。为何周医生如此“神”？或许是那句老话：“世上最怕‘认真’二字。”以甲状腺结节细针穿刺活检为例，周医生发现，仅改变甲状腺细针活检的姿势，就能大大减少患者的不适感和紧张度，从而提升穿刺的精度。他坚持每个甲状腺结节至少穿刺 3 针，尽管这样增加了工作强度，但他始终认为，用不同针径的穿刺针对患者结节进行精确穿刺，既能最大限度避免穿刺标本量不足的问题，又能提高诊断的准确性。

小小超声探头，虽轻盈，却承载着生命的重量。能否将这一无创的“生命探秘者”推向更深远的领域，惠及更多渴求健康的百姓？十余年来，瑞金医院超声医学科在甲状腺结节的超声介入诊疗领域取得了显著进展。这些犹如一颗颗璀璨的明珠，熠熠生辉。很多医院都在开展超声引导下甲状腺结节细针穿刺活检，但瑞金超声以精湛的技艺、高效的操作和精准的诊断，赢得了患者的青睐，年均穿刺量突破 15 000 例，居国内首位。这一瑞金品牌已然成为行业标杆。事实证明，超声不仅是诊断的利器，更是治疗的先锋。近十年来，瑞金医院超声引导下的甲状腺结节热消融技术，正以其独特的优势和显著的效果，逐步崭露头角，成为除外科手术之外，甲状腺结节治疗的另一主要手段。

一位 32 岁的江苏女职员，2016 年在公司体检中发现 3 mm 甲状腺微小癌。她坚持每半

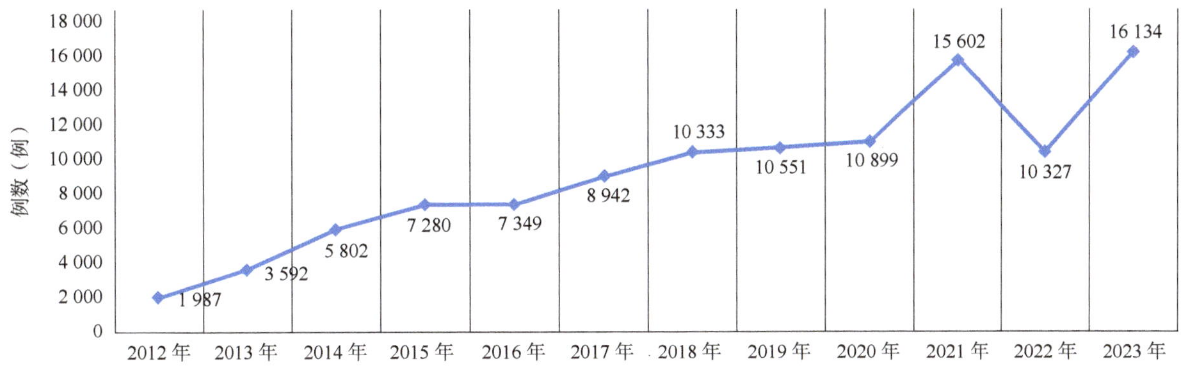

年份	2012 年	2013 年	2014 年	2015 年	2016 年	2017 年	2018 年	2019 年	2020 年	2021 年	2022 年	2023 年
例数（例）	1 987	3 592	5 802	7 280	7 349	8 942	10 333	10 551	10 899	15 602	10 327	16 134

瑞金医院超声科细针穿刺年均穿刺量统计

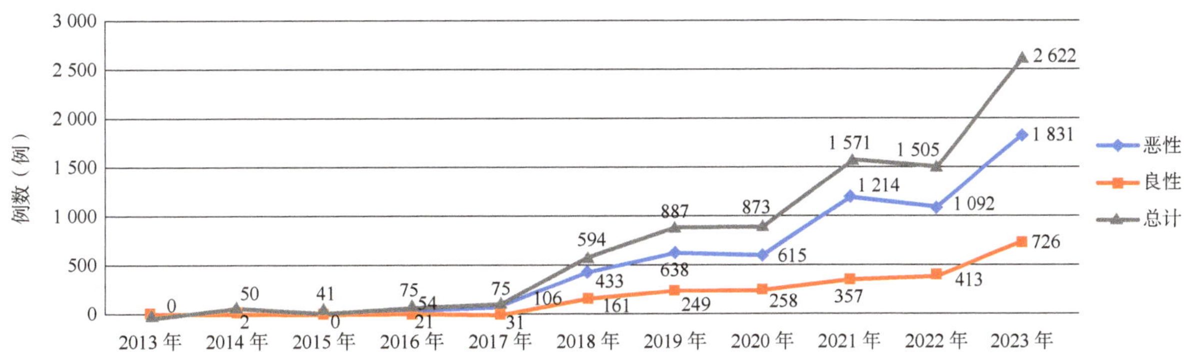

	2013 年	2014 年	2015 年	2016 年	2017 年	2018 年	2019 年	2020 年	2021 年	2022 年	2023 年
恶性	3	50	41	54	75	433	638	615	1 214	1 092	1 831
良性	0	2	0	21	31	161	249	258	357	413	726
总计	3	52	41	75	106	594	887	873	1 571	1 505	2 622

瑞金医院超声科热消融术年均操作量统计

年随访一次，五年间结节无变化，但她的焦虑逐渐累积，生活受到影响。她在各家医院咨询各位专家，但都被告知因结节位置不佳而无法进行消融治疗。患者最终慕名来到瑞金医院超声医学科，周建桥主任细致检查、评估后，基于丰富的经验，判断该结节可以行超声引导下射频消融治疗。患者激动地说："周建桥主任是唯一明确我的癌结节可做消融手术的医生！"手术中，周建桥不仅消融了癌灶，还一并处理了周围淋巴结，以降低淋巴结转移风险，并精心保护了喉返神经。术后，患者甲状腺的病灶被彻底杀灭，六年心结终得解，患者满心喜悦。

在詹维伟的带领下，瑞金超声团队犹如一艘破浪前行的航船，在甲状腺与颈部淋巴结的化学消融和热消融领域里，积累了深厚的经验，犹如珍贵的航海日志，记录着每一次的成功与突破。当业界普遍对良性甲状腺结节采用热消融技术尚未完全认同之时，瑞金超声团队却如同勇敢的探险家，利用自身平台的独特优势，毅然踏上了甲状腺乳头状癌超声引导下热消融的探索性研究之旅。瑞金超声团队深知，每一步前行都可能为无数患者带来生命的曙光。他们紧握超声引导的“指南针”，精准定位，用热消融的“火把”，照亮消灭癌细胞的新路径。这不仅仅是对传统治疗方式的挑战，更是对患者未来生活的美好期许。

2013 年，瑞金超声团队在国内率先开展了甲状腺乳头状癌的激光消融。2014 年，瑞金医院超声科周伟主任医师在国内首先报道了激光消融治疗甲状腺微小乳头癌。同年，他又在国内首先报道激光消融治疗甲状腺转移性淋巴结。科室继而组织了甲状腺乳头状癌激光消融的国际多中心研究，并联合我国专家和 Papini 等意大利专家共同起草了激光消融专家共识 *2021 China-Italy Consensus for the Use of Laser Ablation for Papillary Thyroid Microcarcinoma*。近年来，瑞金超声的消融手术量持续攀升，2023 年已超过 2 500 例。经过长期的随访观察，数据显示，甲状腺乳头状癌热消融术后的整体复发率与外科手术复发率相当。这一发现揭示了超声引导下热消融技术在治疗甲状腺乳头状癌方面的潜力，预示其有可能替代部分外科手术。在化学消融方面，迄今为止国内仅有的两篇聚桂醇化学消融甲状腺结节的外文文章都由瑞金超声团队发表（Front Pharmacol. 2019；10：478；Korean J Radiol. 2022；23：479-487）。

超声引导下热消融技术因其显著的安全性和有效性，为患者提供了新的治疗选择。该技术凭借精准的超声引导，实现了对病灶的精确消融，同时最大限度地保护了周围正常组织，减少了手术风险。从曾经外科手术留下的醒目瘢痕，到如今仅脖颈部留下微不足道的一个小孔，瑞金超声以其领先的“诊断治疗一体化”理念、深入的实践与前沿的研究，不仅在该领域稳稳奠定了其学术领航地位，更为广大患者开辟了一条通往“舒适医疗”的全新路径。

消融治疗，如一缕春风，为患者带来了更为轻松舒适的治疗选择，同时也对医生提出了更为精密、细腻的技术要求。瑞金超声团队以满腔的热忱和认真负责的态度，不断磨砺技术之刃，勇攀医学之巅，团队成员在国内外学术舞台上熠熠生辉，持续奏响“瑞金超声”的最强音。

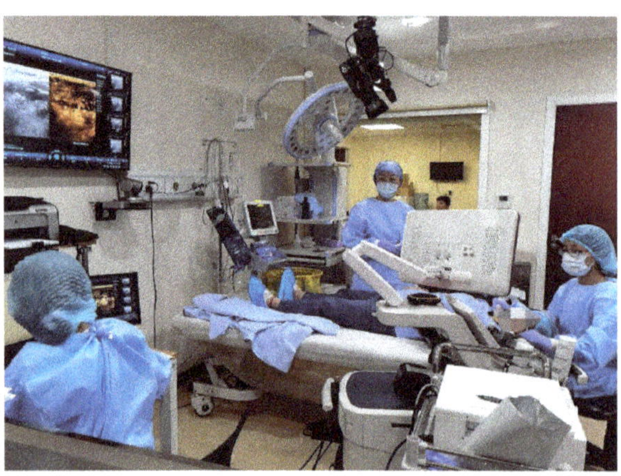

瑞金超声团队实施甲状腺乳头状癌射频消融治疗

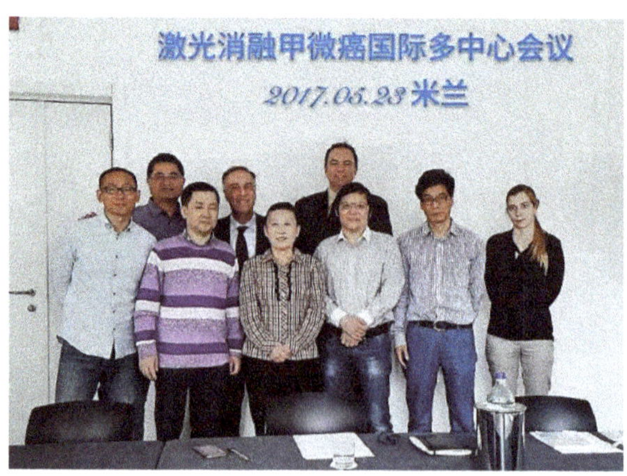
激光消融甲微癌国际多中心会议
2017.06.23 米兰

詹维伟主任医师（右三）参加甲状腺微小乳头癌激光消融国际多中心会议留影

助力临床多学科，从浅表向多维发展

医学发展至今，微创乃至无创的治疗方式因其对人体更少的伤害，已成为备受瞩目的发展趋势。在这一浪潮中，超声医学逐渐从“辅助学科”的角色中脱颖而出，走到了聚光灯下。它以其独特的魅力和潜力，吸引着人们的目光，承载着人们对其发挥更大效应的期待。随着技术的不断进步和创新，超声医学正以前所未有的速度发展，为人类的健康事业贡献着越来越重要的力量。

在詹维伟主任医师的领衔和周建桥主任的大力推动下，瑞金超声医学科积极对接瑞金医院各大临床科室平台，主导或与其他科室合作推进多项研究。在乳腺肿瘤、肝脏肿瘤、胰腺肿瘤、淋巴瘤、帕金森病及肾脏相关血管等领域，瑞金超声医学科的身影尤为活跃。他们深度参与多学科联合会诊，以其独特的超声技术和深厚的专业知识，为复杂疾病的诊断和治疗提供了有力的支持。科室在多脏器超声造影、超声弹性成像、超声引导下细针抽吸细胞学检查、超声引导下粗针穿刺活检、肿瘤消融治疗、肌骨疼痛介入诊疗及超声引导下多脏器介入治疗等多个方面进行了深入研究，不仅推动了超声医学的发展，也为患者带来了更多的治疗选择和希望。

在乳腺超声领域，周建桥主任医师凭借其深厚的临床经验及专业功底，实现与乳腺外科的无缝对接，做到每位乳腺手术患者都能获得精准术前定位，为临床诊疗提供了坚实有力的支撑。2014 年，周建桥在国际上率先命名了乳腺癌弹性成像的特征性征象——“硬环征”（stiff rim sign），内容发表在影像学顶级期刊 *Radiology*。2015 年，超声的 *Breast Imaging-Reporting And Data System*（BI-RADS，指“乳腺钼靶诊断分级”）主编 Ellen B. Mendelson 教授莅临瑞金医院超声医学科，并就超声 BI-RADS 的相关问题与周建桥主任进行了深入探讨。随后，周建桥在深入思考与总结的基础上，撰写并出版了《乳腺超声影像报告与数据系统解读》，极大促进了超声 BI-RADS 在国内的推广和普及。团队核心成员朱樱副主任医师凭借其深厚的专业素养和不懈的努力，深耕细作于乳腺癌及转移性淋巴结的超声诊断领域，取得了显著的学术成就，发表多篇研究成果，赢得了乳腺外科团队及广大患者的一致好评。

在腹部超声领域，瑞金超声团队深入钻研，特别是在肝、胆、胰、肾等多脏器超声造影，以及肝脏介入、胰腺介入、肝脏弹性与脂肪肝的超声无创性定量检测方面，取得了显著

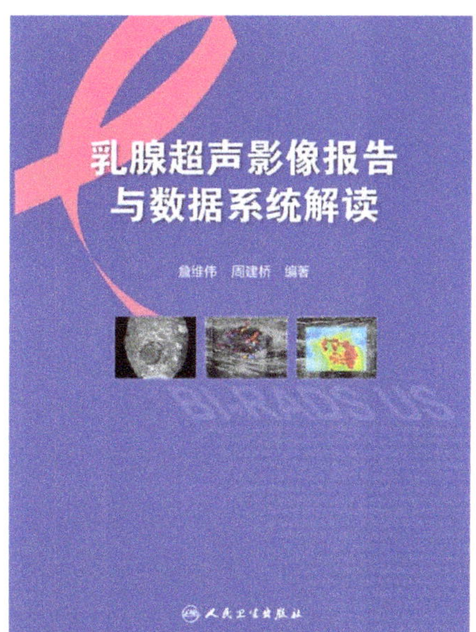

詹维伟与周建桥共同编著的《乳腺超声影像报告与数据系统解读》

的临床成果，为疾病的早期发现和精准治疗提供了强有力的支持。任新平主任医师作为团队中的杰出代表，在腹部超声领域深耕细作，参编了《中华影像学·肝胆胰脾卷（第3版）》（特别负责超声部分的编写），同时还参与了《上海超声疑难病例荟萃（第1辑）》等的编纂工作。团队中的核心成员陈芬主任医师，以其与临床的紧密合作为特色，将超声医学与临床实践深度融合，成功开展了超声引导下胰腺穿刺活检、超声引导下经皮肝穿刺胆道引流及肝脏肿瘤消融等一系列业务，不仅极大丰富了团队的业务范畴，也为患者带来了更为精准、高效的治疗方案。此外，陈芬还担任中国医学影像整合联盟超声专业委员会常务委员。瑞金腹部超声学科的影响力日益深化，其不断的发展与进步在领域内显得尤为重要。

在血管超声领域，2020年，詹维伟作为上海市肺栓塞和深静脉血栓防治联盟（上海市VTE联盟）超声组组长，成功组织并召开了上海市VTE联盟超声组的首次会议。瑞金医院超声医学科詹维伟牵头制定、瑞金医院超声医学科吉日与上海市第六人民医院王燕共同执笔，完成了《孤立性远端深静脉血栓超声检查实践（上海专家建议）》，这一重要共识的出台，为超声检查实践提供了宝贵的指导和参考。肾动脉超声团队凭借其卓越的专业性和权威性，成功诊断了多例在外省及上海多家三甲医院中未能明确诊断的复杂病例——这些病例均是由肾动脉狭窄引发的成人及儿童继发性高血压。团队的专业能力让患者得以迅速获得针对性的治疗，彰显了其在该领域的深厚实力。与此同时，瑞金超声在血管领域的各项临床应用正不断深化、细化，持续为患者带来更加精准、高效的医疗服务。

瑞金超声团队胡赟赟医生与神经内科合作，利用经颅超声进行黑质高回声检查辅助诊断帕金森病，首先证实经颅黑质超声与多巴胺转运体单光子发射计算机体层摄影（DAT-SPECT）在诊断帕金森病方面的一致性（91.7%），明确经颅黑质超声早期诊断帕金森病的黑质高回声评定标准（$\geqslant 18\ mm^2$），创新应用经颅黑质超声联合嗅觉检测提高帕金森病早期诊断的正确率，同时利用经颅黑质超声鉴别诊断帕金森病与帕金森叠加综合征（如多系统萎缩）。通过经颅黑质超声单独及联合诊断，将帕金森病早期诊断正确率从过去的77%提高至90%以上。经颅超声探查中，对脑黑质结构的检查技术具有操作简便、可重复、耗时短、无创、无辐射、经济实用、在临床应用过程中无不良事件发生的优势，很适合基层单位推广应用，以提高全国帕金森病的诊治水平。基于经颅超声探查黑质在帕金森病诊断的创新应用，其被纳入最新的中国帕金森病诊断标准，高效助力帕金森病的早期诊断。

自2011年起，瑞金医院开始尝试一种新的医疗方案：通过超声引导，对肿大的淋巴结进行粗针穿刺活检，以获取淋巴结组织进行病理检查。近年来，这一方案已逐渐成为瑞金医院淋巴瘤诊断的主导方法。为了进一步推动这一技术的发展与创新，瑞金医院超声医学科在2017年成立了淋巴瘤粗针组，由刘振华副主任医师领衔。当前，瑞金超声团队已形成一套淋巴瘤粗针活检分子分型新技术体系，为淋巴瘤精准病理分子联合诊断提供了坚实基础，弥补了目前“指南推荐的手术活检虽作为淋巴瘤分型诊断的首要推荐方法，但其在临床应用中受限”的不足。在淋巴瘤诊断领域，瑞金超声团队青年医师汪蓉晖与瑞金医院血液科赵维莅教授团队保持了紧密的联系与合作，共同建立了淋巴瘤患者的超声数据库。这一数据库为淋巴瘤患者治疗效果的观察提供了重要的参考依据，同时也为治疗方案的及时调整带来了可靠的参考依据。

瑞金超声团队，这片超声医学的沃土，始终洋溢着探索与创新的气息。他们不仅深耕超声技术的每一寸土地，更以无比的热情鼓励每一位成员勇敢追寻自己擅长的研究方向，如同园丁细心培育每一株独特的幼苗一般，支持着年轻人的个性化发展与自由思想的绽放。瑞金医院超声医学科这艘超声医学的“航舰”，不仅稳稳地航行在当前的学术海洋，更以其敏锐的洞察力，早早瞄定了未来超声医学的发展热点；超声医学科犹如一座灯塔，引领着前行的方向。近年来，在超声医学科这片充满活力的土地上，崛起了一支具有国际视野、敢于攀登的青年医师队伍。

徐华军副主任医师所率领的肌骨疼痛介入治疗团队，无疑是青年医师队伍中的杰出代表。他们深谙高频超声之奥秘，利用其在检查肌骨神经等浅表病变时的高分辨率特性，宛如派遣精锐的“侦察兵”深入机体，更清晰地揭示肌肉、肌腱、韧带、筋膜、神经等部位的微小损伤，使病灶无所遁形。更为独特的是，超声成像不受患者运动的影响，这为诊断带来了前所未有的便利。在检查过程中，医生会巧妙地要求患者活动关节、肌肉等部位，还原疼痛时的姿势，从而观察关节、肌腱等在运动时的动态表现。有些异常情况在静止状态下难以察觉，但在运动时就会原形毕露，而超声正是捕捉这些瞬间变化的绝佳工具，为诊断提供了宝贵的补充信息。传统中医小针刀以其灵巧、实用而著称，然而，盲目操作往往伴随着并发症的风险。但是，在现代超声影像的引导下，小针刀仿佛被赋予了“透视眼”，能够精准定位、直击病灶，使治疗更安全、有效。对于常见的肩周炎等四肢关节疼痛、腕管综合征等周围神经卡压性疾病，超声不仅是出色的“诊断师”，更是卓越的“治疗师”。在超声的引导下，狭窄性腱鞘炎、肩周炎、网球肘、膝关节磨损等疾病都能得到有效的治疗。同时，四肢关节疼痛、颈肩痛、腰腿疼及颈腰椎间盘突出等慢性病也在超声的“治愈之光”下找到了新的希望。更令人欣喜的是，生活中常见的手部麻木、手部疼痛、偏头痛、三叉神经痛、带状疱疹神经痛、“老寒腿”等病症，也能在超声引导下，通过微创松解治疗得到显著的缓解。徐华军及其团队以超声为“剑”，以精准为“盾”，在肌骨的世界里为患者开辟了一条通往康复的道路。

医工交叉创新，瞄准世界一流，铸就“中国智造”

任何一种医学超声成像技术的改进和成功应用，都离不开“医工结合”。这不仅是医学与工学的深度融合，更是跨领域的智慧碰撞，两个学科共同为破解临床实际问题、更好地服务百姓健康而努力。在这条创新之路上，近年来，瑞金超声团队孜孜不倦地投身于新技术的研发，将创新的火花洒满一线工作的每一个角落，为医患双方不断创造出可靠且实用的诊断利器。瑞金超声团队的努力，如同一场科技与医学的交响乐。他们在高端超声的研发领域不懈努力，每一次技术的飞跃都是对未知世界的勇敢探索。同时，在超声人工智能的广阔天地里，团队更是推进学科交叉创新的先锋，用智慧的笔触勾勒未来医疗的宏伟蓝图。

产、学、研的深度融合，让瑞金超声团队在临床实践中不断摸索与优化，2015年至今，他们凭借卓越的创新能力和扎实的研发实力，已经申请了19项与超声技术及医疗器械相关的发明专利。2015年，周建桥团队与迈瑞医疗合作研发出基于弹性成像技术的“shell”测量工具、肌骨弹性成像剪切模量测量等全球首创的弹性定量分析工具，助力国产超声品牌的弯道超车。任新平与迈瑞医疗合作研发的“运动稳定性指数（M-STB）”技术，显著提升了国产设备在肝脏弹性诊断方面的性能，并已被美国及世界超声联合会肝病指南收录和推荐。肝脏弹性相关研究开创了国产超声设备在肝脏剪切波弹性技术和脂肪定量领域的应用先河，已发表近10篇SCI论文，为制定符合中国人群的乙型肝炎肝纤维化肝脏弹性诊断标准贡献了“瑞金智慧”。

在人工智能与深度学习研究的汹涌浪潮中，瑞金医院超声医学科勇立潮头，与多家顶尖科研单位携手，共同开启了深度产、学、研合作的崭新篇章。在这场科技与医学的跨界盛宴中，团队针对甲状腺、肝脏、前列腺等关键脏器，进行了超声影像人工智能技术的深度研发，力求为精准医疗开辟新的路径。这是一场智慧与创新的紧密碰撞。团队成员不仅交换着前沿的学术思想，更在实践中不断磨合、完善，力求对每一项技术的突破都能为临床带来实实在在的帮助。瑞金超声团队在超声影像智能化领域的积极探索，为实现智慧医疗贡献了自己的力量，将“瑞金智慧”辐射至全国。

2018年12月，周建桥发起成立了“中国甲状腺与乳腺超声人工智能联盟”。这是中国首个且规模最大的超声人工智能联盟，汇聚了415家联盟医院，广泛覆盖我国各省、自治区和直辖市的一级、二级和三级医院。2019年，瑞金医院超声医学科获选国家卫生健康委员会能力建设和继续教育中心医学图像数据库超声库的建库组长单位，詹维伟担任组长。2020年，瑞金超声团队与复星杏脉合作研发的人工智能甲状腺与乳腺超声辅助诊断系统“瑞声超影”初获成功。人工智能甲状腺结节超声辅助诊断系统在2020年上海智慧城市建设方案竞赛中脱颖而出，荣获一等奖。同时，该系统也在上海智慧城市建设“智慧工匠”评选中拔得头筹，斩获一等奖。周建桥凭借其在该项目中的杰出贡献，获2020上海“智慧工匠”荣誉称号，成为当选者中唯一的医生代表，彰显了其在智慧医疗领域的卓越成就和引领地位。

甲状腺与乳腺影像超声数据库的建立，不仅是对“瑞金超声”的认可，也为进一步推动人工智能、深度学习等前沿超声医疗设备的创新开发研究奠定了坚实基础。周建桥主任率领团队汇聚了来自208家医疗机构、涵盖12个超声品牌的10 023个甲状腺结节超声图像数据，成功建立了结节的检出、分割和分类AI模型，并明确了影响AI模型泛化能力的因素，建立了人机结合的最佳方式。该成果于2023年发表在影像学顶级期刊*Radiology*上。2023年，周建桥主任带领团队提出了基于人工智能技术的乳腺超声虚拟弹性成像（2023年发表于*Nature Communications*），该技术通过肿块的B型超声形态学特征模拟出了弹性成像的生物力学特征，从而可被应用于包括掌上超声设备在内的低端超声设备，使得低端超声设备也能具

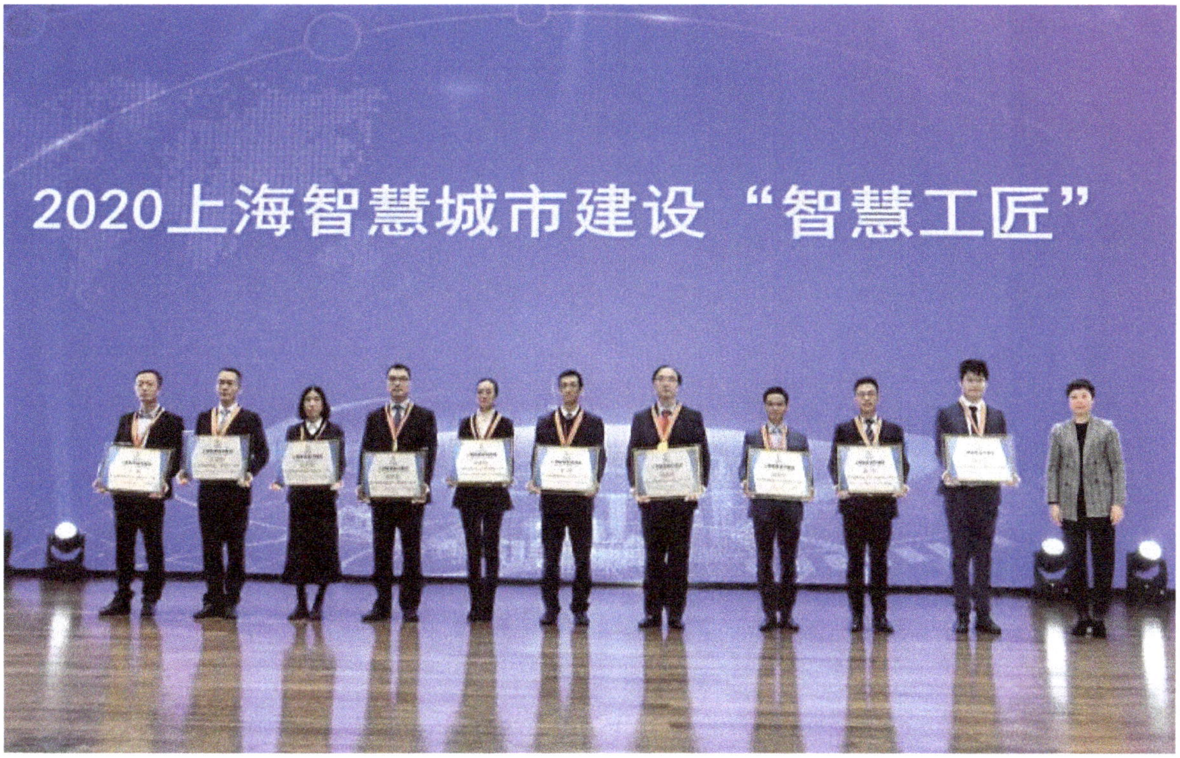

周建桥主任（右四）获 2020 上海智慧城市建设"智慧工匠"荣誉称号

备高端的弹性成像功能。这一创新赋能基层超声医生，解决技术难题，还有效填平了医疗资源不足的鸿沟。2024 年，周建桥主任带领团队以中国甲状腺与乳腺超声人工智能联盟的名义，在 *European Radiology* 发布了关于超分辨超声成像的超声微脉管组学的共识声明。该共识在国内外首次创新性地提出了"超声微脉管组学"的概念，打开了该领域研究的大门。

团队李成主任医师携手西安邮电大学与西安交通大学的科研团队，共同投身于前列腺癌人工智能研究的浪潮中。经过不懈的努力与探索，他们所研发的人工智能系统在前列腺癌的诊断上展现出良好的效能，诊断准确率高达 84.2%。团队侯怡卿医生与平安科技科研团队，针对桥本甲状腺炎患者的甲状腺弥漫性改变可能导致结节的图像恶性风险增高且诊断困难增加，进行了人工智能的研究，为这一领域的医学实践提供了宝贵的参考和指导。团队任新平主任医师与复旦大学人类表型组研究院合作研发基于常规肝纤维化分期模型中加入炎症因素的双任务深度学习分类模型，该模型显著提高了肝纤维化诊断效率。

"瑞金超声"不仅关注当前的发展，更瞄准未来超声医学的热点，致力于实现更智能化、更人性化、诊疗一体化的目标。近五年来，瑞金超声团队承担了多项国家和省部级科研项目，并在 *Radiology*、*Nature Communications*、*Advanced Science* 等顶尖期刊上发表了 200 余篇 SCI 论文。近年来，科室还注重基础实验平台的搭建与基础理论研究的开展，针对耐药菌感染后的治疗、易损斑块的早期评估及肿瘤的早期诊断与治疗等方面，展开了深入的基础实验研究。相关研究成果已发表于多个高分值学术期刊，并获得国家自然科学基金等项目的资助。

“厚积薄发超越，声情并茂育人。”如今，瑞金医院超声医学科形成了一支具有国际视野与创新精神的医师队伍。他们紧跟时代步伐，紧握科技进步的脉搏，不断开拓创新，勇攀医学高峰。他们在国内外学术舞台上持续发出“瑞金超声”的最强音，不仅践行着“健康中国”的理念，更以实际行动践行医学使命，为医学事业的发展贡献着自己的力量。

撰稿丨杨志芳　任新平

肾脏内科

在这里，读懂什么叫“看病要看到因、看到底”

20 世纪 50 年代，在一次常规的门诊出诊时，医生连续三次呼叫了一位患者，却始终不见人影。“叫了患者怎么还不进来？”医生纳闷地走出诊间张望，只见一名老太太佝偻着腰、驼着背，痛苦万分地靠墙挪动，蹒跚前行。“这不是寻常软骨病的表现！”凭借着扎实的理论基础和渊博的医学功底，医生敏锐感受到了该患者的特殊性，并通过抽丝剥茧，诊断出了我国第一例肾小管酸中毒及由其引起的软骨病病例。这位医生就是董德长教授——瑞金医院肾脏内科创始人。

时隔大半个多世纪，瑞金医院依然流传着关于董德长教授精通英语和法语、内科功力深厚等的美谈。而在瑞金医院肾脏内科，一代代名医精神浸于心、更付之以行。瑞金医院肾脏内科是国内成立颇早、配置最完善的肾脏内科之一。科室始建于 20 世纪 60 年代初，学科创始人董德长教授系第三届中华医学会肾脏病学分会主任委员，以及第三至五届亚洲太平洋地区肾脏病学会理事。历经半个多世纪发展，几代人的传承，瑞金医院肾脏内科已成为集临床、病理、实验室（肾脏病研究所）及血液净化中心为一体（即“四位一体”）的综合肾脏病诊疗中心。学科拥有国内肾脏病领域规模最大的遗传资源库和随访登记系统，已积累 12 000 余例肾脏病理标本和 20 000 余例脱氧核糖核酸（DNA）标本，其中包括 1 810 余个不同遗传性肾脏病家系。学科同时也是教育部重点学科、上海市重点学科、上海市卫生健康委员会重点学科和上海市医学专业领先学科，是在国内外有较大影响力的肾脏专科医生培训基地和国家级临床药理基地，并是国家首批肾脏病学博士、硕士学位授予点和博士后流动站，培养博士、硕士研究生数百人。在这里，一代代瑞金肾脏人始终把对医学的坚持铭记在心，这里让人真正读懂了什么叫“看病要看到因、看到底”。

创科，让远见照见未见，诊断中国第一例肾小管酸中毒

瑞金医院内科创始人邝安堃教授有五大弟子，领衔了五大内科，肾脏内科就是其中之一。瑞金医院肾脏内科始建于1965年，1976年成为独立科室，是国内成立最早、配置最完善的肾脏专科之一。“服从老师安排”的董德长教授从内分泌科转行创建肾脏内科。

董德长教授是瑞金医院终身教授，内科主任医师，博士生导师，瑞金医院肾脏内科的创始人和带头人。他1922年4月出生于上海，1944年毕业于上海震旦大学医学院（今上海交通大学医学院），精通英、法两国语言。1948—1949年赴美国华盛顿大学医学院巴尔纳斯医院内科进修；1949—1950年赴法国巴黎大学勃鲁赛医院内科肾脏科进修。1950年，他怀着一颗赤诚的爱国之心，拒绝了国外专家的挽留，毅然回国。1954年，年仅32岁的他晋升为上海第二医学院最年轻的副教授。

肾脏内科建科初期，一无专门病房和固定床位，二无任何专业设备，三无课题及资金支持，各项工作开展困难重重。受过西方医学教育的董德长教授深知肾脏内科是一个特殊的临床专科，除了临床，还需要成立透析、病理和实验室，只有这四个部门通力配合，才能保证学科的发展。而当时的肾脏内科不仅在临床上处于“三无”困境，透析、病理和实验室也几乎都要从“零”开始。面对严峻挑战，董德长教授没有气馁，而是选择迎难而上，将全部精力和时间都花在学科全面发展与建设上，决心使瑞金医院肾脏内科在短时间内赶上世界先进水平。

面对当时科内人员肾脏病专科知识不够的问题，董德长教授利用下班时间从肾脏病学基础知识开始给大家讲课。除了专业知识，董德长教授还教大家英语，以便大家更快掌握肾脏病学的基本理论和前沿新知。瑞金医院肾脏内科遇到了很好的历史机遇，20世纪80年代初，时任国际肾脏病协会主席、法国Tenon医院肾脏科Richet教授带领一批国际肾脏病学专家到

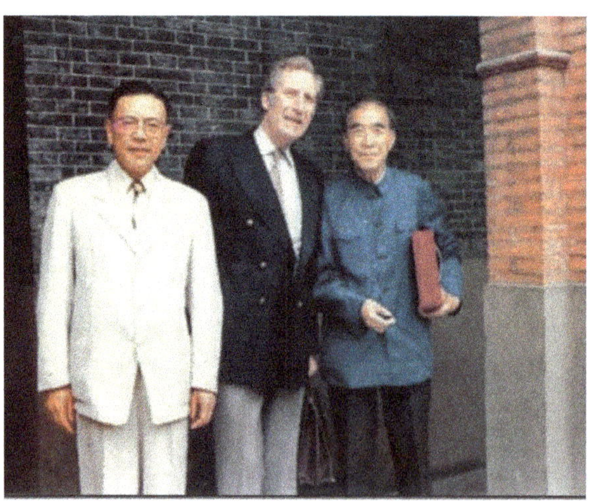

1981年，董德长教授（左一）与邝安堃教授（右一）及国际肾脏病学会主席Richet教授合影

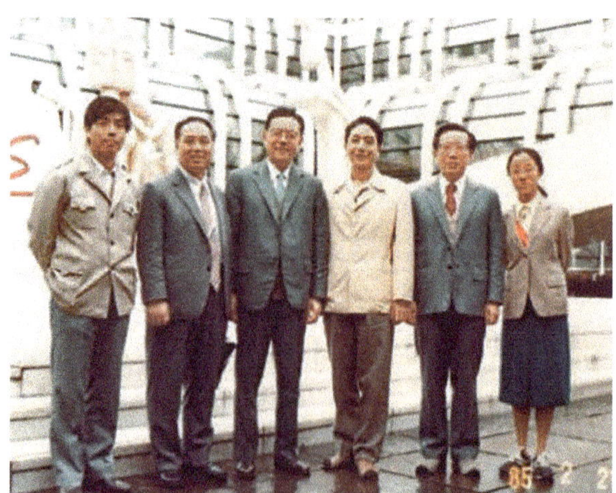

1985年，董德长教授（左三）赴法国看望即将学成回国的瑞金医院肾脏内科留学人员

访北京，董德长是接待人员之一。凭借深厚的学识和出色的法语，他给国外专家留下深刻印象，并邀请专家“来上海看看”。在介绍瑞金医院肾脏科的时候，他又落落大方地向外国专家提出，“我们要发展，支持我们吧”，有名的“成套出国”诞生：首批出国 6 人分别学习透析、病理、临床、基础研究等；两年后 6 人悉数回国，搭建了整个瑞金医院肾脏内科四位一体的团队构架雏形。这种做法在 20 世纪 80 年代是非常超前的。

训练有素的医师通过使用科学的思辨方法和程序进行临床推理，根据已知的医学知识，结合患者临床信息作出鉴别诊断。20 世纪 50 年代，董德长教授就通过抽丝剥茧，诊断出了我国第一例肾小管酸中毒。

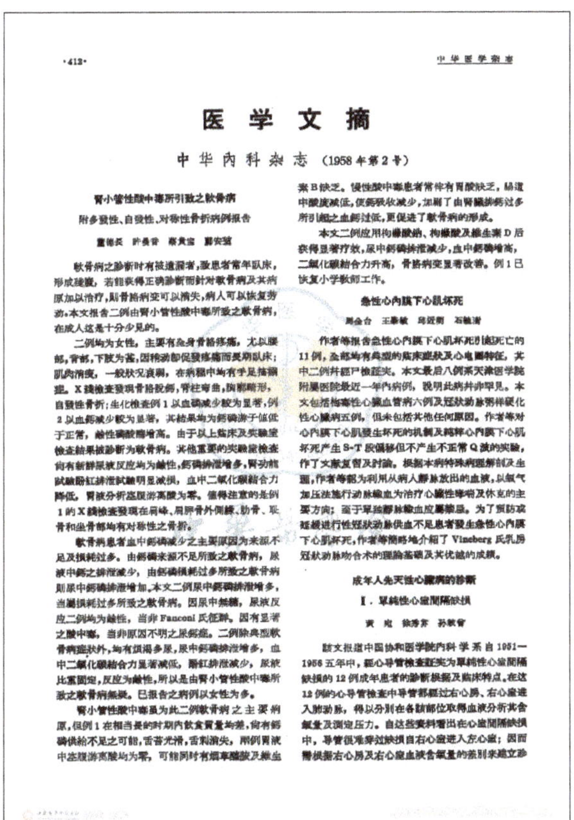
·412·　　中华医学杂志

医 学 文 摘

中华内科杂志（1958 年第 2 号）

肾小管性酸中毒所引致之軟骨病

附多發性、自發性、对称性骨折病例报告

董德長　许曼音　蔡貴宝　郦安强

軟骨病之診斷时有被遺漏者，致患者常年臥床，形成殘廢，若能获得正确診斷而針对軟骨病及其病原加以治疗，則骨骼病变可以消失，病人可以恢复劳动。本文报告二例由肾小管性酸中毒所致之軟骨病，在成人这是十分少見的。

二例均为女性，主要有全身骨骼疼痛，尤以腰部，背部，下肢为甚，因稍动即促發疼痛而長期臥床；肌肉消瘦，一般狀況衰弱，在病程中均有手足搐搦症。X 綫檢查發現骨骼脫鈣，脊柱彎曲，胸廓畸形，自發性骨折；生化檢查例 1 以血磷减少較为显著，例 2 以血鈣减少較为显著，其結果均为鈣磷游子值低于正常，鹼性磷酸酶增高。由于以上臨床及实驗室檢查結果被診斷为軟骨病。其他重要的实驗室檢查尚有新鮮尿液反应均为鹼性，鈣磷排泄增多，腎功能試驗酚紅排泄試驗明显減損，血中二氧化碳結合力降低，胃液分析游離游离酸为零。值得注意的是例 1 的 X 綫檢查發現在肩峰、肩胛骨外側緣、肋骨、耻骨和坐骨部均有对称性之骨折。

軟骨病患者血中鈣磷减少之主要原因为来源不足及損耗过多。由鈣磷来源不足所致之軟骨病，尿液中鈣之排泄减少，由鈣磷損耗过多所致之軟骨病則尿中鈣磷排泄增加。本文二例尿中鈣磷排泄增多，当屬損耗过多所致之軟骨病。因尿中無糖，尿液反应二例均为鹼性，当非 Fanconi 氏征群。因有显著之酸中毒，当非原因不明之尿鈣症。二例除典型軟骨病症狀外，均有煩渴多尿，尿中鈣磷排泄增多，血中二氧化碳結合力显著減低，酚紅排泄减少，尿液比重固定，反应为鹼性，所以是由肾小管性酸中毒所致之軟骨病無疑。已报告之病例以女性为多。

肾小管性酸中毒虽为此二例軟骨病之主要病原，但例 1 在相当長的时期內飲食質量均差，尚有鈣磷供給不足之可能，舌苔光滑，舌刺消失，两例胃液中游離游离酸均为零，可能同时有烟草酸胺及維生素 B 缺乏。慢性酸中毒患者常伴有胃酸缺乏，腸道中酸度減低，使鈣吸收减少，加剧了由腎臟排鈣过多所引起之血鈣过低，更促进了軟骨病的形成。

本文二例应用枸橼酸鈉、枸橼酸及維生素 D 后获得显著疗效，尿中鈣磷排泄减少，血中鈣磷增高，二氧化碳結合力升高，骨骼病变显著改善。例 1 已恢复小学教师工作。

急性心內膜下心肌坏死

周金台　王泰敏　吕贤蔚　石毓澍

作者等报告急性心內膜下心肌坏死引起死亡的 11 例，全部均有典型的臨床症狀及心电圖特征，其中二例并經尸檢証实。本文最后八例系天津医学院附屬医院最近一年內病例，說明此病并非罕見。本文包括梅毒性心臟血管病六例及冠狀动脉粥样硬化性心臟病五例，但未包括其他任何原因。作者等对心內膜下心肌發生坏死的机制及純粹心內膜下心肌坏死产生 S-T 段偏移但不产生不正常 Q 波的实驗，作了文献复習及討論。根据本病特殊病理解剖及生理，作者等認为利用从病人靜脉放出的血液，以氧气加压法施行动脉輸血为治疗心臟性哮喘及休克的主要方向；至于單独靜脉輸血应屬禁忌。为了預防或延緩进行性冠狀动脉供血不足患者發生急性心內膜下心肌坏死，作者等簡略地介紹了 Vineberg 氏乳房冠狀动脉吻合术的理論基礎及其优越的成績。

成年人先天性心臟病的診斷

Ⅰ. 單純性心室間隔缺損

黄宛　徐秀芳　孙敏智

該文报道中国协和医学院內科学系自 1951—1956 五年中，經心导管檢查証实为單純性心室間隔缺損的 12 例成年患者的診斷根据及臨床特点。在这 12 例的心导管檢查中导管都經过右心房、右心室进入肺动脉，得以分別在各該部位取得血液分析其含氧量及測定压力。自这些資料看出在心室間隔缺損中，导管很难穿过缺損自右心室进入左心室；因而需根据右心房及右心室血液含氧量的差別来建立診

1958 年《中华内科杂志》上刊出董德长的病例报告。这是中国第一例肾小管酸中毒及引起的软骨病病例

这天的门诊，一位老太太步履蹒跚地走到董德长的诊室。他看出了异样，在当时有限的实验条件下，发现这是肾小管酸中毒导致的软骨病。诊断有了，怎么治？当时，这种病没有现成药物。“那就自己配！”经多方研究，董德长配制出枸橼酸合剂，成功救治了该患者。

研究没有就此打住，董德长继续在国内首次自主研制出枸橼酸合剂的Ⅰ号方、Ⅱ号方、Ⅲ号方。半个多世纪过去了，这些药仍是国内肾小管酸中毒的主要治疗药物；时至今日，在瑞金医院门诊，仍常有全国各地的患者来寻求枸橼酸合剂。

以肾小管酸中毒为代表的肾小管间质疾病的诊治与基础研究是瑞金医院肾脏内科的重点及特色。此外，肾脏内科还报道了 Liddle 综合征家系、Gitelman 综合征、Bartter 综合征，并对上述疾病建立完善的随访数据库，相关病种诊治数量在国内均为最大组，已成为国内公认的疑难性肾小管疾病诊治中心，其经验推广全国。

董德长曾任第三届中华医学会肾脏病学分会主任委员，上海市医学会肾脏病学分会主任委员，第三至五届亚洲太平洋地区肾脏病学会理事等；曾荣获全国卫生文明建设先进工作者、全国教育系统劳动模范、人民教师奖章，获法国巴黎大学、都鲁士大学、波兰格坦斯克医学奖章。在以董德长为代表的老一代专家的努力探索与实证下，瑞金医院肾脏内科从无到有，大家也逐渐明白肾脏不只是排泄器官，也是内分泌器官，并牵涉多系统疾病。骨痛，根源不一定在骨，可能是肾；贫血，也可能肇始于肾——肾脏病变引发促红细胞生成素不再分泌了……董德长是全国最早重视继发性肾脏病

的专家，为此还编写过《内科各系统疾病的肾脏表现》，书名很直白，却提醒着我们：看病要看到因、看到底。让远见照见未见，这是初创者非凡的胆识。

中国研究荣登国际顶级期刊，着力改善肾病患者贫血现状

数据显示，我国慢性肾脏病发病率已达10.8%，每10个中国人中就有1人罹患慢性肾脏病。聚焦慢性肾脏病及其并发症，瑞金医院肾脏内科做了一系列工作，将科研的丰硕成果推广应用至临床实践。肾性贫血是慢性肾脏病患者的重要并发症，随着肾功能的恶化，贫血的发病率逐渐增加，透析患者90%以上都有贫血。既往治疗肾性贫血的主要方法为注射重组人红细胞生成素。为改善这一现状，瑞金医院肾脏内科陈楠教授及其团队牵头进行了治疗肾性贫血口服药物罗沙司他的新药Ⅲ期临床试验，并将研究结果以两篇论文的形式发表于2019年 *The New England Journal of Medicine*。这是该杂志首次发表由中国大陆医生作为第一作者和通讯作者的新药Ⅲ期临床研究论文，也是该杂志首次背靠背发表中国团队的临床研究成果。罗沙司他的应用大大改善了慢性肾脏病患者的贫血现状。这背后，是陈楠教授数十年如一日的辛勤耕耘和持之以恒对医学事业的默默奉献。

1983—1990年，陈楠先后赴法国巴黎第六大学附属Tenon医院肾脏科、法国巴黎第五大学附属Necker医院肾脏科学习，并以优异的成绩成为首位获得法国巴黎第五大学肾脏专科医生、法国巴黎第六大学外籍主治医生和法兰西学院外籍住院医生等临床资格的中国医生。1990年，学成后的陈楠谢绝了导师的盛情挽留和高薪待遇邀请，毅然回到祖国，在当时国内尚属年轻的肾脏学科领域孜孜以求，对继发性肾脏疾病（如系统性红斑狼疮、干燥综合征、异常球蛋白血症、遗传性肾炎、原发性系统性血管炎等）和急危重症肾脏病抢救（急性肾功能衰竭等）等一系列危重、疑难疾病进行了研究。

在陈楠教授的带领下，肾脏内科不断腾飞，创造了多个“最”：最先开展了上海市社区人群慢性肾脏病（CKD）流行病学调查；建立了国内肾脏病领域规模最大的遗传病资源库，包括临床资料库、肾脏病理库、DNA库、血清库等，多个病种系国内最早或最大组报道，并建立随访登记系统。肾脏内科搭建国内首个遗传性疾病的临床-实验室-病理-基因诊断平台，包括Alport综合征等多个遗传疾病的诊断体系和特异性方法，并开展疾病相关基因的突变检测，大大提高了疾病临床诊断水平；建立慢性肾小管损伤临床检测平台，形成了国内最完善的慢性肾小管间质检测指标；联合上海交通大学医学院7家附属医院，成立上海交通大学医学院肾脏病研究所，打造优势突出的

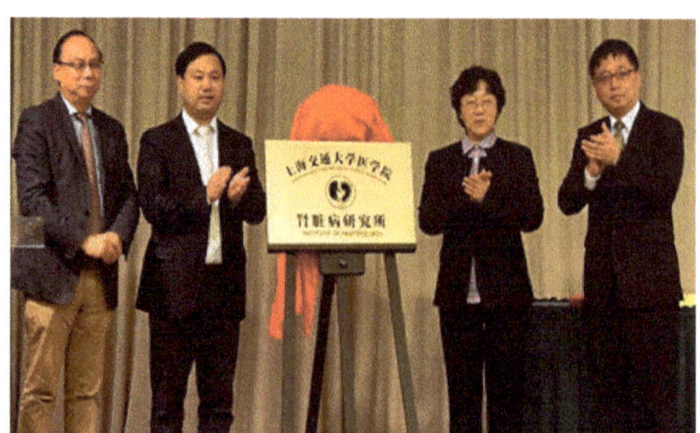

2015年3月24日，上海交通大学医学院肾脏病研究所成立

慢性肾脏病研究团队。

在全球顶级期刊发表研究结果只是陈楠教授严谨治学、忘我工作的一个缩影。陈楠曾被授予“卫生部有突出贡献中青年专家”称号，获得上海市“科技精英”和“领军人才”、上海市三八红旗手、上海市优秀教育工作者、中国女医师协会五洲女子科技奖临床医学科研创新奖等多项荣誉称号；先后承担国家重点基础研究发展计划（973 计划）、“十二五”规划、国家自然科学基金等科研项目 30 余项，发表学术论文 400 余篇；获得教育部科技进步奖一等奖、中华医学科技奖二等奖、上海市科技进步奖一等奖等奖项 17 项；并且因在慢性肾脏病防治方面的突出贡献，于 2011 年获得美国肾脏病基金会（NKF）颁发的“国际突出贡献奖”，2014 年当选“法国国家医学科学院外籍院士”，2021 年获国际肾脏病学会（ISN）先锋奖，2023 年获得瑞金医院“终身教授”荣誉称号。

陈楠教授不但拥有高超的医疗技术，更有高尚的医者情怀。她一直对自己的学生说：“选择医学就是选择奉献与放弃。”她心中时刻装着患者的利益，为医学、为患者无私奉献。有一位外地女患者辗转来到瑞金医院肾脏内科就诊，正在人地两疏、愁眉不展时，身上仅有的 5 000 元也不幸遭窃，真是雪上加霜、痛苦不堪。了解此事的陈楠二话没说，自掏腰包为她垫上了医疗费用，其他医生护士也纷纷解囊相助，患者的情绪很快稳定下来，并积极配合医生的治疗。患者康复出院时，陈楠又筹集经费为她解决了回程的路费问题，患者感动地说：“陈医生，您真是我的恩人啊！”2020 年的春天，当陈楠听说瑞金医院整建制支援的华中科技大学同济医学院附属同济医院光谷院区有新型冠状病毒肺炎患者同时合并肾性贫血，但因为种种原因无法得到及时用药时，第一时间马不停蹄地与多方联系，花费了大量时间与精力，筹集到了包括罗沙司他在内的一大批药品和防护用品，连夜送到武汉，免费提供给患者，把顶尖研究认证的新药用在了抗击新型冠状病毒感染的最前线。

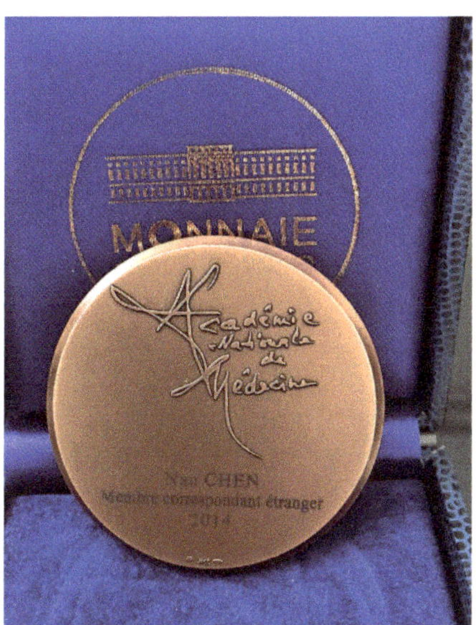

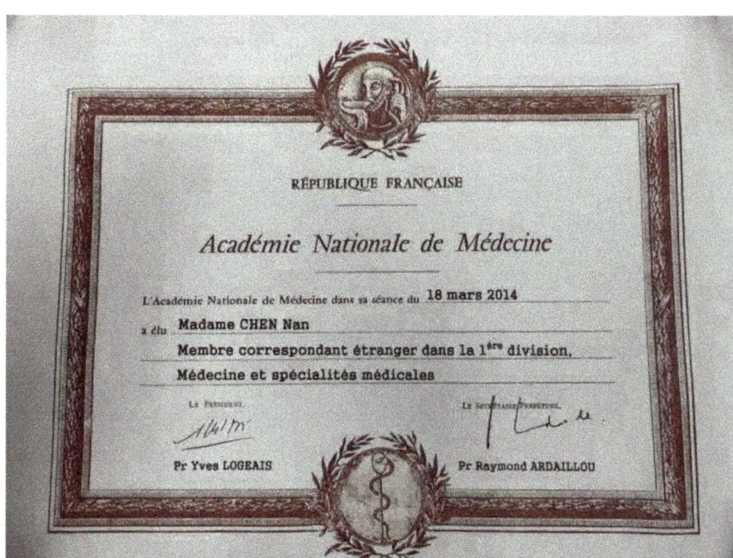

陈楠教授现为法国医学科学院外籍院士

聚焦罕见疑难，开出中国首张法布雷病特效药处方

2020 年 5 月 18 日，中国首个法布雷（Fabry）病特效药注射用阿加糖酶 β（商品名“法布赞”）在瑞金医院肾脏内科开出首张处方。这也意味着，这个罕见病在国内终于有治了。为什么这一张罕见病领域的处方会落于此？因为这是瑞金医院肾脏内科多年深耕的另一领域。

35 岁的吴先生从小学二年级开始就出现出汗减少、四肢灼热痛、听力下降等症状，吃了各种药物都不见好转。他辗转来到瑞金医院肾脏内科就诊，终于通过酶测定诊断为法布雷病——一种罕见的 X 染色体伴性遗传的溶酶体贮积症。法布雷病男性患者的平均生存期较正常对照人群缩短约 20 年，女性患者则缩短约 10 年。该病临床表现多样，四肢肢端的灼烧样疼痛是常见首发症状，甚至有女性患者形容这种疼痛“比生孩子还要痛”。法布雷病患者如得不到及时、有效的治疗，随着疾病的进展，其肾脏、心脏、中枢神经等重要器官与系统会发生严重的功能损害，进一步引发相关病变，甚至危及生命。

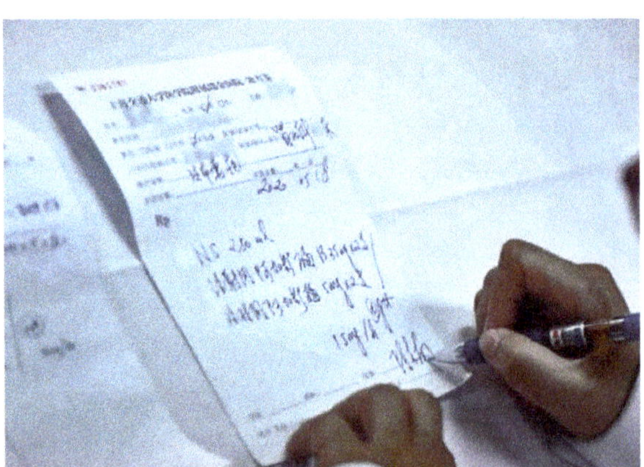

2020 年，陈楠教授开出我国首张法布雷病特效药法布赞处方

过去 20 年，瑞金医院肾脏内科一直致力于诊断和治疗这种罕见遗传病。截至目前，瑞金医院作为全国定点医院，已确诊并采集 125 个法布雷病家系，其中近 300 例被诊断为法布雷病，为全球单中心最大组的法布雷病诊治中心，并已完成所有 DNA 标本基因检测。

遗传性肾脏病为瑞金医院肾脏内科特色专业之一，特别是罕见病诊治居全国领先水平。自 2000 年起，肾脏内科法布雷病小组逐渐建立并完善该病的诊断平台，其中酶活性检测及 lysoGb3 检测均是国内首次进行，之后还将该平台推广应用于临床诊断和家系筛查；尤其是通过干纸片法（DBS）检测酶活性，将诊断辐射到上海周边乃至新疆、云南等地，有效降低延误诊、漏诊率。同时，该小组还建立了完善的临床资料库，并开设罕见病专病门诊。为推动法布雷病的规范化诊疗，2021 年 4 月，由瑞金医院陈楠教授牵头并组织多学科资深专家共同制定的《中国法布雷病诊疗专家共识（2021 年版）》于《中华内科杂志》发表，对法布雷病的临床表现、诊断方法和流程进行了更好的梳理和完善。

不仅能诊断，还有药能治疗。法布雷病的诊治，不仅燃起患者重生的希望，更激发医务人员的激情。瑞金医院肾脏内科成为“瑞金罕见病中心”首批参与科室，依托丰厚的医疗资源和丰富的诊疗经验，多学科整合，更好地为患者服务。同时，科室还联合药剂科等职能处室，为罕见病特殊药品的申请提供全方位的

有力支持；联合社会爱心人士成立了广慈善爱基金会，向贫困的罕见病患者提供资助，使他们不仅能够得到治疗，也能得到社会的爱心捐赠，从而减轻家庭负担。

正值花样年华的丹丹是一名年轻护士，2023 年 10 月在无明显诱因下出现发热和阵发性咳嗽。半个月之后更是出现高热，体温最高达 40.1℃，伴血小板减少，面部及腹部散在皮疹，全身水肿。在当地医院检查后，她并没有得到明确的诊断，于是在同年 11 月底，她来到瑞金医院就诊。当时，她因重症感染、呼吸衰竭，接受了气管插管呼吸机辅助通气。同时，她还合并肾功能衰竭和血小板减少。经罕见病中心多学科会诊，结合自身免疫指标、血栓性微血管病相关临床检查、肾穿刺活检病理结果和基因检测结果，最终，丹丹被确诊患上了极罕见的非典型溶血性尿毒症综合征（aHUS）。这是一种以微血管病性溶血性贫血、急性肾损伤和血小板减少三联征为主要临床特点的综合征，患病率约为 7/1 000 000，近 50% aHUS 患者可发展为终末期肾病，死亡率达 25%，2018 年它被纳入中国第一批罕见病目录。

丹丹患上 aHUS 这一罕见病是不幸的，但幸运的是，她遇到了“瑞金罕见病中心”诊疗团队，尽早得到了诊断及对症治疗，并且团队还在第一时间完成相关申请流程，帮助丹丹用上了进入医保目录后的依库珠单抗，使原本每周六万元的治疗费用下降到了每周三千元。这不仅降低了丹丹的治疗负担，也极大增加了她的治疗信心。经过积极治疗，丹丹恢复良好，不仅摆脱了机械通气和血液透析等辅助治疗，通过康复锻炼后，她也已经重新回到热爱的护理岗位继续工作。

聚焦庞大的慢性肾病群体，始终与患者“在一起”

“肾脏病患者中，除了少部分患的是急性肾病，95% 患的是慢性肾病。所以我们常听说，得了肾脏病，很难看好的。这话听着很无奈，但作为医生，你会就此放弃吗？接受了患者，就要给予一体化管理，使患者病情稳定或延缓其病情进展。即便有患者发展到尿毒症了，也要给予最适合的肾脏替代治疗，尽最大努力纠正各种并发症，延长患者的生命，提高患者的生活质量。如果医生先放弃了，患者就更没有希望了。”瑞金医院血液净化中心陈晓农主任说，行医这么多年，瑞金师长们教给她很重要的一点是：医生首先要有信心，并且要带着这份信心，发起对未知的探索、挑战。

“要认真听医务人员的话，要多和身边的病友交流，多参加肾友会的各项活动。”曾经在 15 个国家工作和生活过的郑先生在瑞金医院已经进行血液透析治疗 3 年了，他说：“瑞金血透中心（血液净化中心）团队是一个对患者有爱心，并且有着很强的集体荣誉感的优秀团队。她们对业务精益求精，对患者无微不至，是患者可以信任的依靠。”郑先生口中的瑞金医院肾友会已经走过 14 个年头，是所有血液透析患者组建起来的病友大家庭。“我有时感觉命运不公，但又无比幸运能遇到这样的团队，她们就像是上帝为我打开的另一扇窗，是我生命中最大的运气。”这是已经进行透析治疗 6 年的陆女士在给市长信箱的信中所写到的。

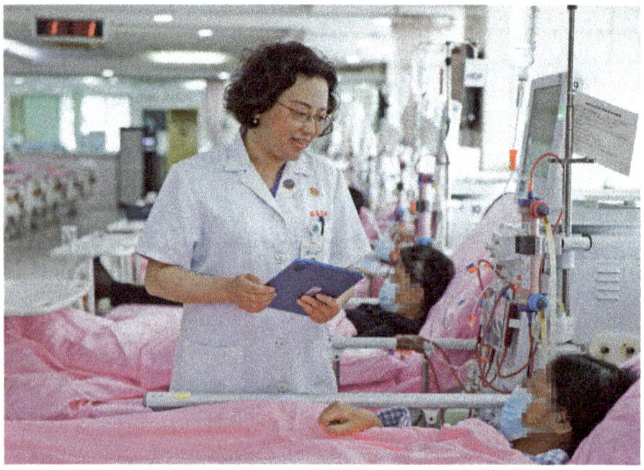
陈晓农主任正在查房

在瑞金医院肾脏内科血液净化中心，有95岁高龄老人于老伯、有虽罹患多发性骨髓瘤但积极治疗病情稳定的金奶奶、有“透析”“工作”两不误的大学教授袁老师……陈晓农主任对每个透析患者的病情都了如指掌，病史、用药、透析方案，事无巨细她都牢记于心。在2022年上海新型冠状病毒疫情的特殊时期，陈晓农带领血液净化中心全体成员驻扎在医院，为每一位血液透析患者奔波、操劳，因为她知道，每一次治疗都维系着这些患者的生命。“我始终认为，当一名肾脏内科医生还是需要一些特质的。比如当突发公共事件来临时，你必须冲锋在前，因为你有重症连续性肾脏替代治疗（CRRT）这类生命支持技能。又比如，平时你面对的大量患者，得的都是慢性病，需要长期管理，你必须对患者负责，仔仔细细看病，认认真真研究；你把患者管好了，他们可以重返社会，可以去工作。这种成就感与看急性病是不同的，你不仅挽救了一个人，更挽救了一个家庭，燃起一群人对生活的希望。”高尚的医者情怀如涓涓细流，在瑞金医院肾脏内科不断传承。2023年，陈晓农主任获得“上海好医生”荣誉称号，这是对她高尚情怀的褒奖。

45岁的王先生是就诊奉贤区一家医院的尿毒症患者，每周要接受三次血液透析治疗。近年来，他逐渐出现四肢骨骼疼痛、行走困难等症状。经检查，他出现了尿毒症并发症——继发性甲状旁腺功能亢进。他的甲状旁腺激素水平比正常范围高了40多倍。王先生了解到，瑞金医院肾脏内科在2009年就成立了慢性肾脏病矿物质和骨异常（CKD-MBD）临床诊治多学科团队。他很想到瑞金医院肾脏内科就诊，但又害怕耽误血液透析治疗，内心充满了矛盾。为帮助更多像王先生这样的患者，由瑞金医院肾脏内科牵头的血液净化医联体于2019年成立，已有成员单位20家，辐射长三角地区。王先生通过医联体双向转诊来到瑞金医院就诊，并根据MDT会诊结果，顺利接受了甲状旁腺切除手术。

除了长期透析的尿毒症患者外，血液净化中心还有一些肾功能正常的患者也会来定期接受治疗，24岁的小新就是其中之一。小新自从记事起就知道自己与其他孩子不同，臀部、耳郭和四肢都有黄豆大小的色素瘤。3岁时，小新查出胆固醇水平高达20 mmol/L（正常范围$<$ 5.7 mmol/L）。虽然反复就诊，但她的血脂仍控制不佳，到16岁时，甚至已经出现了心绞痛的症状。之后，小新进行了家系调查和基因检测，最终确诊为“家族性高胆固醇血症”，并且单纯用降脂药物治疗很难使她的血脂控制满意，需要联合血脂吸附治疗。自2003年起，瑞金医院肾脏内科就开始进行血脂吸附以治疗家族性胆固醇血症，是国内做基因测序并开展该治疗最早的单位之一，而小新也是随访时间最长的一个病例。此后，小新每两个月就在瑞金医院肾脏内科血液净化中心接受血脂吸附治疗，同时配合药物治疗，她的血脂终于可以维

持在令人满意的水平，身上的色素瘤也渐渐缩小、变软了。如今，自信美丽的小新，凭借艺术天赋和不懈的努力，不仅已经大学毕业，更以优异的成绩考取了国内美术最高学府的研究生，继续追逐她的梦想。

目前，瑞金医院肾脏内科血液净化中心拥有 8 大品牌 24 款机型的血液净化设备，其中包括 30 台血液滤过机、40 台血液透析机及 16 台各型床旁连续性血液净化（CBP）设备，这些先进的设备为肾脏疾病患者提供了多样化的治疗选择。此外，中心还配备了 15 台自动腹膜透析仪，进一步提升了治疗水平和患者体验。目前，中心维持性血液透析患者超过 300 例，长期随访的腹膜透析患者达到 330 例，每年开展的常规血液透析治疗更是超过了 42 000 余人次，充分展示了中心在肾脏疾病治疗领域的强大实力和丰富经验。近年来，瑞金医院肾脏内科血液净化中心不断创新，积极开展单膜 / 双膜血浆置换、连续性血浆滤过吸附、体外二氧化碳清除、胆红素吸附、免疫吸附等一系列先进的治疗技术。这些技术的引入和应用，不仅丰富了中心的治疗手段，也为慢性病患者及危重症患者提供了更加全面、个性化的血液净化治疗和护理服务。瑞金医院肾脏内科血液净化中心始终秉持以患者为中心的服务理念，致力于利用最新的技术和优质的医疗服务，为每一位患者带来最佳的治疗效果和生活质量。未来，中心将继续努力，不断提升自身的医疗水平和服务质量，为更多的肾脏疾病患者带来健康和希望。

合作共赢，攀登临床科研新的高峰

积极参与国内外学术交流合作是瑞金医院一直以来的传统。肾脏内科与美国哥伦比亚大学医学院、西奈山医学院，巴黎第六大学附属 Tenon 医院、巴黎第五大学附属 Necker 医院、英国曼彻斯特 Hope 医院、法国国家科学研究院（INSERM）等国际一流大学、医院及研究单位建立了长期、稳定和深入的合作关系，与世界著名的巴黎第六大学附属 Tenon 医院肾脏科结成姐妹科室（ISN Sister Renal Center Program），在与全球众多候选学科的竞争中脱颖而出，成为中国第一个破格晋升为最高等级（A 级）的肾脏病中心。

循着前辈的脚步，肩负前辈的嘱托，2009 年，谢静远踏上了前往美国的旅程，这也成为他学术生涯中的一个重要转折点。作为肾脏内科第一个“带着课题出国”的医生，他深知这次出国的机会不仅是对自己学术能力的一次检验，更是对前辈的期望和嘱托的一份沉重责任。因为机会难得，谢静远在国外工作期间非常努力。他深知每一分每一秒都弥足珍贵，不能浪费。整整两年时间，他都沉浸在实验室的工作中，埋头苦干。两年的国外工作经历，对谢静远来说是一次宝贵的历练和成长，这些经历为他的学术生涯奠定了坚实的基础。

回国后，谢静远教授致力于肾小球肾炎和遗传性肾脏病的基础和临床研究，先后获得 5 项国家自然科学基金和 1 项重点国际合作项目的资助。通过连锁分析、全基因组关联分析（GWAS）、全外显子组测序等，他成功定位肾小球肾炎新致病基因和变异，并通过功能研究发现新致病机制及治疗靶点；通过多中心队列研究和多组学分析，他建立肾小球肾炎的无创伤诊断、危险分层新工具，提高临床诊治水平；同时，他积极开发遗传性肾脏病基因诊断试剂盒和分子分型软件。上述研究成果推动了肾小球肾炎的精准医疗，提高了临床诊治水平，为研发特异性防治药物提供了理论基础。

20 年前，谢静远教授接诊了一对特殊的姐妹，她们均患有局灶性节段性肾小球硬化症（FSGS），且家族中有多个肾脏病患者。谢静远警觉到此病可能与遗传有关，经详细调查与筛查，他发现家族成员中的肾脏病患者均携带杂合 *COL4A3* 基因突变，而健康人则无此突变。该突变被确认为致病原因，进一步研究发现，在瑞金医院以往诊断的 FSGS 家系中，12.5% 由 *COL4A3* 突变导致。家族性 FSGS 患者中发现Ⅳ型胶原突变成了里程碑式的事件，推动了 Alport 综合征的重新定义。为寻找治疗方法，谢静远教授团队构建了与该家系同源突变的 *COL4A3* 突变小鼠模型，发现药物熊去氧胆酸（TUDCA）能改善小鼠的肾损害，有望成为治疗该病的候选药物。目前，该研究成果已经在肾脏病领域权威期刊 *Kidney International* 杂志上发表，相关研究正在积极推进，以期让更多患者受益。

谢静远教授带领团队深耕科研，基础与临床并进，在包括 *Nature Communications*、*Journal of American Society of Nephrology*、*Kidney International*、*American Journal of Kidney Disease*、*Journal of Molecular Cell Biology* 和 *Clinical Journal of American Society of Nephrology* 等多本期刊上发表 SCI 论文百余篇。谢静远教授入选国家“百千万人才工程”，获“有突出贡献中青年专家”称号，获国务院政府特殊津贴，上海市“优秀学术带头人”，中华医学会肾脏病学分会“青年研究者”（为 2018 年全国唯一

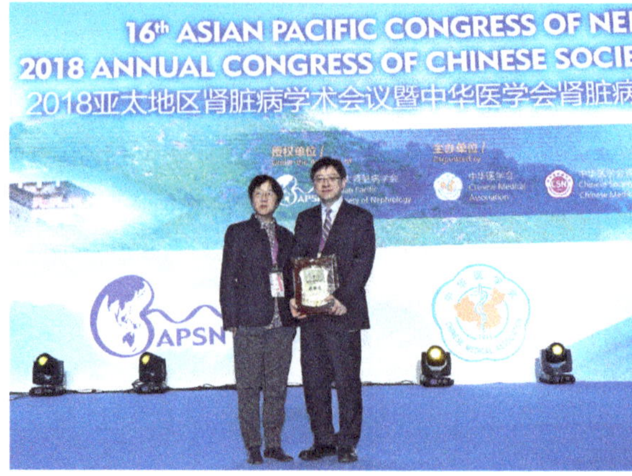

2018 年，谢静远（右）获得中华医学会肾脏病学分会青年研究者奖，系当年唯一的获奖人

获奖人）等荣誉。他担任中华医学会肾脏病学分会青年委员会副主任委员（第十届）、中华医学会罕见病分会委员、上海市医学会肾脏病学分会委员兼秘书、上海市医学会罕见病分会副主任委员、上海市医师协会医学科学普及分会委员、中国生理学会肾脏生理专业委员会委员等职，同时担任 *Nephrology*、*Blood Purification* 等杂志编委。

除了在科研上的杰出贡献，谢静远教授在临床实践中也展现了卓越的医术和无私的奉献精神。他始终将患者的利益放在首位，用精湛的医术和悉心的护理，为无数患者带来了健康和希望。有外地患者慕名来上海就诊，无论多晚，他都会主动帮助患者加号，耐心解释病情、尽力协调住院。无论是在日常的医疗工作中，还是在突发公共卫生事件时，他都毫不犹豫地挺身而出，用自己的实际行动践行了医者仁心的崇高精神。在新型冠状病毒疫情的特殊时期，他更是身先士卒，毅然决然地参加了瑞金医院第三批援鄂医疗队，奔赴武汉。他深知情况的严重性和紧迫性，更深知自己作为一名医生的责任和使命。在武汉的战斗中，他担任医疗组副组长，带领团队成员奋战在一线，为

疫情防控和患者救治做出了巨大贡献。他用自己的专业知识和技术，为无数患者带来了生命的希望和康复的曙光。他的卓越贡献和无私奉献精神也获得了广泛的认可和赞誉，并因此获得了“上海市抗击新型冠状病毒肺炎疫情先进个人”的荣誉称号。

而作为一名医学教育工作者，谢静远教授始终把培养下一代医学生和研究人员作为自己的崇高使命和责任。他深知，医学事业的进步离不开新鲜血液的注入和年轻一代的不断成长。因此，他倾注了大量的心血和精力在教育和培养年轻一代上。他不仅在学术上给予学生悉心的指导，更注重培养他们的创新思维和实践能力，鼓励他们勇于探索、敢于创新。在他的精心指导下，学生们取得了显著的成果，多次在国际和国内的学术会议上获奖。同时，谢静远教授还非常注重青年医生的成长和发展。他深知，青年医生是医学事业的未来和希望，因此他积极为他们提供指导和帮助，鼓励并指导他们申报国家自然科学基金等，提升他们的科研能力和学术水平。在他的悉心指导下，多名青年医生成功获得了国家自然科学基金的资助，在科研工作中扬帆起航。由于在教书育人方面的突出贡献和卓越成就，谢静远教授荣获了上海交通大学医学院“上药杏林育才奖”的殊荣。这一荣誉是对他个人在教育和培养年轻一代方面的肯定和认可。谢静远用自己的实际行动践行了医者仁心的崇高精神。

转眼之间，瑞金医院肾脏内科迎来了将近60年的辉煌历程。六十载春华秋实，见证了科室从无到有、从小到大的蓬勃发展；六十载风雨兼程，我们一同经历了医学技术的日新月异，也亲身参与了医药卫生体制改革的伟大实践。回首过去，我们深感自豪，科室的每一步

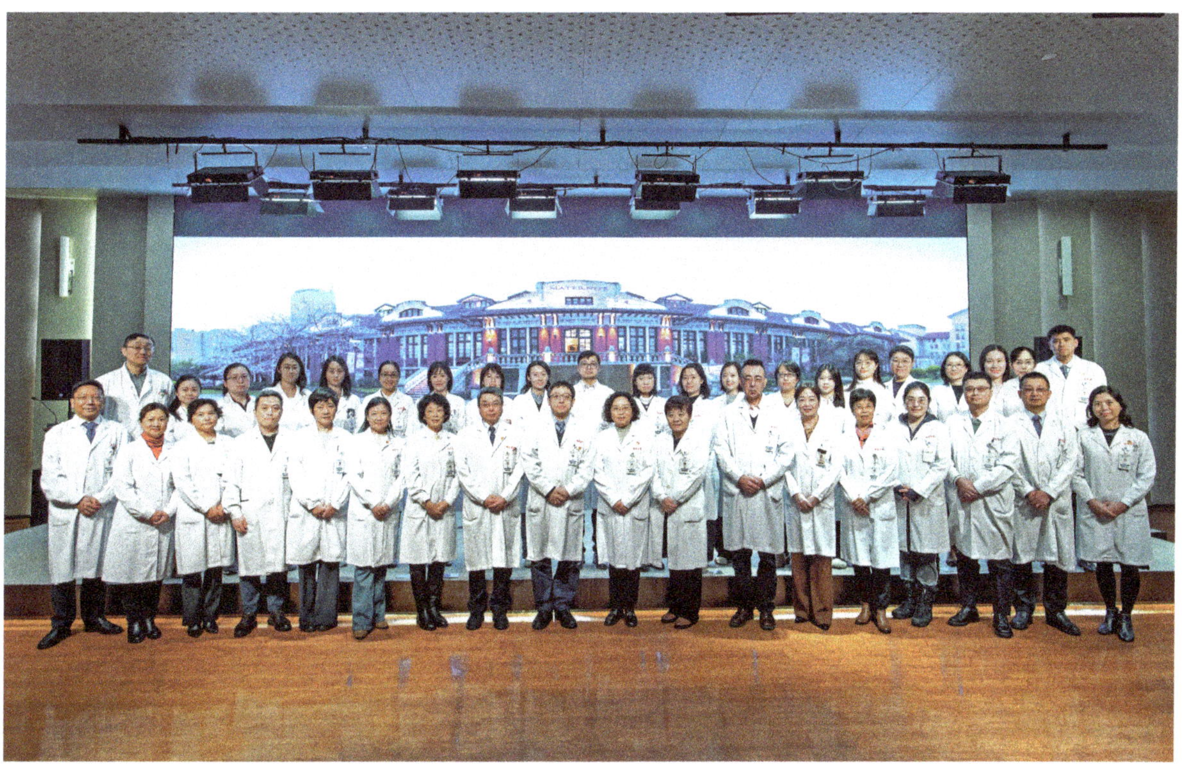

2024年瑞金医院肾脏内科集体照

成长都离不开每一位医护人员的辛勤付出和无私奉献。我们始终坚守着“看病要看到因、看到底”的认知与信念，致力于为患者提供最精准、最全面的诊疗服务。同时，我们也始终秉承医院“广博慈爱、追求卓越”的院训，不断追求卓越的医疗质量和服务水平。展望未来，我们将以更加坚定的步伐、更加务实的作风，继续向善、向上、向发展，不断推动肾脏内科领域的研究与进步。我们将始终守护肾脏健康，为实现“健康中国”的伟大目标贡献我们的力量，让更多的人享受到健康与幸福的美好生活。

撰稿丨高琛妮　谢静远

核医学科

医学与技术完美交汇，助力患者实现精准医疗

如果要说哪个医学学科是医学与技术的完美结合，核医学科是绕不开的答案。核医学，简言之：采用放射性核素进行诊断、治疗和研究的临床学科。它是现代医学的重要组成部分，也是医学现代化的重要标志之一。

早在 20 世纪 50 年代，广慈医院（上海交通大学医学院附属瑞金医院前身）建立了核医学科，这是新中国首批核医学科之一。经过 60 多年、几代人的传承与发展，瑞金医院核医学科已成为设备先进、技术领先、集医教研为一体的综合性核医学科，是国家及上海市临床重点专科、上海市教育委员会及上海交通大学医学院重点学科，硕士和博士学位授予点，也是国家放射药品临床试验机构，以及校临床核医学研究室。近五年来，科室持续位居复旦版“中国医院专科综合排行榜”核医学专业的前十。

癫痫准定位、痴呆早发现……大量疾病与这个学科有关

核医学科是干什么的？对大众来说，这门学科着实有点陌生，但其实它与许多疾病的诊治息息相关。

琳琳是一名 10 岁女孩，她被一种“怪病”困扰，一旦发作，症状似暴风骤雨，突如其来：她会忽然倒地、失去意识、口吐白沫……尽管持续十来分钟后，琳琳能恢复如常，但周围人投来的同情中夹杂着恐惧和不解的眼神，足以“杀死”这个花季女孩。琳琳患的是癫痫，俗称“羊癫疯”。这是一组由脑部细胞受损和全身疾病等原因引起的短暂性脑功能障碍性慢性脑部疾病。琳琳从小就有这种病，即使坚持服药，发作仍日益频繁。妈妈带琳琳慕名找到瑞金医院功能神经外科，被告知这属于难治性癫痫，需要手术来解决问题。“这么大的手术，能成功吗？手术时，医生能准确找到发病的位置吗？手术后多久能重返校园？”琳琳家人的心里还存有许多顾虑。而就在手术前，医生建议琳琳去核医学科做一个名叫“PET/MR”的检查，并强调这个检查非常重要，它仿佛医生的“火眼金睛”，能帮助医生找到精确的癫痫病灶，指导制订完善的手术方案。

PET/MR 到底是何方神圣？简单来说：PET 是正电子发射计算机断层显像，MR 是磁共振，PET/MR 顾名思义就是两者“强强联手”结合成的分子影像设备与技术，两者精准的匹配与融合可以达到形态和功能上的优势互补。随着“精准医学”概念的提出，临床更迫切需要像 PET/MR 这样看得更早、看得更清和看得更准的高端医学影像诊断设备发挥作用。值得一提的是，它的辐射量极低。

瑞金医院是首批获国家批准配置 PET/MR 的 5 家医疗机构之一，相关设备于 2018 年 5 月正式投入临床运行。至今，PET/MR 的多模态和多参数成像在肿瘤（脑、头颈部、上腹部、前列腺等）、神经退行性病变（如痴呆、帕金森病）和癫痫等疾病的诊治中发挥独特价值，为患者精准治疗做出了重要贡献。以琳琳为例，经 PET/MR 检查后，她顺利进行了手术并康复出院，重回校园，开启崭新的人生。

不止于此，发病率日益升高的阿尔茨海默病（AD，俗称“老年性痴呆”）也在核医学科获得诊疗助益。刚退休的老王觉得记忆力大不如前，原以为是退休后不太用脑导致的，去医院开了些药“补脑”。岂料记忆非但没改善，还越来越差。在家人的提醒下，老王到医院做了量表、血液学检查和脑部磁共振，结果发现大脑出现萎缩，初步诊断是轻度认知障碍。医生说将来可能会演变成老年性痴呆。

到底是不是老年性痴呆？未来会怎样？一系列问题萦绕在他心头。听说瑞金医院有 PET/MR，可同时完成高精度 PET 和 MR，有望“少吃苦头”，老王当即预约了瑞金医院神经内科记忆障碍专病门诊。

为明确脑中是否存在阿尔茨海默病的病理改变以及与疾病进展有关的神经炎症水平，建议他进行 PET/MR 多模态多靶点显像来进一步个体化的评估与治疗。根据他 ^{18}F-AV45 PET 显像明确了脑内 Aβ 淀粉样蛋白沉积阳性，神内科医生确诊他为阿尔茨海默病。随后，进一步完成了 ^{18}F-DPA-714 PET 神经炎症显像后结果显示摄取较高，医生便推荐他进行美金刚联合伦卡奈单抗综合治疗。6 个月的治疗结束后，老王再次来到医院，笑着说感觉症状好多了，脑子也不像以前那样不够用了，家属也觉得老王最近颇有精神，老王和家人都非常开心，与家人一起规划起未来新生活。

PET/MR 作为一种全新的分子影像学方法，实现了 PET 多种特异性分子探针与 MR 多序列多参数成像的相互融合，是精准医学的有力支撑。利用 PET/MR 多模态分子影像［包括靶向 Aβ 淀粉斑块、FDG 葡萄糖代谢、TSPO 神经炎症等 PET 显像、全脑高分辨率 MR 波谱（SPICE）以及血氧水平依赖脑功能 MR 成像（BOLD-fMRI）等］进行阿尔茨海默病的早期诊断和机制研究。迄今已完成近千例阿尔茨海默病患者 PET/MR 多模态扫描，诊断灵敏度达到 90% 以上，为阿尔茨海默病早期诊断及预后提供可靠依据。

60 多年前的“医工交叉”：一个新兴学科的“白手起家”

核医学科尽管常居于“幕后”，却从不停歇将新技术服务于人民健康的脚步。在瑞金医院孕育发展的核医学科，自创科之初就秉持着这份信念。

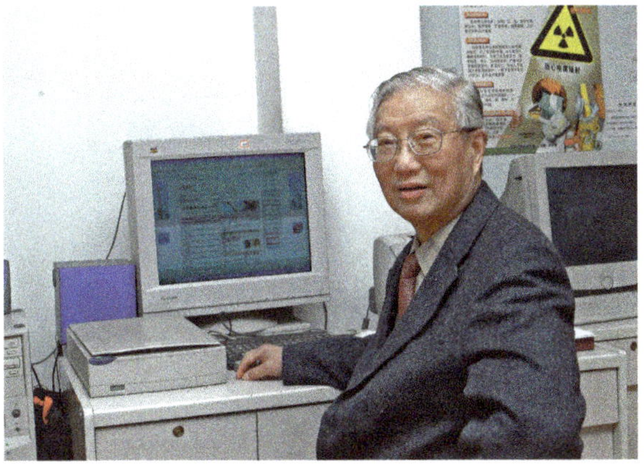

终身教授朱承谟工作留影

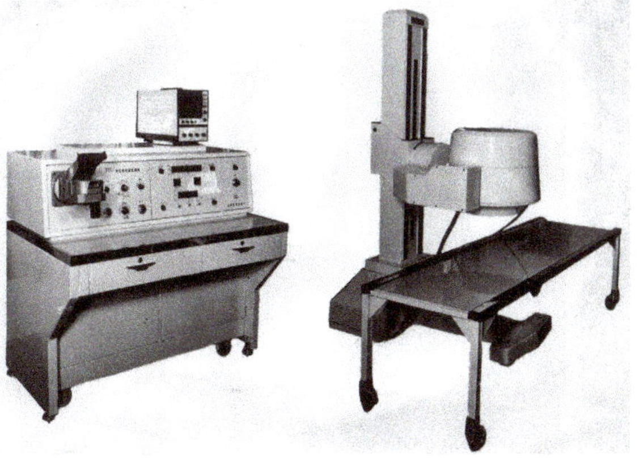

核医学科研制的国产伽马照相机

早在1958年，瑞金医院（时称广慈医院）就设立了放射病治疗研究所。1960年，上海第二医学院在广慈医院成立放射医学新专业，调仁济医院内科徐家裕教授为负责人，朱承谟、钱绍昌参加筹建。放射医学专业的成立使得瑞金医院核医学科初具雏形，并蓬勃发展起来。朱承谟教授于1978—1993年担任核医学科科主任；同时，他于1982年任中华医学会核医学分会第二届副主任委员，1983—2002年任《中华核医学杂志》副总编辑。1993—1998年，张冀先教授接任核医学科科主任。2002年至今，则由李彪主任担任科主任。

“核医学科的发展离不开两个方面，一是设备，二是放射性药物。”核医学科主任李彪说。60多年前，彼时的新中国刚成立不久，核医学仪器方面一片空白。怎么办？创科先驱们有着聪明的头脑，更有着勤劳的双手。建科早期，朱承谟教授带领年轻的学科团队在国产核医学仪器的研发方面做出了重要的贡献。

科室与相关单位协作，成功研制黑白及彩色扫描机、伽马照相机、自动化井型伽马计数器、肾功能仪和脑血流仪，先后获国家科学技术委员会医学成果表彰奖、上海市医疗器械成果奖、中国科学院科技进步奖二等奖和三等奖等重要奖项。

“医工交叉”是当下非常“时髦”的话题，而在当时，它是真正迫于临床需求和患者需求的“必须”。几乎同期，瑞金核医学团队在国内率先成功研制了甲胎蛋白及癌胚抗原的放射免疫测定药盒。“放射免疫”在科学界最声名大噪的一次，莫过于1977年美国医学物理学

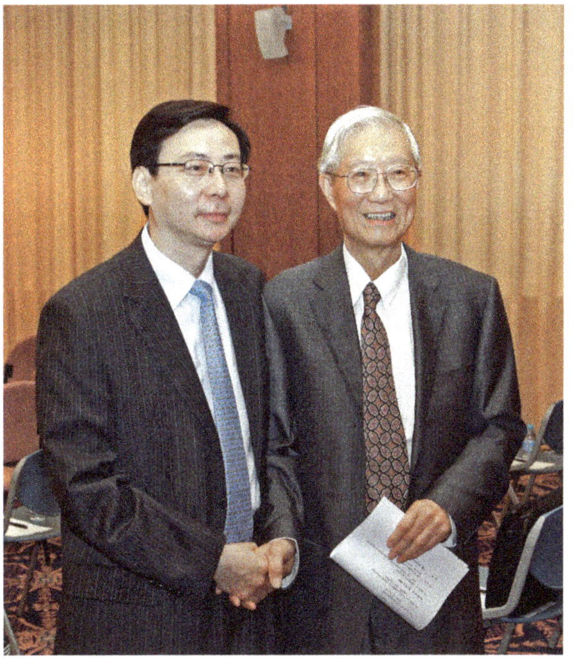

“重组抗癌胚抗原抗体放免显像及治疗的基础研究”获2003年上海市科学技术进步奖三等奖，颁奖现场朱承谟教授（右）与李彪主任（左）合影留念

家罗萨林·萨斯曼·耶洛因为开发了一种胰岛素放射免疫测定法而获得了诺贝尔生理学或医学奖。瑞金团队将放射免疫方法用于肿瘤的早期诊断，也是对该方法的持续改进。

20 世纪 80 年代，瑞金医院核医学科团队又成为我国首批建立核素心肌显像和心功能测定方法、肾上腺皮质及髓质显像的医疗机构，相关成果分获国家科学技术进步奖三等奖、中国科学院科学技术进步奖三等奖、上海市科技进步二等奖及三等奖，为我国原发性肝癌、消化道肿瘤、肾上腺肿瘤的早期诊断及核心脏病学的建立做出重要贡献。瑞金医院在“核心脏病学”的“六五”国家科技攻关中成绩显著，获得表彰。

核医学奔向分子影像时代，为患者开发更优应用技术

医学与技术的交汇，催生了核医学科的诞生，更在其发展中起到了重要作用。瑞金医院核医学科分别在 1988 年、1999 年和 2007 年引进第一台单光子发射计算机断层成像仪（SPECT）、正电子发射计算机断层显像仪（PET）和 PET/CT。“相比伽马照相机这类传统设备，第一台 SPECT 是划时代的。它可以开展三维的断层（成像）。此后，经过近 20 年发展，PET/CT 确立了它的地位，特别是在肿瘤早期发现、疗效监测，分期及再分期中具有独特优势。这对患者来说意义非凡，包括减少无效治疗对身体的伤害、争取宝贵的治疗时机和减少医疗费用等。”李彪主任说。

2009 年，瑞金医院核医学科成立正电子药物研发中心，并引进回旋加速器。2015 年，瑞金医院核医学科又迎来一个重要时刻：PET/MR 作为最先进的分子影像设备，经过国家卫生和计划生育委员会的严格遴选（依据学科地位、人才配置等进行综合评定），瑞金医院成为首批获准配置 PET/MR 的五家医疗机构之一。于 2018 年正式装机，成为华东地区第一台 PET/MR，开始为临床服务。

如今，瑞金医院核医学科设备不断更新换代，已拥有全球尖端的 PET/MR 2 台、两米 PET/CT 1 台、数字化 PET/CT 2 台、SPECT/CT 3 台、SPECT 1 台、骨密度仪 3 台、小动物 PET/CT 1 台，以及核素治疗病房、分子影像实验室、免疫测定实验室、回旋加速器和正电

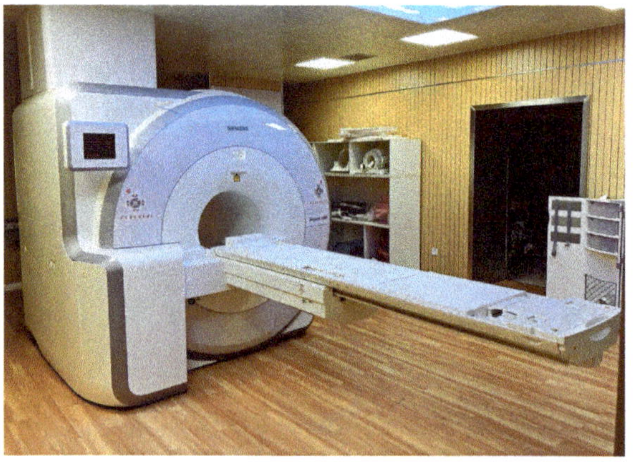

华东地区首台 PET/MR 落户瑞金医院

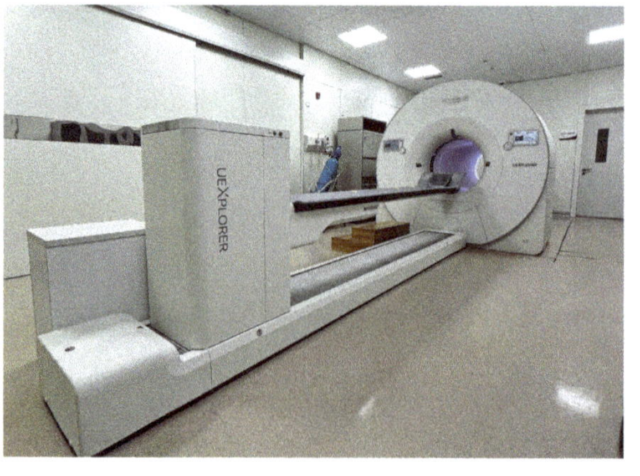

尖端的两米全身 PET/CT

子药物生产设施。

近10年来，核医学显像进入分子影像时代，并从单模态向双模态和多模态显像发展，PET/MR、PET/CT及SPECT/CT在肿瘤、神经、心血管等疑难疾病的诊治中发挥了重要作用。2018年，瑞金医院核医学科获《放射性药品使用许可证（Ⅳ类）》，从而为充分发挥分子影像设备的临床应用价值奠定基础。2019年，科室陆续开展^{18}F-PSMA-1007前列腺癌显像，^{68}Ga-DOTATATE神经内分泌肿瘤显像，^{68}Ga-FAPI-04肿瘤显像，^{18}F-FET脑肿瘤显像，^{18}F-DOPA、^{18}F-Fallypride、^{18}F-β-FP-CIT、^{18}F-AV45、^{18}F-MK6240在帕金森、阿尔茨海默病等神经退行性疾病中的多模态显像，以及^{18}F-AV45、^{18}F-NaF心肌淀粉样变显像和^{68}Ga-FAPI-04心肌梗死后心肌显像等20多种非^{18}F-FDG特异性分子影像探针显像。其中，采用^{18}F-PSMA-1007 PET/MR对前列腺癌进行诊断的灵敏度达到了93.5%，特异度100%，可辅助前列腺癌靶向穿刺活检，实现前列腺癌小病灶的精准定位，大大减少因多次穿刺带给患者的痛苦，并可对前列腺癌术后PSA生化复发患者进行有效评估和指导临床治疗。采用^{18}F-FDG PET/MR显像精准定位致痫灶的灵敏度达到了91.6%，使得患者（Engel 1级）术后治愈率达到约73.8%。^{18}F-FDG PET/MR胰腺癌术前分期的准确性达到了90%～95%。联合脑代谢、β淀粉样蛋白和Tau蛋白PET显像与MR脑灌注及功能成像，可一站式完成老年期痴呆患者的多角度评估，使阿尔茨海默病早期发现阳性率达到80.7%。

核医学科将这些新技术与相关临床科室进行合作，多次获得瑞金医院“广慈临床新技术创新奖”。2017年，李彪主任牵头制定了《中国PET/MR发展指导性意见》，并于2020年和2024年分别主编专著《一体化PET/MR临床应用图谱》和《PET/CT及PET/MR疑难病例解析》。

随着人工智能（AI）的兴起，瑞金医院核医学科又紧紧抓住该新技术，将AI应用于核医学方法学的改进和核医学图像分析及诊断能力提升：通过将AI用于PET图像的衰减校正和无CT图像重建等，以更短的采集时间和更低的辐射剂量，为患者获得诊断级的图像质量；将AI应用于肿瘤学，包括肿瘤病灶的自动勾画、分析和病灶鉴别诊断等，在减轻临床工作量的同时，以更短时间达到更精准的诊断，辅助临床决策的制定。

除了核医学影像诊断，瑞金医院核医学科同步开展功能测定及体外免疫分析测定。功能测定包括了甲状腺吸碘率、肾血流和脑血流测定；骨密度测定辅助内分泌、骨科和老年科等临床科室进行骨质疏松症的防治。稳定性同位素^{13}C-尿素呼气试验为幽门螺杆菌的早期筛查、诊断与疗效随访提供可靠依据；一氧化碳呼气试验为无创测定红细胞寿命提供了新技术。

李彪主任笑言：“对外界而言，核医学科又像放射科、又像检验科、又像内科，我们还有核素治疗病房。”核医学科虽然让人感觉长居“幕后”，却与很多学科、很多疾病都相关。在核素治疗方面，瑞金医院核医学科^{131}I治疗甲状腺功能亢进的一次治愈率达到了90.2%，^{131}I治疗甲状腺癌的好转率达99.5%，^{89}SrCl治疗转移性骨肿瘤疼痛的病例逐年增加，科室还开展了具有特色的维甲酸、酪氨酸激酶抑制剂联合^{131}I治疗失分化甲状腺癌。

核医学科治疗甲状腺癌是瑞金医院核医学

科一大王牌技术。近年来，我国甲状腺癌发病率升高，每年新增病例达19万，其中绝大多数（约94%）为分化型甲状腺癌。由于该类甲状腺癌细胞保留了摄碘能力，因此 ^{131}I 治疗是中高危分化型甲状腺癌患者甲状腺全切或近全切除术后最重要的治疗手段。也就是说，当患者完成甲状腺全切或近全切除手术后，在临床医生结合术后病理结果及患者的个体状况进行全面评估后，符合条件的患者就可以用 ^{131}I 来治疗。^{131}I 治疗除了可以清除残余的甲状腺组织，还可以显著降低分化型甲状腺癌患者复发、转移及死亡的风险，提高患者的生存率。

近年来，核医学进入了诊疗一体化的新时代，新型放射性药物如 ^{68}Ga/^{177}Lu-DOTATATE 诊治神经内分泌肿瘤，^{68}Ga/^{177}Lu-PSMA 诊治前列腺癌，为肿瘤患者治疗带来了新的希望。

自2012年瑞金医院核医学科核素治疗病房启用以来，住院患者数稳定增长。2020年，病房床位数由原来的5张逐渐增至13张，一批批患者获益于核医学科先进技术。

探索前沿创新疗法，复合型人才为学科积蓄发展“后劲”

近十年来，瑞金医院核医学科不断迎来学科新增长点：2009年，瑞金医院与上海交通大学MED-X研究院共同成立小动物PET/CT研究中心；2017年，在此基础上成立瑞金分子影像临床研究中心；2020年，瑞金医院嘉定院区肿瘤质子中心核医学科正式开张；2024年，交大-瑞金-联影医学影像先进技术研究院分子影像研究中心揭牌。

居里夫人发现了镭这种放射性元素。如今，放射性元素及其技术在医学领域的临床应用已远远超出百年前的认知。为助力国人“看病不出国”的目标，2024年，瑞金医院海南医院核医学科依托海南博鳌乐城先行区的特殊政策，联合放射介入科开展了新型放射性药物 ^{90}Y-玻璃微球治疗肝癌的临床应用。这种新药的应用将大大改善国内肝癌患者的无进展生存期，提高其生活质量，显著减少以往因需要远赴国外治疗所产生的时间与经济负担。谈及新型放射性药物治疗，李彪教授称，这都属于对新型特异性放射性药物的研究与探索，业内更形象的说法是“特异性分子探针”。这是核医学科的重要发展方向之一，也符合分子影像的最终目标——服务个体化医学、实现精准医学，“一个探针，一个诊治方案”。

构筑顶尖学科，归根结底还是在“人”这一要素。近10年，瑞金医院核医学科在国际知名杂志发表SCI论文160篇，承担科学技术部重点研发计划2项、国家自然科学基金20项、省部级课题6项、局校级课题14项；获上海市医学科技奖三等奖2项、华夏医学科技

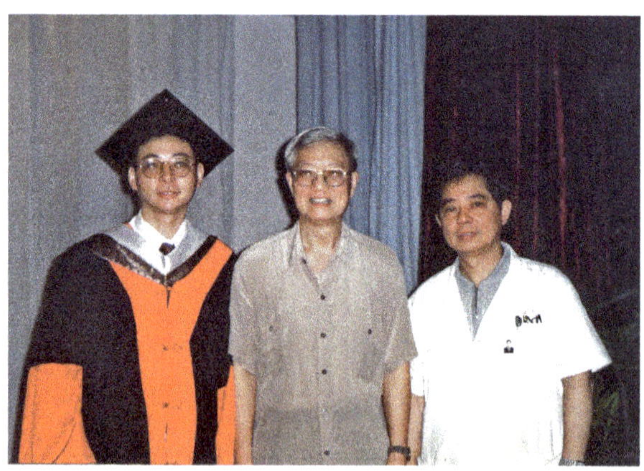

瑞金医院核医学科为国务院学位委员会批准的影像医学与核医学博士学位授予点，此为1998年李彪教授（左）博士毕业时与导师朱承谟教授（中）和时任瑞金医院院长李宏为教授（右）合影

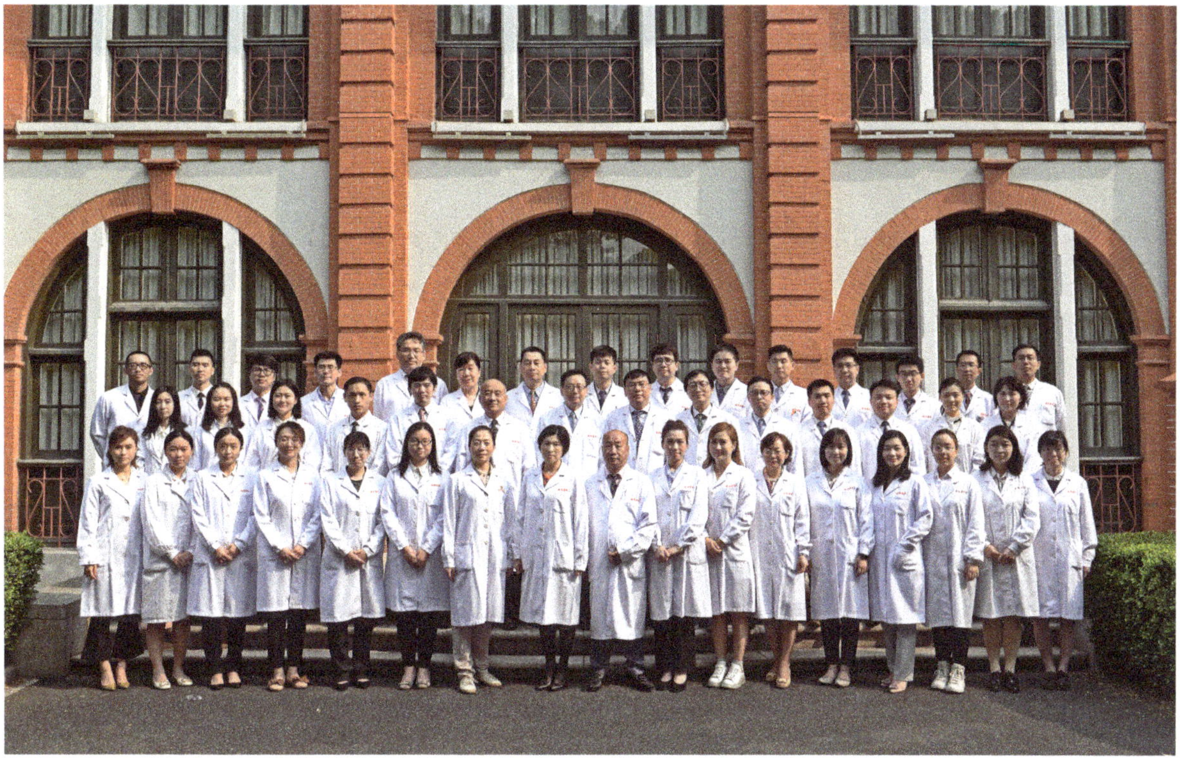

2020 年瑞金医院核医学科集体照

奖三等奖 1 项；获批专利 4 项；拥有人才培养计划 20 项；连续 8 年获瑞金临床医学院优秀教研室；培养硕士研究生 18 名，博士研究生 24 名，4 名获上海交通大学优秀毕业生；多次获得瑞金临床医学院 A 级教研室荣誉。

核医学科目前有医师 22 名，人才规模在同类型医院中居于前列。此外，分子影像临床研究中心聘有 5 位“广慈教授”，分别负责人工智能医学影像、实验分子影像、多模态分子探针、PET 及 MR 图像处理及分析。“如果说核医学科早期是典型的医工交叉，那么今后的发展更离不开医工交叉。”李彪主任说。随着对“分子探针”等前沿先进技术的探索，其在临床中的价值不断涌现，亦不断吸引分子影像相关学科的年轻人加入探索。当前最常用的核医学科影像设备是 SPECT/CT、PET/CT 和 PET/MR 这类双模态和多模态类型的，需要学科人员兼有 CT、MR 的知识，并且还要懂标记、计算机、图像处理、AI 等，对复合型影像人才的需求越来越大。为此，瑞金核医学科已与上海交通大学生物医学工程学院进行了长期的医工交叉合作，并成立交大-瑞金-联影医学影像先进技术研究院分子影像研究中心。

风雨兼程六十余载，瑞金医院核医学科站在新的历史起点上，将继承、弘扬老一辈的优良传统，在新的征程中砥砺奋发、勇攀高峰，实现学科再腾飞。

撰稿丨李彪　张敏　王瑾

麻醉科

在一次次为患者“挑战不可能”中，拓宽现代麻醉学的深度、广度和维度

2022年的早春，上海正在应战新一轮的新型冠状病毒感染，全城严阵以待。而就在此时，一场生命保卫战也在瑞金医院打响：当日，手术室接到紧急通知，准备进行心脏移植手术，而患者的心功能已经极差，处于体外膜肺氧合（ECMO）辅助状态，合并肝、肾、肺等多器官功能障碍。

围术期治疗团队第一时间应声集结，所有人都知道，此时此刻，有一个团队不可或缺——麻醉团队。对任何一台高难度手术而言，麻醉团队在一定程度上推进了手术的顺利开始和安全完成。深悉这一职责，接到通知的瑞金医院麻醉团队迅速集结精兵强将，制定精准手术保障方案，不遗余力保障患者生命安全。这天，当患者的心跳再次恢复，瑞金麻醉人又一次完成了自己的使命。

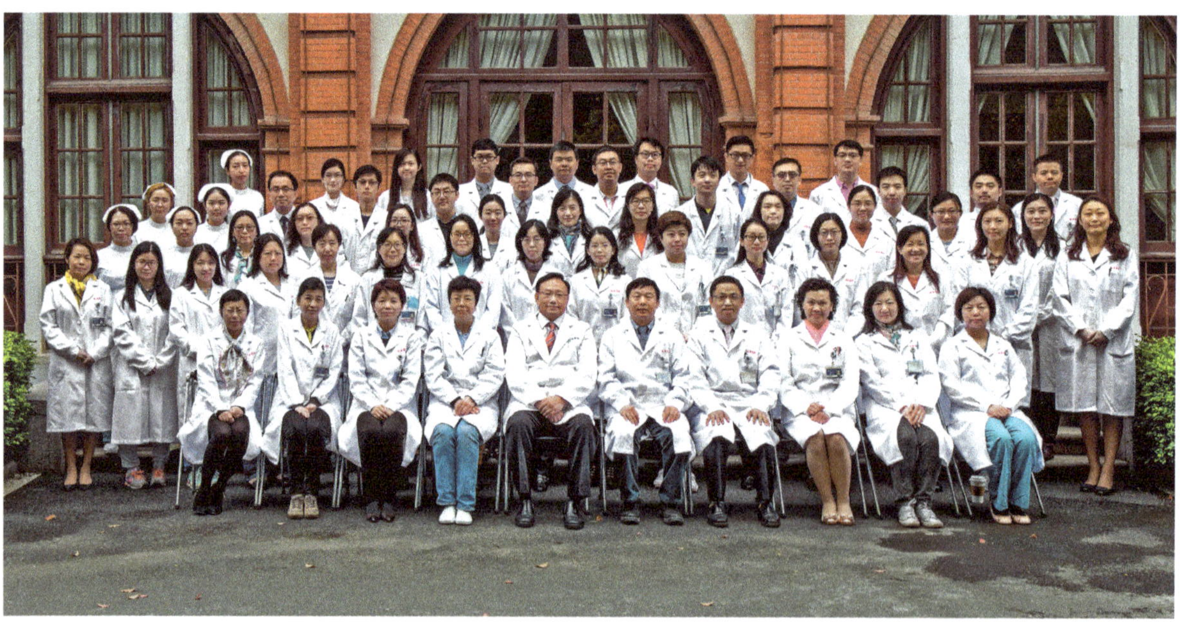

2017年瑞金医院麻醉科集体照

瑞金医院麻醉科是一个具有70多年光辉历史的科室，当前科室成员逾百人，年手术量15万余例。作为中华医学会麻醉学分会第十届主任委员单位，中国医师协会麻醉学医师分会第六届会长单位，瑞金医院麻醉科自2012年以来在复旦版“中国医院专科声誉排行榜（麻醉科）”始终名列前茅，处于国内领先、国际先进的学科地位。秉承“精确麻醉、舒适医疗”的理念，瑞金麻醉始终以传承创新为使命，以服务民众为己任，在一次次为患者“挑战不可能”中创造着生命奇迹，拓宽现代麻醉学乃至现代医学的深度、广度和维度。

七十载风雨兼程：开拓是胆识，传承是使命，创新是挑战

“麻醉”，顾名思义，“麻”为麻木、麻痹，“醉”为沉醉微醺，简言之，麻醉是用药物使患者整体或局部暂时失去知觉，以达到无痛进行手术治疗的目的。应该说，现代麻醉学的建立与发展，让现代医学告别了“草莽的血腥时代”——多少年来，外科手术都是在将患者捆绑、击晕、灌醉甚至放血造成休克后进行的，直到麻醉的出现，才终结了这一切。

在中国，现代麻醉学的创建与新中国成立几乎同期。20世纪50年代，广慈医院（现瑞金医院）麻醉科正式成立。新中国成立之初，医学百废待兴，瑞金麻醉科在李杏芳教授和史济湘教授的带领下，开疆拓土，尤其开创了我国心脏麻醉的先河。

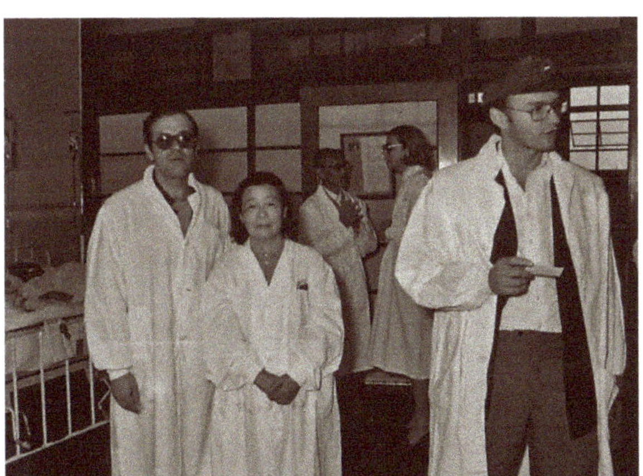

1986年美国的医学代表团来访，李杏芳教授（左二）负责接待

李杏芳教授在1947年回国，同时带回了Ohio麻醉机、吸入药环丙烷和循环紧闭全身麻醉的技术。根据李杏芳教授所带回来的麻醉机，上海方浜中路的一家私营工厂（后来改为上海医疗设备厂）仿制成功了国内首台麻醉机——“陶根记”麻醉机，之后经改良的103型麻醉机迅速风靡全国各大医院，从技术上和设备上开创了中国麻醉的新天地。

在李杏芳教授的带领下，广慈医院麻醉科“临床”“学术”两手抓。心内直视手术、低温麻醉、不可逆出血性休克动物模型、心脏肝脏移植的动物实验和手术……这些都是李杏芳教授取得的成就。1957年入科伊始，李杏芳教授对肌肉松弛剂导致呼吸抑制的论著就被刊登在《中华外科杂志》首页。1964年8月，李杏芳教授率领的广慈医院麻醉科在南京召开的第一届全国麻醉学术会议上提交、宣读了9篇高质量的原创论文，获得全国同道的一致好评，奠定了李杏芳教授和广慈医院麻醉科在国内学术界的领先地位。作为新中国第一代麻醉人，李杏芳教授与复旦大学附属中山医院的吴珏教授，以及北京的尚德延教授、谢荣教授、谭惠英教授并称“中国麻醉五大家”。

当时，由于低温下阻断心脏时间有限，导致许多复杂的心脏手术无法实施。1958年，李

杏芳教授率先研制使用国产人工心肺机，在体外循环的保护下，成功实施房间隔和室间隔缺损修补手术麻醉。

开拓是胆识，创新是挑战，瑞金麻醉不断尝试突破。1958 年，李杏芳教授带领的麻醉团队首次应用肌肉松弛剂及人工冬眠技术实施麻醉，保障国际首例大面积严重烧伤患者邱财康抢救成功。1964 年，成功实施体外循环下直视室间隔缺损修补手术的麻醉。1969 年，异体肾脏移植手术麻醉顺利进行。1977 年、1978 年，麻醉团队保驾护航，完美配合，瑞金医院成功实施中国首例肝脏移植手术和中国首例心脏移植手术。

对危重症患者的麻醉救治，麻醉医生好比“在悬崖边奔跑”：地势很险，但也风景无限美好。瑞金医院麻醉团队一次次挑战这样的“奔跑”，底气来自对医术的精研，勇气源于对生命的关切。

1996 年，我国著名麻醉学教授于布为开启了瑞金医院麻醉科学科发展的新征程。于布为教授在国内率先创立了“临床麻醉的哲学思辨”，并首次提出“理想麻醉状态”和“精确麻醉管理”理念，通过麻醉、镇痛、肌松和抗伤害感受的全面量化评估，使得临床麻醉成为可以重复再现的科学，实现安全、无意识、无痛苦、无记忆的临床麻醉满意状态。

在先进麻醉理念的指导下，瑞金医院麻醉团队积累了丰富的临床经验，提出了“麻醉无禁忌”的突破性创举——扩大手术人群，保障急危重症患者的围术期安全，助力外科手术发展。

在临床技术方面，围术期容量管理一直是麻醉医生争论的焦点。在于布为教授的带领下，瑞金医院麻醉科在循环容量管理上积极探索，形成了一套先进的容量管理策略，建立并完善了“麻醉诱导期高容量填充”和“有效血容量评估技术”。与此同时，麻醉科探索实践了“三明治法”麻醉技术、全凭静脉吸入麻醉技术、深麻醉拔管技术、脑电监测麻醉深度技术、围术期脑功能评估和认知功能障碍风险防范策略、困难气道管理优化技术等，形成特色鲜明的临床麻醉核心技术。

“理想麻醉状态”理念的提出，是麻醉医学到麻醉科学的跨越，冲破了麻醉学科发展的瓶颈，推动了先进理念广泛传播，提高了麻醉质量，促使每一个麻醉医师都能够提供安全、

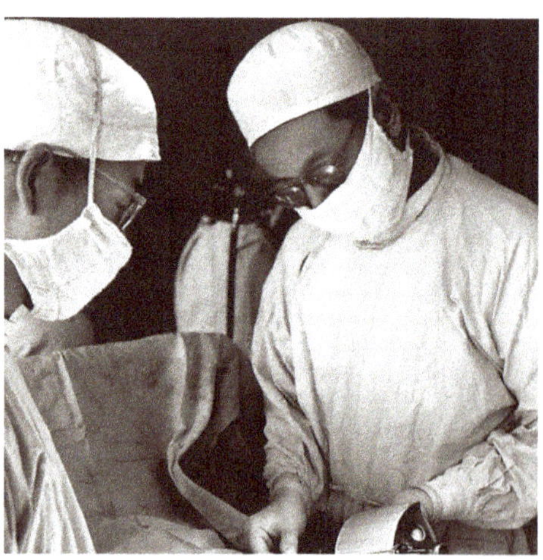

史济湘教授（右一）在植皮手术中

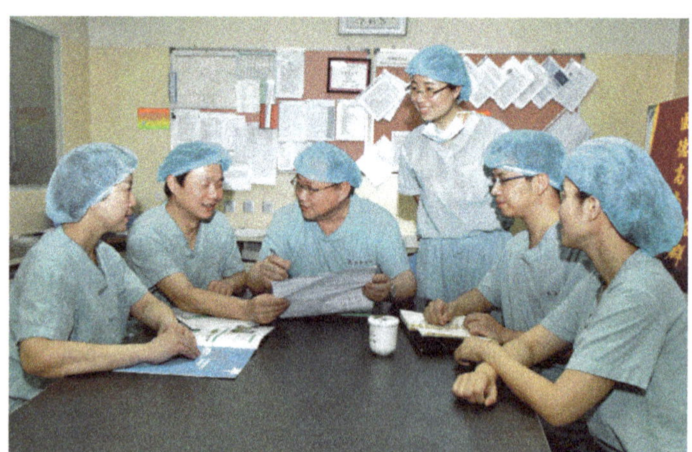

于布为教授（左三）带领团队工作

舒适的麻醉技术服务。根据“理想麻醉状态”理念，瑞金医院麻醉科团队在麻醉、镇痛、肌松和抗伤害感受，以及循环、呼吸、血液、内分泌和神经系统功能监测等方面进行了深入细致的考察。通过评价各种监测指标在临床麻醉中的应用价值，在循环容量监测治疗方面开展了大量的研究，团队提出了“术前急性血液填充”理论；同时也重点监测伤害性感受传递，寻找并建立简单有效的监测手段，以消除疼痛产生的各种应激和神经内分泌系统功能异常，在保证提供安全、舒适的麻醉的同时，最大限度地纠正患者的病理生理改变，从而达到麻醉治疗的目的。

进入 21 世纪，正是在先进理念和技术的指导下，瑞金医院麻醉科完成了不计其数的危重症患者救治和重大手术麻醉：2002 年，完成国内首例肝肾联合移植手术麻醉；2004 年，完成国内首例全腹腔脏器移植手术麻醉；2005 年，一周内为妊娠合并急性肝功能衰竭患者成功实施剖宫产和肝移植完成两次手术麻醉；2005 年，完成血甲氧基去甲肾上腺素（NMN）和甲氧基肾上腺素（MN）双双过万的嗜铬细胞瘤患者的手术麻醉；2008 年，成功救治 Rh 阴性前置胎盘产妇大出血……这些患者的成功救治，无不体现瑞金麻醉科的临床优势和瑞金医院的综合实力。

也是在这样一次次的重大抢救中，人们更深刻地认识到，麻醉绝非简单的学科。麻醉学是一门研究麻醉、镇痛、急救复苏及重症医学的综合性学科。同时，麻醉学也是一门新兴学科，许多新理论、新技术、新药物、新仪器在麻醉临床与研究中得到应用，也有许多新问题有待更深入的研究与探索。

2010 年，瑞金医院麻醉科获得国家首批临床重点建设专科、国家临床药物试验基地；同时，科室也是中华医学会麻醉学分会六项临床技术培训中心（即老年麻醉、静脉靶控输注技术、吸入麻醉技术、外周神经阻滞技术、脑电监测麻醉深度技术及基层医院麻醉科主任培训中心）。2015 年，瑞金医院麻醉科获得上海市首批建设重要薄弱学科，2018 年，获得上海市临床重点专科。2023 年，于布为被授予瑞金医院“终身教授”荣誉称号，以表彰其医术精湛、治学严谨、率先垂范、甘为人梯的精神，他为瑞金医院麻醉科的发展辛勤耕耘，为麻醉学科的发展倾尽全力，做出了突出成就。

2018 年，罗艳主任医师接过科主任的接力棒，在导师理念的指引下传承创新，大力发展急危重症救治和舒适化医疗诊治，在医、教、研各个方面续写瑞金医院麻醉科发展新篇章。在新型冠状病毒感染形势严峻的时刻，罗艳主任带领瑞金麻醉人坚守岗位、排除万难，成功实施心脏移植手术麻醉、肺移植手术麻醉，成功救治肝癌破裂大出血患者和食管-气管瘘合并严重感染的 15 岁患儿……非常时期的非常营救，来自多年的积累，更体现着瑞金麻醉人始终有一股“呼必应，战必胜”的韧劲。

目前，瑞金麻醉科具有国内最全的亚病种手术麻醉，老年、危重症、疑难及复杂麻醉患者比例接近 30%。心脏手术麻醉超过 1 500 例 / 年，神经外科手术麻醉超过 1 200 例 / 年，达芬奇机器人胰腺手术麻醉超过 500 例 / 年，嗜铬细胞瘤手术麻醉超过 200 例 / 年，百岁老人手术麻醉累计超百例。

儿童肝移植是治疗儿童终末期肝病的唯一有效手段，儿童活体肝移植以手术难度高、风险大及围术期管理复杂为特征。从 2022 年 10 月开始，瑞金医院成功完成小儿肝移植手术儿十例，麻醉团队在保障围术期安全中切实为小患者带来新生，让家庭重拾希望。与此同时，瑞金医院是上海唯一全移植（心脏移植、肺移植、肝脏移植、肾脏移植、小肠移植、胰腺移植）资质医院，瑞金医院麻醉科不断挑战超越、恪尽职守、保驾护航，为患者续写生命与希望。

一直以来，勇于创新已经刻入瑞金麻醉人的精神内核；那些另辟蹊径、打破常规，那些敢想敢为、胸有丘壑，渐渐汇成一条波澜壮阔的大河。

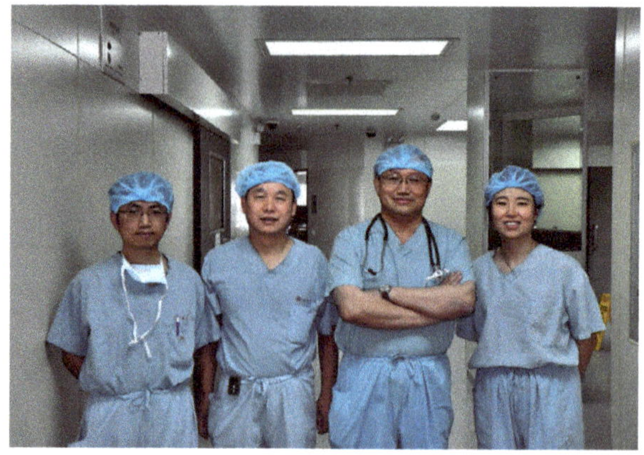

于布为（右二）、罗艳（右一）、张富军（左二）、薛庆生（左一）于手术室外合影

麻醉担当："麻醉教学"金招牌，规范化培训为生命更添保障

瑞金麻醉科作为上海市麻醉科住院医师和专科医师规范化培训基地，吸引了一批又一批的实习医师、住院医师、专科医师、进修医师在瑞金医院麻醉科进行培训、提升技能。

为了让培训更加完善和细致，在罗艳主任的带领下，教学小组进行了一系列探索，根据不同医师的培养模式，制定了"麻醉科标准化培训计划"，落实"理论基础、技能实训、模拟演练、临床实战"的多模式、多层次、进阶式培训方案。在国家住院医师规范化培训基本要求的基础上，建立了麻醉科在线课堂，每周由专科医师进行常用监测项目基于实践的课程分享，如围术期心功能监测、凝血功能监测等；在高年资医师的指导下，专科医师结合自己的成长历程和实用病例，带给住院医生更亲切、更实用、更有效的学习途径和技巧。以住院医师为主体进行的病例讨论和分析会上，住院医师和结对的专科医师将自己在临床上遇到的案例进行分享和讨论，由高年资医师进行引导和点评，让学员们在工作中思考，在思考中成长，在成长中赋能。

麻醉科是注重操作的科室，结合瑞金医学模拟中心的优质平台，在医学院领导和科室领导的支持下，麻醉科开设了麻醉系列进阶式技能"麻神锻造营"特色培训项目，培训内容涵盖麻醉科医师需要掌握的各类基本和高阶技术，包括呼吸机原理及检查、气管插管及拔管规范、深静脉穿刺技术、椎管内麻醉技术、心肺复苏理论及技能培训、纤维支气管镜使用规范及技术、超声引导下神经阻滞定位技术、肺部超声诊断技术、下肢血管超声扫查技术及经胸和经食管心脏超声诊断技术等。可视化技术大大降低了过去"盲打"和"盲插"的风险，也改变了对于困难气道的识别和处理，结合可视化气管插管工具，科室针对性地培训困难气道的预案和处理方法。超声技术让麻醉科医师拥有了"透视眼"，对该技术的培训内容涵盖诸多领域：在诊断上，注重心功能监测、血容量评估、深静脉血栓诊断、困难气道评估、胃内容量评估、肺功能评估等；在治疗上，注重外周神经阻滞、深静脉穿刺等。在经食管心脏超声的培训课堂上，学员们通过真实的猪心解

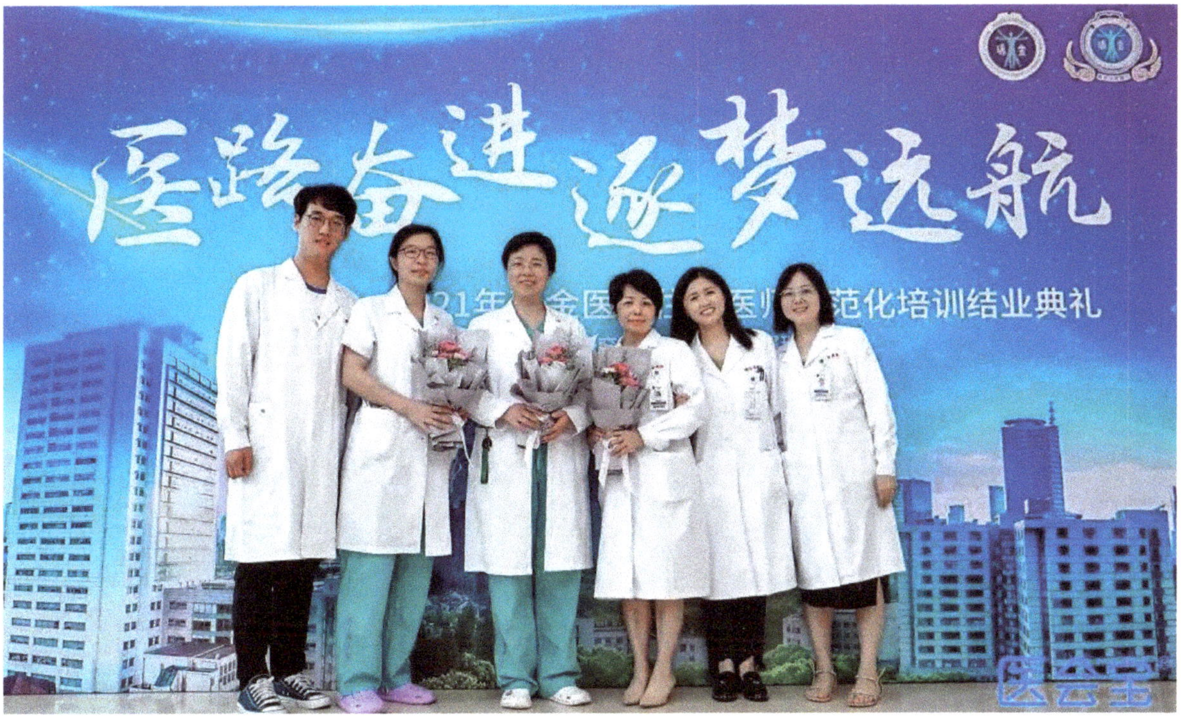

2021 年瑞金医院住院医师规范化培训结业典礼，毕业生与罗艳（左三）、徐怡琼（左二）、储晓英（左四）合影留念

剖，观察心脏结构，学员的参与度极高，直呼"太直观了！"

脑电监测麻醉深度技术彻底改变了过去"毛估估"的经验性麻醉，使其进阶到精确麻醉领域，确保心血管手术、术中唤醒、脊髓神经电生理监测等特殊手术的开展。脑电监测技术的应用，减少了麻醉药物的不合理使用，降低了麻醉相关不良事件发生率，提升了监测精度，促进患者术后早期康复。瑞金医院麻醉科是中华医学会麻醉学分会授牌的亚洲脑电监测麻醉深度技术培训中心，自 2010 年建立以来，中心培训了包括港澳台地区在内的全国 400 多位临床医师，促进了精确麻醉理念的蓬勃推广。

通过完善细致的监测，瑞金医院麻醉科建立了针对循环、呼吸、血液、内分泌、疼痛和应激的精确监测项目，完善心、脑、肺、肝、肾、胃肠等重要脏器功能的各项目标管理指标。根据患者病理生理变化，建立个体化的药物代谢动力学和药效学评价模型，实施精确靶控麻醉，确保并维护围术期重要脏器生理功能，降低围术期并发症。通过多年的共同努力，瑞金医院麻醉科的精确麻醉管理技术已经写入教科书和临床指南，并获得 2013 年上海医学科技奖二等奖。

此外，科室定期举办针对住院医师规范化培训学员的模拟演练，除了经典案例之外，结合科室质量控制过程中发现的问题，设计情境模拟课程，让学员在模拟教室内亲历危重患者抢救和对突发、偶发事件的处理。这既是对已掌握知识和技能的锤炼，也是应变和协调能力的体现，以期让危险和未知都留在模拟教室内，让走出模拟教室的每一位学员都能更自信地面对风雨。

同时，科室针对住院医师的临床学习需求，定期举办小讲课、教学查房、病例讨论等，通过不同的教学形式让住院医师获得全面的技能提升。最终所有的教学成果都回归于临床，并在临床工作中进行检验。患者也是住院医师最好的老师，每一次的术前访视、每一次的临床技能操作、每一个急危重症患者的处置，都是对教与学的最好的评价，也是教学工作规划的重要参考。

2020 年，瑞金麻醉的规范化培训纳入了麻醉护理团队，从麻醉基础知识和基本技能入手，深入浅出地让麻醉护士熟悉工作内容，快速适应临床工作。由罗艳主任亲自带队进行入科宣教和人文教育，进行为期一个月的专项培训，从生理基础、生理病理变化、麻醉基础知识和基本技能入手，以小讲课、技能模拟、情境模拟、分组讨论、病例汇报等形式，由浅入深地让护理团队熟悉麻醉科护士的工作环境和工作内容。经过一个月的培训和锻炼，护理团队成员都基本掌握麻醉专科护士的工作内容，基本胜任麻醉准备和麻醉恢复室（PACU）护送工作。部分基础扎实、有工作经验的护理人员也被逐渐培养成监护护士，在手术室内配合上级医生完成全身麻醉患者的术中监护，大大缓解了临床医师的工作压力。2022 年，瑞金医院麻醉科被授予“上海交通大学护理学院麻醉高阶护理基地”，接收并培训进修麻醉护士 20 余人。目前，麻醉护士活跃在麻醉科临床和后勤工作的各个岗位上，成为临床麻醉安全保障的又一道防线。

瑞金医院麻醉科还承接徐州医科大学、山东第二医学院、遵义医学院、西南医科大学等学校麻醉专业学生的实习带教工作；举行“医院进校园”招募活动，在徐州医学院和潍坊医学院这类麻醉专业比较强的学校进行住院医师规范化培训学员和实习生的招募，并获得了一定的成效。通过面试实习生，进行双向交流和双向选择，保证了实习质量。

2019 年至今，瑞金医院麻醉科每年举办“精准麻醉与舒适化医疗围术期管理继续教育学习班”，通过线下和线上的形式，来自全国各地和瑞金医院的专家、教授从不同的专业领域，为大家带来精彩纷呈的学术分享，内容涵盖精准麻醉、舒适化医疗、日间手术、围术期管理、麻醉学科发展等，为学员梳理旧知识、引入新知识，交流经验、共话未来。2021 年，学习班开设“瑞金麻醉专场”“百家争鸣”“多学科论坛”等各项专场内容，就精确麻醉和舒适化医疗的各个临床领域进行了深入探讨。2022 年，学习班开设“精确麻醉专场”“脏器保护专场”“围术期管理专场”和“创新前沿专场”，涵盖学科建设、麻醉质量控制、临床麻醉管理、理论知识更新等多个方面，通过主题讲座、专题研讨会、病例讨论等形式，加强沟通和学术合作，推动多学科交叉融合，为麻醉科同道搭建高水平的国际化交流平台。

经过多年探索和实践，瑞金麻醉科已经形成了独具特色的“麻醉教学品牌”。2020 年，瑞金麻醉基地成为首批全国重点住院医师规范化培训基地；多年来组织并承担上海市住院医师规范化培训结业考核和考官培训，科室成员担任命题考核专家，参与国家级和上海市住院医师规范化培训政策研究、标准方案制定等；举办国家级和院级师资培训；在全国范围演示教学查房和情境模拟成果。至今，瑞金麻醉科编撰出版了多本专题教材，包括《住院医师规范化培训麻醉科示范案例》、*Handbook of Clinical Anesthesia*、《医师考核培训规范化教程 麻醉科分册》等，撰写的《中国麻醉学快捷指南 2014/2017 版》《中华人民共和国行业技术标准麻醉技术操作》，作为麻醉学的操作规范在全国范围推广。

教学助力临床，标准提升底线。将风险化为预案，将高效写入流程，将安全与质量融合发展，瑞金麻醉的先进理念与技术效应在不断放大，从根本上造福着更多患者。

从过去到未来：直面机遇挑战，实现麻醉学科五大愿景

历经七十多年发展，瑞金医院麻醉科的人才梯队建设稳步迈进，综合学术影响力逐年提升。瑞金医院从1952年组建麻醉组到成立麻醉科，从科室只有五六位医生发展到如今有200余名麻醉医生和麻醉护士，其中包括了博士研究生导师3人，研究生导师6人，留学归国人员15人；先后培养博士后1人，博士研究生50余人，硕士研究生百余人。

科研成果方面，1957年李杏芳教授关于肌松药导致呼吸抑制的论著刊登在《中华外科杂志》首页。至今，瑞金医院麻醉科先后获选上海市优秀博士学位论文4篇、优秀硕士学位论文1篇；获国家自然科学基金数十项，包括重大项目子课题1项、优秀青年科学基金项目1项，并获国家卫生健康委员会基金1项，中华医学会临床科研基金1项，上海市级基金9项，上海市青年科技英才扬帆计划3项，交通大学医学院自然科学基金4项，上海第二医科大学（现上海交通大学医学院）百人计划基金2项、校优秀青年人才2项，上海交通大学“求是研究生奖学金”1项，上海市医学科技二等奖1项，广州市科学技术进步奖1项，中国医药教育协会科技创新奖一等奖1项；先后有6人获国家留学基金资助出国留学，6人获上海市医学会青年人才基金，4人入选上海市教育委员会“上海高校青年教师培养资助计划”，9人入选瑞金医院优秀青年教师和上海市高校选拔培养优秀青年教师，5人获得瑞金医院“刘浩清奖学金”，1人获得香港大学医学院“郑裕彤博士奖学金”。

目前，瑞金麻醉科深耕脓毒症与脏器保护、全身麻醉机制、麻醉与认知等研究领域，共发表论文500余篇，其中SCI论文200余篇，多项成果为临床麻醉提供了重要理论基础。早在2008年，*Anesthesiology* 杂志刊登任瑜博士的论著。这是瑞金医院麻醉科首次在影响因子大于5分的国际权威期刊发表文章，同时也是该麻醉学界顶级期刊发表的首篇配发专家述评的大陆原创性论著。近几年，瑞金医院麻醉科先后多次在 *PNAS*、*Theranostics* 等影响因子大于10分的杂志上发表论著。此外，瑞金医院麻醉科共编写、编译各类图书20余本，主编杂志1本，主编报刊1份，获实用新型专利证书9份。一直以来，瑞金麻醉都没有停止对现代麻醉医学的探索与实践，通过踏实耕耘，为临床实践提供了大量的宝贵数据支持。

20世纪90年代开始，于布为教授就积极推动国际的学术交流，包括美国、德国、英国、日本、韩国等，为中国麻醉走向世界开启了重要的一步；直接推进了东亚麻醉医师联盟的建立。同时，于布为教授担任世界华人麻醉医学协会会长、世界麻醉学会联合会学术委员会理事、美国老年麻醉进展学会理事、德国麻醉与危重病学会名誉委员、东亚麻醉医师联盟主席等学术职位，为提升中国麻醉学界的国际地位做出了卓越的贡献。2023年，于布为教授

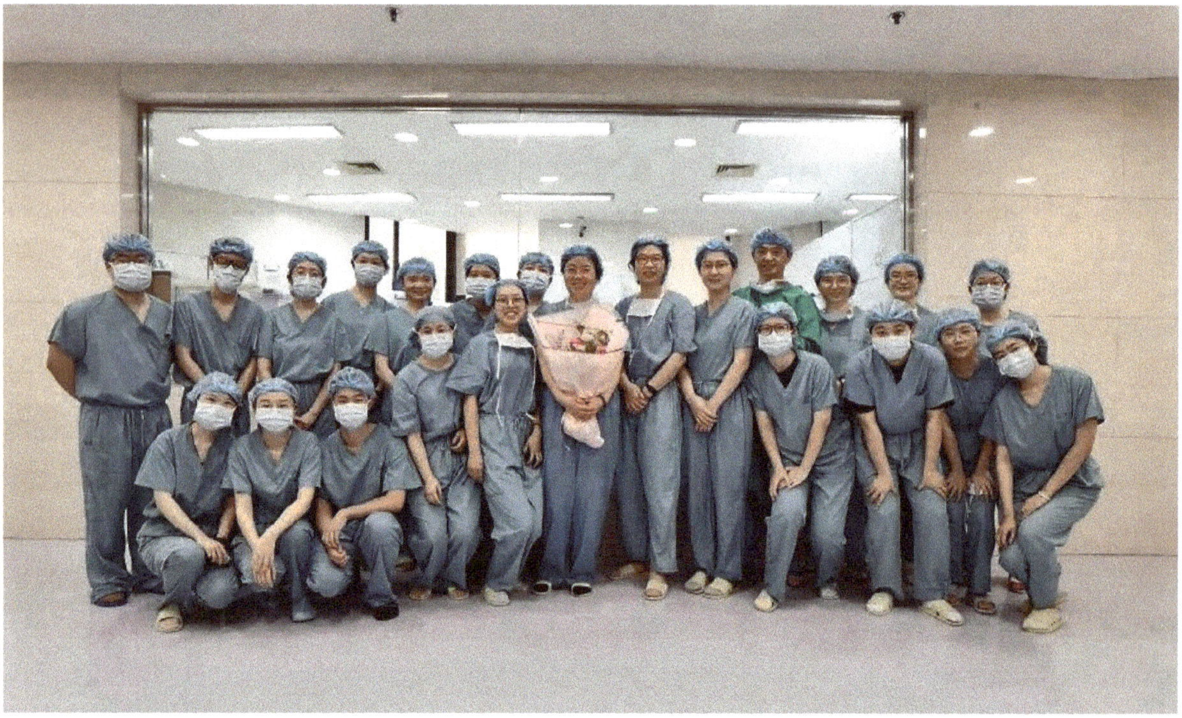

2022 年麻醉科研究生合照

被授予“日本临床麻醉学会国外名誉会员”称号，以表彰他在推动中日医学交流发展中做出的突出贡献。

瑞金医院麻醉科非常重视人才培养，先后派遣麻醉科医师、研究生约 50 余人次，赴美国、英国、法国、日本、德国等多个国家和中国香港等地区访学、进修，在每年的中华医学会麻醉学分会年会（CSA）、中国医师协会麻醉学医师分会年会（CAA）、美国麻醉年会、欧洲麻醉年会、美国国际麻醉学会（IARS）年会中汇报研究成果，并多次获得 IARS 年会 Kosaka 最佳基础研究奖，CSA 和 CAA 中青年论文竞赛一等奖等荣誉。同时，瑞金医院麻醉科与海外麻醉同道保持密切交流，与匹兹堡大学医学院麻醉学系签订了长期临床和科研合作计划，先后聘任了英国帝国理工大学与欧洲科学院院士马大青教授、日本冈山大学森田潔教授、美国匹兹堡大学医学院麻醉学系许琰教授为上海交通大学客座教授、广慈高能计划聘任教授等，并多次邀请美国、英国、日本，以及中国台湾等地的麻醉学顶级教授来参加麻醉学年会交流。通过主办中英麻醉学国际论坛等，瑞金医院麻醉科积极开展海外宣传，推进麻醉学科的国际科研合作和学术交流，打造“全球交大”（Global SJTU）及“瑞金麻醉”品牌，为提升中国麻醉在国际上的学术影响力做出了应有的贡献。瑞金医院麻醉科也与国内麻醉同道始终保持沟通和交流，与深圳市第二人民医院共建“三名工程”，目前正与无锡市人民医院申报“太湖人才计划”；科室一直以来致力于麻醉科的学术、临床技术推广，促进学科的全面发展。此外，于布为教授牵头创建全国基层医院麻醉科主任培训班，共设立 38 个培训中心，累计培训县级医院麻醉科科主任 4 000 余人。

2018 年，于布为教授创立了全球范围内的首个麻醉治疗科，开展麻醉治疗学的临床实践，主要采用麻醉治疗的理念开展各种疑难杂症治疗的相关研究和工作。该领域通过麻醉学科独有的一些手段，来降低交感神经张力，在交感神经过度亢进并导致交感神经和副交感神经功能失去平衡的时候，重新找回两者的平衡点，改善微循环；并且通过阻断下丘脑-交感神经-肾上腺轴，来阻断免疫系统的过度活化，同时也可以直接调控免疫系统的功能，从而治疗一些自身免疫相关性疾病。通过星状神经节阻滞、硬膜外阻滞等麻醉方法，以及丙泊酚、右旋美托咪定等麻醉药物的应用，麻醉治疗已经在银屑病、顽固性失眠、抑郁症等疾病的治疗中显示出独到的效果。

在脊髓侧索硬化（ALS）这一世界性难题中，麻醉治疗学的工作也体现出其特有的优势和治疗价值。对于ALS患者，由于中枢的运动神经细胞发生病变，肌力会进展性下降，最终导致其无法呼吸，因此这个疾病也被称作“渐冻症”。而在始于2021年1月的相关工作中，通过应用麻醉镇静药物进行“人工冬眠疗法”，可以让患者意识消失、进入深度睡眠，再结合其他药物进行治疗，在患者睡眠期间促进神经元递质的释放及神经元的修复，从而延缓或阻止病情的发展。目前，该项工作已取得可喜的初步结果，已有数名患者因此治疗而症状得以明显改善，重获行动能力和生命的希望。

2022年，于布为教授发表了靶向感觉神经治疗银屑病的创新研究成果，取得了优异的业界口碑和社会声誉。麻醉治疗学是发挥麻醉理念，治疗原发性、顽固性、疑难性疾病的一条新路，有望为更多医学难题带来突破，为更多患者带去生存的希望。当然，少人问津的道路上，机遇与风险可能交织出现，向未知前行

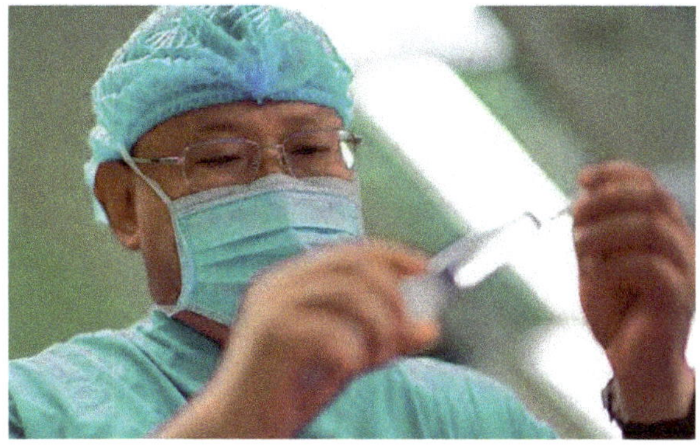

于布为教授在临床工作中

是瑞金麻醉刻入基因的传统。

新型冠状病毒感染防治期间，于布为教授创新性提出麻醉科相关治疗方案：① 采用循环灭活病毒的方式，提高病房空气的洁净度，保护医护人员不受感染；② 采用全身麻醉复合冬眠疗法，改善肺部病变，采用肌松药物和气管插管，避免呛咳反应；③ 坚持中西医结合治疗方案。这些麻醉科相关治疗方案的提出，让麻醉治疗学在危重症治疗中真正惠及患者，为患者救治做出了积极的贡献。

随着医学科学发展，患者对麻醉学科也提出更高要求。患者已不再满足于安全、平稳地度过围术期，而是寻求全方位的舒适化、无痛化医疗服务与体验。为了在手术室内外的各项检查及治疗过程中改善患者就医体验，提高舒适度，减少痛苦，同时为了保障诊疗的操作质量和安全性，以麻醉技术为基础的“舒适化医疗”近年来得以广泛开展。从妇产科的无痛人流、无痛生殖技术到呼吸科的无痛支气管镜和消化科的无痛胃肠镜、无痛内镜逆行胰胆管造影（ERCP）、无痛体外冲击波碎石（ESWL），从各类无痛介入肿瘤消融、栓塞治疗到各类心导管新技术的开展，瑞金医院麻醉科与多个学科开展手术室外的广泛、深入合作。从2021年9月至今，瑞金医院麻醉科更是全年无休地

为产妇提供无痛分娩服务，为患者的舒适体验保驾护航。

手术室内，麻醉科也强调以人为本、以患者为中心，最大限度地关注患者的舒适度。对于造成患者围术期舒适度下降的原因，除了生理上的因素，如各种有创性操作、手术后创伤等，还有心理上的因素，如失眠、麻醉及手术顾虑、对疼痛的恐惧等。因此，在为患者进行治疗的同时，麻醉科十分重视患者的心理感受，在术前访视、术后随访等多个环节与患者进行充分、积极的沟通，尽可能通俗易懂地解答患者的问题和顾虑，发挥心灵关怀的作用。在手术室内，注重保护患者的隐私，对患者进行适当的安抚和引导，术中进行严密的监测和调整，术后进行安全妥善的苏醒和转运，并根据患者的意愿、基础情况和手术情况选择适宜的镇痛方案，以确保患者的生命安全和迅速康复。由此，麻醉科综合应用各项临床技术，并给予适宜的人文关怀，来提高患者的舒适度，力争使患者在生理、心理上达到最愉快的状态。

如果没有关怀，医学就会显得冰冷无情；如果没有科技，关怀就会变得单薄。勇气并非生而有之，而是一种选择。为了让麻醉学惠及更多患者，瑞金医院麻醉科现任主任罗艳在当选中国医师协会麻醉学医师分会副会长、中国人体健康科技促进会麻醉与围术期科技专业委员会主任委员后，更将“理想麻醉状态”和“舒适化医疗”理念和内涵进一步扩展、丰富，除了麻醉惠及的特殊人群之外，舒适化医疗终将覆盖全人群，而麻醉也终将在全生命周期造福全人类。“舒适化医疗”的理念极大地丰富了临床麻醉工作的内涵，也提高了围术期麻醉工作质量，通过高质量的交流平台，瑞金医院麻醉科进一步致力于跨学科学术交流、科研转化、指南规范和临床教学工作，“舒适化医疗”始终贯穿其中，为整个围术期保驾护航。

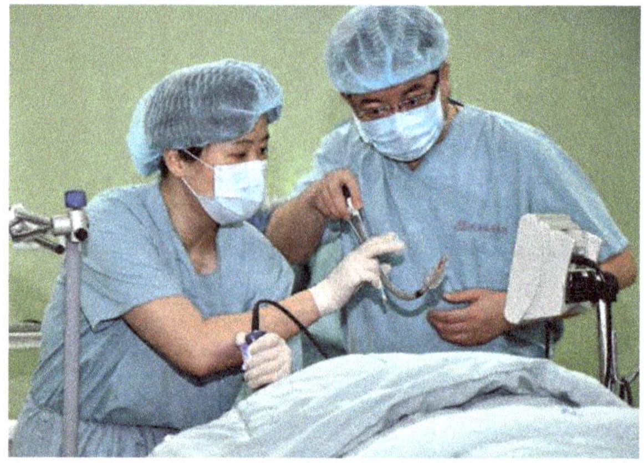

罗艳主任（左一）与同事进行手术麻醉诱导

医路荆棘丛生，却常伴温暖，滚烫的心从未荒芜，唯愿使命薪火相传。回望来时路，走好脚下路，放眼未来路，瑞金医院麻醉学科团队铭记“医德高尚、医术高明、医风清廉、医态儒雅”的科训，提出发展新目标——实现麻醉学科五大愿景，即成为推动“舒适化医疗”发展的主导学科、成为保障医疗安全的关键学科、成为提高医院工作效率的枢纽学科、成为协调各科关系的中心学科、成为社会所熟知和认可的重点学科。

撰稿 | 吕卓辰　徐怡琼　罗艳

消化内科

时不我待，奋勇争先，铸就全国一流学科

瑞金消化，七十载余，风雨兼程，敢为人先。消化前辈，博极医源，精勤不倦，披荆斩棘，前仆后继，永攀高峰。广博慈爱，追求卓越，仁心仁术，后生楷模。吾辈接棒，自当勉励，奋勇争先，迈步前行。——邹多武

无论你多么健康，生活中总难免会与消化科打交道。消化系统涉及的脏器较多，消化系统疾病谱广且复杂。尤其是在众多高发肿瘤中，胃癌、肝癌、肠癌和食管癌等消化系统肿瘤的发病率均居前位。瑞金医院消化

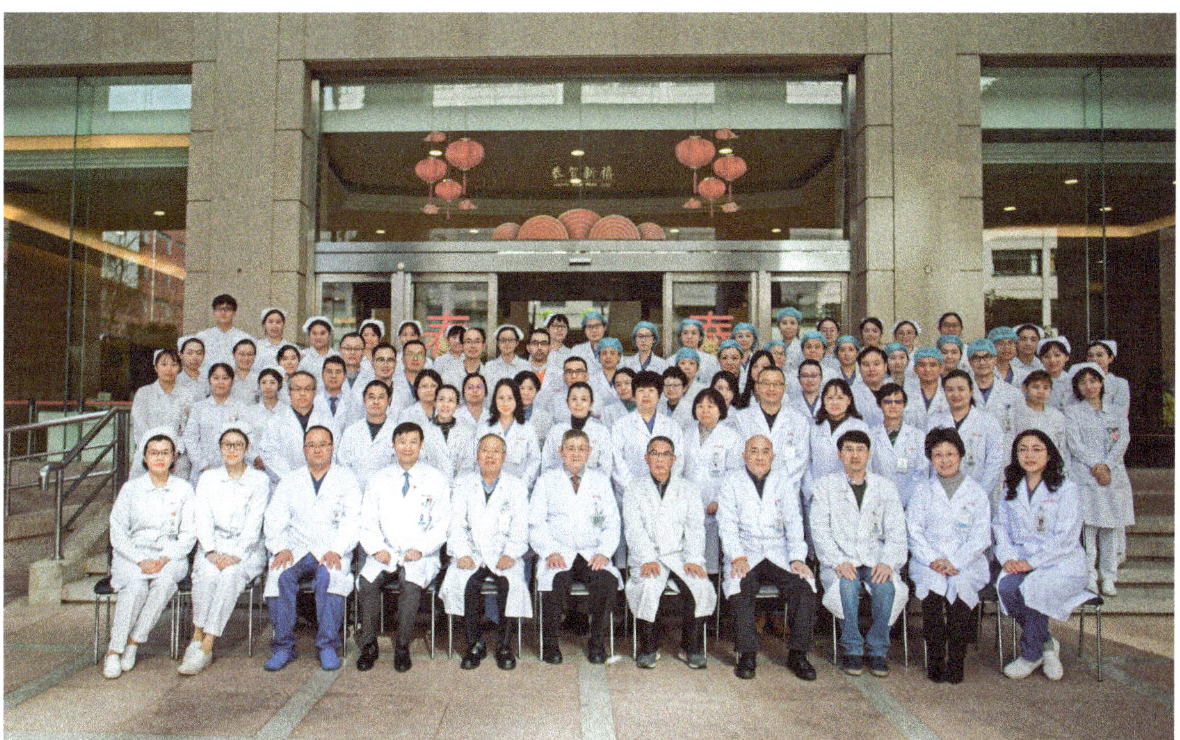

2021 年瑞金医院消化内科集体照

内科凭借微创精准的内镜手术和综合诊疗方案，解决了无数消化系统难题。这里有着对每一位患者细致入“胃”的关怀和消化医者不懈的追求。

历经半个多世纪的发展，瑞金医院消化内科的医生们在常见及疑难疾病的诊治中孜孜以求，始终牢记医生的本分，为患者排忧解难。无论是初出茅庐的年轻医生，还是经验丰富的专家，他们都以同样的热忱，追求同样的目标：守护每一位患者的健康。瑞金医院消化内科，凭借卓越的医疗技术和无微不至的关怀，成为广大患者心中坚实的健康堡垒。

崛起历程，辉煌发展：广慈医院消化组

中华人民共和国成立后，百废待兴，广慈医院迎来了新生。1951 年，广慈医院被军事管制委员会征用。次年，上海第二医学院成立，广慈医院随之成为其附属医院。邝安堃教授——在广慈医院及震旦大学内科工作近 20 年的主事人——继续担任广慈医院内科主任及上海第二医学院内科教研室主任。

1952 年，广慈医院内科进行了重大调整，撤销了等级病房，重组为消化、心脏、内分泌、血液和肾脏五个专业组。邝安堃教授精心安排，由唐振铎主攻消化、龚兰生主攻心脏、王振义主攻血液，自己则带领两位年轻学生陈家伦和许曼音主攻内分泌。在邝安堃教授的领导下，广慈医院内科由此实现了从普通内科向专业化的转变，迅速在国内崭露头角并取得领先地位。正是在这一刻，广慈医院消化专业组（瑞金医院消化科的前身）应运而生，开启了其辉煌的发展之路。

瑞金医院消化科的诞生，不仅是一个新科室的建立，更标志着瑞金医院大内科在专业化道路上的重要一步。

消化小组成立之初，唐振铎教授就展现出卓越的创新精神，在国内率先开展硬式胃镜检查和肝穿刺技术，迅速推动了消化专业的进步。1954 年，唐振铎教授开创性地利用三腔二囊管进行食管静脉曲张破裂填压止血，并进行食管硬化剂注射治疗，成为该领域的先锋。此外，他在胃黏膜脱垂、急性胃黏膜病变、气功用于治疗消化道溃疡及尿淀粉酶测定用于诊断急性胰腺炎等方面展开了深入研究。

唐振铎教授还与上海第三钢铁厂合作，自制胃黏膜活检钳并用于临床，极大地推动了消化学科的发展。20 世纪 80 年代初，唐振铎教授带领团队开展了吲哚菁绿清除实验和 ^{13}C–美沙西汀呼气实验，以无创性方法评价肝脏功能，进一步巩固了在这一领域的领先地位。

进入 20 世纪 90 年代，唐振铎教授利用同位素示踪技术发现肝硬化患者存在负氮平衡的整体蛋白质代谢紊乱；在此基础上，他提出以植物蛋白质为主的高能量食谱治疗方案。该方法简便且疗效显著，很快被多家医院采用，造福无数患者。

20 世纪 70 年代初，徐家裕教授加入瑞金医院消化专业组，为其注入了新的活力与动力。1977 年，他带领团队在国内率先诊断并成功通过手术治疗了一例血管活性肠肽瘤（VIP 瘤）患者，开创了国内医疗的新篇章。此外，他带领团队在国内最早建立了胰腺外分泌功能的诊断试验，并在医疗设备欠缺的情况下制定

了早期急性胰腺炎的临床诊断标准，极大提升了急性胰腺炎的诊治水平。

徐家裕教授与王冠庭教授携手，分别在急性胰腺炎、消化道肿瘤及自身免疫性肝病的中西医结合治疗研究上取得了突破，自主研制出“清胰汤”“扶正抗癌方”等制剂，疗效显著，广受好评。他还主译了 Champion 教授的《胃肠动力观念进展》一书，引进了“多潘立酮”（吗丁啉）这一家喻户晓的新药，大幅提升了胃肠动力紊乱性疾病的诊治水平，推动了这一领域的发展。

值得一提的是，1972 年 10 月，徐家裕作为我国访美医学代表团的重要成员，受邀前往白宫，受到尼克松总统的亲切接见。他凭借高度的政治觉悟和出色的英语能力，担任同声翻译，出色地完成了任务，为中美医学交流搭建了沟通的桥梁。在白宫接见后，代表团还受到了美国国会领导人和纽约市市长的接待，并在美国旧金山召开了一次记者招待会，徐家裕始终担任译员，表现卓越。

1972 年 10 月的 *Medical World News* 杂志上，徐家裕与我国访美医学代表团团长吴蔚然、团员林巧稚一同成为封面人物，“美国之音”（VOA）的一位记者在招待会上幽默地称他为“中国之音”（VOC）。徐家裕教授的卓越贡献和杰出表现，不仅为瑞金医院消化专业组赢得了荣誉，更为中国医学在国际舞台上争得了一席之地。

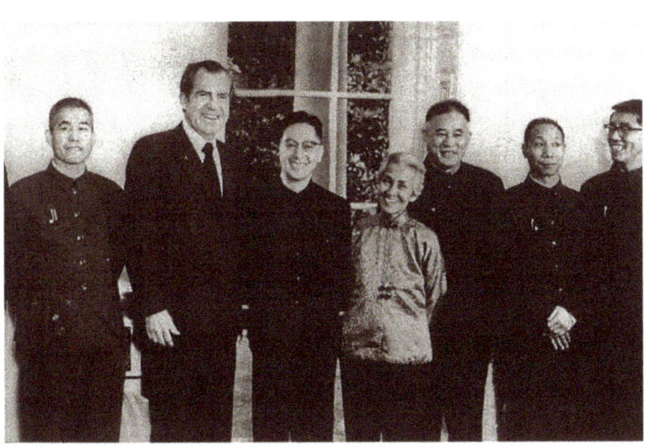

徐家裕教授（右一）在美国白宫受到尼克松总统（左二）的接见

伴随着改革开放的春风，瑞金医院消化专业组迎来了前所未有的机遇和挑战。1979 年 5 月，瑞金医院成立了上海第二医学院消化疾病研究室，在徐家裕教授和吴裕炘教授的领导下，团队在胃泌素、胰腺外分泌激素等方面展开了深入研究。这些研究不仅在国内处于领先地位，还推动了消化疾病研究的进一步发展。

团队发现激素与中医理论的阴阳平衡有微妙的共通之处，建立了阴阳模型，对阴虚、阳亢的物质基础研究进行了创新性的探索。其中，肝脏清除功能实验等研究在当时达到了国内先进水平，极大提升了消化科的科研实力。

20 世纪 80 年代初，消化专业组在病房内建立了一间小内镜室，位于 2 号楼 5 楼，并开展了内镜逆行胰胆管造影（ERCP），成为当时国内少数开展此项技术的单位之一。这一举措不仅提高了消化道疾病的诊断和治疗水平，还为进一步的科研探索提供了坚实的基础。

1987 年，消化病理检测室正式成立，进一步完善了消化科的诊断体系。消化病理检测室的成立，使得消化科在疾病的早期检测和精准诊断方面取得了显著进步，为患者提供了更为精准和有效的治疗方案。

瑞金医院消化科在改革开放的浪潮中不断进步，通过科学研究和临床实践的紧密结合，逐步确立了其在国内相关领域的领先地位。这段时期的快速发展，为未来的医学创新和突破奠定了坚实的基础。

卓然起步，闪耀开端：消化内科与内镜中心

1988 年，瑞金医院消化专业组正式更名为瑞金医院消化内科，吴裕炘教授担任首任科主任。从此，消化内科迈入发展的黄金阶段，迅速崛起为教育部重点学科组成单位、“211 工程”重点学科组成单位、上海第二医科大学重点学科、消化专业博士和博士后授权点，以及国家卫生健康委员会国家临床重点专科。

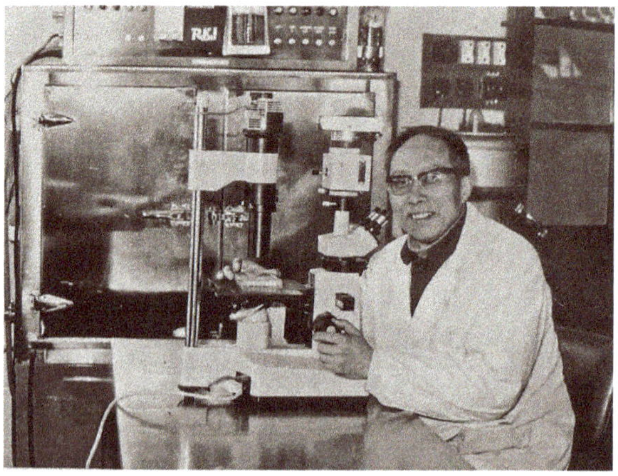

消化内科首任科主任吴裕炘教授工作留影

在吴裕炘教授的领导下，消化内科团队展开了一系列创新研究。他们首先在“针刺足三里对血清胃泌素调控”方面取得突破，接着致力于抗人胃癌单克隆抗体的制备及其免疫学特性研究。此外，团队在核素标记物及羟喜树碱偶合物的体内定位诊断及抗肿瘤导向研究方面也取得了国内领先的成果。

不仅如此，吴裕炘教授还带领团队研发了“免疫 1 号”和“免疫 2 号”制剂，这些制剂在风湿病治疗中表现出色，获得了广泛认可。他开创的亚甲蓝（美兰）淋巴管造影技术更是填补了国内的技术空白。1995 年，消化内科成立了胃肠动力研究室，进一步巩固了其在国内消化领域的领先地位。

早在 1977 年 10 月，江石湖教授就在瑞金医院参与了国内首例同种异体原位肝移植术，并负责患者的围手术期医疗工作。他首次将 H_2 受体阻滞剂西咪替丁用于患者术后消化道出血的治疗，大大提高了患者的生存期，提升了肝移植术后内科治疗的效果。

1992 年 11 月，江石湖教授担任消化内科主任，带领团队大力推进科室的发展。1995 年，瑞金医院消化内科与美国、澳大利亚、日本及中国香港的胃肠病学会联合举办了“第三届香港-上海国际胃肠病会议”，吸引了 1 000 多名代表参会，其中包括 200 多名外宾。会议在中国香港举行 3 天，在上海举行 4 天，江石湖教授担任上海会议的主席，会议引起了巨大的国际反响。

1996 年，江石湖教授带领团队成立了消化内镜中心，这是瑞金消化内镜发展史上的重要里程碑。初期，消化内镜中心仅有诊室两间半，共 100 多平方米的空间，配备有 3 套主机、8 根胃镜、6 根肠镜和 1 根十二指肠镜。随着诊治项目的增加和工作量的加大，消化内镜中心安装了 X 线机，从而能够实施一系列国内外先进的诊治手段，包括内镜下贲门扩张、食管支架置入、内镜下胃肠道大息肉摘除等。

紧接着，超声内镜、双气囊小肠镜等多项先进诊疗技术陆续从国外引进至瑞金医院消化内镜中心。1995 年下半年起，诸琦主任医师带领科室骨干医师在国内率先开展了微探头超声内镜检查。2003 年 4 月，钟捷主任医师完成了

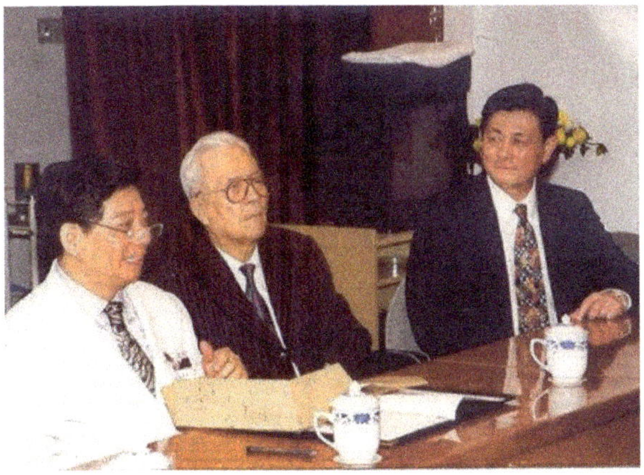

1996 年，李宏为、唐振铎和江石湖（从左至右）
在瑞金医院富士内镜中心成立签约会上

国内首例双气囊小肠镜检查，并通过多年的系统研究，出版了《双气囊电子内镜——原理、操作技巧与疾病图谱》，为规范小肠镜在我国的应用做出了重要贡献。

2007 年 7 月，随着瑞金医院门诊新大楼的落成和投入使用，瑞金医院消化内镜中心翻开了新的篇章。在超声内镜领域，诸琦主任医师团队逐步开展了超声内镜引导下细针穿刺（EUS-FNA）、细针注射（EUS-FNI）、超声增强造影（CE-EUS）、腹腔神经丛 / 节阻断（EUS-CPN）、胆管内超声（IDUS）、胰腺假性囊肿引流术及超声内镜引导的盆腔病变穿刺等技术，使得消化科的超声内镜技术更上一层楼，进入了诊断与治疗相结合的新阶段。

此外，《超声内镜》《胃病诊治进展》《早期胃癌的内镜与 FICE 诊断》《内镜下氩离子凝固术》等一批由瑞金医院消化科内镜专家主编的著作相继问世，进一步巩固了瑞金医院消化内科在国内的领先地位。

传承创新，开拓前行：消化及内镜亚专业的蓬勃发展

2000 年 3 月，吴云林教授担任消化内科主任。他对专科发展进行了深入思考与定位，制定了明确的发展方向，选择门静脉高压引起食管胃静脉曲张出血的内镜治疗及早期胃癌研究作为突破口。在吴云林主任的领导下，消化内科与外科、放射科、病理科合作，组建了早期胃癌协作专题组，开展早期诊断工作，后成为上海市胃肠肿瘤重点学科。1996—2010 年，消化内科团队与外科团队合作，推动早期胃癌诊断与治疗，使瑞金医院早期胃癌手术率从 1995 年的 9.1% 上升至 2010 年的 22.45%，成为我国早期胃癌研究的领跑者，并建立了瑞金医院早期胃癌诊治体系，保持了国内先进水平。

吴云林教授还在国内率先开展了内镜下曲张静脉穿刺直接测压及血管活性药物降压研究，证明血管活性药物的冲击剂量和维持治疗能有效降低曲张静脉的压力。他开创了联合使用乙氧硬化剂和聚桂醇的治疗方法，成功消除孤立性胃曲张静脉（IGV-1 型），吸引了大量患者从全国各地前来治疗。吴云林教授连续主办了三届全国门静脉高压出血治疗及消化病急诊学术大会，并创立了上海市医学会食管和胃静脉曲张治疗专科分会。目前，消化内镜对门静脉高压所致食管胃底静脉曲张的治疗仍是瑞金医院消化内科的优势项目。2010 年，瑞金医院消化内科成立了胃肠动力研究中心，并获得了卫生部临床重点专科授牌。

2011 年初，袁耀宗教授担任消化科主任，为学科建设做了大量工作。在他的带领下，团队承担了多项国家级科研项目，包括国家卫生部支撑计划、国家自然科学基金等，获

得了中华医学科技奖三等奖、上海市科技进步奖二等奖等多项奖励。在他的带领下，科室的国家临床药理基地的发展迅速，在消化系统药物的临床研究方面取得了领先成果。作为《中华消化杂志》总编辑，他推广和普及了网络投稿审稿系统的应用，提升了杂志的学术质量，增强了团队的凝聚力，推动了杂志的良性发展。

瑞金医院消化内科在内镜领域也取得了迅速发展。在双气囊内镜（DBE）诊疗领域，瑞金医院消化内科团队已完成3 000余例DBE检查，全面、系统地评价了DBE在小肠疾病诊断中的地位，首次报告了DBE在不完全性小肠梗阻中的临床病因诊断率及不同适应证中的检出率，并提出了DBE检查前筛选对于检查结果及检查途径选择的影响及意义，还首次报告了儿童DBE检查的安全性及有效性。瑞金医院消化内科通过推广双气囊小肠镜，推动了小肠学科的共同发展。

在超声内镜（EUS）领域，瑞金医院消化内科团队率先在国内报告了通过EUS检查对胰腺胰岛细胞瘤进行术前定位诊断，弥补了B型多普勒超声（B超）、计算机体层成像（CT）、磁共振成像（MRI）难以发现的胰岛细胞瘤的诊断。此外，团队借助肝硬化门静脉高压所致食管胃底静脉曲张的学科优势，率先开展了EUS对曲张静脉的探查及内镜治疗疗效的评估。团队使用EUS穿刺技术来解决胰腺肿瘤的术前定性诊断，并首次尝试开展晚期胰腺癌EUS介导基因重组腺病毒的植入治疗。

在ERCP诊疗方面，龚彪主任医师带领团队率先倡导使用常规胆管、胰管多点位引流技术，对肝移植胆管并发症的ERCP表现提出了“分型”及完整的处理体系，创新了胆管癌栓的非手术治疗方法。瑞金医院消化内科团队在国内较早开展了胆管内、胰管内超声检查，并率先开展超细子母镜下诊治工作；国际上首次应用单纤维子镜进行胆胰检查，提出并开展了改良的内镜下十二指肠乳头球囊扩张术（EPBD）。

奋起直追，整合提升：消化内科的卓越征程

2018年3月，邹多武主任医师作为学科带头人，担任瑞金医院消化内科科主任和消化内镜中心主任。当时，国内消化内科和消化内镜发展迅速，而瑞金消化内科却有所下滑。瑞金医院院长、国家代谢疾病临床研究中心主任宁光院士对他寄予厚望：“瑞金消化有着辉煌的历史，为我国消化学科的发展做出了巨大贡献。但近年学科排名有所下滑，希望你能把这个学科带上去。”

邹多武主任对瑞金医院消化学科进行了全面分析，认为“学科排名是对专科实力的综合考察。在当前激烈的专科竞争中，要提升专科实力，如逆水行舟，必须长远规划、医教研协同发展、着重培养各亚专业人才梯队，夯实人才梯队厚度，凸显学科特色，才能提升学科排名。”经过深思熟虑，他结合科室情况“排兵布阵”，制定了相应策略，将下列五个亚专业定为科室主攻方向：以消化内镜为基础的胰腺疾病诊治、炎症性肠病（IBD）诊治、消化内镜技术创新、消化道早癌诊治、功能性胃肠病及动力障碍性疾病。

邹多武主任将“人才培养，团队建设”作

为学科发展的首要任务，尤其注重对年轻医师的培养，要求他们不仅要掌握消化病的诊疗，还需精通内镜技术。经过六年的发展，消化科团队在每项内镜诊疗技术（如EUS、ERCP、ESD等）方面均逐步形成了具有一定人才厚度的亚专业团队，团队致力于将亚专科做精、做强，实现“科有特色、人有专长”，使得诊疗技术全面与亚专业的精进相结合。

邹多武主任认为，一流学科必须是研究型学科。围绕这一目标，科室特别注重培养青年人才、打造科研人才梯队。科内多位年轻医生获得国家自然科学基金、上海市“医苑新星”青年医学人才、扬帆计划、上海市抗癌协会青年医生“雏鹰”计划等多个科研项目的资助，科室先后成功申请国家自然科学基金重点专项和国际合作项目，力争成功申报大型项目，为学科建设创造条件，并持续推进高水平临床和基础研究。

目前，瑞金医院消化内科是教育部重点学科（内科学-消化系病）组成单位、“211工程”重点学科组成单位、国家卫生健康委员会临床重点专科、上海交通大学医学院消化内科博士学位授权点和重点学科、国家药品临床研究基地、中国医师协会消化内镜医师培训基地、国家消化道早癌防治中心联盟单位、长三角消化道肿瘤筛查医联体（磁控胶囊胃镜协作中心）单位。随着消化肿瘤中心大楼的启用和嘉定院区新内镜中心的启用，瑞金医院消化内科迎来了新的发展机遇。消化内科在总院及嘉定院区的床位数扩充至174张，消化内镜中心扩充到34个诊间、2个ERCP诊疗间和1个内镜杂交手术室，总面积达8 550平方米，为消化内科的快速发展提供了硬件保障。

目前，瑞金医院消化内科医师队伍共58人，其中退休返聘4人、正高职称10人、副高职称15人、主治医师30人、住院医师3人；博士研究生导师3人，硕士研究生导师7人。2023年度，消化内科门诊量近27.5万人次，其中专家门诊量近6.3万人次，开设了近20个专病门诊。2023年，由消化内科牵头的多学科诊治（MDT）就诊达381人次，消化内科病房总出院达8 230人次。科室内镜三级、四级手术人次逐年递增，吸引了全国各地的患者慕名而来。

多学科协作，开创精准个体化医疗新篇章

瑞金医院消化内科以患者为中心，致力于制订“精准化”“个体化”的综合诊疗方案，提供高效、优质的“一站式服务”。这种高要求的诊治目标建立在多学科诊治（MDT）模式的基础之上。目前，由消化内科牵头的亚专业MDT包括炎症性肠病、消化动力性疾病和胆胰疾病。

通过MDT模式，瑞金医院消化内科打破了学科之间的壁垒，实现了各学科资源和优势的最大化整合。每支MDT团队都汇集了来自不同专业的专家，他们共同评估患者的情况，制订最适合的诊疗方案。这种协作模式不仅提高了诊治的准确性和效率，还为患者提供了更全面和个性化的医疗服务，确保每位患者都能得到最佳的治疗和护理。

炎症性肠病整合门诊

炎症性肠病（IBD）团队成立于2014年，由消化内科钟捷主任医师牵头，汇集胃肠外科、临床营养科、放射科、病理科、儿内科，风湿科、泌尿科等科室专家，团队同时与基础实验室进行紧密合作。20年来，瑞金医院消化

内科炎症性肠病团队的临床诊治水平、慢病管理理念、多学科协作精神、医患关爱共建及临床和基础科研水平始终居全国前列。团队的成立，能更好地为患者提供专病专治、上下转诊的有效疾病管理。团队因对疑难复杂IBD进行的优秀诊疗工作而被列为全国IBD质控卓越中心；同时于2018年起，成为全国首家IBD生物制剂输注治疗门诊化管理单位，由医护共同管理的IBD治疗输注中心成为全国其他IBD医疗中心的学习榜样。

瑞金医院消化内科炎症性肠病团队于2019年成立“瑞爱常伴”患者俱乐部，定期进行疾病科普、自我管理及医患交流，获得了IBD患者群体的好评。团队于2020年牵头撰写了《中国消化内镜技术诊断与治疗IBD的专家指导意见》，多名团队成员担任国际IBD学术组织的委员会成员，使瑞金医院消化内科IBD团队的学术成果享有国际声誉。

在临床和基础科研方面，团队有2项中德联合项目、1项中美联合项目、12项国家自然科学基金项目、1项上海市科学技术委员会重点实验室项目、2项上海市人才项目等科研项目18项，共获科研经费超过1 000万元。团队累计培养硕士生20名、博士生16名；共发表论文271篇，其中SCI文章121篇，最高影响因子11.4分；团队成员作为主编出版炎症性肠病相关专著2本、教材1本，团队成员作为副主编出版专著、教材5本。

消化动力整合门诊

消化动力团队成立于2017年，由消化内科邹多武主任、姚玮艳主任医师牵头，团队成员来自消化内科、心理科、放射科、功能神经外科、中医科和针灸科、妇产科、普外科等。团队成立以来累计接诊489名来自全国各地的疑难患者，95%以上转诊的患者得到明确诊断，治疗效果显著。2018年，邹多武主任成立开展胃镜下胃底折叠术（MUSE）技术的核心团队，2023年科室成功实施MUSE技术治疗胃食管反流，治愈率/缓解率明显提高，取得了非常好的社会效益和反响。

消化动力团队通力合作，各司其职，对患者进行全程管理。团队成员主持科学技术部“十四五”重点研发计划1项；以第一或通讯作者发表消化动力领域SCI论文10篇，总影响因子达42.6分，发表中文论著16篇。

胆胰疾病整合门诊

胆胰疾病团队成立于2020年，由消化内科邹多武主任牵头，团队成员是来自消化内科、胰腺外科、肝胆外科、放射科、核医学科的专家。团队综合各个学科的技术优势，联合协作，为患者提供综合、全面、最优的诊治方案，同时涵盖预防、筛查、诊治、康复全方位的“一站式”服务，真正实现为胆胰疾病患者提供“高效、微创、精准”诊疗服务，为患者争取“最合适的治疗方案”。成立以来，团队累计接诊患者近2 000名。团队提倡的“多镜联合”胆胰疾病内镜诊治手段，更符合现阶段胆胰疾病诊治精准化、个体化的发展趋势，相关技术已处于国内领先水平。团队每年通过“多镜联合”诊治复杂胆胰病例达300余例。

据统计，在胆胰疾病团队接诊患者中，约42%是外院诊断不明，通过MDT后明确诊断并给予有效治疗；约27%是外院治疗方案不明确，通过团队讨论后制订最佳治疗方案；约21.5是经团队讨论后改变了最初的诊治方案；约8.7%的患者则随访，无须治疗。其中，有的患者由传统外科手术改为内镜微创治疗，有的准备做内镜治疗的最后认定为手术是最佳方案，有的原本要手术的患者，经缜密分析进一步检查，查明原因后无须手术。可以说，患者从中受益良多。

而在胆胰系统肿瘤早诊早治及复杂疑难病例诊治方面，胆胰疾病团队也做出了极大贡献。每年，经胆胰疾病团队诊断证实为高级别上皮内瘤变（HGD）的胆胰系统肿瘤约 20 例，早期发现并手术证实为微小胆胰恶性肿瘤（直径＜ 1.0 cm）约 30 例，明确诊断并取得满意疗效的复杂疑难病例约 30 例，确诊为少见病例的约 10 例。

胆胰疾病团队先后多次获得国家科学技术进步奖二等奖、上海市科技进步奖二等奖、中华医学科技二等奖、教育部科技进步奖二等奖、上海市科学技术进步奖二等奖、“广慈”临床技术创新奖等荣誉，消化内科胰腺亚专业组获得瑞金医院最佳发展团队；团队主持科学技术部重点研发计划、国家自然科学基金等科研项目 10 余项，发表胆胰疾病领域的 SCI 论文 40 余篇，其中影响因子大于 10 分的近 10 篇。

全面覆盖与技术创新：引领消化内镜诊疗新时代

瑞金医院消化内科在内镜诊疗领域不断取得突破，诊疗例数逐年增加。2023 年内镜诊疗量近 12.4 万例，其中内镜下治疗近 1.2 万例。瑞金医院消化内科团队能够开展目前消化内镜领域所有的内镜诊疗技术。包括：ERCP 治疗胆道胰腺疾病，如胆总管结石、胆总管狭窄、胰管狭窄、胰管结石、小儿 ERCP、肝移植术后 ERCP、术后解剖结构改变 ERCP 等；超声内镜诊断，如超声内镜引导的细针穿刺 / 活检术（EUS-FNA/B）、EUS 引导下胃肠吻合术、胆管和胰管引流术、假性囊肿 / 包裹性坏死引流术；消化道癌前病变及早癌诊治，如开展消化道早癌、癌前病变的内镜精准检查、黏膜下剥离术（ESD）、黏膜下肿瘤挖除术（ESE）、内镜下隧道技术治疗贲门失迟缓（POEM）、食管黏膜下肿瘤切除术（STER）；经典和创新门静脉高压内镜治疗，如内镜下食管静脉硬化术、套扎术、套扎截流逆行硬化术，超声内镜引导胃静脉曲张组织黏合剂栓塞术、弹簧圈-组织黏合剂复合栓塞术、胃左静脉栓塞术、部分脾栓塞术等。其他内镜诊疗包括：内痔消化内镜下套扎术、硬化剂注射术，内镜逆行阑尾造影 + 取石术等。

2022 年 3 月起，瑞金医院消化内科开始开展胰管结石体外冲击波碎石术（P-ESWL），成为上海市第二家开展此技术的三甲医院。目前，团队已完成该技术近 600 例次，碎石成功率达 90% 以上，显著提高了慢性胰腺炎的治疗效果。

在胃肠动力性疾病的诊疗上，消化内科开展了 24 小时食管 pH 监测、24 小时食管阻抗-pH 监测、肛门测压等技术；近年来，还陆续开展了内镜下胃底折叠术（MUSE）以治疗胃食管反流病，创新性应用“倒刺线 + 金属夹”提高内镜下创面缝合的效率和效果。

教学相长，科研并进：消化内科的发展之路

瑞金医院消化内科历来注重教学，从唐振铎教授开始，一直保持着疑难病例大查房的传统。目前，每周三由袁耀宗教授和邹多武主任主持消化疑难病例大查房。这一传统早在 20

世纪五六十年代就吸引众多进修医生前来学习、访问。其中，我国消化界两位老前辈周殿元教授和陈敏章教授，都曾在广慈医院消化专业组进修。周殿元教授于1959—1960年在广慈医院消化专业组学习，陈敏章教授则在20世纪60年代初期在此学习。两位前辈曾在多个场合表示，在广慈消化专业组的学习经历对他们后来的学术生涯发展起到了重要推动作用。

据统计，1980—2022年，瑞金医院消化内科累计接收来自全国各地的进修医师1 400余人次。在临床带教方面，科室开展了多种形式的教学活动，包括小讲课、病例讨论、教学查房和病史点评等。此外，在进修医师培养上，消化内科目前还开展了消化进修系列精品线上课程、早癌内镜下诊断系列读片及交流学习，经常主办各种继续教育学习班，并作为市级专科基地培养消化专科医师。瑞金医院消化内科致力于通过系统的教学和培训，培养出一批又一批高素质的消化专业人才，不断推动学科的发展和进步，为国内消化学界输送了大量优秀的医学人才。

自2007年以来，瑞金医院消化内科承担了各类科研项目共计120余项，其中包括卫生部重大子课题、国家支撑计划、科学技术委员会重点研发计划、国家自然科学基金（国际合作项目、重大研究计划、重点专项、面上项目、青年基金）、国家卫生健康委员会行业科研专项项目、教育部高校博士点专项基金和教育部留学归国人员科研启动资金等国家级课题57项。此外，科室还承担了上海市科学技术委员会、上海市卫生健康委员会和上海市自然科学基金等地方项目39项。

从2010年起，科室共发表SCI收录论文300余篇，涵盖 *Gastroenterology*、*American Journal of Gastroenterology*、*Journal of Clinical Investigation*、*Cell Host & Microbe* 等专业领域顶级期刊。科室的科研成果获得了多项重要奖项，包括教育部科学技术进步奖二等奖、中华医学会科技进步奖二等奖、华夏医学科技奖一等奖和三等奖及上海医学科技奖推广奖等。

在学会工作及学术期刊工作中，瑞金医院消化内科目前为中华医学会消化病学分会副主任委员单位，科室成员在中华医学会专科会刊中担任重要职务，包括名誉总编辑1人、副总编辑1人。科室医师积极参与国际、国内的学术交流活动，如美国消化疾病周（DDW）、亚太消化疾病周（APDW）、欧洲消化疾病周（UEGW）、中华医学会消化病学分会学术会议和中华医学会消化内镜学分会学术会议等，并在大会上进行主旨报告、专题报告等。

此外，科室承办了许多学术会议，包括第五届早期胃肠肿瘤学术大会、全国基层医院消化病进展学术大会、上海-东京双气囊内镜学术大会、上海肝胆胰疾病诊断与治疗新技术研讨会等；近6年来每年举办上海消化及消化内镜高峰论坛，会议影响逐步扩大，2024年线下参会人数近2 000人。此外，科室还举办了各种类型学习班。通过学术交流和科研活动，瑞金医院消化内科不断提升科研水平和国际影响力，推动了消化学科的持续发展和创新。

“你要做一个敢想、敢为、敢担当的学者”，这是当年唐振铎教授对消化内科医生的要求，也是代代消化内科人共同的追求。回首瑞金医院消化内科的70年，有光荣的历史、宝贵的经验，也不断在总结经验、教训，一代又一代瑞金消化人勇于接力、敢于挑战，不断攀登科学高峰。“虽然医学科学研究进展迅速，但留给我们的问题依然很多。比如，消化

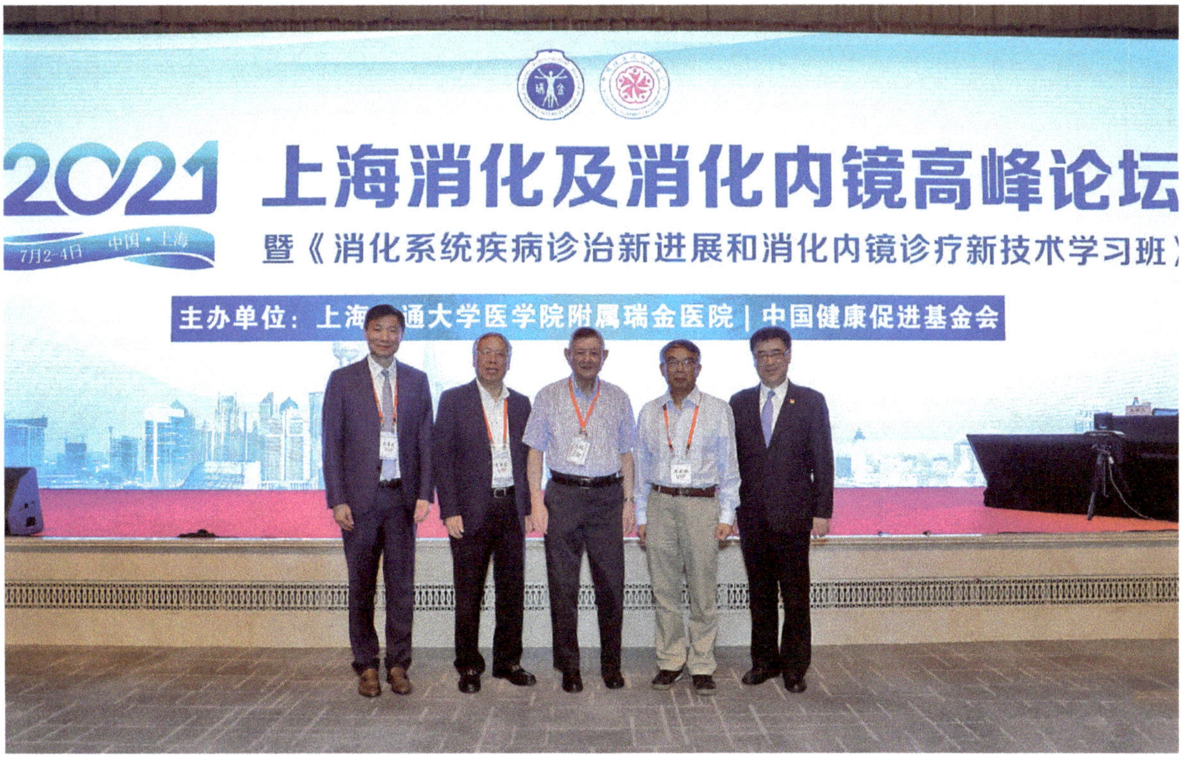
2021 上海消化及消化内镜高峰论坛
7月2-4日 中国·上海
暨《消化系统疾病诊治新进展和消化内镜诊疗新技术学习班》
主办单位：上海交通大学医学院附属瑞金医院 | 中国健康促进基金会

邹多武、袁耀宗、江石湖、吴云林、宁光（从左至右）于2021年上海消化及消化内镜高峰论坛的留影

道肿瘤发病率高，中晚期治疗效果差，患者花费巨大，给社会、家庭带来沉重的负担。而胰腺癌发现时多为晚期，不能手术，并且患者预后差、生存期短。如何让患者更早发现消化系统肿瘤，如何更有效、精准地治疗，需要消化内科、肿瘤科、外科等多学科，以及基础研究团队进一步精诚合作，我们要向科研要答案。”邹多武主任说。

义无反顾，无微不至：消化内科的人文情怀

作为医者，不仅需要精湛的医术，更需要一颗仁心，要有胸怀天下、意济苍生的大爱。无论是洪涝灾害、地震，还是抗击疫情的关键时刻，消化内科医护人员总是挺身而出，不顾个人安危，展现“瑞金消化人”的本色。

1991年，安徽发生洪涝灾害，吴云林教授与瑞金医疗队其他队员一同奔赴巢湖抗洪救灾。医疗队坐着澡盆前往山岗为老乡看病，周围漂浮着树干，树干上爬满了蛇。但所有队员都表现出瑞金精神，不畏艰难，与老乡同吃、同住、同生活。

1998年，全国范围的大洪水牵动着所有中华儿女的心。消化内科全体同仁心系灾区人民，积极捐款赈灾，救济受灾群众。袁耀宗教授积极加入瑞金医疗队，飞赴湖南澧县抗洪第一线。在澧县期间，袁耀宗教授不仅在后方医院协助治疗伤病员，还多次乘坐冲锋舟，穿越洪泛区，为被困在家中无法及时接受救援的老乡们送去急需的药物。

2008年汶川大地震，谭继宏副主任医师冒

着余震不断的危险，主动申请前往四川灾区，参与了都江堰医院的重建工作，展现了消化内科医者不怕困难、不畏牺牲的风范。

2020 年，突如其来的新型冠状病毒疫情暴发，王正廷副主任医师和张天宇主治医师不顾个人安危，第一时间加入医疗队，驰援武汉。

不论是援疆，还是援滇，瑞金医院消化内科同仁都发扬了舍小家、为大家的精神，与当地医护人员同心协力、克服困难，将瑞金消化的仁心仁术带到每一个需要的地方。

俗话说“三分医疗、七分护理”，瑞金医院消化内科在七十年的发展中，坚持医疗和护理的全面协作，建立了和谐融洽的医护关系，共同为患者提供优质的服务。2004—2005 年，消化内科被评为上海交通大学医学院文明科室。冯淑珍、曹蓉蓉、顾惠珍、张佩雯和沈锐五位护士长薪火相传，不断提升护理水平。目前，消化内科有两个病区，分别由陈舒和陶凤来担任护士长，内镜中心由沈锐担任护士长。消化内科护理团队工作勤勉、服务热情，多次获得患者及家属的好评，消化内科病房现已成为瑞金医院的优质护理病房。

为更好地服务患者，提供人性化的诊疗服务，2020 年，瑞金医院消化内科在沪上率先增开周末麻醉胃肠镜检查，并优化内镜中心的工作流程，明显缩短胃肠镜的预约时间，受到了患者的广泛好评。

针对周末就医需求的增加，消化内科在保持周末专病门诊的基础上，2023 年新增了周末专家门诊，让患者在周末也能享受到专家的诊疗服务。科室在医院的支持下，于 2023 年首次新增了“炎症性肠病护理”特色周末专病门诊，在诊间即可为患者提供生物制剂皮下注射及专病健康教育咨询，进一步提升了患者的诊疗体验和满意度。

砥砺奋进，开创未来：消化内科的宏伟蓝图

在新时代的新征程中，瑞金医院消化内科肩负推动医学前沿、提升医疗服务质量的重任。我们秉持追求卓越、创新发展的精神，致力于在医疗、科研和人才培养等方面实现全方位突破。站在发展的新起点，瑞金医院消化内科将继续奋勇争先，锐意进取，力争成为国内乃至国际一流的消化内科。瑞金医院消化内科将从以下几个方面进行重点发展。

拓展学科规模，优化资源配置

未来，瑞金医院消化内科将致力于优化内镜中心的资源配置，进一步提升内镜操作的质量与效率。伴随胃肠肿瘤中心的建立，科室的床位数扩充至 174 张，内镜中心诊疗间数量增加至 37 个，能够更好地满足消化科各亚专科的发展需求，提升整体服务能力和专业水平。

强化学科特色，提升核心竞争力

瑞金医院消化内科将继续致力于强化学科特色，通过提升医疗服务能力和科研水平，全面增强各项核心竞争力。我们将进一步提升诊治能力和诊治容量，勇于接纳和诊断各种疑难杂症，不断提高疑难、复杂疾病的诊断率和治疗成功率，巩固和扩大瑞金医院消化内科在国内的影响力，确保在专业领域保持领先地位。

培养高水平人才，建设专业团队

瑞金医院消化内科将致力于培养具有瑞金特色、全国一流的医、教、研消化专业技术团队。结合学科特色，重点培养炎症性肠病诊治专家、消化内镜诊治专家、胃肠道早癌诊治专家、胰腺疾病诊治专家及功能性胃肠病诊治专家。通过积极参与学术会议、发表高质量论文、投稿、交流、会议提问、合作参观等多种途径，提升团队成员的专业知名度和认可度，为他们的学术生涯打下坚实基础。科室领导将充分利用自身影响力和学术地位，以及科室的学术平台，为团队成员创造更多的发展机会，助力他们在学术道路上取得更高成就。

扩展医疗资源，满足发展需求

瑞金医院深入贯彻落实国家和上海市医疗改革精神，对医联体建设工作非常重视。消化内科积极参与医联体工作，目前共有 43 家医联体合作单位，覆盖 19 个省市。通过医联体建设，促进优质医疗资源下沉，提升基层医疗服务能力，推动合理有序分级诊疗模式的建立，促进各合作专科协同发展。科室的目标是确保每位患者都能享受到最先进、最专业的诊疗服务，持续推动学科的全面进步和长远发展。

砥砺奋进正当时，锐意创新攀高峰。瑞金医院消化内科将继续以高标准、高水平为目标，孜孜不倦地追求卓越，守护每一位患者的健康。我们将秉持创新与发展的精神，积极投身于社会健康事业，为广大患者提供更加优质的医疗服务。期待社会各界的鼎力支持，与我们共同推动学科的发展与进步，书写新的医疗传奇。瑞金医院消化内科将在未来的道路上坚定前行，成为广大患者的坚强后盾。

"'关怀备至，患者为先，求真务实，精研妙道'，这不仅是我们的信念，更是我们每天的实践。"邹多武说。

撰稿 | 姚玮艳　邹多武

心脏外科

外科“皇冠上的明珠”之前世、今生与未来

很多时候，患者因恶疾无法治疗而产生的痛苦，以及对生命的期待，是医生拼搏的理由，更是医学进步的原动力。心脏疾病是影响全球人口健康的重要疾病之一，而心脏外科作为心脏疾病治疗的重要手段，也随着时间的推移不断发展和进步。如今，随着手术技术和仪器设备的不断进步，心脏外科手术的成功率和安全性也得到了大幅提高。目前，心脏外科手术主要包括冠状动脉搭桥手术、心脏瓣膜手术、主动脉手术、心脏肿瘤手术、心脏移植及辅助装置手术等。上海交通大学医学院附属瑞金医院心脏外科就是一个始终为患者“谋生机”的科室。

瑞金医院心脏外科具有悠久而辉煌的历史。1954 年春，广慈医院（瑞金医院前身）开设胸外科，兼做普胸外科及心脏外科手术，是新中国建立的第一批心脏外科之一，也是改革开放前极少数能开展体外循环心内直视手术的医院之一。

国内著名的老一辈心外科专家，如叶椿秀教授、张世泽教授等，都曾在这里工作。叶椿秀教授是我国体外循环和辅助循环领域的创始人之一，是上海Ⅱ型人工心肺机的设计者；而张世泽教授则于 1978 年在瑞金医院完成了中国第一例人类同种原位心脏移植手术，该手术同时也是亚洲第一例心脏移植手术，开创我国心脏移植之先河，在当时国内外医疗界引起轰动。

从广慈到瑞金，百十年岁月间，璀璨光辉的广慈大内科、大外科向前发展，逐步形成如今的各个优势专科，而瑞金医院心脏外科也在“广博慈爱，追求卓越”的精神指引下，不断攀登医学新高峰。

2009 年，瑞金医院为学科向专业化方向发展，将原先的胸外科拆分为心脏外科与普胸外科。崭新的心脏外科由国内著名心脏外科专家赵强教授掌舵，科室在保持传统领域技术优势的同时，不断创新和发展，逐渐形成了冠脉外科、瓣膜外科、主动脉外科、微创及机器人心脏外科、结构性心脏病介入治疗及心力衰竭外科治疗为特色的心脏大血管外科学科群。心脏外科尤其擅长疑难危重心脏病的外科治疗，无论是手术技术还是在学术水平，均在国内处于领先地位，年手术量逐年增加，达近 2 500 例，成为仍在不断前进的国内著名心脏外科中心。

目前，瑞金医院心脏外科拥有美国胸外科协会（AATS）委员1人，美国胸外科医师协会（STS）委员2人，国际微创心脏协会（ISMICS）委员1人，中华医学会胸心血管外科分会常务委员1人、青年委员1人，中国医师协会心血管外科医师分会副会长1人、委员3人，国家心血管病专家委员会委员1人，国家杰出青年科学基金获得者1人。

疑难危重心血管疾病外科诊治中心：走最难的路，完成“不可能的事”

依托瑞金医院强大的临床综合实力，心脏外科收治的病种一直以来以疑难、危重著称。病例组合指数（CMI）是反映科室收治病例风险和复杂程度的指数，瑞金医院各科收治患者原本就以疑难杂症为多，而近年来，心脏外科的CMI指数始终名列全院前茅，约为全院平均值的4倍，充分体现了一代代瑞金心外人不断自我挑战和自我超越的精神。

心脏是人体的“发动机”，不断搏动的心脏，是人体最重要的器官之一。它如同生命的“太阳”，本就是手术刀最后抵达的禁区之一，心脏外科手术也被视作外科手术中的“皇冠上的明珠”。而守护心脏的医者，好比托举太阳的战士。每个人心脏相当于自己的拳头大小，而心脏的血管直径只有1.5毫米，相当于铅笔芯直径的一半；在心脏不停跳的情况下，心脏外科手术医生要切开1.5毫米的血管进行手术，且手术缝合所用的线是头发丝直径的1/5。所以，心外科医生也被人称为心尖上的“舞者”，因为毫厘之差，生死就在转瞬之间。心尖“舞者”，需要非比寻常的胆识、技术、胸怀乃至魄力。走最难的路，完成“不可能的事”，肇始于这个学科诞生初期。

1967年，南非医生完成世界上首例心脏移植。1977年11月初，瑞金医院胸外科心脏移植团队开始收集国外有关心脏移植手术的资料。在吸取国外经验的基础上，在5个月的时间里，团队通过36次动物心脏移植实验，在积累了大量的技术经验后，决定在临床上实施心脏移植手术。当时，心脏移植在我国仍是空白，从事心脏移植的医务人员就在实践中自己动手做器械，或请相关医疗器械厂协助进行制造，一共改进和制造了10多件（台）器械与设备。缝合心脏需用的无损伤丝线经不起钳拉，张世泽教授想方设法改进持线钳，请手术器械厂工人按照设计要求，造出无齿持线钳，解决丝线容易被拉断的问题。诊断排斥异体情况用的心内活检钳，长达70多厘米，但只有火柴梗那么细，在手术器械七厂工人的帮助下也被制造出来。

自1977年12月起，瑞金医院先后收治了6例终末期心脏病患者，除2例不愿接受心脏移植，其余4例中的3例，均在住院等待供心期间先后死亡。生命，急待医学上的突破。

1978年4月21日，张世泽教授和方立德医生站上手术台，一颗3.5小时之前由周思伯医生取下的珍贵心脏供体，被送到了他们手上。手术持续了6小时15分钟，其中体外循环2小时22分钟，整个供心血管缝合时间只用了69分28秒，在术后呼吸机支持26小时后，患者顺利拔除了气管插管。

瑞金医院胸外科成功完成了中国第一例人

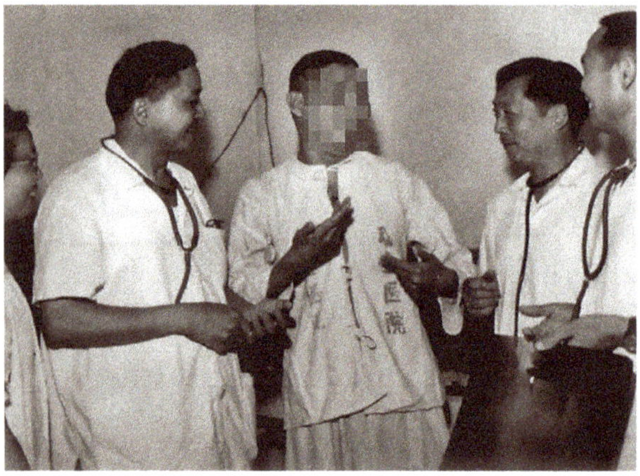

中国第一例心脏移植患者，外科张世泽（左二）、内科龚兰生（右二）共同对其进行会诊

类同种原位心脏移植手术，这也是亚洲第一例心脏移植术。在克服术后休克、排斥反应、细菌感染等难关后，患者慢慢恢复，最终存活了109天。

翌年，瑞金医院、上海市卫生局及卫生部分别通过科学技术研究成果汇报和技术鉴定，一致认为国内第一例人类同种原位心脏移植获得成功，效果明显优于国外早期临床心脏移植的结果，为终末期心脏疾病患者提供了一种可供选择的治疗手段，也填补了国内脏器移植方面的一项空白，为器官移植事业的发展奠定了基础。

现实总是在某些关键节点上呼应着历史的足迹。40年后，瑞金医院心脏外科又成功实施了上海市首例心肾联合移植手术。这一次，又是来自患者的需求，这一次，亦是一次技术的飞跃。当时，患者需要依靠透析来维持生命，同时又被检查出患有扩张型心肌病。渐渐地，他意识到自己失去了部分行动能力，出行需要依靠轮椅。患者曾辗转多家三甲医院就诊，但由于病情过于复杂，治疗效果始终不佳。后来他的心力衰竭症状逐渐加重，同时合并慢性肾功能衰竭，已处于尿毒症期。走投无路的患者和家人抱着最后一搏的态度，经过病友介绍，来到瑞金医院心脏外科主任赵强教授的门诊。“患者太太在诊室介绍完先生的病情后，当场就流泪了。当时他来医院就诊时，身体情况非常不好，不仅肾功能不全，还出现了全身多器官衰竭，如果不及时进行器官移植，很可能危及生命。”赵强主任回忆。经多次的门诊及住院评估，赵强最终给患者提供的建议是进行心肾联合移植手术。

不同于常规外科手术，心肾联合移植手术对医院平台和综合实力的要求极高。在瑞金医院强大的外科团队、麻醉科团队、重症医学科团队、体外循环团队和手术室护理团队等的紧密合作下，心脏外科赵强主任和泌尿外科周佩军主任医师强强联手，历时8小时，成功为患者实施上海市首例心肾联合移植手术。术前，活动耐量严重受限、双下肢严重水肿的患者，在术后心肾功能明显改善，肌酐恢复至正常水平，并在术后一个月康复出院。

在术后第五年的元宵节，瑞金医院邀请患者“回家”过年。患者欣喜地说，移植后的他不仅身体健康，还拥有了自己的新事业。他重启了生命，更重拾了生活。当天，一同“回家”过年的还有另一位重要的客人——一位历经心脏起搏器植入、心脏移植的18岁女孩，她在移植术后已经度过7年生存期，康复情况良好，还完成了大学课程。她笑着说：“我喊赵强主任‘赵爸爸’。他就像是我的父亲，给了我第二次生命。在住院治疗的一个月里，他和护理团队给了我全力的关注和照顾，让我走出了病房。”

瑞金医院心脏外科救治危重患者的善爱之心永恒不变。2022年3月，正是上海新型冠状病毒疫情防控最为吃紧的时候，科室接到通知，一位危重的心力衰竭患者正从外地赶到上海——在特殊时期还来沪求医的，病情肯定十分危重。当时，患者的心功能已经到了终末期，需要心血管活性药物维持，还伴有肾功能衰竭、肺部感染，命悬一线，需要通过血液透析和体外膜肺氧合（ECMO）支持才能维持生命。瑞金医院立刻调集全院各学科的力量提供保障，每个学科负责一个器官，努力把器官功能调整到合格，为移植打好基础。经过近半个月的等待，患者终于幸运地等到了匹配的心脏，并克服重重困难，完成了心脏移植手术，生命得以延续。随着医学技术的发展，诸如心脏移植等器官移植技术已经成为挽救脏器功能衰竭患者的希望，他们的生存期也在不断延长。赵强主任在2022年的采访中曾统计，在他接收并治疗过的80多例心脏移植患者中，术后生存期超过10年的患者约占80%，有一半患者拥有超过20年的生存期，甚至有患者生存期已经超过30年。

除了心脏移植以外，各种各样的新病例、新技术时刻在瑞金医院心脏外科不断开展。患者陆先生因肾脏肿瘤在外院接受手术，在麻醉时，他的收缩压突然飙升到了200 mmHg，被当即叫停手术。患者无奈地下了手术台。当地医生怀疑他患有嗜铬细胞瘤，建议到瑞金医院内分泌代谢学科进一步就诊。嗜铬细胞瘤是一种内分泌肿瘤，发病隐匿，以血压剧烈变化为特点，病灶通常位于肾上腺。但是，在初期检查中，患者双侧肾上腺上并未发现异常表现；后经一个多月临床“侦查”，在内分泌代谢学科、放射科、核医学科、麻醉科、心脏内科、心脏外科的多次多学科讨论后，最终将患者的疾病锁定为“心脏副神经节瘤”，而这类疾病的全球报道不到10例。该手术需要麻醉团队与外科团队的紧密协作，因为伴随着释放激素的“炸弹”的切除，患者血压可以出现如过山车般的波动。在赵强主任和心脏及危重症麻醉中心张富军主任的通力合作下，仅耗时3小时就切除了大小为7 cm × 6 cm的肿瘤，并用牛心包补片重建了原有的心脏结构，为患者拆除了“定时炸弹”，也成功使他能够及时接受肾脏肿瘤手术。

当前，瑞金医院心脏外科每年近2 500例的手术中，疑难、危重手术占比达到约30%：巨大到从胸部剖开至腹部的马方综合征胸腹主动脉置换手术、精细到儿童川崎病冠状动脉搭桥手术、复杂到双胎妊娠孕晚期感染性心内膜炎手术、微创到小切口多支动脉冠状动脉旁路移植术、紧急到急性心肌梗死后室间隔穿孔急诊手术、新颖到各类结构性心脏疾病的介入治疗和心脏辅助装置的应用，各类高精尖心血管手术几乎每天都在瑞金医院心脏外科手术室上演。

心脏外科的部分典型病例多次被大型医疗纪录片《人间世》报道，这里也是名副其实的疑难危重心血管疾病外科诊治中心，其中的主角——现任中华医学会胸心血管外科分会常务委员、中国医师协会心血管外科医师分会副会长赵强，会在每天的早交班中与科室所有医生一起讨论和制定每一例疑难杂症的治疗策略，

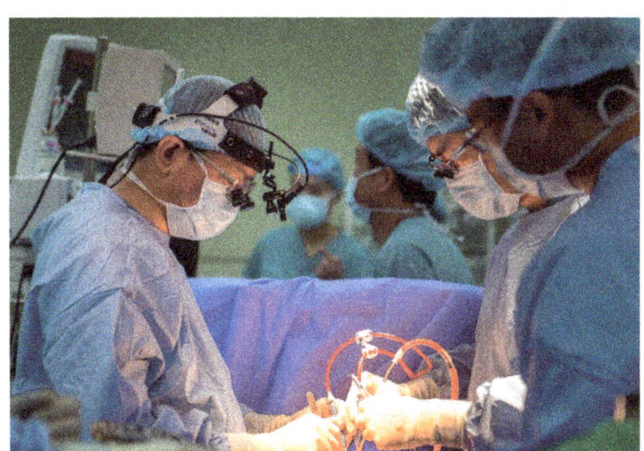

赵强教授（左一）在手术中

并将临床经验毫无保留地传授给青年医师。赵强教授一直强调："心脏外科手术是一场团队合作，主刀医生就像是一位船长，要把控整个手术的环节，指挥大家在每个步骤做什么、注意什么、其他人怎么来配合。我其实每做完一步，脑子里已经在想接下来第二、第三步甚至后面五步要做什么了。"

引领技术进步，更播撒技术的火种。由瑞金医院心脏外科举办的上海冠状动脉旁路移植术（CABG）高峰论坛、二尖瓣修补学习班等主题论坛均吸引全国各地的医生参与学习。瑞金医院心脏外科牵头撰写的《中国冠状动脉杂交血运重建专家共识》《冠状动脉旁路移植术围术期抗血小板治疗专家共识》等多部专家共识，进一步规范了国内冠状动脉搭桥手术流程、质控标准、围术期治疗及模拟训练方式。

科研让临床更美好：不断实现研究成果转化

医学在进步，但现实中仍有许多尚未解决的难题。临床研究是医学科学研究的重要组成部分，近年来，我国对临床研究问题高度重视。"取之于临床，用之于临床，科研使临床更美好"，瑞金医院心脏外科始终以解决临床问题为宗旨，开展各类科学研究，不断实现研究成果的临床转化。在中国医院科技量值（STEM）排名中，瑞金医院心脏外科已连续多年名列心血管外科前十位。

早在 1958 年，以叶椿秀教授为主要负责人，广慈医院与仁济医院合作研究制造国产人工心肺机，共做了动物实验 114 次，于 1960 年上半年完成了上海Ⅱ型人工心肺机的制造，并在 1961 年成功应用于临床，为后续全国各地研究体外循环开拓了途径。近年来，瑞金医院心脏外科在赵强教授的领衔下，又有了接连不断的"世界首创"。

冠状动脉旁路移植手术（俗称"搭桥"手术）是治疗冠状动脉粥样硬化性心脏病的"金标准"外科术式，也是最为常见的心血管外科手术，每年我国有超过 6 万名患者接受该手术。2018 年，由瑞金医院心脏外科发起，联合国内 6 家心脏外科中心，开展了纳入 500 例冠状动脉旁路移植手术患者的随机对照临床试验——DACAB 研究。研究发现，术后应用阿司匹林 + 替格瑞洛进行双联抗血小板治疗，可以使静脉桥血管的 1 年通畅率提高 12%。这一结果获得全世界关注，赵强教授受邀至世界最高级别学术会议——美国心脏协会年会主会场，进行主题发言。研究结果最终刊登于世界顶尖医学期刊 *JAMA*，成为该杂志发表的第一篇来自中国心脏外科医师的论文。目前，该研究已被多部国际及国内临床指南及专家共识引用，为医学发展提供了来自中国的循证医学证据，而双联抗血小板治疗在不停跳冠状动脉旁路移植手术中的应用也得到越来越多学者的认可。2024 年 6 月，通过为期 5 年的进一步延长随访发现，术后 5 年，相比单用阿司匹林或替格瑞洛，最初 1 年的双联抗血小板治疗能够显著减少患者的主要心血管不良事件（全因死亡、心肌梗死、脑卒中及冠状动脉再次血运重建）发生率，证明了双联抗血小板治疗能够改善冠状动脉旁路移植手术患者的中长期预后，该研究结果再次刊登于另一世界顶尖医学期刊 *The British Medical Journal*，在世界冠状动脉外科界展示了"瑞金经验"，为冠状动脉旁路移植手术患者在术后的长期生存和提升生活质量提供了新的依据。

目前，冠状动脉造影是评估冠状动脉狭窄的“金标准”，但对其狭窄程度的评估仍以临床医生目测和经验为主。人工智能定量血流分数检测技术（AI-QFR）通过流体力学建模和人工智能技术，对冠状动脉进行精准的生理学评估，不仅能更客观地评估血管的狭窄程度，还能预测该狭窄是否会造成下游心肌的缺血。同时，瑞金医院心脏外科牵头，联合国内多家心脏中心共同开展 QFR 指导原发性瓣膜合并冠脉病变的血运重建策略的有效性的前瞻性随机对照的临床研究（FAVOR Ⅳ-QVAS 研究）。应用最新的 AI-QFR 技术指导原发性瓣膜疾病的冠状动脉血运策略，使医生能更精准地实施手术，也使患者临床获益。该研究目前正在进行，2024 年赵强教授受邀参加 AATS 年会并做主旨发言，公布了该研究的初步结果，并同步在 AATS 官方期刊 *JTCVS OPEN* 同步发表。该研究结果同样有望改写国际临床指南。

2021 年，瑞金医院心脏外科和东华大学材料科学与工程学院合作，研发出了一种可灌注的多功能心外膜装置，在传统单一的心脏补片基础上，增加了内层微通道网络结构，形成仅几毫米薄的“三明治”结构。研究团队还整合了给药系统，连接皮下植入的微量泵。由此，医生有望通过皮下植入的微量泵，直接向患者的心脏投递各类治疗物质，包括基因药物、小分子药物、多肽等生物制剂。该研究成果为心肌梗死及心力衰竭等疾病的治疗开辟了新思路，为下一步临床转化用于治疗心脏疾病打下基础。该研究结果发表于著名的 *Nature Medicine* 杂志。

在冠状动脉旁路移植手术中，大隐静脉是必不可少的移植血管材料，但是“静脉桥”因远期通畅率不如“动脉桥”而时常被诟病。瑞金医院心脏外科大力推动多支动脉冠状动脉旁路移植手术，单中心动脉化旁路移植比例超过 20%，远高于美国（5.1%）及我国的平均水平（6.3%）。瑞金医院的研究发现，全动脉旁路移植手术的远期生存显著优于非全动脉旁路移植组，并牵头制定《中国动脉化冠状动脉旁路移植术专家共识》，规范了我国动脉化旁路移植的标准。动脉化旁路移植同样存在移植血管获取困难的问题，通过在“静脉桥”外包裹一层力学支撑（静脉外支架），可有效提高其远期通畅率。瑞金医院心脏外科通过 4D 打印技术，研发了可降解的静脉外支架，并通过药物涂层技术进一步优化了该支架的性能。目前，该“全国产”的世界最新医疗器械已完成了大动物实验，即将进入临床研究阶段。

“双 S”理念，技术引领以人为本，剑指亚洲一流心脏中心

无数次的技术引领、飞跃与迭代，均回应着最初的出发点——为了患者。“双 S”理念，即用最好的手术技术（surgery），给患者带来最佳的服务（service）。这是瑞金医院心脏外科的科训，也是学科精神的传神凝练。

作为“上海工匠”，瑞金医院心脏外科主任赵强医生认为，外科医师必须对自己的职业有认同感、责任感、荣誉感及使命感，才能成为一名优秀的外科医生，才能为患者提供更优质的医疗服务。

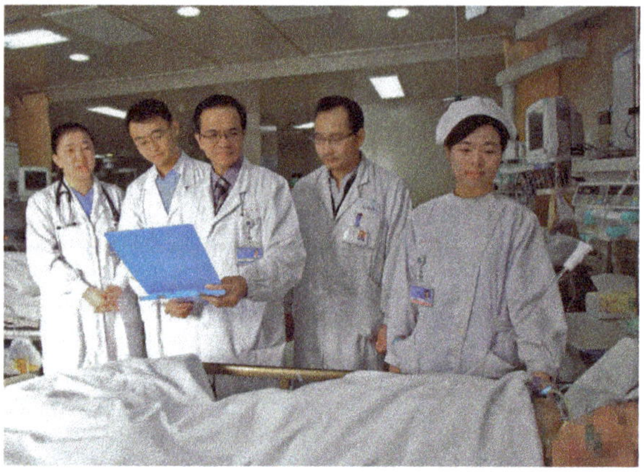

2010 年 8 月，心脏外科赵强教授等为冠状动脉旁路移植术后再狭窄患者行达芬奇机器人辅助腔镜下微创二次冠状动脉旁路移植术，此为术后赵强教授（左三）带领团队对患者进行查房

作为国内最好的心脏外科中心之一，各种各样的病例时刻考验着瑞金医院心脏外科的救治团队。患者是“出题者”，医生是“答题者”，每一道题都事关生命。

新型冠状病毒感染暴发以来，心脏外科领域的体外膜肺氧合（ECMO）技术成了家喻户晓的名词，因为它是守护新型冠状病毒肺炎患者的最后一道防线。瑞金医院心脏外科的众多医生也成为当仁不让的抗疫“战士”。2020 年，武汉地区情况严重，2 名瑞金医院心外科医生作为援鄂医疗队的成员奔赴武汉，支援华中科技大学同济医学院附属同济医院（光谷院区）。2022 年的上海，心脏外科分别派遣两支 ECMO 团队（由心外科医师 + 体外循环灌注师组成）驻扎瑞金医院嘉定院区（新型冠状病毒肺炎治疗定点医院）及上海市公共卫生临床中心，随时准备用 ECMO 技术挽救危重症新型冠状病毒感染者的生命。

赵强教授作为市级新型冠状病毒救治专家组成员，每日参与新型冠状病毒肺炎危重症患者救治的专家会诊，通过视频连线的方式累计为数百位新型冠状病毒重症患者进行“望闻问切”，为一线医疗团队提供指导意见。即使在 2022 年情况最严重的时期，瑞金医院心脏外科手术也从未停歇，对心脏移植、主动脉夹层、感染性心内膜炎、危重症冠状动脉粥样硬化性心脏病等的救治也从未止步，全力保障着老百姓的就医需求。

深悉当代心脏外科医师的责任与担当，多年来，瑞金医院心脏外科还多次赴江西、宁夏、云南等地义诊，为贫困患者实施爱心慈善手术。2023 年元旦，瑞金医院心脏外科为一位藏族同胞进行了一台新年慈善手术。这是一位罹患马方综合征的患者。2015 年，24 岁的他因主动脉夹层在外院做开胸 Bentall 手术（带瓣人工血管主动脉根部替换 + 双侧冠状动脉开口移植术），植入了人工血管及人工心脏瓣膜。他本以为恢复得不错，可是在随访检查时发现，由于主动脉壁长期受到高动力血压的刺激，在他体内逐渐形成了“主动脉弓部动脉瘤”，成为“定时炸弹”，随时有破裂的风险。瑞金医院援藏干部，时任日喀则市人民医院副院长的乐飞医生看在眼里，急在心里，当即联系瑞金医院党委及心脏外科，希望对这位藏族同胞伸出援手。赵强教授欣然接受这一挑战，整个“拆弹”过程紧张而惊险，团队仔细分离与“炸弹”相连的支动脉后，仔细做了颈部旁路、无名动脉和左颈动脉去分支、覆膜支架的“杂交”手术，原本计划 8 小时的手术时间，最后 6.5 小时就顺利完成。这场慈善手术顺利完成，但是“每天开心”的心脏外科医生难免还是会遇到一些“失败”。赵强教授常说：“医生最困难的不是失败，最困难的是面对这些失败带来的种种挫折，却不丢失最初的那份热情。正如人体的心脏，（它）是个不断跳动的脏器。只要心跳不停，手术就要照旧。”

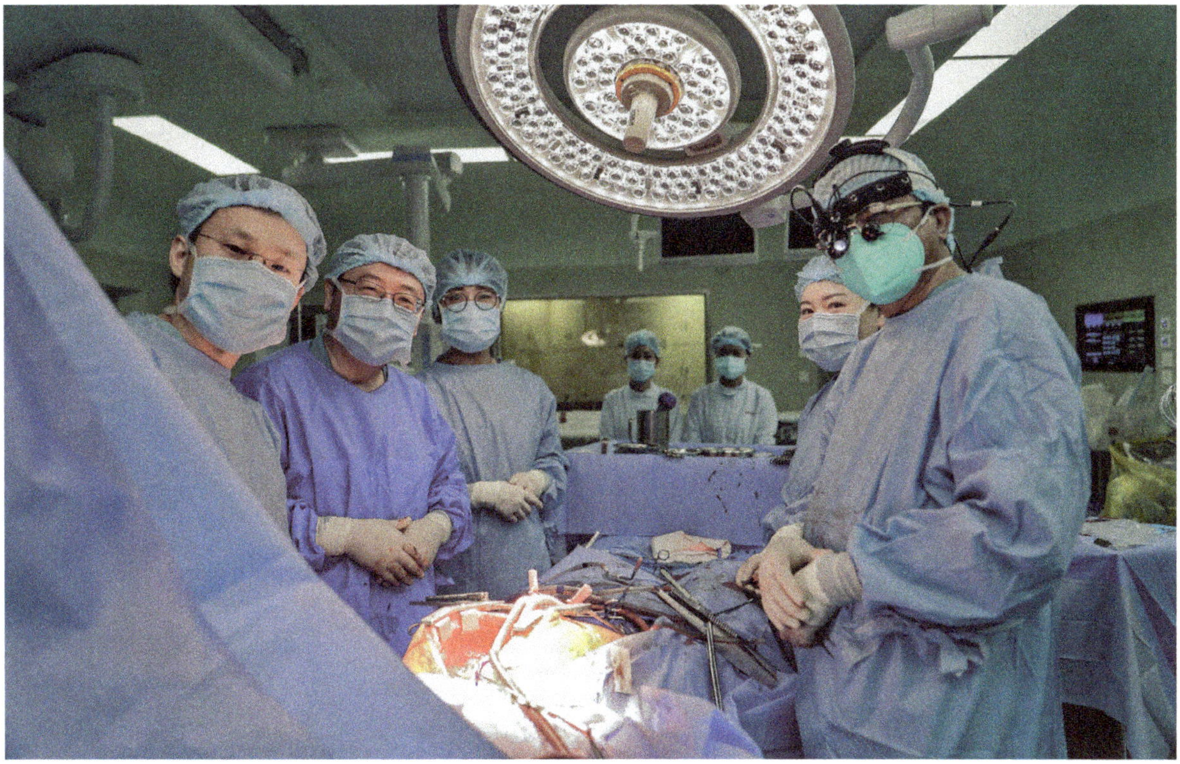

心脏外科团队为藏族马方综合征患者进行新年慈善手术

谈到瑞金医院心脏外科的未来，赵强主任总是神采奕奕。建设“亚洲一流的心脏中心”，是目标，更是前行的动力。当前，瑞金医院已成立心脏中心，此后会将心脏外科、心脏内科及高血压科的优势进一步整合，整体布局心血管学科群的进一步发展。与此同时，瑞金医院转化医学中心心血管平台和嘉定院区科创中心的建设，为瑞金医院心血管科研实力提升奠定了新基础。在新的发展征程中，期待心脏外科及心血管学科群再创下一个辉煌。

心脏外科大家，引领学科不断发展

赵强，江苏武进人，二级教授，主任医师，博士生导师，毕业于上海医科大学，曾赴美国俄勒冈州圣文森特医疗中心留学深造，2009 年作为心脏外科的学科带头人引进至瑞金医院，现任上海交通大学医学院附属瑞金医院副院长、心脏中心主任、心脏外科主任。

赵强教授临床经验丰富，手术技术精湛，是国内著名的心血管外科专家。1998 年，他放弃国外优越的生活和工作条件，毅然回国服务，在国内开创了诸多心血管外科新手术、新技术，为我国的心血管外科事业做出了重要贡献。1999 年，他率先开展非体外循环心脏不停跳冠状动脉旁路移植术（OPCAB），显著降低了旁路移植手术的并发症，被誉为“在跳动的心脏上架起生命的彩虹”。2000 年，率先应用桡动脉、双侧胸廓内动脉作为桥血管，开展全动脉化旁路移植手术，使心脏外科成为国内样本量最大的动脉化旁路移植中心，大大提高了冠状动脉粥样硬化性心脏病患者的远期生存，并避免了再次旁路移植术或冠状动脉支架术。同年，率先开展小切口微创冠状动脉旁路移植术（MIDCAB），并与心脏内科合作率先开展杂交技术冠状动脉血运重建。同年，率先开展微创心脏手术及外科介入治疗结构性心脏病，完成国内第一例机器人辅助冠状动脉旁路移植手术和先天性心脏病纠治术，并与上海交通大学 Med-X 共同开发了机器人心脏手术的辅助决策系统。2002 年，开始从事干细胞移植的基础和临床研究，并率先在冠状动脉旁路移植同时进行干细胞移植以治疗缺血性心肌病。同年起，开展心脏移植术治疗晚期心力衰竭，并完成上海首例心肾联合移植。2005 年，率先开展冠状动脉旁路移植术用于儿童川崎病的治疗，他也是国内少数掌握小儿冠状动脉旁路移植治疗川崎病的专家之一。2007 年，开展骨髓间充质干细胞和猪去细胞瓣膜支架构建组织工程瓣膜的研究与应用。2008 年，率先开展保留主动脉瓣的主动脉根部替换术，并应用超声测量获得国人正常主动脉根部解剖数据。2014 年，牵头国内多中心临床研究，证明冠状动脉旁路移植术后双联抗血小板治疗显著提高大隐静脉桥血管通畅率，并改写了国际指南。截至 2023 年底，个人累计手术量超过 3 万例，成功抢救无数疑难危重心脏病患者，被大型电视纪实片《人间世》及东方电视台《名医主角》进行专题报道。他曾获中国医师协会“金刀奖”，并被评为“上海工匠”。

赵强教授注重社会贡献，在中国医师协会心血管外科医师分会指导下，在国内成立十余个冠状动脉旁路移植培训中心，培训了千余名心脏外科医生，以推广先进的手术技术和治疗理念。目前国内 70% 旁路移植患者接受的是非体外循环心脏不停跳搭桥术，动脉化旁路移植手术从 3% 提升至 6%，旁路移植术后规范化二级预防达 95%，使广大冠状动脉粥样硬化性心脏病患者获益。

赵强教授科研成果累累。他主持国家高技术研究发展计划（863 计划）项目、科学技术部重大项目、科学技术部“十三五”及“十四五”科技攻关子项目、国家自然基金项目、上海市科学技术委员会重大科研项目、上海申康医院发展中心医学前沿课题及上海交通大学 Med-X 重大课题等共计 30 余项。共计发表学术论著 120 余篇，所发表的期刊包括 *JAMA*、*The British Medical Journal*、*Nature Medicine* 及 *Science Advance* 等医学顶级期刊，累计影响因子超过 600 分，并获得授权专利 5 项。独立发起国内大型多中心临床研究 5 项，发表专家共识 11 部。主编和参编《冠心病外科治疗学》《实用外科学》等十余部胸心外科专著。曾获中华医学奖二等奖、上海市科技进步奖二等奖 / 三等奖、上海医学科技奖一等奖等奖项 10 项。

赵强教授从医执教达 38 年，累计培养 70 余名博士及硕士研究生，获评上海交通大学“校长奖”和“上海医科大学优秀教师”，所培养的学生获“国家杰出青年”“博士国家奖学金”“上海市优秀毕业生”“上海交通大学优秀毕业生”等荣誉。

赵强教授目前担任中国医师协会心血管外科医师分会副会长、中华医学会胸心血管外科学分会常务委员、中国医师协会医学机器人医师分会常务委员、国家心血管病专家委员会常务委员，是上海市医学会心脏大血管外科专科分会第三届主任委员、上海市医师协会心血管外科医师分会首任会长，为美国胸心外科学会

（AATS）委员、美国胸外科医师协会（STS）会员、欧洲胸心外科学会（EACTS）委员、国际微创心胸外科学会（ISMICS）会员。担任*Innovation*（中文版）副主编、《国际心血管病杂志》主编，并获评上海领军人才、上海市优秀学科带头人。

撰稿丨杨溢　唐文佳

康复医学科

不止于“治疗”，更关注“治愈”和真正的“回归”

探望患者时，亲朋好友都会道一声：“祝您早日康复。”这句祝福恰与康复医学科同名。自建科起，这句话也就成了瑞金康复人的不懈追求。

现代医学治疗技术突飞猛进，但医学界逐渐发现，“治疗”并非终点，治疗达成后的功能恢复，事关患者是否能真正走出家庭，重回社会。康复医学应运而生。

康复医学是一个年轻而又独特的学科，几乎能与所有临床科室合作，处理患者在服药、治疗、手术之后仍要克服的诸多功能障碍，使患者达到最佳的生存状态，以回归家庭和社会。

瑞金医院康复医学科就是这样的存在，它

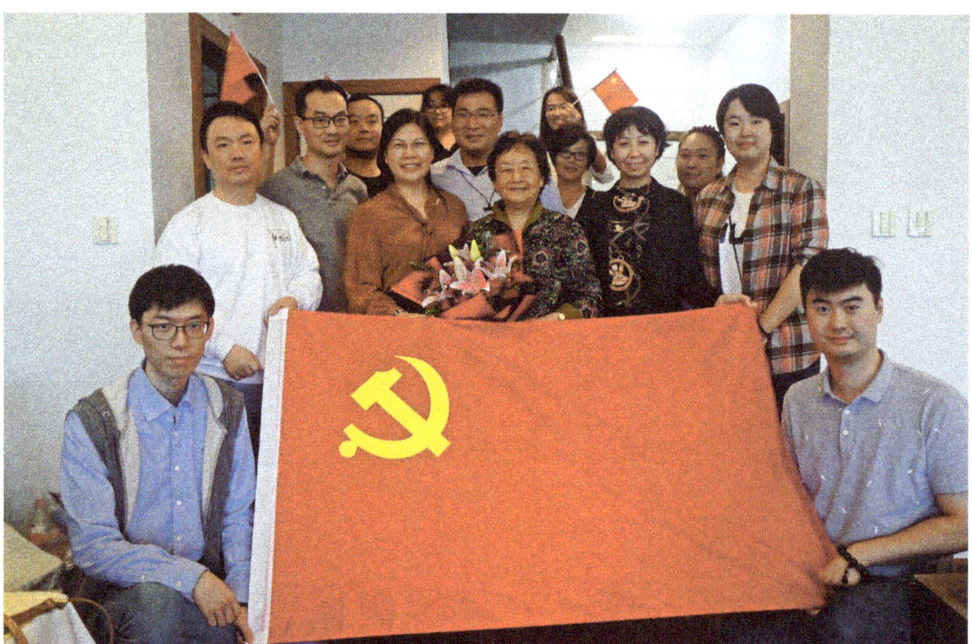

科室成员看望第二任科主任杨佩君主任医师

是一个积淀日深同时也朝气蓬勃的学科。瑞金医院康复医学科1991年由神经科陈俊宁医生、骨科杨佩君医生在始建于1954年的原理疗科的基础上创建，由陆廷仁主任、谢青主任继承并发扬至今，是国内较早独立建科的康复医学科。瑞金医院康复医学科是上海市临床重点专科、上海交通大学医学院康复医学系首任系主任所在单位，也是上海市首批康复医师规范化培训、专科医师培训基地之一。

至今，瑞金康复走出了独特的发展轨迹，具备了鲜明的特色：将康复中基于肌肉骨骼的传统诊查，拓展为“强调神经控制的功能障碍全面溯源”；将注重缓解症状的局部治疗，提升为“符合神经控制原理的体系化干预”。“从肌骨到神经”，瑞金康复让不计其数的患者找到“回归”的新希望。

20岁男孩的“左勾拳”，一个家庭的新希望

2020年8月的一天，20岁的小周从外地慕名来到瑞金医院康复医学科。小周不情愿地掏出左手，一旁的母亲心疼又无奈，只见他的左手紧紧握拳，姿势异样。康复医学科主任谢青主任医生一眼就看出了问题——小周存在肌张力异常。

果然，小周在幼儿时就被诊断出脑瘫，并且逐步发展，出现肌张力障碍。康复医学科医生进一步为小周进行近红外脑功能成像（fNIRS）和运动诱发电位（MEP）检查。两项检查结果都显示，他的大脑运动支配方式与常人不同：本该由右脑支配的活动全部移到了左脑。这条线索非常重要，提示在康复中需重新建立患侧肢体与对侧脑区的支配关系。

“有没有办法治？”是这家人最想知道的。多年来，因为这只怪异的手，小周到哪都会把手藏起来；久而久之也把心与社会隔离开来。“把左手拿出来，遇到问题我们就解决它。”听到谢青主任的鼓励，小周重重地点头。围绕“缓解肌张力，减少左手不自主运动，更好融入日常生活”这一康复目标，团队为小周定制了一套治疗方案。

治疗中，瑞金康复团队应用康复特有的无创治疗方法。一方面应用体外放散冲击波作用于外周靶肌肉，从肌肉层面降低上肢屈肌肌群张力；另一方面应用经颅磁刺激技术，从大脑中枢进行干预。这套治疗的“组合拳”进行了2个疗程后，小周左手指由于高肌张力造成的动作异常有了明显改善，后续进行每周1次的无创脑刺激加手指运动控制训练，他的“左勾拳”放松下来了。小周的妈妈对治疗效果既惊喜又开心：“从未想过康复医学科会有这么多办法，之前我们真的很无助。”今年，小周考上了上海心仪的大学，人也越来越自信。瑞金康复之行舒展的不仅是这个男孩的左手，也是他的人生之路。

“康复医术的高低，根本在于医生要能对身体功能障碍抽丝剥茧，找到问题的源头。像小周这样的神经疾病患者，溯源因素很复杂。很多看似常见的简单问题，到了我们康复医学科其实都不容轻视。”谢青主任说。

谢青主任接诊过一位患者，因腿疼行走不便在其他医院按照腰椎间盘突出进行了治疗。但当患者到达瑞金医院康复医学科后，经过详细的查体及影像学检查，医生发现其疼痛是胸椎椎管内肿瘤压迫神经引起的。还有

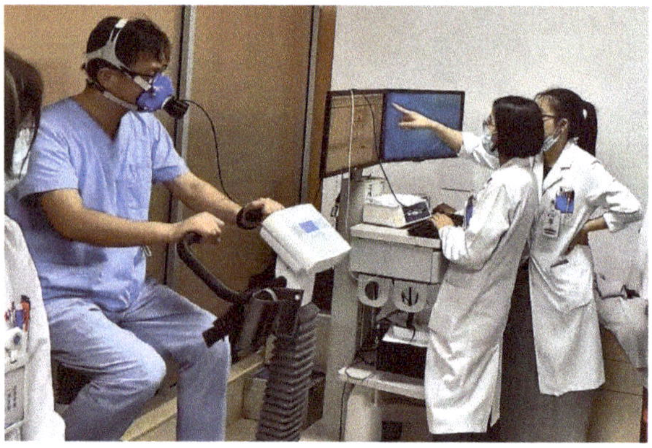

康复医学科针对患者的功能障碍问题进行溯源

一名老年女性因腿疼而跛行，她以为是摔倒的后遗症，结果经过脊柱全长检查才发现是长期姿势不当导致脊柱侧弯，最终造成了“长短腿”。

一句简单的“腿疼”能追溯出这么多种原因，瑞金医院康复医学科医生的大脑里仿佛有一张知识网，串联各种功能障碍及其致病原因在脑海中。而这正是康复医学科为患者进行身体功能障碍溯源的“压舱石”。

“身体功能障碍溯源”，瑞金康复的压舱石

康复患者的另一个特点是多病齐发，这就让临床决策变得像下棋一样环环相扣、步步紧逼。纵亚副主任医师就经常遇到这样的患者：颈椎间盘突出压迫颈5、颈6神经根，同时合并有肩袖损伤，导致肩关节前屈、外展活动受限。哪一个是责任病灶？特别是当患者的颈和肩都有手术指征的时候，优先处理哪里才能解决患者的问题？这时进行肌电图检查就特别重要。肌电图检查能定位神经损伤的位置，医生据此判断肩关节活动受限的原因是颈神经压迫还是肩袖损伤，再根据损伤的分布和严重程度给出手术建议。

康复决策，对医生而言是复杂的棋局，对患者和家庭而言则是未来几年甚至十几年生活的剧本。拍戏可以“停下，重来一遍”，但是医学不行。康复科医生在棋盘上落子时的底气，来自对功能障碍的客观溯源。

“身体功能障碍溯源”是瑞金康复的一大压舱石。这背后还有高水平的康复评定技术作为支撑。瑞金医院康复医学科在全国康复医学科中率先开设了独立的“康复评定区”，目标是以高精尖手段为患者追溯障碍的深层原因，找到正确的治疗方法。

无论技术如何发展，始终离不开人。现代康复医学绕不开手动查体、手法治疗这两个环节。乍一看，康复中的手法操作好像是“做按摩”，甚至有些医学同行都有此误解。其实，康复人的“手上功夫”很能体现康复团队的医术高低，真的是“康复一出‘手’，就知有没有”。

患者在康复医学科接受查体时，康复科医生会进行“触诊”：用手接触被检查部位，凭借手上的感觉来判断病情。通过触诊，康复科医生能发现疼痛的部位、感知肌肉的弹性张力，评价患者的感觉是否正常，以及关节活动是否达标等。康复科医生想要具备优秀的查体能力，需要老师手把手悉心传授，可以说难教又难学。瑞金医院康复医学科每一名年轻医生都跟过谢青主任的门诊，都经历过这种“手”传心授。康复医学科专攻骨关节康复的副主任医师崔立军说，感谢读书时和入科后多位老师在触诊方面的带教，让自己慢慢练出了“手上的触觉记忆”，这是康复科医生最重要的内功。

随着越来越多的康复设备进入临床，对康

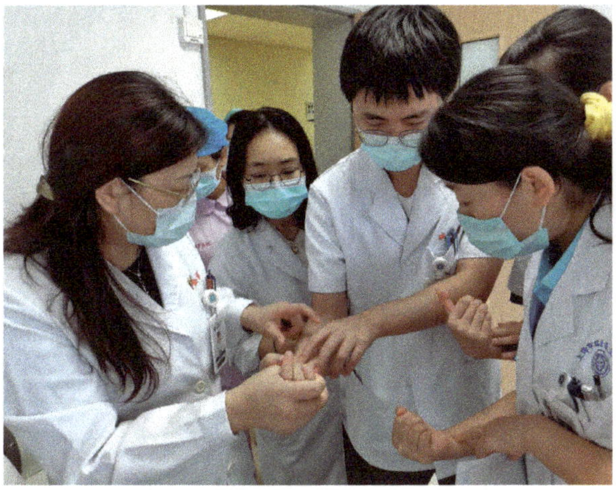
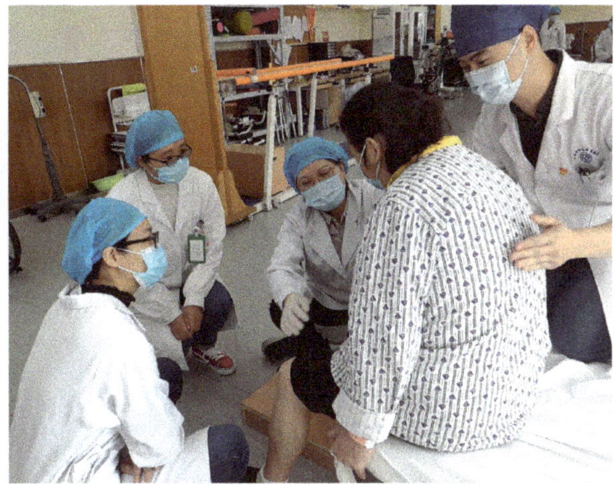

谢青主任（左图左一）手把手进行带教

复团队的手上功夫又有了新要求。比如针式肌电图检查，在进针时就需要康复科医生精确地找到目标肌肉，把握进针深度，才能准确找出患者的问题。专攻肌电图的纵亚副主任医师在美国赫尔曼纪念 TIRR 康复医院进修期间，以精准的神经肌肉定位赢得了美国同行的交口称赞。

康复治疗师的手上功夫更是丰富。治疗师在进行手法治疗时，双手向患者的关节、肌肉、筋膜等施加力量，起到评估和治疗的效果。以活动受限为例，若是关节的粘连，多选择关节松动手法；若为软组织肌筋膜的问题，则肌筋膜松解手法是首选；若涉及神经卡压，那么选择神经松动技术才能更好地帮助患者……瑞金医院康复医学科运动疗法组组长张宏说，手法治疗历史久远，现代的手法治疗更强调患者的主动参与，治疗师的双手则起到引导作用。也有医生说，手法治疗是一种特殊的"手谈"，它是带着体温的医患交流。

衔接学科、联通区域，康复技术造福更多人

近年来，在上海市重点专科等项目的支持下，瑞金医院康复医学科建成了五大亚专业方向，即神经康复、肌骨康复、脊髓损伤康复、心肺康复、康复评定，不但涵盖了常见多发病的康复需求，也为进一步收治更危重、更复杂的患者做好了人才储备。

当前，瑞金医院康复医学科的早期康复介入，从原本的仅涉及神经内外科和骨科，发展到如今涉及瑞金医院 40 多个学科，紧密配合帮助患者更快实现功能恢复。康复医学科的会诊量从 2015 年起就稳居瑞金医院第一，全年会诊超过 14 000 人次，体现出上下游科室的海量需求和康复医学科的联动能力。"康复医学科必须主动营造面向功能障碍的多学科联动，这样才能让患者在超出康复医学科诊治范围时，仍能够得到及时、妥善的治疗。"谢青说。

康复医学科采用"单体五院区"，即瑞金总院（黄浦院区）、远洋院区、嘉定院区、脑病中心、上海市瑞金康复医院的运行模式，不仅统一了学科带头人、医教研标准、专科信息系统，还实现了人员的柔性流动：不但有总院骨干前往医联体多点执业，而且上海市瑞金康

复医院康复医学科主任潘惠娟也常年在瑞金总院开设专病门诊和专家门诊。

瑞金康复始终以“立足黄浦区、面向全上海、辐射长三角，成为影响全国的国内一流、与国际接轨的康复专科”为发展目标，并据此突破三级医院、二级医院、社区医院之间康复专科信息壁垒。在信息中心的支持下，康复医学科针对各院区信息系统进行了专项改建，实现了康复电子病历、治疗项目、全路径转诊的“数据界面双一致”。康复医学科治疗师张伟明副主任技师负责所有治疗人员的工作安排。他对跨院区信息同质化的体会尤其深刻：“不论走到瑞金哪个院区，要想患者的康复治疗‘一个样’，康复科医生、治疗师的电脑屏幕必须首先‘不走样’。”

依托瑞金医院的数字化转型，康复医学科也始终把康复技术的效率、规模、覆盖面作为新技术的重点考量，尽一切可能培育出人人都能用上的科技，也就是“适宜技术”。

康复医学科目前拥有近红外脑功能成像仪、神经电生理检查、运动诱发电位测量系统、心肺运动试验系统（CPET）、运动捕捉系统、无线表面肌电仪、经颅磁刺激治疗仪、康复机器人、步态分析、平衡功能评定系统等先进设备，其中临床与科研并重的国际先进康复仪器价值超过 1 400 万元。2019—2024 年，科室获科研总经费超过 2 000 万元。“基于 5G 监测和 AI 控制的瑞金智能机器人康复港建设”获得工业和信息化部“绽放杯”全国一等奖；“康复医联体内双向转诊模式及推广”获上海市康复医学会上海康复医学科技奖一等奖。

目前，瑞金康复的医联体和康复网络已纳入公立医疗体系的全部 4 类实体，为所有 12 条转诊途径都制定了标准流程（SOP），并正在为 42 种高发常见病种制定康复电子病历和标准化路径。对于康复医疗装备，形成了完备的“评治监控（MICA）”设备接入规范，为新设备示范应用和推广预留了充足的拓展能力。

临床新技术：患者能用上才是硬道理

在医学领域，每一次技术的革新都承载着人类对生命更深层次理解的渴望。康复医学中的新技术就像即将远征的少年，不但要走出实验室和工厂，更要走出诊室和病房，才能褪去稚嫩，成熟、自信地走到患者的身边。

经颅磁刺激技术（TMS）源于 20 世纪 80 年代。科学家发现，如果对脑皮层施加短促的磁脉冲刺激，肌肉会随之收缩，分析后就可以知道脑和肌肉之间的连接是否通畅。医生灵机一动，磁脉冲如果持续刺激，是不是能逐渐将闭塞的“脑—肌肉”通路打开，从而成为治疗脑疾病的工具？

2010 年，瑞金医院康复医学科引进了 TMS 设备，属上海市各康复医学科之首，以积极探索其对卒中患者上肢运动及言语障碍的安全性及治疗效果。在取得了瑞金医院新技术试用批准后，康复团队应用 TMS 技术进行了脑卒中后肢体运动功能障碍、言语障碍、认知障碍、神经源性膀胱等的治疗，3 年时间累计治疗超过 1 100 例，发表了多篇临床研究论文。王继先副主任医师是无创脑刺激技术骨干，她对 TMS 进入临床的信心十足，并正在研究如何为患者提供个性化的 TMS 治疗。经颅重复磁刺激治疗（限脑卒中后的康复治疗）技术在2018年4月通过上海市医学会新技术评估；2019年7月获得自费收费代码，从试用技术成为瑞金医院康复医学科的正式临床项目。2022年，TMS技术以“经颅重复磁刺激治疗脑卒中”为名纳入医保，患者从此更容易享受到TMS技术带来的治疗效益。

14年时间，一项技术从康复的门外进到了门内，但谢青主任却说还不够：“康复技术要让更多的患者受益，还需要借助工业界和产业界的力量，才能让技术行走在祖国大地上。”

针对基层康复和分级诊疗中的技术难题，即使医患不见面，康复科医生也希望对患者能进行有触感的检查。这个康复需求虽然可以借助机器人来实现，但现有的机器人会因为网络延时而造成“不真实、不安全”的不良体验。为解决这一问题，瑞金康复团队完成了发明专利（ZL202111208570.6，发明人牛传欣、谢青），实现了150 ms内力反馈信息丢失的抢救回滚。这项专利进一步被开发为“推演者”躯体机能演算调度设备，拓展出“SPARC协同化躯体机能康复角”的实践模式，在瑞金康复专科医联体协同推广。2023年4月，该专利达成上海市医疗机构首例“完成人自主实施作价入股”成果转化，由牛传欣代表康复医学科，在广慈-思南国家转化医学创新产业园区进行后续商业化运营。

合作互鉴、博采众长，在国际交流中汲取营养

上海是我国对外开放的前沿窗口。依托这一优势，瑞金医院康复医学科与国际高水平机构合作，实现先进经验“走进来”、中国特色“走出去”，积极与美国、日本、新加坡等全球合作者结伴共行。

2015年8月，瑞金医院与美国得州大学休斯敦医学中心签署合作备忘录，康复医学科也由此开展了与美国赫尔曼纪念TIRR康复医院在康复领域的正式合作。谢青、纵亚、崔立军三位医生先后作为访问学者赴该医院访学。纵亚在长达18个月的科研合作中，掌握了基于复合肌肉动作电位扫描的运动单位数目估计（CMAP-scan MUNE）技术，将其带回瑞金医院并作为常规评定项目开展，最终拓展为完整的临床-科研方向。

2023年4月，瑞金医院和新加坡国家健保集团签署《先进康复合作倡议》，约定共同探索先进康复技术、分享医疗资源和经验，提高医疗服务的质量与效率。《先进康复合作倡议》签署后，双方在新加坡共同承办“Rehabweek 2023国际康复周”，启动了康复中医医师交换、脊髓电刺激多中心临床研究、经颅磁刺激多中心临床研究、远程康复新技术转化4项具体合作。这项合作在上海-新加坡“沪新理事会”的政府间高规格合作框架下开展，受到了高度关注。

在2023年《中日和平友好条约》缔结45周年之际，上海交通大学医学院代表团出访日本，在康复、护理等学科领域签约合作。谢青代表医学院康复医学系，促成了与藤田医科大学康复医学系、丰田集团在下肢康复机器人卒中康复的合作研究。

瑞金医院康复医学科将自己的康复经验和特色分享给国际同行，为国际康复医学的发展贡献了中国智慧和中国方案，让瑞金医院康复医学科在国际舞台上展现了中国康复医学的风采和实力。

只有专业的声音，才有人跟随和聆听

党的二十大报告、《“健康中国2030”规划纲要》等重要文件，对康复医学提出了重要的任务：提高全国的康复医疗能力，特别是基层防病治病和健康管理能力。瑞金康复医学科历来以“康复技术的推广延伸”为己任，形成了“以医联体为纽带、以新科技为手段、以同质化为准绳”的专业延伸模式，落实国家对于分级诊疗、优质医疗资源下沉等的要求。

医疗联合体，简称医联体，就是一种将优质康复资源下沉到基层的工作机制。康复医学科依托两类医联体：一是基于康复专业协作关系形成的跨地域“瑞金康复专科医联体”，二是充分发挥地域便利条件形成的区域内“瑞金-卢湾紧密型医联体”。

瑞金康复专科医联体成立于2019年，是上海市卫生健康委员会首个备案的康复专科医联体。针对全国基层康复发展水平较为欠缺的普遍情况，专科医联体制订了宽严适当的准入要求；编制了能让学员在6个月尽快上手的培训模块，涵盖五大亚专业的康复临床技术、早期康复介入等专业内容；建立了远程视诊和转诊前康复方案同质化会商的技术能力。截至2024年7月，专科医联体已经有34家成员单位加入，覆盖全国10个省市，每年开展远程培训及业务学习40余场次，双向转诊1 000余人次，进修培训20余人次，并仍在不断扩大。

瑞金-卢湾紧密型专科医联体，是包括三级综合医院（瑞金医院总院）、二级康复专科医院（上海市瑞金康复医院）、一级社区卫生服务中心及乡镇卫生院的康复网络。紧密型专科医联体形成了康复专科人员的柔性流动、患者双向转诊机制。黄浦区内的10家社区卫生服务中心，有8家被评为上海市社区康复示范性中心。“脑卒中康复诊疗技术的智能化及基于三级康复网络的应用”荣获上海康复医学科技奖二等奖，“康复医联体内双向转诊模式及推广”荣获上海康复医学科技奖一等奖。

利用新科技手段在康复同行间发出“瑞金声音”，主办高水平学术会议是一条重要途径。2022年10月，谢青作为上海市医学会物理医学与康复学分会的主任委员，带领团队成功承办“首届东方康复论坛”；2023年9月，谢青作为中华医学会物理医学与康复学分会第十二届委员会常务委员，带领团队成功承办中华医学会第二十三次物理医学与康复学分会年会；2024年5月，谢青作为上海市医师协会康复医师分会主任委员，带领团队成功承办“第一届海上康复医师论坛”。瑞金康复医学科能够获得重量级学术会议的承办资格，也是国内外同行对其实力的认可。

此外，借由国家级或市级继续教育学习班等多种形式的培训项目，瑞金康复将自身培育或熟练掌握的技术对外传播、推广。瑞金医院康复医学科先后举办了7届肌电图培训班，获得学员的一致好评。近年来，团队每年都获批主办国家级、上海市级继续教育培训班，新技术推广达数千人次。

严控医疗质量，一直是瑞金康复辐射延伸时的重要前提和有力保障。在近年的上海市康复治疗质量控制督查中，瑞金康复医学科的成绩一直名列前茅。上海市康复治疗质量控制中心于2002年成立时起即挂靠瑞金医院达16年，杨佩君主任医师作为中心主任，带领全市质控专家使上海市康复治疗质量控制的优秀率提升了62%，不合格率下降了53%。

专业的人做专业的事，而专业的人也最希望聆听专业的声音。瑞金康复团队将持续打磨自己的专业素养，努力成为学科领域当之无愧的“先飞鸟”和“领头羊”。

力拓生存空间，赢得学科未来先机

没有哪个医学学科的成长之路是一条坦途，瑞金医院康复医学科也不例外。科室发展初期的诸多困难中，没有病房是最卡脖子的问题。对于有志将医、教、研协同发展的康复医学科来说，病房首先是收治危重患者的必备条件。康复医学科的患者不仅会出现危及生命的症状，往往还身患复杂的合并症、并发症，能让他们顺利康复，则科室人员的临床水平会得到极大提升，科研和教学水平也会因此大获裨益。

瑞金医院康复医学科原本有10张病床，开设于1993年8月。病房主要收治脑卒中后、脊髓损伤后、骨科术后等遗留肢体运动功能障碍的患者。但在2000年，病房因医院内科大楼翻修、场地受限而关闭，康复医学科也因此经历了一段只有门诊、没有病房的“残缺运营”期。2003年，谢青主任医师受时任康复医学科主任陆廷仁委派，借“瑞金-卢湾医疗联合体”（前身为“上海瑞金医疗集团”）于瑞金医院卢湾分院重新开设康复病房。

起初，瑞金医院卢湾分院也没有独立的床位可以分配给康复医学科，谢青主任提出“借病房做康复”的工作思路，带领青年骨干赴消化内科、骨科、心内科等病房，在床边为患者进行康复治疗。“借病房做康复”的做法使得康复医学科在床位资源匮乏的不利条件下仍然能够保证治疗量，且逐渐辐射到康复医学门诊，并由此发展成常态化工作模式。截至2024年7

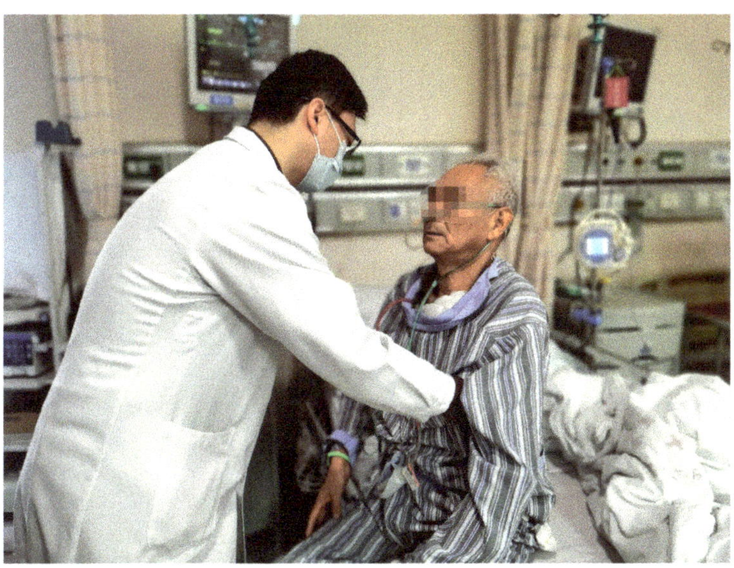

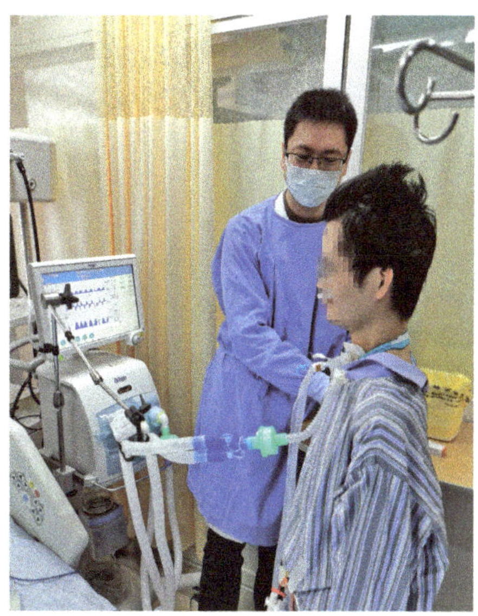

瑞金医院康复科医生深入各科室做康复治疗

月，学科直管康复床位达到 152 张，包括远洋一病区 32 张、上海市瑞金康复医院 120 张。

病房短缺不是瑞金医院康复医学科独有的问题，而是上海市各三甲医院康复医学科普遍存在的问题。瑞金康复医学科克服重重困难，做到了在上海市三甲医院中公立医保体系的康复病房运营时间最久、规模最大，得到了同行和政府主管部门的高度认可。2023 年 11 月，上海市康复专业医保结算清单填写规范专家共识论证会在瑞金医院召开，会上通过了由瑞金医院牵头起草的《上海康复医学专业医保结算清单填写规范专家共识》，并向全市推广。

高效运转的康复病房，一跃成为学科发展的动力引擎。瑞金医院康复医学科近 10 年来获得的国家级科研项目中，90% 是必须在康复病房中才能开展的涉及人体的临床研究。谢青负责的科学技术部重点研发计划课题（2022YFC3602704）需要选取卒中住院患者，测试经颅磁刺激联合上肢机器人能否更好地恢复患者的运动功能。从美国人才引进回国的牛传欣陆续在国家自然科学基金青年项目（81501570）、面上项目（81971722）实现了科室“零”的突破，研究内容均为卒中患者的神经运动控制，并且也都是在病房中才得以开展。

一张张病床，既是患者赖以康复的小天地，也是未来先进康复技术诞生的温床。

引领先进康复，迈向美好生活

康复医学是一个先进的医学门类，并不是传统所认为的门槛低、水平差的边缘学科，这并不只是瑞金康复人的追求，也已经逐渐成为现实。康复医学所要攀登的“珠穆朗玛峰”，不仅是医学的高峰，更是在普适性、时效性、便捷性等诸多维度上都需要逾越的岑岭。挑战固然艰巨，不过站在百年未有之大变局的开端，康复医学一旦得到当前最先进的工业技术加持，必能经受住前所未有的来自真实世界的考验，满足老龄化社会井喷的康复需求。

既然融合了先进技术，那就应该能“人人、时时、处处”都享有高质量的康复。这 6 个字的内涵十分丰富，基本涵盖了将高质量康复能力进行大规模复制的所有技术挑战。人人，就是要覆盖人口的各种自然和社会特征，最难之处在于先进技术的平价化。时时，就是要提升康复在时间轴上的覆盖密度，患者既要每分每秒都在康复，更要几十年都持续走在健康之路上。处处，就是尊重康复“属地化治疗”的客观规律，创造一切条件，在家门口和各种突发场合进行康复。

上海洋山深水港能容纳承载 2.4 万个标准集装箱的巨型远洋货轮。这种运载量极大的海上巨兽，所配备的船员仅 20 余人，并且他们在换船后只要简单熟悉设备，半天时间就能起锚出港。国际海运的规模效率如此之高，给了瑞金康复人极为深刻的启示。谢青主任问大家：“我们为什么不能像远洋货轮的船长和船员一样，不论到哪个康复场所去‘掌舵’，看到的都是熟悉的仪表盘和操控台？一旦做到工作环境的高度同质化，我们也能‘上船就起锚’。”

2019 年起，瑞金医院康复医学科开始了信息系统同质化升级，涉及科室运营的 4 个物理场所和 7 类临床场景，牵涉近 200 名临床人员、年均逾 8 万人次患者。信息系统，就是康复团队的仪表盘和操控台，他们在上面记录临床发现、制定临床决策、执行临床方案。此次升级的目标是让康复人员工作时，无论处于哪个物理场所，所使用的信息系统都能够“界面同样、数据同构、时间同步”。截至 2024 年 7 月，瑞金康复团队依照国际标准（ISO/IEC 19505—2：2012）及国家标准（GB/T 28174.1—2011），绘制完成了 44 张体系内康复运行流程规约，并依照这套规约在瑞金医院和上海市瑞金康复医院部署了康复专科信息系统。经过近 5 年的实践运行验证，主要康复工作场景初步实现跨院区同质化。现在，科室正在上海市“未来医院”新基建项目支持下，对转诊、会诊等需要多部门协作的任务继续进行信息同质化攻关。

信息同质化，只是瑞金医院康复医学科垂直化管理的一个缩影，它反映的是学科在向外争取发展空间的同时，坚持用统一的高标准来规范所有的业务单元，让团队整体保持高度的协作能力和战斗力。

2020 年 10 月，瑞金医院远洋院区并入总院，五楼病区划归康复医学科并定名为“瑞金康复远洋一病区”。远洋一病区的康复科医生团队由谢青主任担纲，王继先常驻负责，治疗师团队由瑞金总院划拨，护理团队由上海市瑞金康复医院借调，用仅仅 1 周时间就使病房投入运行，此后一直保持 95% 以上的病床使用率。如果说瑞金医院是一艘航空母舰，她的护航编队中一定有康复的身影。远洋康复，已经启航。

康复医学科，如同从襁褓中逐渐成长的婴儿，经过七十余载的精心哺育和不懈努力，终于找准了自己的定位，磨炼出了独特的技能。然而，它的成长之路并非一帆风顺，而是在无

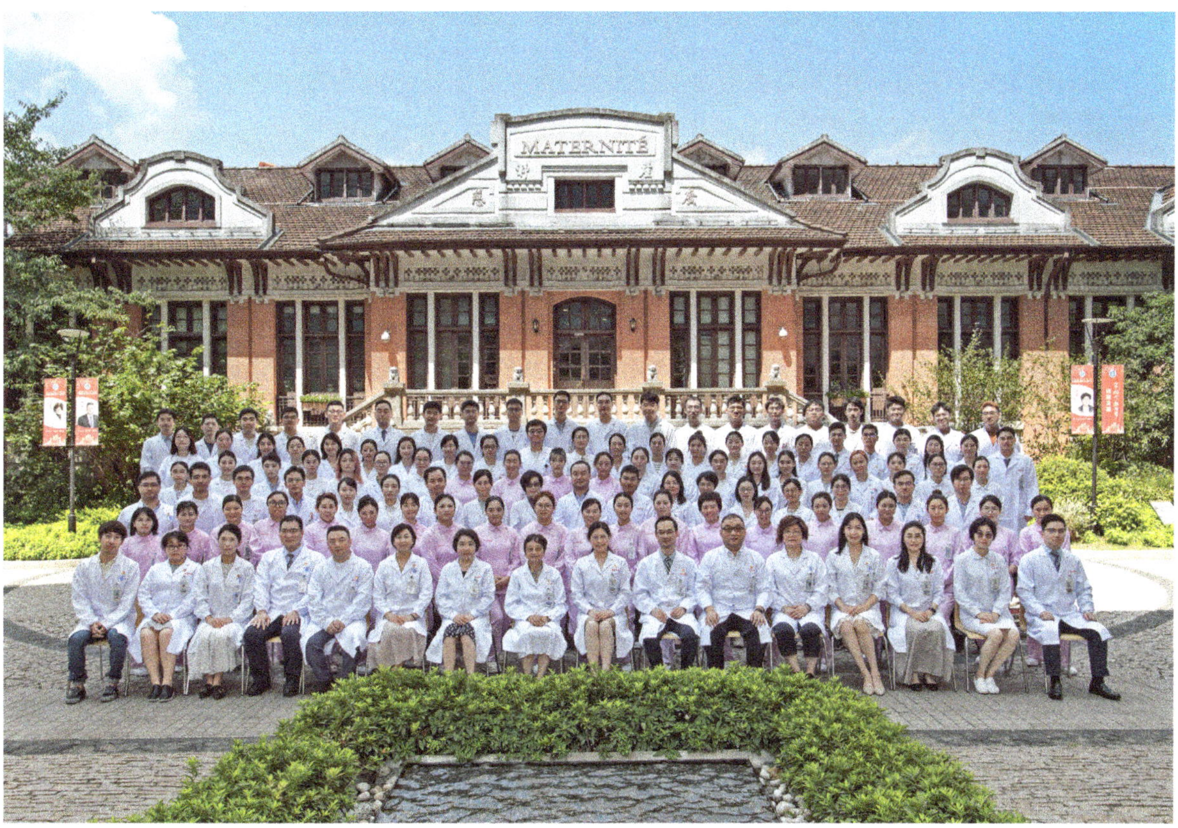

2024 年瑞金医院康复医学科集体照

数次的挑战和磨砺中，逐渐展现出了独特的魅力和价值。更令人敬佩的是，康复医学科凝聚了一批又一批矢志不渝的康复人。他们心怀对生命的敬畏和热爱，用专业的知识和技能，为患者提供着最优质的康复服务。在他们的共同努力下，康复医学科不断取得新的突破和进展，为患者带来了更多的希望和福音。

高质量康复是瑞金医院康复医学科一直以来的追求和使命。他们深知，康复不仅是身体的恢复，更是心灵的治愈和生活的重塑。因此，瑞金康复人不断探索和创新，将最新的科技手段应用到康复治疗中，为患者提供更加精准、个性化的治疗方案。

如今，瑞金医院康复医学科正在努力攀爬科技的“珠穆朗玛峰”。他们不断创新先进的康复设备和技术，打造了一支高素质、专业化的康复团队。在他们的努力下，越来越多的患者得到了有效的治疗，重新找回了生活的信心和勇气。

瑞金医院康复医学科的发展，不仅是一个学科的成长和进步，更是人类对于健康和幸福的追求与向往。瑞金医院康复医学科用自己的实际行动，诠释了高质量康复医学的深刻内涵，为人类的健康和福祉贡献着自己的力量。

撰稿丨牛传欣

病理科

显微镜下看的是切片，也是病人的人生

上海交通大学医学院附属瑞金医院病理科内，锦旗挂满走廊，需要医生不时整理。而每一面锦旗背后都有一个故事，或峰回路转，或起死回生，都不算罕见。也正因此，慕名而来的患者越来越多。

病理科医生被称为“医生的医生”。作为医院里的“公共平台”，病理科的地位举足轻重——几乎每个学科可能都会与病理科关联，病理诊断不明确，不仅影响治疗决策，更可能因治疗方案的南辕北辙而引发严重的后果，甚

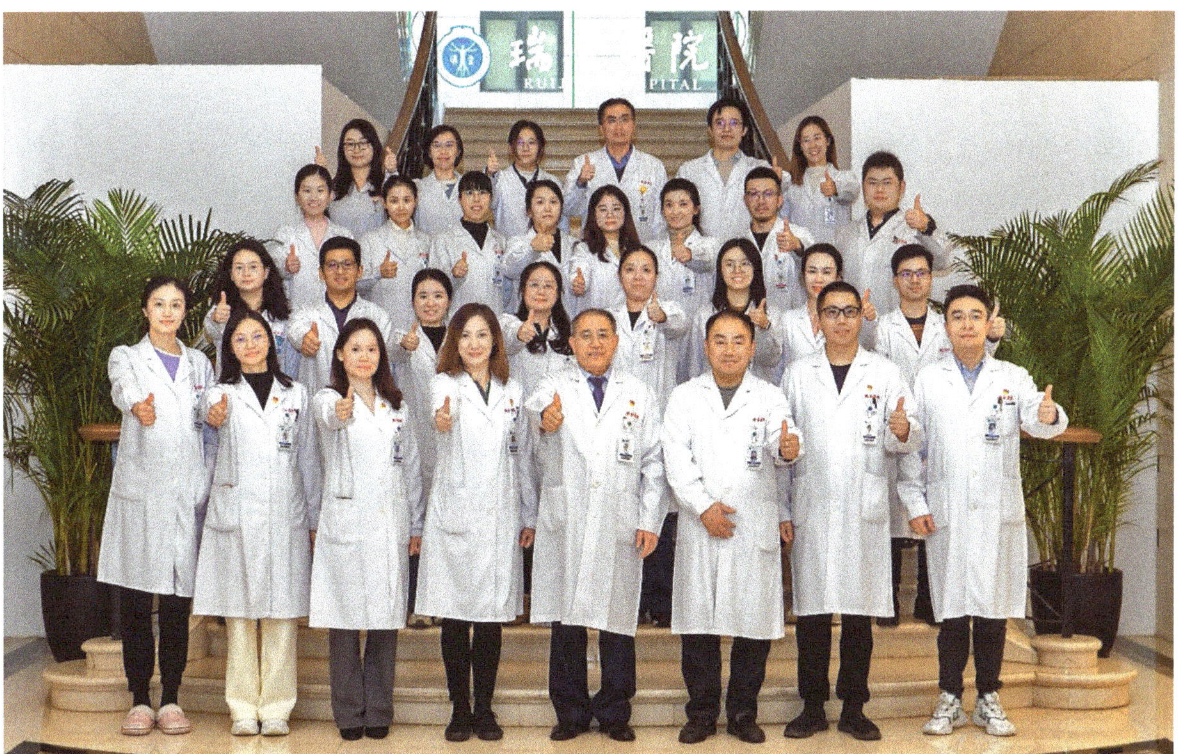

瑞金医院病理科诊断组医生集体照

至付出生命的代价。

1958年6月，瑞金医院病理科建成，邓裕兰、凌励立、郭寿延、王宝美、陈志让、王瑞年、杜心培，这些教授拉开了瑞金病理的序幕。2016年，王朝夫担任病理科主任、学科带头人。历经60多年时间洗礼，瑞金医院病理科始终秉承“医是本、教是脉、研是魂”的理念，护航生命之舟。

病理科发展至今，目前科内已设有病理取材室、冰冻快速诊断室、技术室、免疫组化实验室、细胞室、荧光原位杂交实验室、PCR实验室、二代测序分子病理实验室，拥有各类高端的分子设备，并已进一步引进单细胞测序和三代测序技术。为了配合临床而使患者得到最佳的个体化治疗，基因检测目前已经成为不可或缺的检测项目。分子病理是以传统病理学为基础，用分子生物学理论来探讨疾病发生、发展及转归的分子机制，并以现代分子病理技术为手段，为临床病理诊断、个体化治疗、病情监控、预后判断及非肿瘤性病变提供精准的分子病理信息，从而为个体化精准医疗时代的到来贡献力量。瑞金医院分子病理实验室开设于2016年4月，是集临床分子病理诊断和研究为一体的大型实验室，拥有高素质专业技术团队和先进的专业仪器设备。病理科大力发展分子病理实验，以便更好地协助临床医生让患者获益。

每张切片背后都有可以讲述的故事

病理诊断是医学上最可靠的一级诊断。当病理无法确诊时，极有可能出现过度治疗或者治疗不足的情况，甚至难以决定治疗方案，严重威胁了肿瘤患者的黄金治疗期。骨肿瘤就是病理诊断的难点，其发病率低且种类繁多，不同类型的治疗方式则天差地别。对患者来说，“建议进一步病理会诊”就像是让患者站在了忐忑的人生十字路口。病理医生开具的病理诊断报告，又何尝不是一份“生死判决书”。

瑞金医院病理科的人才梯队不断完善，年轻医生在王朝夫主任的谆谆教诲及润物细无声般的传授之下，病理诊断水平显著提高。王朝夫主任说：“别人能诊断的疾病，我们瑞金都能诊断。别人不能诊断的疾病，我们瑞金病理通过做充分的工作，也可以诊断。”正是王朝夫主任从不停歇地深耕于病理诊断之路，纠正了一例又一例“冤假错案”，慕名而来的会诊患者才越来越多，科内挂着的锦旗也逐渐占满了走廊两侧的墙壁。

有一位64岁的平阿姨（化名）曾因左腿骨折入院。她本以为只是外伤，谁知在骨折术后，医生带来一则坏消息：在骨折端发现了一些软骨组织，送病理后认为可能是骨纤维肉瘤。送检标本在显微镜下可见梭形细胞、核仁，部分伴黏液变性、坏死，可见软骨化生……不仅显微镜下的细胞形态符合，骨纤维肉瘤患者大多会出现骨折且易发生在股骨端的这个典型特征也符合平阿姨的情况。病理会诊申请发到当地上级医院，该医院维持了此前的判断。更令人揪心的是，骨纤维肉瘤恶性程度高，对放化疗不敏感，截肢基本无法避免。患者抱着最后的希望来到瑞金医院。病理科主任王朝夫在众多的报告中注意到一个细节：平阿姨有糖尿病，创伤后愈合速度比普通人慢，骨折后骨痂的形成也较慢，一段时间内确实会产生更多软骨组织。“仅从显微镜下判断细胞形态很容易掉入陷阱：新生的软骨组织与恶性肿瘤相似，但它其实是机体损伤修复的正常反应，即修复性骨痂，而非恶性肿瘤。”王朝夫的判断让这家人顿时拨云见日。患者的腿保住了，阿姨只需好好休养，静待骨折伤愈。

65 岁的殷阿姨（化名）右膝盖附近不舒服，她一摸就摸到了肿块，稍微碰一下就疼痛难忍。由于走路越来越受影响，她到当地医院就诊。手术切除并送病理活检后，当地考虑侵袭性骨巨细胞瘤。这是一种交界性肿瘤，恶性程度较低。当地上级医院保留了这一判断，但仍建议进一步会诊。殷阿姨的病理会诊申请被送到王朝夫主任的桌上。读片后，王朝夫心下一沉：显微镜下不仅梭形细胞异型性明显，还有极其隐蔽的网格状纤细成骨，这是肿瘤细胞直接产生的骨！也就是说，殷阿姨很可能是骨肉瘤。果然，免疫组化、基因检测等结果进一步确认了这个判断。殷阿姨被确诊为骨肉瘤，仅做肿块切除手术是完全不够的，放疗、化疗都迫在眉睫，否则她很快会有生命危险。骨肉瘤本是少见病，好发于青少年，像殷阿姨这样的老年患者较罕见；骨肉瘤患者的骨膜反应一般非常明显，病骨区域会有三角形的凸起，这个典型表现殷阿姨也没有；而且，显微镜下的成骨太过纤细，极易被忽略。这三个因素都让诊断更加困难。难上加难的情况，被王朝夫及时发现并予以纠正，为患者赢得了珍贵的治疗时机。

还有一位正值花季的患者——23 岁的晓星（化名）。她是一名在校研究生，因月经停止和乳汁分泌的异样症状，经当地医院磁共振检查显示脑部鞍区有肿瘤，医生建议进行手术切除。为了确定肿瘤的性质，医生在术中为晓星进行了快速冷冻切片病理诊断，基于冷冻切片诊断其为“梭形细胞增生伴血管增生，脑膜瘤待排除。”术后常规病理诊断结果为“（鞍内）小细胞恶性肿瘤伴有间质内促纤维结缔组织增生。但是因为技术条件受限，无法进一步明确诊断。”晓星和家人希望寻求更准确的诊断和治疗方案。经过多方打听，他们得知瑞金医院的王朝夫主任以其丰富的经验和敏锐的洞察力而闻名于病理界，决定来瑞金医院求助。然而，由于晓星的病变太特殊，病理形态显示不清，会诊医生尽管反复观察病理切片，仍不能做出百分之百的肯定诊断。面对治疗方法截然不同的脑膜瘤和淋巴瘤，医生们不敢轻举妄动。王朝夫在询问晓星的病情后意识到，必须进行准确鉴别。他带领团队对病理切片进行认真观察和分析，由于手术中电刀的使用导致病变形态不清，于是他指导团队进行了免疫组化标记。在显微镜下，当观察到免疫组化末端脱氧核苷酸转移酶（TDT）抗体呈阳性时，王朝夫医生似乎突然有了灵感。“患者病灶的发生部位在颅内，间质又有一些小淋巴细胞，又如此年轻，能表达 TDT 的非淋巴造血系统病变有哪些？生殖细胞肿瘤，胸腺瘤，小细胞癌……”默默思考后，王朝夫主任问：“会不会是颅内生殖细胞瘤呢？”“大胆设想，小心求证。”王朝夫主任的这句话不仅激励了团队，也让他们大胆进行了又一系列免疫组化标记。经过数日的忙碌和等待，最终确认的诊断结果令人振奋——颅内生殖细胞瘤！这一突破性的诊断，不仅为晓星带来了新的希望和治疗方向，也让她的家人如释重负。晓星随后接受了放疗，目前健康状况良好。回想案例，科内的医生深感喜悦和自豪。王朝夫不仅拯救了年轻女孩的生命，更展示了病理诊断的艺术和医术的卓越。他曾说：“每一份病理诊断都关乎患者的命运。”这个故事告诉我们，在医学诊断中，大胆设想与小心求证同样重要；面对复杂的病例，要有勇气提出假设，但更要有严谨的科学态度，抓住每一个细节，因为每一个正确的诊断，都是对患者生命的一次拯救。

“比答案更重要的，是找寻答案的过程。”瑞金病理团队和王朝夫主任的故事还有很多。倪先生53岁，几乎跑了大半个中国的知名医院，却始终无法明确诊断。“外院诊断为T细胞淋巴瘤，但我们觉得没办法解释皮肤的病变，需要借助病理科诊断。”一名血液科医生向瑞金病理团队介绍道。这是王朝夫主任带领的瑞金病理团队与瑞金血液科王振义院士一同协作诊断的一例疑难病例。在这个病例的“破案”过程中，王振义院士就曾对他的学生说：“病理诊断绝对不是光看看显微镜，一定要结合临床！从前我们医院就有一个病理医生陈志让，每次要下病理诊断前，都先去病房看患者，看临床是否符合这个诊断结果，符合了才下病理诊断。单有病理结果，不结合临床表现，离开患者，搞不好的。”由此可见病理诊断的难度与所需知识的厚度。最终王振义院士考虑这名患者是木村病，并与学生们分析着治疗思路：“可能之后会变成T细胞淋巴瘤，需要密切随访。”“这个时候比答案更重要的是找寻答案的过程，是一种临床思维的珍贵输出。”一名年轻医生如是说。

王朝夫说，病理诊断就像下棋，需要研习“棋谱”，对各类病种的特征都烂熟于心；更需要拥有缜密的逻辑思维能力，因为“没有一个病理现象是孤立的，每一张切片背后都有逻辑，有可以讲述的故事”。当一个病理医生能将镜下形态、病程、病史等每一个因素都考虑在内，他还要一点灵感，才可能找到清晰的逻辑链条，最终逼近真相。瑞金医院病理科就在这位学科带头人的带领下，逼近真相，护航生命。

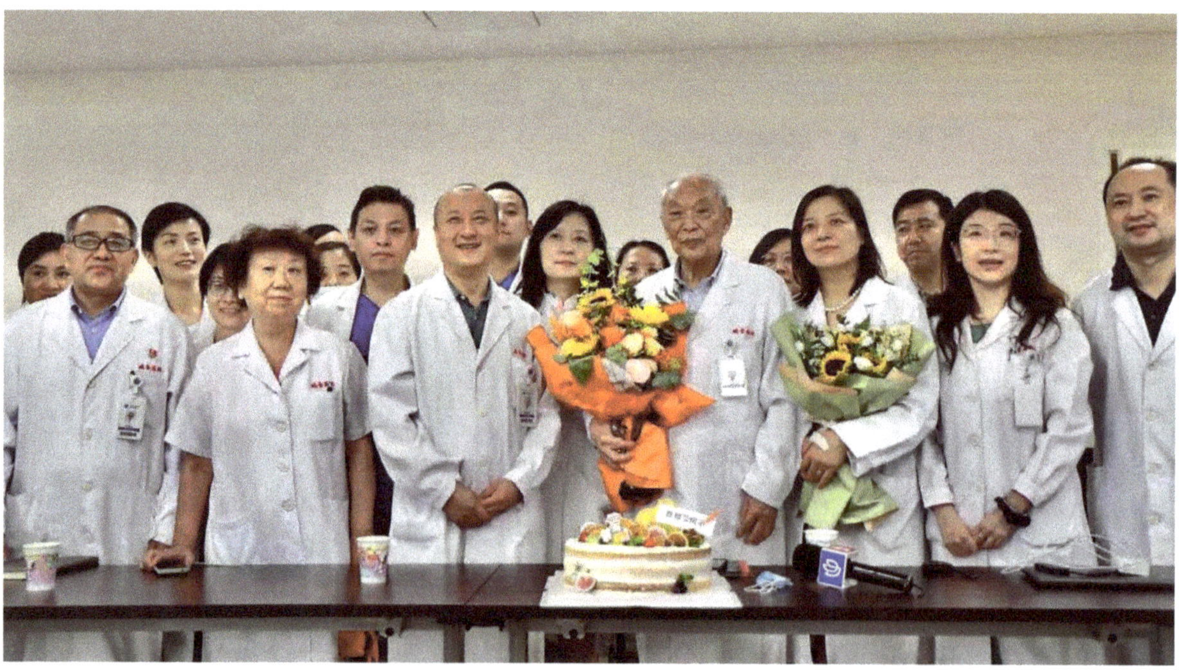

王朝夫（左一）与王振义院士（右四）共同参与疑难病例会诊，此为会后合影

大战中显担当，奔赴新型冠状病毒感染疫情“风暴眼”

大部分时候，病理科并非聚光灯下的学科，它辅助着兄弟学科，在“幕后”帮助着患者。而在新型冠状病毒疫情中，这支特别的队伍冲上了最前线。

2020 年 2 月 17 日，瑞金医院病理科王朝夫主任带队的新型冠状病毒肺炎病因诊断研究队奔赴武汉前线。这支团队通宵达旦地工作，解剖、研究、分析，寻找发现疾病真相的蛛丝马迹，为阐述新型冠状病毒肺炎的病理生理并为后续治疗提供相关病理学依据，获得了诸多重要发现。

研究团队发现，新型冠状病毒肺炎病理改变最大的是肺，其表现为渗出、变质和增生混合性病理改变；病变的另外一个特点是小气道内常有黏液性分泌物潴留，甚至有黏液栓形成。肺泡内巨噬细胞的聚集、活化及小气道内黏液性分泌物潴留，是新型冠状病毒肺炎与既往报道的严重急性呼吸综合征（SARS）及中东呼吸综合征（MERS）相比的特别之处。肺泡内渗出物、肉质变、肺实变及小气道内黏液性分泌物潴留致使通气功能障碍，弥漫性肺泡毁损、Ⅰ型肺泡上皮损伤、Ⅱ型肺泡上皮增生、肺泡腔面透明膜形成及肺泡间隔纤维组织增生使换气功能障碍，这很可能是造成重症新型冠状病毒肺炎患者低氧血症的主要机制之一。

研究团队另一个非常重要的发现是表达血管紧张素转换酶 2（ACE2）的肺泡巨噬细胞成为新型冠状病毒感染的靶细胞。在新型冠状病毒肺炎患者中，这些活化的巨噬细胞可能在一系列严重的“炎症因子风暴中”中扮演了重要角色。在重症和晚期急性呼吸窘迫综合征（ARDS）进程中，经典激活性巨噬细胞和替代

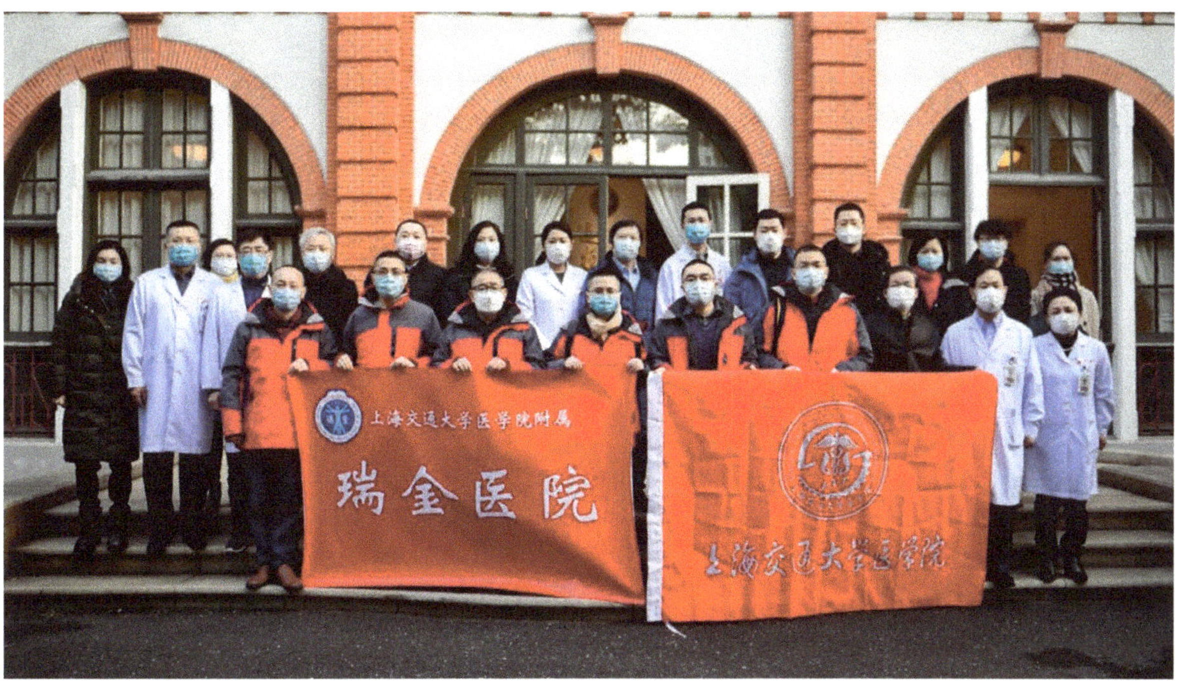

2020 年春节假期期间，瑞金“病因小分队”前往武汉

激活性巨噬细胞之间的转化可能是引起肺部炎症损伤和纤维化的重要原因。这一特点部分类似于噬血细胞综合征（HLH）或巨细胞活化综合征（MAS）中“细胞因子风暴综合征”的病理生理改变。借鉴托珠单抗（Tocilizumab）在MAS治疗中的应用，临床采用“托珠单抗”作为抑制剂，阻断新型冠状病毒感染诱发炎症风暴的关键细胞因子，有效降低了炎症反应对患者肺组织和多器官的损伤。《新型冠状病毒肺炎诊疗方案（试行第七版）》中已新增托珠单抗用于免疫治疗，该研究为抗白介素6/白介素6受体抗体在新型冠状病毒肺炎患者中的运用提供了有力的支持。

回忆这段特别岁月，王朝夫主任说病理小组工作量之大超乎想象。六个人分成三组通宵达旦工作，条件艰苦，直面病毒。有时脱防护服时为了消毒，大家就在紫外线灯下脱，半小时脱下防护服后，发现自己已经“晒黑了”。“我们这支队伍都是共产党员。作为共产党员，就是要平时显得出，关键时刻挺得出，危难时刻豁得出。”王朝夫说。最终在党的领导下，团队不惧困难，不再谈“毒”色变，包括王朝夫带领的“病因小分队”在内的瑞金团队，获得了国家授予的崇高荣誉。

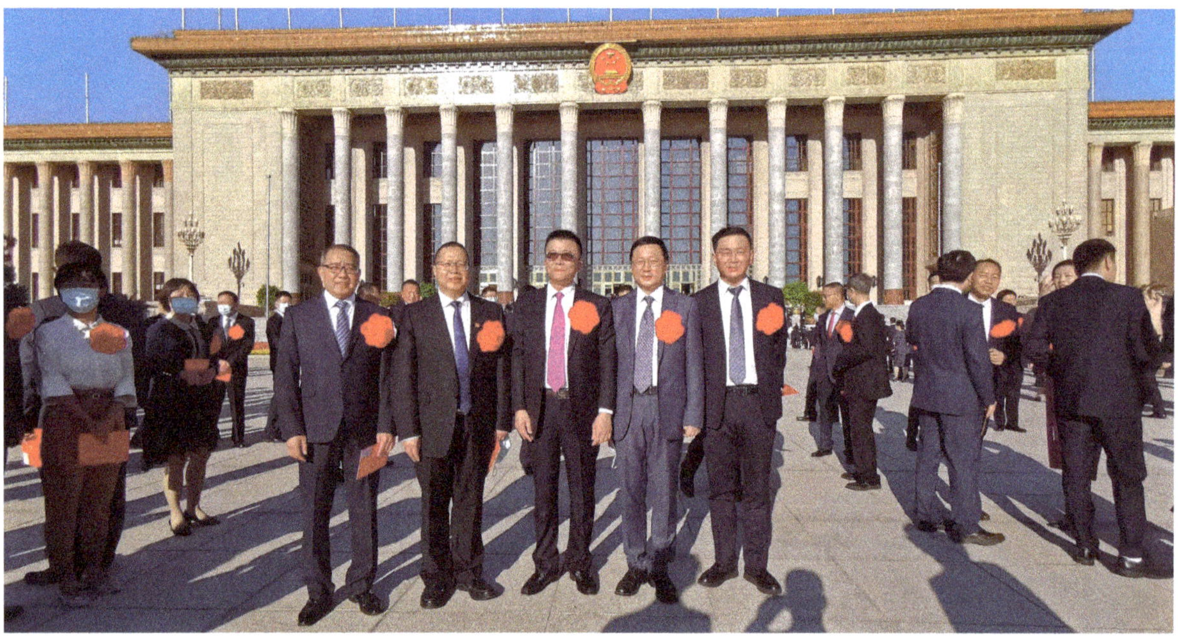

瑞金抗疫团队代表在北京人民大会堂前留影，左一为王朝夫

带教与学习，从内在引领每一名病理医生

病理科的工作是枯燥的，也因学习周期长、劳动强度大等因素，病理科医生始终很紧缺，甚至被戏称为医疗领域的“稀缺医疗资源”。据估计，中国病理科医生大约有9万缺口。在瑞金医院，病理科有着自己的坚持。

每天的病理科里，只要一声“看片了”，就意味着每天的带教开始了。进修生、规培生都会进入会诊室，在多头显微镜与大屏前认真

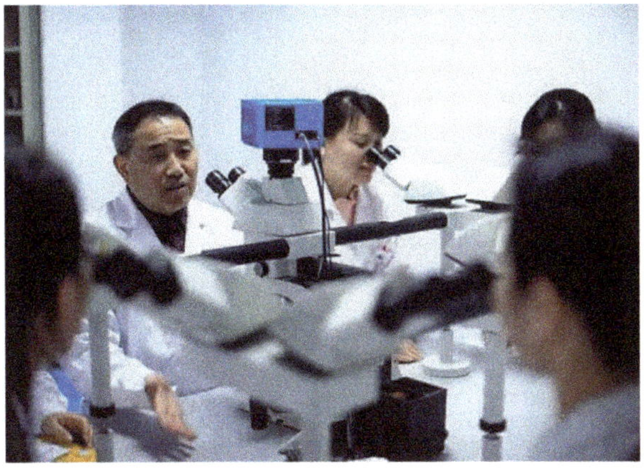

王朝夫主任（左一）在多头显微镜下带教

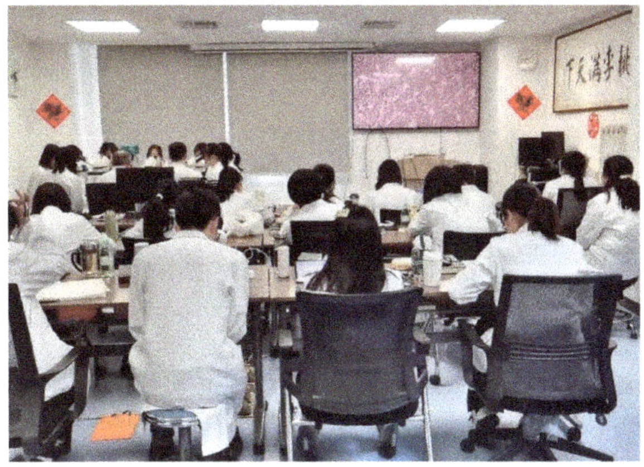

通过网络，瑞金医院病理科向全国同仁直播科内业务学习

听王朝夫讲镜下的故事。

一位年轻的女患者，颅底肿物小活检组织病理检查辗转多家大医院未能确诊，患者也就未能治疗。她在瑞金医院，通过2次免疫组化得到最终诊断——颅底生殖细胞肿瘤。这一诊断给患者带去了佳音，因为这是一种可治愈的精原细胞瘤。这样的例子在病理科有很多。“一定要做一个有情怀、有温度的病理医生。”这句话，始终敲打着每一名年轻医生。

曾有一位进修医生说，发病理报告很痛苦，痛苦的不是今天的报告无法发，而是努力过后仍不知道怎么发，在黑暗中一直摸索却不得法，这才是最痛苦的。在瑞金医院病理科，他沉下心学习，对病理慢慢有了诊断的底气，心里不再那么提心吊胆。

带动整个病理学界提升，瑞金病理始终在努力。瑞金医院病理科每年约招收进修医生60名，并连续3年在住院医师规范化培训年度业务水平测试中取得上海市专业排名第一的成绩。在这里，每周一和周五的两次科内业务学习始终采用线上直播的形式，通过网络把全国病理同仁聚到一起，一年的网络直播约有400余小时的授课，达到10万余人次的观看。“王老师，你们的直播提高了整个中国病理的水平。”听到这样的评价，王朝夫很欣慰。

瑞金医院病理科始终秉承“医是本，教是脉，研是魂”的策略，狠抓“医、教、研”，完善并细化亚专科建设。如今，科内各病理亚专科的专家基本齐全，最具病理诊断特色领域为淋巴造血系统病理、消化系统（胃肠、胰腺）病理、内分泌病理、骨软组织病理、泌尿系统病理和乳腺病理，通过与临床多学科协作，联合诊断了大量临床疑难杂症。“王老师总是教导我们，要做一个明明白白的病理医生，因为我们做的是人命关天的事。（他）要求瑞金病理科所发的每一份病理报告都要做该做的工作，走该走的病理诊断路径。”年轻的病理医生这样说。

瑞金病理消化系统亚专科在袁菲副主任的带领下共有4名骨干医师，负责消化系统中包括胃肠、胆胰及食管的全部病理诊断和研究工作。随着当前日益剧增的临床工作的开展，消化系统亚专科团队每年诊断发布的内镜活检小标本及外科手术切除标本达8万余例，会诊病例3 000余例，在临床病理工作及疑难病例的鉴别诊断中积累了丰富的宝贵经验。在科研领域，袁菲副主任带领的消化系统亚专科团队也有相当瞩目的成绩。该团队近3年来以第一作者或通讯作者共发表SCI论文数十篇，累计影响因子达120分。此外，团队坚持每年举办消化病理国家级继续教育学习班，和全国的病理同仁及临床医生交流学习，共同进步。将来，随着瑞金医院的不断发展及消化道肿瘤中心大楼的建成落地，瑞金病理的消化系统亚专科团队在临床专业和科学研究上也会继续乘风破浪，砥砺前行，继续解开生命之秘密。

除此之外，以易红梅主任医师为主要负责人的淋巴造血系统病理亚专科，与瑞金医院血液科强大的临床实力相匹配，同样取得了瞩目的诊疗科研成果，同时积累了大量的临床经验及病例数据，是全球淋巴造血系统疾病不可或缺的人才宝库。2024年3月18日，随着临床实践对嵌合抗原受体T淋巴细胞（CAR-T细胞）治疗淋巴瘤的不断探索，在瑞金医院经过CAR-T治疗的第100例复发难治淋巴瘤患者，获得完全缓解出院了。见到患者许女士，很难把她和患者画上等号，她41岁，面色红润，快人快语，和来来往往的医生护士寒暄。虽然脸上遮着大大的口罩，但她眼里的笑意藏不住。这样发自心底的笑，对她来说已经很久没有过了。作为瑞金医院淋巴瘤第100例CAR-T治疗患者，当天活动现场，细胞治疗团队及细胞免疫治疗多学科诊治团队的全体专家与许女士共同切蛋糕，祝贺她的“重生”，一起见证这一重要时刻。

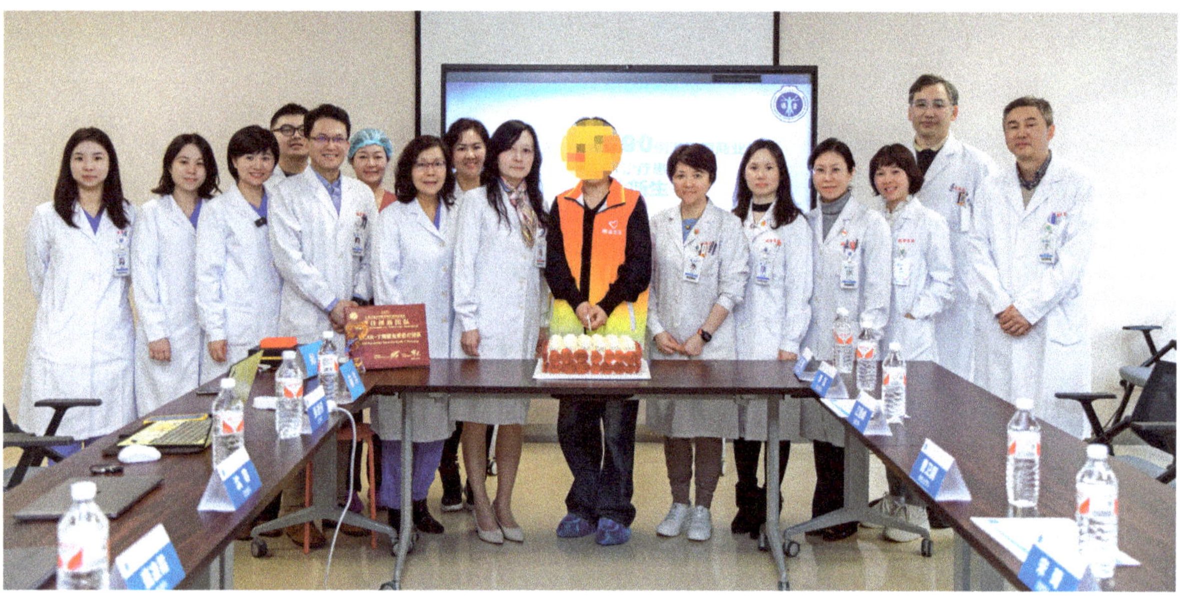

易红梅主任医师（右五）与赵维莅副院长（右八）在活动现场

打造数字化、智能化病理科，放大“瑞金病理”效能

随着人工智能（AI）应用增多，数字化、智能化病理也成为病理诊断下一个发展阶段的重要课题。目前，瑞金病理已计划并且正在进行全数字化智慧病理科建设的“三年三步走”计划，目标是实现“一年数字化，两年智能化，三年智慧化”。计划的具体内容是：第一年，完

成瑞金医院总院病理科数字化升级改造，如病理科全流程信息化改造、阅片流程的数字化转型、数字档案库建立，完成单病种 AI 全流程系统上线，完成瑞金总院科室、瑞金嘉定院区、瑞金医院海南医院等多院区病理互连互通建设；第二年，实现病理亚专科的人工智能辅助诊断，打造上海交通大学医疗体系首家通过 ISO15189 医学实验室质量和能力认可的病理科标杆式案例，推动临床–病理联合科研与数据平台建设、病理教学系统建设；第三年，建设瑞金智能病理诊断中心，覆盖全国上百家医疗机构，面向长三角甚至全国推广瑞金数智化病理建设方案和相关行业标准，打造长三角病理科研高地，建设多中心临床–病理研究联盟。

瑞金病理希冀以此推进“院内数字化、多院区同质化、医联体远程化”的更高标准现代信息化病理平台，进一步放大“瑞金病理”效能。

目前，瑞金医院病理科人才梯队越来越完善，不断开创新局面。技术飞速发展，而人始终是“观察者”，病理科医生仍坚持认真对待每一份切片，“别人能诊断的疾病，我们瑞金都能诊断。别人不能诊断的疾病，我们瑞金也许可以诊断。”

“病理的路，是一条大路，也是一条不容易走的路，而瑞金病理人将一直脚踏实地走在这条病理之路上。”王朝夫说。

连接基础与临床，承启前沿与探索，瑞金病理科厚积薄发，迸发强大生命力

病理学科作为连接临床与基础的桥梁学科，担任了重要的角色。瑞金医院病理科同样承载着瑞金医院的盛名，竭尽全力服务全院及患者，同时将发展放在首要位置，看重人才发展，致力前沿开发，软硬实力兼顾。病理科正走在发展的“高速路”上。

近年来，瑞金医院病理科所取得的进步与成就是令人瞩目的。

科室不仅全面建立了能够与国际水平相匹配的检测技术平台，引进了领先科研人才，助力科学研究，致力培养优秀的病理人才，吸纳国内越来越多的进修医生来此学习等，更是在数字智能病理方面扮演着十分重要的角色。

2024 年恰逢上海落实“建设国际科创中心”重要指示 10 周年之际，瑞金医院病理科联合了包括华为、商汤、衡道病理等在内的多家先进企业，合作开发研究最优化的数字图像存储技术、全数字病理诊断系统平台、智能病理分析算法等，并已经取得了许多喜人的成果。

在 2023 年瑞金医院举办的中法转化医学和精准诊治国际论坛上，瑞金医院病理科发布了“瑞金医院数字化智慧病理科”，以及我国首本《数字化智慧病理科建设白皮书》，为医院病理科的数字化、智能化转型升级提供了宝贵的借鉴经验。

瑞金医院病理科通过与行业领先企业合作，实现多模态智慧病理辅助诊断算法、全数字化病理信息系统、数字病理存储及压缩算法等关键技术的突破。立体化全方位建设瑞金医院数字化智慧病理科。王朝夫主任希望，通过持续深耕数智病理，与行业内同道共同探讨创新模式，在共建病理标准的过程中奉献瑞金力量。与此同时，瑞金医院病理科也已带着努力取得的成绩，在国内各大学术交流会议上向全

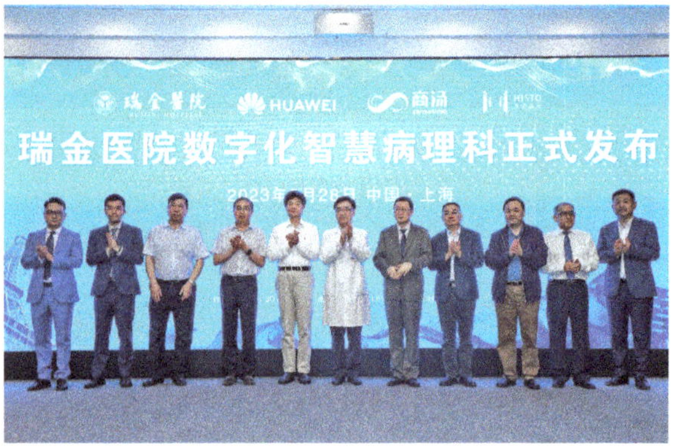

中法转化医学和精准诊治国际论坛上，“数字化智慧病理科”发布时的合影

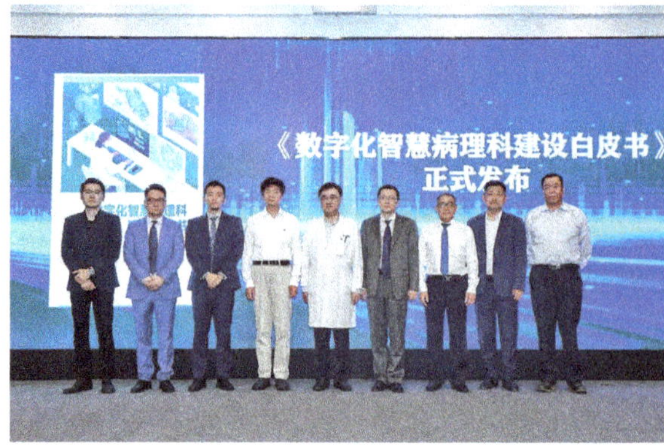

《数字化智慧病理科建设白皮书》发布会合影

国兄弟单位介绍了数字化病理科的经验与体会，并吸引了众多同道及兄弟单位负责人亲临上海，走进瑞金医院病理科进行深入参观与交流。相信在人工智能对医学领域的影响日新月异的今天，瑞金医院病理科的经验与模式，将很快会取得更大的影响力。

时至今日，瑞金病理科在智能化及数字化的探索上已然取得了不俗的成果，已开发成立了全球首个支持全院级阅片和二次压缩算法的数字化病理存储系统。通过“分布式并行文件客户端”（DPC）技术，无须升级网络和阅片客户端即可提升海量数字切片的阅片效率，可有效保护医院已有信息技术投资。在病理数字切片阅片中引入DPC技术，系统在调阅切片时可根据浏览需要自动匹配图层，真正实现了“随时随地，想看哪里就看哪里，无须等待，非常流畅”，且同一张切片支持多人同时阅片，支持包括临床、科研、教学等场景在内的百万级无卡顿阅片需求，阅片能力比传统对象存储提升了80倍，彻底告别大规模数字病理诊断场景传统对象存储阅片卡顿、马赛克的问题。“全院级阅片和二次压缩算法的数字化病理存储系统”助力瑞金医院病理科完成数字化、智慧化转型。国家在“十四五”规划中提到需要解决优质医疗资源分布不均的问题，该问题在病理行业尤为突出。一方面，公立医院高质量发展的关键是同质化管理，数字化、智慧化病理科建设可以助力头部医院与分院区病理科数字化、业务同质化的建设；另一方面，它带动基层医院实现数字化，提高其诊断水平，提升普通患者对病理优质资源的可及性。

值得关注的是，随着三甲医院“一院多区”快速发展、国家区域医疗中心及省级区域医疗中心大规模建设，病理科数字化、智慧化转型是实现病理业务同质化管理不可或缺的关键能力。希望“全院级阅片和二次压缩算法的数字化病理存储系统”可以助力三甲医院、国家级区域医疗中心及省级区域医疗中心的数字化智慧病理科建设，将“瑞金模式”复制到全国，贡献瑞金力量。病理科作为医院的重点学科之一，具备国际一流的病理检测平台和雄厚的软实力，承担了来自全国各地的海量病理诊断，全年总切片量超150万。面对患者端“高效率、高准确率及广覆盖率”的诊断需求，数字化转型是医院病理科现代化建设的必然发展趋势。

瑞金医院病理科携手华为数据存储产品线进行联合创新，基于华为OceanStor分布式存储，在数字化病理高性能调阅和数据缩减技术

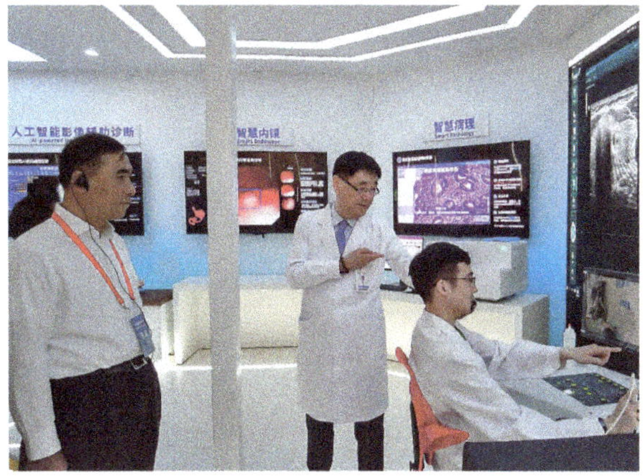

中国工程院院士、瑞金医院院长宁光（中）介绍医院智慧医疗展厅

等方面实现了质的飞跃，解决了数字化病理的关键痛点。经过实践测试，即使高达 1 000 个数字切片调阅的需求同时发起，华为 OceanStor 分布式存储也只需 1 秒就能快速完成调阅，且无须升级网络和阅片客户端。同时针对整体数据量巨大、存储困难的问题，通过数字化病理二次压缩算法实现了病理数据智能识别，让数据压缩比达到 30% 以上，同时配合高密度硬件设计，实现了以更少的空间更久地存储更多的数据，帮助医院节约了 73% 的机房空间。数字化病理基于存储技术的进化，加速了病理数字化进程，助力解决病理资源分布不均的问题。

2024 年 7 月 9 日，公立医院高质量发展试点交流会（上海站）在沪召开。会议期间，国家卫生健康委员会原副主任李斌率国家卫生健康委员会体制改革司、人事司、财务司、医政司有关负责同志，上海市人民政府副秘书长章雄，上海市卫生健康委员会党组书记、主任闻大翔，上海申康医院发展中心主任王兴鹏，以及 14 家高质量发展试点医院的主要负责同志等，赴上海交通大学医学院附属瑞金医院现场调研。上午的座谈会上，中国工程院院士、瑞金医院院长宁光就医院高质量发展试点工作开展情况和成效进行了汇报。过程中，调研团参观了瑞金医院智慧医疗展厅，近距离了解便捷就医服务数字化转型建设，“人工智能 + 医疗健康”医疗诊断与治疗模式，分级诊疗、医疗资源下沉社区实践等创新成效。在医疗运营指挥舱，调研团听取了医院运用数字孪生技术，实现不同场景数据资源整合、监测及分析的运营情况介绍。其中，智慧病理作为医院亮点之一获得了一致的好评。

瑞金病理通过王朝夫主任的带领及科室全体成员的共同努力下，在医、教、研及前沿探索方面均取得了长足的进步，在全国病理同仁中的影响力也达到了第一梯队水平。在 2023 年最新发布的复旦版“中国医院专科声誉排行榜（病理科）”中，瑞金医院病理科首次进入了病理科专科排行的名单之中。这是瑞金病理人共同努力的结果。相信在发展的高速路上，瑞金病理的终点远不止于此，我们将承载瑞金精神，不断攀登下一个高峰。

瑞金病理科作为全院诊断工作最坚实的堡垒，始终不忘初心。当回到日常工作中，王朝夫主任教导所有团队成员：“要做一个明明白白的病理医生，因为我们做的是人命关天的大事。”王朝夫主任要求瑞金病理科所发的每一份病理报告都要做该做的工作，走该走的“病理诊断路径”，也已成为瑞金病理科日常工作的诊断思路。

作为病理医生，服务患者和临床是我们的使命。然而，病理的世界无穷尽，因此瑞金医院病理科全体成员将不断充实自己，武装自己的头脑。学海无涯，无论科技如何发展，“学习永远在路上”。

撰稿 | 张之涵

骨　科

七十载薪火相承续辉煌

瑞金医院骨科历史悠久，是新中国骨科医学的发源地之一，由我国骨科创始人之一的叶衍庆教授创办，是国内最早成立的独立骨科专业科室，涌现出过邦辅、柴本甫、陶锦淳、马元璋、钱不凡、蔡体栋、杨庆铭等一大批国内著名的骨科专家。骨科医学界的许多“第一次”都与瑞金骨科有关。

70年风雨洗礼，成就瑞金医院骨科谦虚内敛、创新求索的独特品质。顺应时代之变、健康之需，瑞金医院骨科锐意进取，目前已发展壮大为亚专科齐全、国内外颇具影响力的临床骨科医疗中心之一。背靠瑞金医院的综合实力，得益于多学科的协同努力，瑞金医院骨科完成了大量疑难重症的救治，不负广大患者的期待。

沿流溯源，领行业先河

瑞金医院骨科的发展几乎与新中国骨科的建设同步。

伴随着1952年院系调整，叶衍庆教授被任命为上海第二医学院外科学教研室负责人。瑞金医院骨科随后于1954年正式从外科分离而独立建科，第一任骨科主任由叶衍庆兼任，至2024年，恰好70周年。回眸70年前，最初的瑞金医院骨科病房设在当年广慈医院3舍3楼的最西端，病床约50张。到了1956年，叶衍庆、柴本甫两位教授全职调到广慈医院。

回望这群骨科开创者，他们丰富的医学经历构成了瑞金医院骨科最初的基石。叶衍庆1935年赴英国利物浦大学医学院进修矫形外科，获骨科硕士学位，1937年成为英国皇家骨科学会会员并于同年归国。柴本甫1949年毕业于上海圣约翰大学医学院。此外，瑞金医院骨科多位名医大家均出自名校，也因此，瑞金医院骨科有“学院派”之称。

值得一提的是，叶衍庆教授同时也是中国骨科的创始人之一。1937年，为适应抗战需求，中华医学会总会在上海成立骨科小组，由牛惠生、胡兰生、叶衍庆、孟继懋、任廷桂、朱履中六人组成。骨科小组担负起骨伤科疾病防治的同时，还投入研究工作，为骨科学此后

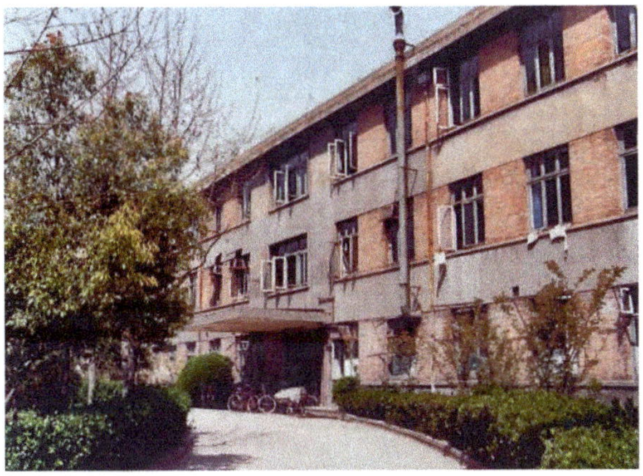

伤骨科病房大楼：一楼朝西是图书馆、医生办公室、研究院办公室，朝东是实验室，当中还有烧伤急诊室，后门通往烧伤科；二楼病房；三楼手术室。伤骨科医教研一体，交班上课、交流观点，临床与科研紧密融合，办公室都在一起，所长也是主任

在我国的发展壮大奠定基础，这也成为中华医学会骨科学分会的雏形。此后，骨科逐渐从外科大体系中分离出来，成为一门独立而重要的学科。

在瑞金医院，骨科领风气之先。1958 年，上海市伤科研究所成立，在瑞金医院内开创临床与科研结合、中医与西医结合的先河，叶衍庆和伤科主任魏指薪（中医伤科八大家之一）任副所长。伤科和骨科合并成为伤科研究所的科研基地，伤骨科的称谓开始沿用。1961 年，伤骨科病房大楼竣工，位于医院东南部（现瑞金医院 38 舍）。在当年可谓“豪华配置”的伤骨科大楼共有 3 层，包含实验室、骨科急诊室、骨科病房、手术室、手外科及中医伤科。1962 年，伤骨科开始划分为中医伤科和西医骨科两个部门。1966—1978 年，伤科、骨科合并为伤骨科。为了适应时代发展，骨科与伤科于 1979 年再次分为两个独立科室，分设各自独立的病区。1991 年，瑞金医院外科大楼（6 舍）竣工，骨科搬入 6 舍 8 楼，分设骨一、骨二两个病区，床位 70 张，伤骨科研究所则留于原处发展。

历经 70 年风雨洗礼，如今的瑞金骨科在科研、医疗、教学等方面都取得长足的进步，是教育部国家重点学科、上海市骨科临床质量控制中心托管单位、教育部“211 工程”重点建设学科，2010 年被授予国家临床重点专科（系骨科首批）。在学科带头人张伟滨主任主持下，学科现拥有关节外科、骨与软组织肿瘤、脊柱外科、创伤外科、足踝外科等专业特色及多名骨科专家，尤以骨关节置换、骨肿瘤治疗、肩关节治疗及足踝外科治疗技术居国内领先地位。骨科目前拥有床位 189 张，年门诊量约 16 万人次，年急诊量约 2 万人次，年手术量约 8 400 人次。

临床为本，早期发展之路

纵观瑞金医院骨科的早中期发展之路，瑞金骨科人无不以满足群众的临床医疗需求为己任。20 世纪 50 年代末至 60 年代初，是以中西医结合理论为指导，对四肢骨与关节损伤进行特色治疗；20 世纪 80 年代至 90 年代，又逐步形成创伤、手足外科、骨肿瘤、血友病骨科治疗、关节外科、脊柱外科等专业特色。

中西医结合特色

自 1958 年伤科研究所成立以后，瑞金骨科临床工作的重点主要为治疗骨折、软组织损伤及关节脱臼。20 世纪 60 年代至 70 年代，瑞金医院骨科运用中医传统夹板技术，固定关节内或关节周围骨折，进行闭合复位治疗；运用

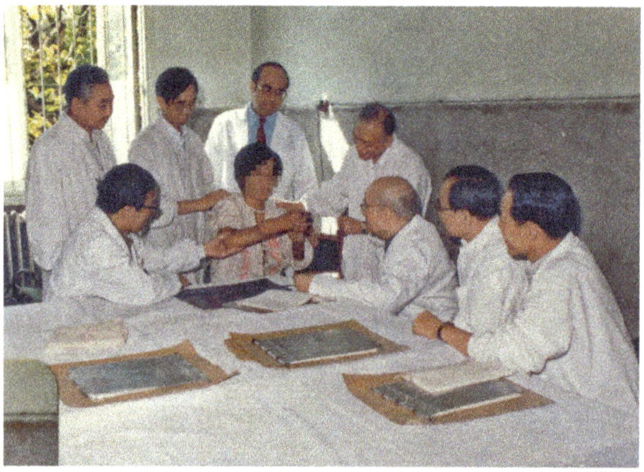

20 世纪 70 年代，骨科专家在工作中

推拿手法治疗肩关节脱位、腰椎间盘突出、腰肌劳损等，减少并发症的发生；采用针刺麻醉施行半月板摘除手术，使用中药“八正散”控制截瘫患者的尿路感染等。

手足外科的设立

20 世纪 60 年代初，瑞金骨科开设手外伤门诊，设立手外伤床位 13 张，工作重点起先为手外伤的急诊处理，此后开展拇指再造和血管神经带蒂皮瓣移植工作。这是上海最早开设此类创伤急救的大型医院。

1963 年，叶衍庆、过邦辅参与上海市第六人民医院陈中伟实施的我国首例断肢再植手术，为我国显微外科在国际上处于领先地位做出贡献，因而受到周恩来、陈毅等领导的接见。1966 年 2 月，钱不凡等成功完成 1 例中指近节指骨平面完全离断的再植工作。20 世纪 70 年代至 90 年代，手外伤工作主要围绕手足部创伤、皮瓣修复及矫形手术而开展。

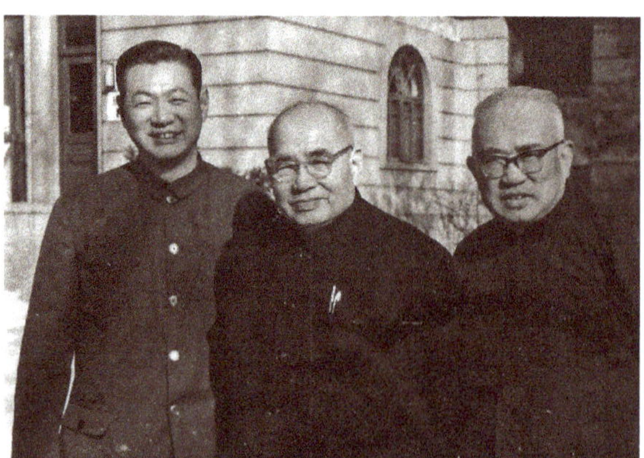

（左起）陈中伟、叶衍庆、过邦辅教授合影

骨肿瘤专业的起步

骨病组骨肿瘤诊治的发展可追溯至 20 世纪 70 年代：在第一届中华医学会骨科学分会副主任委员及《中华骨科杂志》首位主编过邦辅教授带领下，瑞金医院骨科开始了骨肿瘤的诊治工作。1978 年，科室对骨肉瘤患者开展了大剂量甲氨蝶呤（HDMTX）化疗，是国内最早开始尝试对骨肉瘤进行化疗的单位之一，与北京积水潭医院几乎同步（均为 1978 年开始），并取得了一定效果。

同一时间，在上海市伤骨科研究所图书馆建立了卡片式骨肿瘤患者登记系统，是我国最早建立骨肿瘤临床资料库的单位，沈才伟教授等以此为数据于 1984 年在《中华骨科杂志》发表了相应的骨肿瘤流行病学论文。20 世纪 80 年代中期后，骨病组在蔡体栋教授、张沪生教授、沈才伟教授等历任专业负责人的带领下，学习国外骨肉瘤化疗先进理念，开展采用顺铂、阿霉素单药进行的骨肉瘤术后化疗。

血友病骨科特色治疗

20 世纪 60 年代，在检验科的协助下，瑞金医院骨科尝试探索血友病性关节病的治疗，成功施行血友病性关节矫正截骨融合术，打破该病手术治疗禁区，为后续科室开展此项工作打下扎实基础。

1999 年，骨科与血液科联手，为 1 名遗传性血友病患者成功施行截肢手术；同年，骨科与普外科合作对腹腔后腹膜盆腔内巨大血友病性假瘤做切除手术，获得成功。

脊柱领域的发展

脊柱是人体躯干的主要组成。1967 年，瑞金医院骨科团队对脊柱结核患者施行脊柱椎体前外侧病灶清除减压术。1970 年，马元璋等在国内率先施行腰椎巨细胞瘤切除和人工椎体替代术。20 世纪 80 年代，汤华丰在国内最早开展应用胶原酶髓核溶解术治疗腰椎间盘突出。1986 年，科室在脊柱侧弯手术中应用 Harrington 棒和 Luque 棒进行脊柱侧弯矫形手术。1999 年，龚耀成、梁裕为 2 名脊柱患者成功施行手术：一例患者脊柱侧弯大于 123°，团队为患者进行矫正至 70°，术后患者心肺功能明显改善；另一例患者为 10 米高空坠下后齿状突骨折，脊柱组为患者设计经前路齿状突螺钉固定手术，在上海尚属首例。

创伤领域的创新

瑞金医院骨科藏着一群能工巧匠，他们是“身体的工程师”。

20 世纪 70 年代，马元璋自行设计研制加压

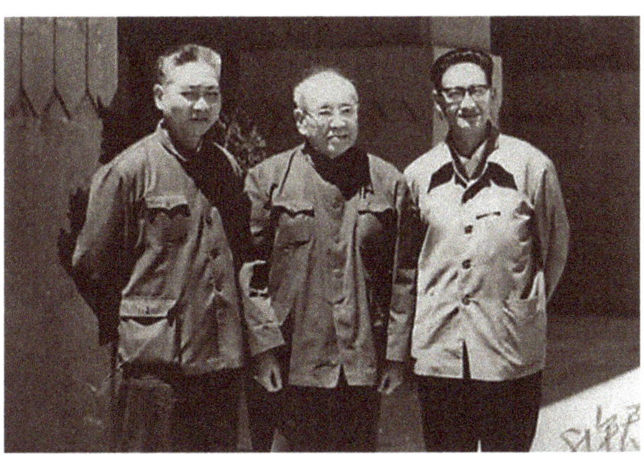

（左起）马元璋、叶衍庆、吴守义合影；吴守义后来在新华医院工作，为中国小儿骨科创始人之一；叶衍庆是上海第二医学院外科学系主任、一级教授，曾在仁济医院工作

髓内钉用于骨折内固定，并在中西医结合治疗骨折基础上国内首创关节内骨折经皮撬拨复位疗法，使患者能避免较大的手术。20 世纪 80 年代初，马元璋自行设计带锁加压髓内钉治疗长管状骨骨折，为临床广泛采用。20 世纪 80 年代末至 90 年代初，马元璋自行研制空心自攻加压螺丝钉、桥式支持钢板及搭扣式皮肤牵引，它们被广泛应用于临床治疗。因突出的学术表现，国际骨科学界亲切地称马元璋为“中国马”。

瑞金骨科是上海最早开展脊椎手术的医院，在骨创伤微创治疗领域也较早进行了探索。到 20 世纪 90 年代中后期，陆宸照开展了肘、膝、腕、踝关节陈旧损伤手术治疗，对四肢长管状骨骨折髓内钉固定骨不连患者采用更换更大号髓内钉仅扩髓不植骨治疗技术，获得骨折优良愈合；在国内首先提出保持腓骨下 1/3 完整对踝关节稳定作用的重要性。

关节领域的成果

20 世纪 80 年代，一批对关节镜有兴趣的骨科医生首先在中国开展关节镜手术，其中的代表性人物就有瑞金医院的钱不凡。1980 年，瑞金医院骨科从德国购进上海地区的首台 WALF 关节镜，钱不凡率先在国内开展关节镜手术，并由最初的膝关节镜检查，发展到镜下开展膝关节损伤半月板成形修补、交叉韧带重建、受损软骨修复、关节内骨折复位等微创手术。1983 年，钱不凡牵头组建中华医学会骨科学分会关节镜学组，负责推广我国关节镜外科工作。1989 年，成立以髋膝关节为主要诊治对象的关节外科组，开展关节置换技术，瑞金医院成为国内最早开展人工髋膝关节置换术的单位之一。20 世纪 90 年代后期，又开始进行髋膝关节翻修手术及血友病关节置换手术。

顺应潮流，进取的亚专业

自20世纪80年代起，瑞金医院骨科就走上了亚专科发展之路，成立了骨病（以骨肿瘤为特色）、关节（以关节置换为特色）、腰背（以脊柱疾病为特色）、损伤（以骨折、创伤为特色）亚专业组，并与时俱进，先后设立足踝和运动损伤专业组。各专业组在历任组长的领导下，形成了百花齐放的发展模式。

骨病亚专业

20世纪90年代中后期，在时任骨病组负责人沈才伟、张伟滨主任的带领下，对骨肉瘤开展了阿霉素、顺铂、大剂量甲氨蝶呤及异环磷酰胺四药联合的新辅助化疗，与国际上最先进的骨肉瘤治疗模式全面接轨。经过30多年努力，目前瑞金医院骨科四肢骨肉瘤及尤因肉瘤患者的五年生存率达到68%，保肢率达到90%以上，达到国际同步水平。

1994年底，骨病组团队对1例股骨远端骨肉瘤患者采用Zimmer定制肿瘤假体进行保肢手术取得成功，开始了该专业组以肿瘤假体为主的恶性骨肿瘤保肢治疗。目前保肢治疗已成为四肢恶性骨肿瘤的主要手术模式，专业组已开展此类手术超过1 000例，且肿瘤复发率约5%，在国内处于领先水平。

骨病组具有丰富的保肢技术和经验，可根据患者的具体情况开展包括定制或组配肿瘤假体置换术、保留骨骺节段假体置换术、反肩关节假体置换术、瘤骨灭活再植术、大段异体骨植骨术、带或不带血管腓骨移植、骨搬运等重建术。

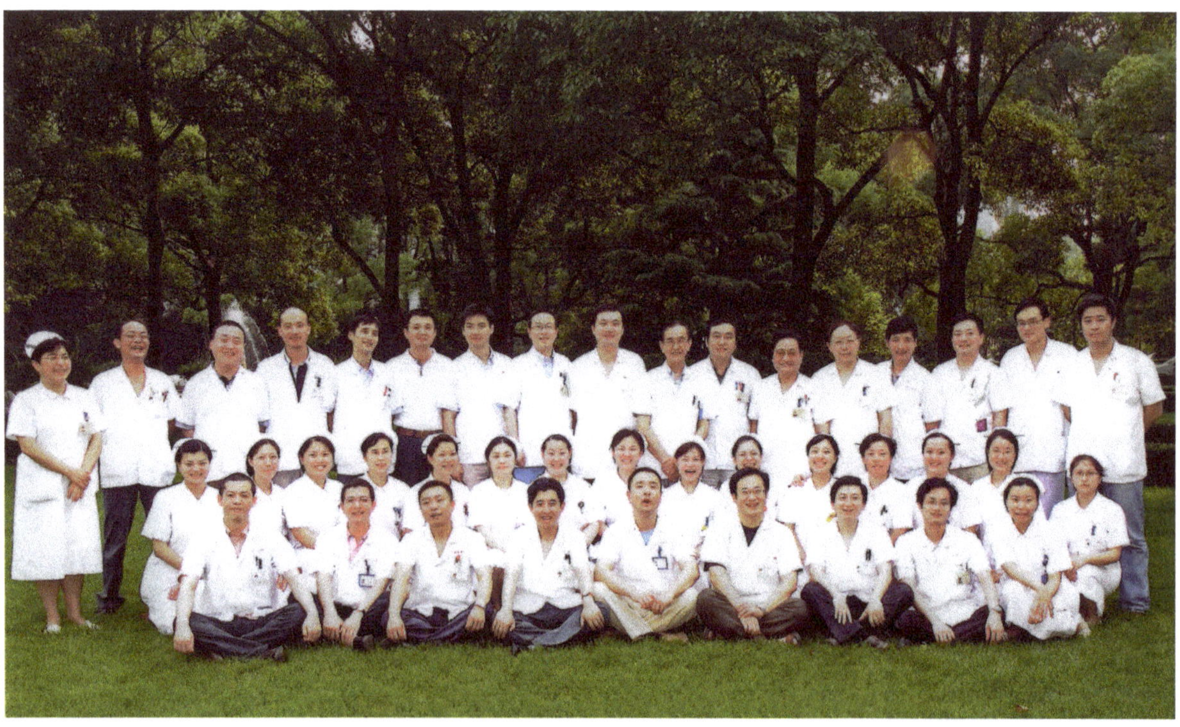

2006年瑞金医院骨科集体照

21 世纪初，针对骨盆肿瘤保肢的难题，骨病组开始尝试计算机辅助设计骨盆定制假体骨盆恶性肿瘤保肢治疗。2004 年，完成了骨科第一例骨盆定制肿瘤保肢手术。随着对骨盆肿瘤保肢技术的开展，针对临床并发症高的难题，骨病组不断参与骨盆肿瘤假体的改进，从最初的全仿生骨盆假体，朝着非仿生、注重骨盆生物力学特征、组配与部分定制相结合的新型 3D 打印骨盆肿瘤假体发展，手术的成功率大幅提升，手术并发症明显减少，手术技术也趋于成熟，成为国内为数不多能开展此项临床工作的单位之一。

针对肿瘤完全侵犯整个骨盆等恶性肿瘤患者，骨病组分别针对 1 例软骨肉瘤和 1 例恶性神经鞘瘤患者施行了颈腰椎半身截肢术，均取得成功。其中 1 例患者已存活超过 8 年，瑞金医院成为我国至今唯一采用此技术治疗复杂恶性肿瘤的医院。

骨病组还与普外科、泌尿外科等多科配合，完成了多例疑难病例的救治。

除四肢骨肿瘤治疗外，专业组还致力于脊柱骨肿瘤的手术治疗。21 世纪以来，分别就脊柱骨巨细胞瘤、孤立性骨转移瘤等开展了前后路联合肿瘤切除，前路人工锥体活钛网、髂骨块联合后路钉棒重建术，部分和全骶骨肿瘤切除术。2015 年后，团队开始了整块脊柱肿瘤 360° 全椎体切除术（Tomita En Bloc 切除术），并针对脊髓压迫和脊柱不稳定的多发骨转移患者开展了分离手术，使脊柱肿瘤手术能力达到国际同步水平。

近年来，骨病组针对肉瘤肺转移这一未攻克的国际难题展开研究，在国际上率先采用抗血管生成络氨酸激酶抑制剂靶向治疗联合化疗并手术切除，通过国际注册临床研究，将肉瘤多发肺转移患者术后 1 年无瘤生存率从 20% 提高至 50%，显著提升了肉瘤肺转移患者的生存时间与生存率。同时，开发出针对靶向药物导致的气胸等一系列并发症的治疗新技术，包括高聚生（金葡素注射液）气胸粘连技术、支气管瓣封堵技术、气胸手术修补术、脓胸清创肌皮瓣填塞等，保证了靶向药不停药处理药物并发症，避免了停靶向药导致的肿瘤快速进展。相关工作获得“瑞金医术”荣誉。团队也在此领域开展多项基础研究，获得国家自然科学基金资助研究 7 项。

关节亚专业

瑞金医院骨科关节外科专业成立于 1987 年，以治疗各类关节内疾病为特色，在老年性髋关节和膝关节骨关节病、类风湿关节炎、股骨头缺血性坏死、成人髋关节发育不良、血友病性关节炎、膝关节韧带和半月板运动损伤等疾病的诊断和治疗方面，形成了一整套独特的诊疗体系。

人工关节置换是治疗各类终末期骨关节病的有效方法，在 20 世纪 70 年代末期，瑞金医院骨科是国内最早开展这项手术技术的单位之一。在人工关节领域，国内最负盛名的“北吕南杨”中的“南杨”，指的就是瑞金医院杨庆铭教授。瑞金医院关节外科专业在髋膝关节置换手术方面始终保持全国领先地位。尤其从 20 世纪 90 年代中期开始，随着人工关节假体设计和材料的不断进步，各种手术新理念和新技术诞生，人工关节手术无论从“量”还是“质”，都出现了突飞猛进的发展。严重关节畸形的病例，包括先天性髋关节发育不良、髋关节高位脱位、髋关节强直、严重膝内 / 外翻畸形等，均获得良好的手术疗效。

在血友病性关节炎的手术治疗中，依托瑞金医院血液科的帮助，关节外科专业解决了血友病患者长期反复关节内出血所导致的严重关节畸形、关节周围软组织病变及围术期因凝血因子缺乏所导致的出血难题，率先在国内开展了血友病性关节炎的人工关节置换手术治疗，获得良好疗效。

人工关节置换翻修手术是关节外科领域具有挑战性的项目，在20世纪90年代的国内人工关节刚刚起步阶段，瑞金医院骨科的关节专家就开始对髋、膝关节手术失败病例进行关节置换翻修手术，并在大量的手术实践中提出具有瑞金特色的翻修理念：翻修手术追求早期假体稳定性、重建及保留关节骨量、保护关节周围软组织并恢复其张力。这使得瑞金医院骨科的关节置换翻修治疗水平处于国内领先地位。在髋臼翻修中，团队采用的打压植骨钢板加强固定重建方法，获得长期良好疗效。团队根据长期临床实践经验，改良设计髋臼重建钢板并申请专利。在髋膝关节感染翻修中，团队在国内率先开展去伪影磁共振和三相同位素扫描技术辅助关节置换术后早期假体周围感染的早期诊断，关节假体超声振荡洗涤液经高速离心后进行细菌培养，提高病原诊断阳性率，为后续治疗提供更可靠的病原菌依据。

关节团队还开展了Summit假体Ⅲ期临床试验、优适髋关节假体Ⅱ期临床试验工作，深静脉血栓（DVT）发病率临床研究、多种抗凝药物预防静脉血栓栓塞（VTE）临床试验；建立了手术前抗凝理念、早期康复（ERAS）理念。在上海市骨科临床质量控制中心的带领下，举办了国内最早的人工关节规范化培训课程和人工关节置换手术专科化护士培训，累计培训关节专业外科医生近千名，为促进和推动我国的关节外科发展，作出了应有贡献，得到同行赞誉。

脊柱亚专业

在20世纪90年代后期，顺应脊柱外科专业的形势发展，瑞金脊柱外科团队实现了从大骨科的专业独立。在梁裕主任医师的主持和带领下，脊柱外科团队审时度势，制定了符合自身特点的专业发展方向，即在脊柱外科微创化的终极理念和框架下，实现脊柱外科的全面、优质发展。

上颈椎疾病，由于其是复杂而重要的解剖结构，一直是脊柱外科中的难题。在21世纪初，脊柱外科团队在上颈椎损伤、寰枢椎脱位等方面开拓进取，取得了可喜的成果，于2005年获得瑞金医术三等奖。

梁裕主任医师也是国内率先倡导脊柱显微技术的开拓者。他在20世纪90年代即已开展脊柱疾病的显微手术治疗。此后，他一直致力于脊柱显微技术在全国的推广和普及，也提出了“脊柱显微技术是脊柱微创技术的先声和重要组成”的学术观点，受到普遍赞同。2017年，梁裕建立了国内第一个专精于脊柱显微的学术组织——中国医师协会骨科医师分会脊柱显微学组，并成为该学组的创始组长。梁裕目前担任国际微创脊柱外科学会亚太区（SMISS-AP）执行主任兼秘书长，脊柱团队也是上海市医学会骨科医师分会微创学组组长单位。多年以来，他和团队共培养了数百名熟练掌握脊柱显微技术的年轻医生，在业界享有较高的学术声誉。

在脊柱手术微创化的理念指引下，团队还在国内率先开展了各种脊柱微创手术，如经皮椎弓根螺钉脊柱手术、腰椎椎体强化手术、脊柱内镜手术、微创经椎间孔腰椎椎间融合术（TLIF）手术、经腰椎侧方腰椎椎体间融合术等，成为国内微创脊柱外科的领先团队之一。

2015年以来，梁裕医生和吴文坚医生积极探索开展成人脊柱侧弯的微创手术治疗，并在国内创造性地提出了分期微创手术的理念，极大地提高了临床疗效，降低了手术治疗的创伤。这一学术理念得到了业界的广泛赞誉，同时也获得了2023年瑞金医术奖的最高奖。

脊柱外科团队在科研工作上也颇有建树，在急性脊髓损伤病理生理机制的研究和药物开发、椎间盘退变的感染机制研究及缺氧诱导因子（HIF）对于椎间盘突出的意义等方面都取得了一定成绩。

运动损伤亚专业

近年来，顺应运动医学专业的形势和发展，瑞金医院骨科运动损伤亚专科在王蕾主任医师的主持和带领下不断发展、进步，并于2024年1月成立了运动医学中心，以“功能至上，重返运动”为目标，在“精准微创”的治疗模式下，实现运动医学中心的全面、优质发展。

肩关节损伤，由于其复杂而重要的解剖结构，在术后难以实现功能的完全恢复，一直是运动医学中的难题。瑞金运动损伤团队专注于肩关节损伤的治疗，对不同的肩关节损伤进行分类、分级诊疗。通过不断钻研精准微创的修复治疗技术，实现患者的功能康复。团队累计手术量逾2万例，其中微创手术占比超过80%，功能康复优良率超过95%。对复杂、严重的肩关节损伤，近20年来团队开展反肩关节置换术共200余例，患者术后满意率超过98%。团队成果获得华夏医学科技奖二等奖、中国中西医结合科学技术奖三等奖、上海医学科技奖一等奖、上海中西医结合科学技术奖一等奖等多项奖励与荣誉，并帮助多位运动员重返奥运赛场。

王蕾医生作为上海市医学会运动医学专科分会主任委员，创立多种肩关节损伤整体治疗方法，如提出关节镜辅助下骨折的精准微创修复，降低了术后并发症发生率；结合腱骨损伤特点创立新的肩关节损伤分型，从而更加有效地指导临床治疗；制定了《肩关节后脱位诊断与治疗的专家共识》等多个运动损伤精准微创治疗的专家共识。王蕾主编《实用肩关节镜手术技巧》，主译《肩关节创伤的诊断和治疗》等专著。自2012年以来，团队连续主办“上海国际肩肘外科峰会”8次、国际大型学术会议十余次，以及其他各类学术会议百余次，累计培养学员超过5 000余名。

此外，团队主持国家级、省部级课题十余项，总课题经费近1 200万元。近年来，聚焦肩关节修复中新型组织材料的研发，开发铜–锌离子梯度水凝胶、可注射型甲状旁腺素水凝胶、新型3D打印功能化水凝胶多孔钛等，有效促进腱骨部位的一体化修复，相关成果发表在*Science Advances*、*Nature Communications*、*Advanced Healthcare Materials*、*Injury*、*Orthopaedic Surgery*等权威杂志，多项研究成果受到国家自然科学基金委员会、国际和国内同行的高度评价，具有广阔转化前景。

足踝亚专业

瑞金医院足踝外科团队是全国最早系统化开展足踝部矫形和运动医学临床和基础研究的中心之一。经过20多年发展，是目前为止国内骨科学界极少数专门致力于足踝部疾病、有专门足踝外科床位的专业医疗队伍。团队全面开展足踝外科专业手术，涵盖所有足踝外科领域的手术，包括矫形、创伤、关节镜、显微修复重建、关节置换等。在基础研究方面，获得了四项国家自然科学基金资助项目及多个上海市科研项目。

团队开展了前锯肌瓣移植治疗足踝部软组织缺损及跟骨骨髓炎、踝关节骨关节炎的截骨治疗、创伤性马蹄内翻足的矫正、踝关节置换、关节镜下踝关节内病变修复重建等高难度手术。其中，截骨治疗踝关节炎、异体肌腱移植治疗踝关节慢性不稳定、踝关节牵开成形术治疗踝关节骨关节炎等手术均为国内最早开展，积累了大量资料。前锯肌瓣移植治疗足踝部软组织缺损、距下关节制动术治疗成人获得性扁平足等手术在国际上具有创新性。

近年来，团队在终末期踝关节骨关节炎的手术治疗方面取得领先地位。瑞金医院是我国最早开展踝关节置换手术的单位之一，瑞金医院骨科足踝外科团队于2009年开展第一代踝关节置换手术。2015年，该团队实施了国内首例第三代 Inbone Ⅱ踝关节假体置换手术。2016年，完成国内首例同时双侧踝关节 Inbone Ⅱ踝关节假体置换手术。2017年，完成国内首例踝关节假体置换后翻修再置换手术。2022年起，在国内率先开展踝关节融合后翻修改置换的高难度手术。2023年，开展国内首例个性化3D打印 prophecy 截骨导板全踝关节置换。目前，团队所开展的踝关节置换手术在难度、数量上均居国内领先地位。

勇于担责的瑞金骨科人

除了在医、教、研领域发挥标杆和引领作用外，瑞金医院骨科在急难险重任务面前，也是人人奋勇争先，积极发扬扶危济困的人道主义精神。

医 疗 援 助

从建科的老一辈医者，到新时代培养的年轻医生，只要党和政府及人民有需求，瑞金骨科团队个个都能响应召唤，挺身而出。

1954年，钱不凡参加援助淮河水灾医疗队，赴江苏救援2个月。

1965年，蔡体栋赴皖，参加医院支援三线建设工作。后陈学贵、吴揭地在地处皖南的上海后方瑞金医院工作近10年。

1976年唐山发生地震，骨科在第一时间派出杨庆铭、沈才伟飞赴灾区前线。至1978年救灾工作结束，骨科先后派出8位医护人员参与三支医疗队，工作在唐山抗震救灾第一线。

1977年，钱不凡参加第二批上海援藏医疗队，赴拉萨支援西藏地区人民医院工作。1981年起，骨科长期委派医务人员参加援摩洛哥医疗队，截至2024年，已连续委派17批次医务人员。

汶川地震，西藏、新疆、云南等少数民族居住地区的医疗援助，以及新型冠状病毒疫情等，瑞金医院骨科都在第一时间派驻医护人员前往一线。

2010年，上海举办世博会，骨科派出2位医师和护士全程参与医疗救助工作。世博会开幕期间，马耳他总统意外摔伤，张伟滨主任全程参与对总统的会诊及治疗工作，并护送其乘坐专机回国，得到高度赞扬。

骨科医疗质量质控中心

2002 年，上海市骨科临床质量控制中心（以下称“质控中心”）成立。经过上海市 5 家医院擂台竞争，中心挂靠瑞金医院骨科。质控中心主任杨庆铭同时设立有 15 人组成的专家委员会。质控中心成立初期，主要开展对上海市骨科临床现状的调研工作，通过对上海市二级以上医院骨科临床工作的调查，对临床工作中存在的问题和不足之处进行总结。在此基础上，质控中心制定临床督察标准，开展各医院的自查工作。

2004 年，质控中心首次对本市各级医院骨科开展督察，重点包括门急诊各项规章制度和人员配置、病房的各项管理和病史质量、手术室硬件设施、参加手术人员资质、骨科植入物管理、术中影像资料的采集和保存。对督察中存在的各项问题，质控专家及时反馈给各家医院，同时对普遍存在的问题，及时汇总后先上报卫生行政部门后督促各医院进行整改。经过 3 年多的督查、整改，原先存在的问题有明显改善，骨科的诊治水平得以提升。

2005 年开始，质控中心每年针对手术室护士举行骨科手术辅助手术培训，每期 40 ～ 60 人参加。2007 年开始，质控中心对本市住院医师进行培训，近千人参加培训课程。

2007 年，质控中心完成《上海市骨科质控手册》编写，并以此为标准进行上海市骨科临床的质控管理；同时，在此基础上，质控中心积极推进单病种质控质量标准的建立和实施，首先以人工髋膝关节置换和脊柱手术为突破口，制定各项专业质控标准并进行专项督查。2008 年，质控中心完成医保约定服务项目检查，2009 年配合完成卫生部“质量万里行”专项检查。

学术任职

叶衍庆曾担任卫生部医学科学委员会委员、中华医学会理事、中华医学会骨科学分会第一届名誉主任委员、中华骨科学会名誉会长、中华医学会上海分会外科学会副主任委员、上海市科学技术委员会医药专业委员会委员、上海市高等学校教授职称评审组成员、《医学百科全书》骨科分册主编。

过邦辅曾任中华医学会骨科学分会第一至三届副主任委员；《中华骨科杂志》第二届编委会总编辑，第三、第四届编委会名誉总编辑。

柴本甫是中国骨科基础研究奠基人，曾任上海市科学技术委员会医学专业委员会委员、国际外科学会委员、中华医学会名誉理事、中华医学会上海分会理事、中国中西医结合学会上海分会顾问、中华创伤学会副主任委员、《中华创伤杂志》副主编、《国外医学 · 创伤与外科基本问题分册》主编。

马元璋曾任中华医学会骨科学分会内固定学组和上海市中西医结合学会骨伤科专业委员会名誉主任委员、中华创伤学会骨关节损伤学组组长、中国中西医结合学会骨伤科分会副主任委员、《骨与关节损伤杂志》编委会名誉主任委员、国际骨折修复学会会员。

杨庆铭曾任中华医学会骨科学分会第六、第七届副主任委员，上海市医学会骨科专业委员会主任委员、上海市骨科临床质量控制中心主任。《中华骨科杂志》第六、第七届编委会副总编辑、《中华外科杂志》编委、《中国人工关节外科杂志》副主编、《国外医学 · 创伤与外科基本问题分册》副主编。

1985年4月，经国务院批准，过邦辅、柴本甫相继成为国务院学位委员会委员、第二届学科评议医学评议组成员。

瑞金医院骨科现任主任张伟滨，任中华医学会骨科学分会委员、中国医师协会骨科医师分会常务委员、中华医学会骨科学分会基础学组副组长及骨肿瘤学组委员、上海市医学会骨科专业委员会第十届委员会副主任委员和第十一届委员会候任主任委员及骨肿瘤学组组长、上海市医学会骨质疏松专业委员会副主任委员、中国抗癌协会骨肿瘤与骨转移瘤委员会副主任委员、上海市骨科临床质量控制中心主任等学术要职。

1955年，叶衍庆获“上海市先进工作者”称号；1964年，柴本甫、周宠曼获“上海市文教方面先进工作者”称号；1979年，叶衍庆获“上海市先进科技工作者”称号；1988年，陈正中获“卫生部优秀援外医疗队员”称号；1979年，周宠曼获“上海市三八红旗手”称号；1996年，高颖获“上海市三八红旗手”称号。

70载悠悠岁月，瑞金医院骨科这个光荣的团队在瑞金医院这个大家庭里生生不息、回应民声。

撰稿丨江自洁　张伟滨　叶庭均

图书在版编目（CIP）数据
瑞金名科 / 上海交通大学医学院附属瑞金医院组编.
上海 ： 上海科学技术出版社， 2025. 2. -- ISBN 978-7
-5478-6984-0
Ⅰ. R199.2
中国国家版本馆CIP数据核字第2025HK9049号

瑞金名科

组编　上海交通大学医学院附属瑞金医院

上海世纪出版（集团）有限公司
上 海 科 学 技 术 出 版 社　出版、发行
（上海市闵行区号景路159弄A座9F-10F）
邮政编码201101　www.sstp.cn

字数 370千字
2025年2月第1版　2025年2月第1次印刷
ISBN 978-7-5478-6984-0 / R · 3176
定价：158.00元

www.ingramcontent.com/pod-product-compliance
Lightning Source LLC
LaVergne TN
LVHW072304081026
849580LV00033B/2887